LA

SYPHILIS HÉRÉDITAIRE TARDIVE

4240-86. — Corbeil. Typ. et stér. Crété.

LA
SYPHILIS HÉRÉDITAIRE TARDIVE

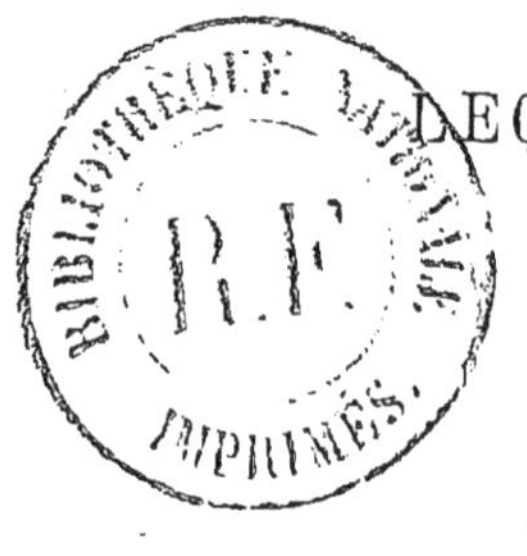

LEÇONS PROFESSÉES

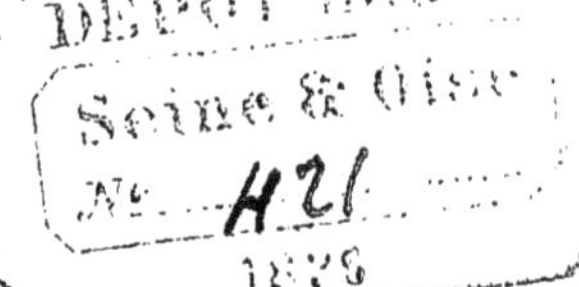

PAR

Alfred FOURNIER

PROFESSEUR A LA FACULTÉ DE MÉDECINE DE PARIS
MÉDECIN DE L'HOPITAL SAINT-LOUIS
MEMBRE DE L'ACADÉMIE DE MÉDECINE

Avec 31 figures par Alfred FORGERON

PARIS
G. MASSON, ÉDITEUR
LIBRAIRE DE L'ACADÉMIE DE MÉDECINE
120, Boulevard Saint-Germain, en face de l'École de Médecine

M DCCC LXXXVI

DE LA

SYPHILIS HÉRÉDITAIRE TARDIVE

Messieurs,

Je me propose d'aborder devant vous, dans une série de conférences, la grave et importante question de la *syphilis héréditaire tardive.*

Syphilis héréditaire tardive, ai-je dit. Déterminons bien tout d'abord ce qu'on entend et ce que nous nous proposons d'étudier sous ce terme.

Sous ce terme (qui peut, je l'avoue, prêter le flanc à la critique, mais que nous conserverons, après l'avoir expliqué, parce qu'il est abréviatif et commode) on désigne l'*ensemble des accidents syphilitiques qui, dérivant d'une infection héréditaire, se produisent à un âge plus ou moins avancé de la vie*, *c'est-à-dire au cours de la seconde enfance, de l'adolescence et de l'âge adulte.* Par opposition à la syphilis héréditaire *précoce*, qui succède immédiatement ou rapidement à la naissance, la syphilis héréditaire *tardive* est celle qui fait ses manifestations dans un âge plus distant de la naissance, et cela, soit qu'elle entre en action à cet âge pour la première fois, soit qu'elle ait été précédée d'autres accidents de même origine dans le premier âge.

J'insiste et je précise, pour ne laisser place en vos esprits à aucun doute, à aucune ambiguïté.

Voici, je suppose, un enfant qui, bien qu'issu de parents syphilitiques, est parvenu jusqu'à l'âge d'une douzaine d'années sans présenter quoi que ce soit de suspect. A ce moment, il est affecté d'une gomme ou d'une exostose, ou de telle autre lésion de nature incontestablement spécifique. C'est là, par excellence, pour nous comme pour tout le monde, un cas de syphilis héréditaire tardive.

D'autre part, voici un second enfant qui, également issu de souche syphilitique, a été affecté, dans ses premiers mois, de diverses manifestations d'ordre spécifique. On l'a traité à ce moment, ou on ne l'a pas traité, peu importe; somme toute, il a guéri. Puis, dix, douze, quinze, vingt ans plus tard et sans contamination subséquente, il présente derechef telle ou telle manifestation de syphilis. Ceci encore sera, pour nous, de la syphilis héréditaire tardive.

En un mot et de la façon la plus générale, toute manifestation spécifique de provenance héréditaire venant à se produire dans un âge plus avancé que celui où s'observent usuellement les accidents héréditaires de la syphilis, c'est-à-dire au delà des deux ou trois premières années de la vie, rentrera dans le cadre de ce que nous appellerons *conventionnellement* la syphilis héréditaire tardive.

I

Mon but, mon ambition, Messieurs, est d'établir, au cours des conférences que nous commençons aujourd'hui, les diverses propositions suivantes qui, pour moi, s'élèvent au rang de vérités cliniques démontrées, à savoir :

Que l'influence héréditaire de la syphilis ne se borne pas — contrairement à un préjugé qui n'est que trop en faveur — à déterminer un groupe de manifestations limitées au premier âge;

Que, tout au contraire, elle se continue bien au delà, qu'elle poursuit ses victimes bien plus avant dans la vie ;

Que, de plus, elle ne frappe parfois ses premiers coups, sur des sujets primitivement épargnés, qu'à une étape plus ou moins distante de la première enfance ;

Que de la sorte, d'une façon ou d'une autre, c'est-à-dire soit consécutivement à des accidents du premier âge, soit d'emblée, elle aboutit souvent, bien plus souvent qu'on ne le croit en général, à réaliser des lésions spécifiques au cours de la seconde enfance, de l'adolescence, de la jeunesse, voire de l'âge adulte ;

Et, finalement, que ces dites lésions, presque toujours méconnues comme origine, *presque toujours rapportées indûment à la scrofule*, doivent être rattachées à la syphilis, à la syphilis dont elles constituent en réalité des manifestations héréditaires d'échéance plus ou moins tardive.

On se représente la syphilis héréditaire comme exclusivement reliée à la première enfance. C'est là une grande erreur, ou, pour mieux dire, c'est là une opinion composée de deux grandes erreurs : l'une, d'après laquelle un enfant qui a été affecté d'accidents spécifiques dans le jeune âge, mais qui en a été délivré par un traitement spécifique, n'aurait plus rien à craindre ultérieurement de la syphilis, en aurait fini à tout jamais avec la syphilis; — l'autre, plus répandue encore et mieux accréditée, qui consiste à croire qu'un enfant issu de parents syphilitiques a échappé sûrement à l'hérédité spécifique s'il n'a rien présenté de suspect dans ses premiers mois ou ses premières années.

Vous verrez par ce qui va suivre, Messieurs, si cette double erreur est condamnée par l'observation clinique.

Tel est, en quelques mots, le vaste programme que je me suis imposé la tâche de développer devant vous cette année.

Or, ou je me trompe fort, ou c'est là pour tout médecin un sujet d'études important au premier chef, et important au double point de vue de la science et de la pratique.

Scientifiquement, nous sommes ici de toute évidence en face d'un sujet majeur. N'est-ce pas en effet le rôle du pathologiste de s'efforcer à constituer chaque type morbide suivant la vérité clinique, c'est-à-dire de rattacher à chaque maladie les manifestations qui sont de son domaine, comme d'en élaguer celles qui lui sont étrangères?

Et, d'autre part, bien plus importante encore se présente, au point de vue pratique et professionnel, l'étude que nous allons aborder. Car, affirmer l'existence d'une syphilis héréditaire tardive et démontrer qu'à cette syphilis doivent être rattachés nombre de symptômes et de lésions qui en sont indûment séparés, c'est du même coup, *ipso facto*, signaler le traitement applicable à ces symptômes et à ces lésions, c'est ouvrir une voie thérapeutique nouvelle contre cet ordre de manifestations, c'est offrir la ressource d'une médication puissante à des accidents que cette médication *seule* est susceptible de guérir et qui, sans elle, n'aboutiraient que trop souvent aux conséquences les plus désastreuses, voire à la mort.

De tout cela, Messieurs, vous jugerez bientôt par vous-mêmes, lorsque je vous aurai montré combien sont à la fois multiples, diverses et graves les déterminations morbides que peut développer, à des périodes plus ou moins avancées de la vie, l'influence héréditaire de la syphilis. Pour l'instant, faites-moi crédit de la démonstration qui viendra à son heure et qui, j'en prends l'engagement, sera de nature à vous satisfaire.

Encore un mot avant d'entrer en matière.

Cette question de la syphilis héréditaire tardive, Messieurs, j'ai d'autant plus à cœur de l'aborder et de la discuter à fond devant vous qu'elle est délaissée, négligée, presque dédaignée, dirai-je, par la plupart des pathologistes contemporains. Ouvrez un livre de pathologie interne ou externe, vous y trouverez à peine mention des accidents que peut réaliser à longue échéance l'hérédité syphilitique, et j'aurais même à citer plus d'un traité classique où il n'y est pas fait la plus légère allusion. Ouvrez, d'autre part, un livre de pathologie spéciale, vous y rencontrerez certes la question indiquée, mais indiquée comment, de quelle façon? De la façon la plus sobre, la plus discrète, la plus effacée; si bien que, restreinte à un court chapitre, où figurent sans grands commentaires quelques observations équivoques, elle y est plutôt éludée, esquivée, que véritablement étudiée, approfondie, discutée et jugée.

Aussi qu'est-il résulté de ce silence des classiques sur le sujet qui nous occupe? C'est que la génération des médecins de nos jours est restée indifférente — je n'ose dire étrangère — à cet intéressant problème. Dans le public médical actuel, on est profondément sceptique relativement à la syphilis héréditaire tardive. A parler net, *on n'y croit pas*, ou *l'on n'y croit guère*. Cela, je l'affirme en toute connaissance de cause et par expérience personnelle. Plusieurs fois, par exemple, il m'est arrivé, à propos de cas de cet ordre, d'émettre devant des confrères le diagnostic de syphilis héréditaire tardive, en essayant de justifier ce diagnostic par des raisons que je croyais, comme je les crois encore, des plus valables; et, sauf exceptions rares, je n'ai guère vu mon opinion accueillie qu'avec un étonnement significatif, comme si j'avais émis quelque paradoxe, quelque proposition bizarre, extraordinaire. D'autre part, j'ai bien souvent causé du sujet en question entre confrères, entre amis, et de ces conversations familières, parfois si instructives, où chacun dit sans gêne ce qu'il a vu, ce qu'il croit juste ou faux dans telle ou telle doctrine, j'ai recueilli une impression formelle, à savoir : que la syphilis héréditaire tardive ne jouissait encore parmi nous que d'un crédit des plus restreints, qu'elle ne comptait encore que bien peu de *croyants*.

Bref, si j'avais à vous dépeindre l'état actuel des esprits relativement à notre sujet, je croirais l'apprécier d'une façon conforme à la stricte vérité en vous disant ceci :

Parmi nos confrères, il en est un certain nombre qui admettraient volontiers la syphilis héréditaire tardive. « Car, disent-ils, rien de plus logique en principe; pourquoi la syphilis héréditaire ne ferait-elle pas ce que fait la syphilis acquise? » Mais ils voudraient « des preuves pour y croire, et de bonnes preuves, et en nombre suffisant ». Rien de plus légitime.

D'autres — et ceux-ci composent, je le constate à regret, une imposante majorité — contestent l'authenticité d'une syphilis héréditaire tardive, qu'ils qualifient de « conception théorique, illusoire ». Ils la tiennent pour non démontrée par les observations produites jusqu'alors et lui opposent toutes fins de non-recevoir, toutes objections tirées des causes d'erreur qui peuvent donner le change à son égard et transformer d'apparence une syphilis acquise en une syphilis héréditaire. Ils invoquent contre elle, par exemple, les contagions accidentelles ou criminelles auxquelles est exposée l'enfance, les « dépravations de la débauche, les sévices, les mensonges des intéressés », en un mot toutes les incertitudes — et elles sont nombreuses — qui peuvent planer sur l'origine de la contamination.

Quelques-uns encore rejettent de parti pris la syphilis héréditaire tardive, en se récriant sur ce qu'ils appellent « les tendances de la syphilis à vouloir incessamment étendre son domaine ». « On n'en a jamais fini, disent-ils, avec les prétentions de la vérole. La voici qui, maintenant, sous le nom de syphilis héréditaire tardive, prétend se substituer à la scrofule, et qui revendique à son avoir divers accidents que produit la scrofule dans l'enfance et l'adolescence ».

Quelques autres enfin — et j'en oublie — battent en brèche par l'ironie la doctrine que nous allons défendre, « doctrine agréable, disent-ils, en ce qu'elle constitue une échappatoire commode à l'usage de fils peu scrupuleux qui trouvent bon de s'innocenter de leurs propres fautes aux dépens de leurs pères, etc. ». « D'ailleurs, ajoutent-ils, Voltaire a jugé la question de vieille date, en nous contant l'histoire de ce brave mari qui fut d'abord fort étonné de recevoir la vérole de sa femme la première nuit de ses noces, mais qui ne tarda pas à accepter la chose comme très naturelle, dès que sa digne moitié lui eut expliqué que la vérole était dans sa famille, à elle, un *patrimoine héréditaire.* »

Eh bien, n'importe, Messieurs; en dépit de Voltaire — qui serait d'ailleurs fort étonné de figurer dans une question scientifique de ce genre —, en dépit des railleurs, des sceptiques, des indifférents, nous croyons, nous, à la réalité, à l'authenticité d'une syphilis héréditaire tardive, et nous y croyons parce que nous sommes conduits et autorisés par la clinique à y croire.

On nous dit que l'influence héréditaire de la syphilis, alors qu'elle doit s'exercer sur un sujet, s'exerce immédiatement sur lui, dès ses premières semaines, tout au moins dès ses premiers mois, et cela d'une façon nécessaire, fatale; — on nous dit que cette influence concentre et restreint son action d'une façon presque exclusive sur le premier âge, sans se prolonger sur les âges subséquents; — on nous dit que la scrofule est une maladie connue, déterminée, dont les manifestations propres ne sauraient jamais être confondues avec des accidents de syphilis héréditaire; — on nous dit que la mode est aux empiètements de la vérole et qu'il est temps de réagir contre cet abus, etc., etc.

A tout cela nous répondons, nous, au nom de la clinique :

Que, si la syphilis héréditaire se révèle le plus souvent dès la naissance ou à courte échéance après la naissance, il est des cas non moins authentiques où elle reste longtemps silencieuse et latente, où elle contient ses manifestations dans la première enfance pour ne faire explosion qu'*à échéance plus tardive;*

Que, manifeste ou latente dans le premier âge, elle étend bien au delà du premier âge son influence spécifique; — qu'elle est susceptible de faire ce que fait la syphilis acquise, c'est-à-dire de se traduire par des manifestations *à longue portée*, ou, pour parler en termes plus précis, de constituer des accidents spécifiques au cours de la seconde enfance, au cours de l'adolescence, de la jeunesse, voire au cours de l'âge mûr;

Que ces déterminations tardives de la syphilis héréditaire sont exposées, pour des raisons nombreuses et diverses, à être méconnues comme nature, notamment à être considérées comme *scrofuleuses;* — que des erreurs de ce genre ont été souvent commises et sont encore commises journellement, ainsi que, chemin faisant, je vous en citerai nombre d'exemples;

Qu'enfin il n'y a pas à se plaindre des prétendus « empiètements » de la vérole (empiètements nosologiques, s'entend, et non autres), si tant est qu'ils soient justifiés par la clinique. Bien loin de là! Ces empiètements, au contraire, il faut les considérer comme des progrès, comme des bienfaits, puisqu'ils ouvrent à la thérapeutique des ressources nouvelles, puisqu'ils conduisent à guérir ce qu'avant eux on ne guérissait pas.

Mais assez de préambules et de généralités. Venons aux faits.

II

Avant d'entrer dans les détails et les descriptions particulières, il me semble opportun de produire tout d'abord quelques-uns des cas qui vont s'imposer à notre examen. L'exposé de ces observations cliniques aura le double avantage, au seuil même de cette étude, et de bien définir le sujet que nous allons traiter et d'en établir l'authenticité.

Donc, à titre d'exemples, de spécimens, je commencerai par le récit succinct de quelques cas afférents à la syphilis héréditaire tardive. Et ces cas, je n'aurai pas besoin d'aller les chercher bien loin; je les prendrai — pour la plupart au moins — ici même, dans nos salles, où vous avez pu, où vous pouvez encore les étudier à loisir.

Rappelez-vous d'abord, Messieurs, ce petit enfant de quatre ans et demi qui, depuis quelques mois, nous est amené régulièrement par sa mère à notre consultation du mercredi. Lorsque nous l'avons vu pour la première fois, en mars dernier, il présentait deux lésions éminemment spécifiques, à savoir : d'une part, une kératite interstitielle aussi formellement accentuée que possible, un type de ces kératites qu'a si bien décrites Hutchinson et dont j'aurai bientôt à vous parler en détail ; — et, d'autre part, un double sarcocèle se caractérisant par une tuméfaction dure, ligneuse, nodulaire, des testicules.

D'après ces deux lésions, et avant tout interrogatoire de la mère, nous avions conclu d'emblée à une syphilis, et, selon toute vraisemblance aussi, à une syphilis héréditaire. Or, ce diagnostic, vous le savez, a été triplement confirmé depuis lors, et cela 1° par les aveux du père qui nous a dit avoir contracté la syphilis quelques années avant la naissance de l'enfant ; — 2° par le récit des parents, d'où il résultait que leur enfant avait été affecté, à l'âge de quelques semaines, de plusieurs lésions considérées comme syphilitiques et traitées pour telles par leur médecin, à savoir : ulcérations multiples aux parties génitales, plaques muqueuses de la bouche, lésions croûteuses du cuir chevelu, etc. ; — 3° par le succès rapide de la médication spécifique, laquelle, en l'espace d'un mois environ, a fait justice des deux accidents précités.

Second exemple, emprunté à ma pratique de ville, et celui-ci bel exemple de ces syphilis cérébrales de l'enfance que l'on confond si fréquemment avec des manifestations cérébrales d'autre nature, notamment avec la méningite tuberculeuse.

Un homme affecté de syphilis se marie prématurément. Il ne tarde pas — conséquence usuelle en pareil cas — à contagionner sa jeune femme, sur laquelle je constate un chancre induré de la lèvre, bientôt suivi de manifestations secondaires.

De ce couple infecté naît un enfant qui, trois ou quatre semaines plus tard, présente quelques accidents légers, mais incontestables, de syphilis héréditaire (syphilides érosives des fesses, syphilides de la bouche, etc.). On le traite, et il guérit.

Sept ans et demi s'écoulent alors, sans que quoi que ce soit de suspect se reproduise sur l'enfant.

Puis, voici que surgissent, en plein état de santé apparente, des symptômes aussi bizarres qu'inattendus, symptômes que plus tard je vous décrirai en détail, mais que pour l'instant il me suffira d'énoncer. L'enfant, dans l'espace de quelques semaines, se modifie complètement comme intelligence et comme caractère. Jusqu'alors intelligent, attentif, laborieux, il se transforme en un « mauvais élève », inappliqué, indifférent, paresseux, qui ne travaille plus qu'à contre-cœur, qui ne fait plus ou fait mal ses devoirs, qui n'apprend plus ses leçons, qui oublie ce qu'il savait, qui « désapprend », etc. En outre, de vif et pétulant qu'il était, il devient lourd, apathique, triste, silencieux, « grognon ». De temps à autre, il éprouve des vertiges, des bourdonnements, des éblouissements. Il souffre de la tête ; parfois même il en souffre à ce point qu'on est forcé de le coucher, et, dans ces moments de crise, il ne peut tolérer la lumière ; on doit alors le laisser dans l'obscurité. — Quelques semaines se passent ainsi, dans un vague état de malaise. Puis, tout à coup, éclate une crise épileptique. Subitement l'enfant tombe privé de connaissance, se débat en des convulsions

« affreuses », écume, se mord la langue, urine sous lui, et s'endort. — Deux autres crises de grand mal succèdent à la première dans l'espace d'une semaine.

Je suis mandé à ce moment. Connaissant les antécédents spécifiques de la famille et de l'enfant, je n'ai ni peine ni mérite à reconnaître ce dont il s'agit. C'est sûrement — et fort heureusement, du reste — à une syphilis cérébrale que doivent être rapportés les symptômes actuels, notamment les crises d'épilepsie. En conséquence, je prescris un traitement mixte, à fortes doses. Et l'événement confirme mon diagnostic. Sous l'influence de cette médication, les maux de tête et les troubles congestifs se dissipent comme par enchantement ; les crises épileptiques ne se produisent plus ; l'intelligence se rétablit, etc. ; bref, disparition complète de tous les accidents ; guérison.

Ici donc, très sûrement, *syphilis cérébrale* incontestable, et syphilis cérébrale survenue sur un enfant de *sept ans et demi*, par le fait d'une infection héréditaire.

Troisième cas, celui-ci relatif à un enfant un peu plus âgé. Un petit garçon de onze ans nous est adressé pour d'affreuses lésions de la bouche et du nez, à savoir, d'une façon toute sommaire : vaste nécrose affectant le maxillaire supérieur et ayant déjà déterminé la chute de plusieurs dents ; — lésions osseuses des fosses nasales ; perforation de la cloison ; jetage, ozène ; — ulcération récente du voile palatin, venant de produire un « trou dans le palais », c'est-à-dire une perforation du voile, au-dessus de la luette.

Le seul aspect de ces lésions nous permet d'affirmer aussitôt la syphilis, laquelle d'ailleurs est encore attestée par les vestiges de deux accidents antérieurs : taie cornéenne, laissée par une kératite remontant à trois ans, et déformation du tibia consécutive à une hyperostose survenue vers la même époque.

Nous administrons le traitement spécifique, et notre diagnostic se trouve confirmé par l'amendement immédiat des lésions, qui se réparent et guérissent, au moins dans la mesure où elles étaient encore guérissables.

Or, d'où provenait cette syphilis?

L'enquête ouverte à ce sujet nous apprit : 1° que l'enfant, nourri par sa mère et élevé dans sa famille, n'avait encouru aucun risque de contagion, et que jamais du reste il n'avait présenté le moindre accident suspect, en dehors des lésions précitées ; — 2° que son père était syphilitique et, de plus, se trouvait en pleine explosion secondaire au moment où fut conçu l'enfant ; — 3° qu'à la même époque sa mère était affectée de divers symptômes (éruptions cutanées, alopécie, angine, etc.), qui, suivant toute vraisemblance, devaient être également rattachés à la syphilis (1).

Voilà donc, Messieurs, trois cas de syphilis héréditaire où des accidents spécifiques se sont produits à *quatre*, *sept* et *dix ans*. Et j'en aurais à citer nombre d'autres semblables.

Ces trois cas, notez-le bien, sont entourés de toutes preuves d'authenticité. Caractère incontestablement spécifique des lésions, critérium du traitement, enquête sur les parents qui s'avouent syphilitiques, etc., tout s'y trouve réuni pour la démonstration que nous poursuivons. Ce sont là des cas complets et typiques ; rien n'y manque.

Rien n'y manque, ai-je dit. Je me trompe peut-être, au gré de quelques-uns de nos confrères qui n'admettent rien de prouvé sans le contrôle de l'anatomie pathologique. Certains esprits sceptiques n'acceptent de démonstrations que sur la table d'amphithéâtre. Quelque étrange que soit en l'espèce une exigence de ce genre, ne récriminons pas, puisque nous avons moyen d'y satisfaire. Voici donc, comme complément de preuves, un fait *anatomique*, que j'emprunterai à autrui, pour ne pas toujours laisser la scène à mes observations personnelles.

(1) On remarquera que, dans ce cas, les *premières* lésions qui trahirent l'hérédité syphilitique ne se manifestèrent que vers l'âge de huit à neuf ans. Jusqu'à cette époque, l'enfant était resté complètement indemne. Sur ce point, les parents étaient absolument catégoriques. Nous les avons interrogés maintes fois à ce propos, et toujours ils nous ont affirmé que leur enfant n'avait jamais eu « le moindre mal jusqu'à l'âge de huit ans », et que, dans le premier âge notamment, il n'avait jamais présenté « le moindre bouton, la plus légère éruption, etc. ».

Ce cas serait donc un exemple de syphilis héréditaire *restée latente jusqu'à l'âge de huit ans*.

Un auteur étranger, Dowse (1), a relaté, avec de longs et intéressants détails, le cas suivant qu'il me suffira de résumer en quelques mots.

Enfant née d'un père syphilitique, délicate, mais ne présentant pas d'accidents sérieux jusqu'à l'âge de dix ans. — A cette époque, développement d'une *syphilide tuberculo-ulcéreuse* du visage ; mutilation du nez, dont l'extrémité est détruite ; ozène, anosmie, etc. — Puis, bientôt après, invasion d'une *syphilis cérébrale*, qui se traduit par une foule de symptômes, tels que céphalée à exacerbations nocturnes, accès épileptiques, troubles intellectuels, troubles de la vue, paralysies oculaires, paralysie faciale, anesthésie d'une moitié de la face, troubles de l'équilibre, stupeur, aphasie, hémiplégie partielle, etc. — L'enfant succombe, et l'autopsie, à ne parler que des lésions les plus probantes en ce qui concerne notre sujet actuel, révèle ceci :

1° Trois nappes *gommeuses* reposant sur la convexité des hémisphères, adhérentes à la dure-mère et nées de son tissu ;

2° Lésions vasculaires, exactement identiques (soit à l'œil nu, soit à l'examen histologique) avec celles qu'a si bien décrites Heubner et qui, de l'aveu commun, constituent le type de ce qu'on appelle actuellement la *syphilis artérielle*.

Que voulez-vous de plus, et quel cas pourrait jamais être plus probant?

Je n'insisterai donc pas. En ce qui concerne l'*enfance*, voilà nos preuves faites. Voyons maintenant si la syphilis héréditaire tardive est également démontrée pour les âges ultérieurs.

Dans l'adolescence, les cas sont encore très nombreux. Je vous en citerai quelques-uns, pris presque au hasard parmi ceux dont je dispose.

Une observation (communiquée par le docteur Surmay, de Ham, à la Société de chirurgie) est relative à un enfant qui, né de parents syphilitiques, commence par présenter, à l'âge de trois semaines, quelques accidents spécifiques, en guérit

(1) Thomas Stretch Dowse, *Syphilis of the brain and spinal cord*. New-York, 1879, p. 71 et suiv.

par un traitement approprié, passe ensuite plus de seize ans sans rien offrir de suspect, puis est affecté alors d'une *ostéo-périostite* d'un tibia. Cette lésion (qui, comme nous le verrons, prend place au nombre de celles que réalise le plus fréquemment la syphilis héréditaire tardive) est reconnue comme syphilitique, combattue par l'iodure de potassium, et se résout complètement sous l'influence de ce remède.

« J'avais connaissance, dit le Dr Surmay dans les commentaires annexés à l'observation, des antécédents de ce jeune homme, l'ayant soigné pour les accidents syphilitiques qu'il avait éprouvés dans son enfance. Je fus donc aussitôt édifié sur la nature de cette lésion osseuse. Mais que serait-il arrivé, si un autre médecin que moi eût été consulté à propos de cette dernière lésion? A l'époque où elle se produisit, le père était mort, et le père avait seul notion de la syphilis de son enfant, comme aussi de la syphilis de sa femme, laquelle ignorait sa propre maladie. La véritable origine de l'affection fût sans doute restée méconnue, et, *au lieu de la syphilis, on eût diagnostiqué la scrofule* (1). » C'est là, en effet, n'en doutez pas, ce qui a lieu le plus souvent; en pareille occurrence, le diagnostic de scrofule se substitue presque invariablement au diagnostic de syphilis héréditaire.

Une autre observation, due à Hutchinson, nous présente un enfant syphilitique, né de parents syphilitiques, qui, sans parler d'une kérato-iritis double survenue dans le jeune âge, fut affecté, vers onze ans, de diverses manifestations diathésiques, à savoir : hypertrophie du foie, ascite, albuminurie, et « nodosités osseuses » extraordinairement multiples. Ces gonflements osseux, volumineux et durs, — dont quelques-uns sont représentés dans le bel Atlas d'Hutchinson — occupaient à la fois les humérus, les cubitus, les fémurs, les tibias, les péronés, et l'un des coudes (2).

De même, M. le Dr Horand a relaté le cas d'une jeune fille

(1) *Bulletins de la Soc. de chirurgie*, 1881, p. 535.
(2) *Illustrations of clinical surgery*, pl. IX. Londres, 1878.

qui, née d'une mère syphilitique, fut affectée, de douze à quinze ans, d'une kérato-conjonctivite à laquelle succéda un néphélion, puis, à l'âge de dix-huit ans, d'une nécrose palatine avec ozène. Cette dernière lésion aboutit à une perforation de la voûte palatine, avec ulcération périphérique. Soumise au traitement ioduré, elle se modifia « en l'espace de quelques jours » et se cicatrisa complètement (1).

Voyez encore cette belle pièce, due à l'habileté bien connue de M. Jumelin. Elle reproduit si fidèlement la nature que chacun de vous, du premier coup d'œil, a déjà reconnu un type de lésion gommeuse de la jambe. C'est bien là, en effet, un ulcère gommeux, qui s'atteste évidemment pour tel et par ses bords élevés, verticaux, entaillés à pic, et par son aréole d'un rouge sombre, et plus encore par son fond inégal, raviné, bourbillonneux, etc. Le traitement spécifique, d'ailleurs, a fait ici la preuve de la spécificité de la lésion en guérissant ce vaste ulcère avec une rapidité significative (2).

Or, quel malade présentait cette lésion ? Un jeune garçon de dix-huit ans qui, de son fait, ne s'est encore exposé à aucun risque de contagion. Mais il est fils d'une femme syphilitique, qui a été contaminée par un nourrisson syphilitique il y a vingt ans. Et, de plus, l'influence héréditaire de la syphilis se traduit encore sur lui par un double stigmate, à savoir : une taie cornéenne, vestige d'une ancienne kératite, et des malformations dentaires dont j'aurai bientôt à vous entretenir.

Donc, vous le voyez, pour l'*adolescence* comme pour l'enfance, notre thèse est prouvée. D'après ce qui précède il est indéniable que l'hérédité syphilitique peut se traduire sur l'adolescent par des manifestations diverses d'ordre spécifique.

L'influence hérédo-syphilitique s'arrête-t-elle là? Non en-

(1) Voy. F. Chaboux, *De certaines lésions de la région naso-pharyngienne que l'on doit rapporter à la syphilis* (Thèses de Paris, 1875, n° 430 ; p. 47).

(2) Musée de l'hôpital Saint-Louis, collection particulière de l'auteur, pièce n° 420.

core. Très certainement elle se prolonge plus avant dans la vie, et c'est là ce qui me reste à établir.

Vous vous souvenez sans doute d'un jeune homme de *vingt-quatre ans*, qui occupait, il y a quelques mois, le lit n° 25 de la salle Saint-Louis, et qui avait été conduit ici par deux larges et profondes ulcérations de la langue. L'aspect de ces lésions était tellement caractéristique que d'emblée notre diagnostic fut établi. Il s'agissait manifestement, au-dessus de toute contestation possible, de lésions gommeuses, comme le démontraient à la fois et l'excavation profonde de ces ulcères, et leurs bords entaillés à pic au sein de tissus durs, et leur configuration circulaire, et leur fond jaune, putrilagineux, d'où l'on détachait par le pinceau des lambeaux sphacélés, etc. Un diagnostic différentiel n'était même pas à instituer avec le cancer, l'épithélioma, l'ulcère tuberculeux, non plus qu'avec toute autre lésion étrangère à la syphilis. Le traitement, au surplus, jugea la question à brève échéance; car ces lésions, qui étaient vraiment hideuses et menaçantes le 15 janvier, se trouvèrent guéries, absolument guéries le 7 février, sous la seule influence de la médication iodurée. De telles lésions guéries en trois semaines par l'iodure de potassium, cela équivaut, Messieurs, à une démonstration mathématique de leur spécificité. Il n'est que la vérole sur laquelle l'iodure exerce une action aussi puissante et aussi rapide.

Eh bien, cependant, ce jeune homme, longuement et soigneusement interrogé par nous à diverses reprises, niait tout antécédent de syphilis. Jamais il n'avait eu ni chancre, ni érosions à la verge ou ailleurs, ni éruptions cutanées, ni plaies de la bouche, ni croûtes du cuir chevelu, ni chute de cheveux, ni glandes cervicales, etc., etc. En un mot, nous ne trouvions rien sur lui qui pût avoir trait à une syphilis acquise.

Et, d'autre part, une enquête rétrospective, patiemment et minutieusement instituée par mon ami le Dr Broc, nous apprenait ceci :

1° Que le malade était né d'un père incontestablement syphilitique, qui avait été traité, à l'hôpital du Midi, par le vénérable Dr Puche pour des « accidents de vérole constitutionnelle »;

2° Que la mère du malade avait été soignée également, et cela à diverses reprises, pour des manifestations de syphilis ;

3° Que notre malade, enfin, avait été très positivement affecté, un mois après sa naissance, de « plaques muqueuses » à la bouche et à l'anus, pour lesquelles un traitement mercuriel lui avait été prescrit, etc., etc.

Quoi de plus net comme historique, quoi de plus complet comme ensemble, et, au total, quoi de plus satisfaisant ?

Supposez un instant, Messieurs, qu'au lieu du cas précédent, je vous aie raconté l'histoire d'un malade qui, ayant gagné la syphilis à vingt ans, serait affecté, vingt-quatre ans plus tard, de gommes linguales. Quelles objections verriez-vous à élever contre un tel fait ? Pas une seule, n'est-il pas vrai? Vous trouveriez ce fait absolument correct, parfaitement normal, et conforme de tous points à l'évolution classique de la syphilis. Car, s'il existe une vérité malheureusement trop démontrée, c'est la persistance de la diathèse syphilitique dans l'organisme humain, c'est la longévité, je dirais presque la pérennité de cette diathèse, qui se traduit encore par des accidents divers — et par des accidents dont vous connaissez la haute gravité — vingt ans, trente ans, quarante ans et plus après le début de l'infection.

Eh bien, Messieurs, ce fait que vous accepteriez comme normal, régulier, conforme aux habitudes de la vérole, c'est exactement (différence d'âge réservée) l'histoire de notre malade. Chez notre malade, comme chez le précédent, c'est une syphilis qui, vingt-quatre ans après la contamination première, s'est révélée par des gommes de la langue. Seulement, pour lui, la contamination première datait de la vie intra-utérine, tandis que chez le second nous l'avons supposée se produisant à vingt ans. Mais, contractée à n'importe quel âge, la syphilis est toujours la syphilis, et je ne vois vraiment pas pourquoi la syphilis contractée *in utero* serait incapable de produire ce que produit la syphilis de contagion extra-utérine, c'est-à-dire incapable de déterminer tels ou tels accidents à échéance plus ou moins reculée, incapable d'affecter une évolution chronique, une durée indéfinie, etc. Je me demande et je recherche vainement ce qu'il y a d'illogique à admettre qu'une syphilis infectant un organisme humain avant la naissance puisse faire ce que fait la syphilis en toute autre condition, c'est-à-dire subsister dans cet organisme, et se traduire plus ou moins tardivement par des accidents divers. Ce qui serait illogique, me semble-t-il, ce serait de supposer le contraire, ce serait de gratifier la syphilis héréditaire d'une curabilité et d'une faculté d'extinction qui malheureusement sont loin d'être son partage.

Mais passons, car vraiment, au nom du bon sens, l'évidence est formelle, et il est manifeste, *a priori*, que la syphilis héréditaire doit être susceptible de la même évolution et de la même longévité que la syphilis acquise. D'ailleurs tout est ici dans les faits, dans les constatations de la clinique, et vous venez de voir que les faits confirment pleinement en l'espèce ce que la théorie permet de préjuger.

Un autre exemple achèvera de vous convaincre, et celui-ci sera le dernier, car je commence à craindre en vérité de lasser votre attention par le défilé monotone d'observations toujours plus ou moins analogues entre elles, comme aussi de prolonger au delà du nécessaire une démonstration acquise.

Nous avions dans nos salles, ces temps derniers, un homme de *vingt-huit ans*, qui était entré à l'hôpital pour une syphilide gommeuse occupant la partie antérieure de la jambe et développée au-dessus d'un tibia chroniquement hyperostosé. Dans ce cas, encore, le diagnostic était formel, indiscutable; il fut d'ailleurs vérifié par le prompt succès du traitement, qui fit justice en quelques semaines de la lésion cutanée.

Et cependant cet homme récusait énergiquement tout antécédent de syphilis acquise.

D'après diverses considérations, que je passerai sous silence pour abréger, nous fûmes conduits à supposer une syphilis héréditaire comme origine des accidents que nous avions sous les yeux. Une enquête fut ouverte en ce sens, et cette enquête ne tarda pas à nous révéler ceci : 1° que le père du malade avait été, suivant toute vraisemblance, affecté de syphilis, et cela antérieurement à la naissance de son fils; qu'en tout cas sa femme était sûrement syphilitique, puisque, seize mois après la naissance de l'enfant, elle perdait le voile du palais et la luette par le fait d'accidents spécifiques; — 2° en ce qui concerne personnellement notre malade, qu'à l'âge de trois mois « il avait été admis à l'hôpital de l'Enfant-Jésus pour des éruptions que Trousseau considéra comme syphilitiques et traita par une médication spécifique, notamment par des bains de sublimé »; — qu'à cinq ans, il fut affecté de lésions osseuses intéressant les deux coudes; — qu'à sept ans, il souffrit longtemps d'inflammations oculaires graves, qui compromirent la vue; — qu'à douze ans, un de ses tibias commença à se tuméfier, pour aboutir à une hyperostose très volumineuse; — qu'à quinze ans, débuta une nouvelle série d'accidents bien plus graves, à savoir: ulcérations intra-nasales, lésions osseuses des fosses nasales, avec nécroses multiples, puis éboulement du nez; — ulcérations extensives de la voûte palatine, du voile palatin, des piliers, des amygdales, du pharynx; mutilation de tous ces organes qui sont aujourd'hui en partie absents, en partie couverts de cicatrices considérables, etc.; — enfin que, plus tard encore, il se produisit des ulcérations nouvelles sur la lèvre supérieure et le nez, et que, vers le même temps, il se fit une nécrose de l'arcade dentaire supérieure, etc. (1).

En un mot, voilà, sur un même malade hérédo-syphilitique, toute une série d'accidents spécifiques échelonnés *depuis l'âge de trois mois jusqu'à l'âge de vingt-huit ans*, tous accidents portant le cachet de la vérole et se servant, si je puis ainsi parler, de témoignages réciproques au point de vue de leur spécificité commune d'origine. Quelle observation pourrait-on désirer plus probante, pour attester que la syphilis née *in utero* a la faculté de poursuivre ses victimes jusque dans l'âge adulte, exactement comme nous voyons chaque jour la syphilis acquise dans la jeunesse étendre ses manifestations jusque dans une étape avancée de la vie, voire jusque dans l'extrême vieillesse?

(1) Cette intéressante observation a été racontée dans tous ses détails par mon ancien interne et ami le Dr Méricamp. — Voy. P. Méricamp, *Contribution à l'étude des arthropathies syphilitiques tertiaires*, p. 81 (Thèses de Paris, 1882).

Je m'arrêterai ici, Messieurs, et cela pour deux raisons : parce que, d'abord, je suppose faite la démonstration que je poursuis ; — parce qu'ensuite je ne possède pas encore d'observations *personnelles* établissant l'authenticité indéniable d'accidents de syphilis héréditaire au delà d'une trentaine d'années (1).

Je sais bien qu'on a cité des cas où l'influence héréditaire de la syphilis se serait étendue plus avant dans la vie, se serait prorogée jusqu'à 40, 44, 46 ans, voire jusqu'à 65 ans ! Mais ces cas n'offrent pas, je puis le dire dès à présent, cet ensemble de garanties scientifiques qui rend indiscutables les observations dont je vous ai parlé jusqu'ici. Je les laisserai donc de côté ; à dessein je les passerai sous silence, et cela pour ne pas compromettre par des faits *équivoques*, prêtant le flanc à la critique, la thèse que j'ai produite et soutenue jusqu'ici au prix de faits que, pour ma part du moins, je juge irrécusables.

Et qu'on ne me reproche pas cette rigueur vis-à-vis des auteurs qui ont cité les cas en question, cas que j'exclus pour l'instant de notre cadre. Car une rigueur excessive est nécessaire, indispensable, dans un sujet tel que le nôtre, où tout est discuté, controversé, nié, dans un sujet dont l'existence même est tenue en suspicion par quelques-uns de nos confrères. Mon devoir, ce me semble, est de choisir des matériaux solides pour l'édifice que je cherche à élever, c'est-à-dire de mettre en œuvre exclusivement des observations complètes, irréprochables ; et mon

(1) J'ai bien dans mes notes plusieurs cas où des accidents syphilitiques développés dans un âge plus avancé (par exemple à 40, 43, 44 et 57 ans) paraissent devoir être rapportés, suivant toute vraisemblance, à l'influence héréditaire. Mais aucun d'eux n'est assez complet et assez précis *comme antécédents* pour être donné comme démonstratif et péremptoire. A tous il manque ou ceci ou cela, qui les rend passibles d'objections. Je n'en tiendrai donc pas compte dans l'exposé qui va suivre.

Je suis absolument persuadé que la syphilis héréditaire peut réaliser, tout comme la syphilis acquise, des manifestations à très longues échéances. Mais cela, il m'est impossible encore d'en donner la démonstration, et pour cause. C'est qu'en effet, alors qu'il s'agit de remonter dans le passé à des échéances aussi lointaines (40, 50 ou 60 ans, par exemple), on se heurte à des difficultés presque insurmontables. A de telles distances les souvenirs sont éteints, les commémoratifs anéantis, ainsi que bien souvent j'ai pu m'en convaincre par expérience. Ce ne peut être et ce ne sera qu'un hasard heureux qui fera découvrir quelque jour une *bonne* observation de ce genre, non susceptible d'objections, et basée en conséquence sur des commémoratifs précis. Mais ce hasard, que je sache, ne s'est pas encore réalisé.

droit, à coup sûr, est de n'apporter au procès qui va se débattre que des faits dont j'accepte et supporte la responsabilité.

Voilà posé, Messieurs, le sujet qui doit nous occuper; en voilà, de plus, l'authenticité bien établie. Maintenant entrons en matière.

III

D'emblée, au seuil même du sujet que nous allons aborder, une question majeure, considérable, se présente à notre examen.

Cette question est la suivante :

La syphilis héréditaire, indépendamment des accidents éventuels qu'elle peut produire, se traduit-elle par quelques signes particuliers propres à la déceler, à la dénoncer à l'attention de l'observateur?

En d'autres termes, un sujet en puissance de syphilis héréditaire se trahit-il à l'œil du médecin par quelques particularités d'ordre quelconque, tirées par exemple de sa physionomie, de son habitus général, de son développement, de sa constitution, de quelques stigmates cicatriciels ou autres, etc. ?

En définitive, existe-t-il quelque signe qui permette de reconnaître ou de soupçonner la syphilis héréditaire indépendamment des manifestations qu'elle peut déterminer dans une phase plus ou moins avancée de son évolution?

Tel est le problème que nous allons étudier. Et je n'ai pas besoin de vous dire quel intérêt s'y rattache. Car, s'il existait quelque signe révélateur d'une infection syphilitique héréditaire, vous concevez de quelle vive et propice lumière il éclairerait aussitôt le diagnostic, dans les cas spéciaux qui ressortissent à notre sujet.

Eh bien, à la question que nous venons de poser, l'observation clinique nous autorise à répondre ceci :

Oui, pour un certain nombre de cas et même pour la grande majorité des cas, il existe des signes qui dénoncent à l'attention la syphilis héréditaire. C'est-à-dire : étant donné un sujet en puissance d'une syphilis héréditaire qui ne se traduit par aucune lésion actuelle, il est possible de soupçonner chez lui, voire d'affirmer quelquefois cette diathèse native, grâce à certaines particularités que nous allons spécifier dans un instant.

Mais, cela dit, hâtons-nous d'ajouter aussitôt que ces *particularités révélatrices* de la syphilis héréditaire sont loin d'être constantes. D'abord, elles peuvent être assez atténuées, assez effacées, assez vagues d'expression pour que le diagnostic n'ait pas à en tirer d'éléments de certitude. Et, en second lieu, il n'est pas rare qu'elles fassent absolument défaut.

Notons de plus dès à présent, pour n'avoir pas à le répéter à propos de chacun des chapitres qui vont suivre, qu'aucune de ces particularités n'est en soi *pathognomonique*, dans le sens strict qu'il convient de rattacher à ce mot. S'il existait un signe pathognomonique de syphilis héréditaire, il y a longtemps qu'il serait découvert, tant le sujet a été étudié, trituré, et les questions que nous allons débattre n'auraient même pas raison d'être. Ce dont nous disposons seulement en l'espèce, c'est un ensemble de signes qui n'ont rien d'absolu, qui ne comportent qu'une valeur relative, et ce sera affaire à nous d'estimer ce qu'ils peuvent nous fournir comme degré de probabilité ou de certitude. Mais quant à des signes formels, positifs, — répétons le mot, pathognomoniques, — nous n'en avons pas, et, suivant toute vraisemblance, nous n'en aurons jamais. Que cela, une fois pour toutes, soit bien entendu entre nous.

Ces préliminaires établis, venons au fait.

Il est, ai-je dit, certaines particularités cliniques qui peuvent être utilisées pour le diagnostic de la syphilis héréditaire tardive. Quelles sont-elles donc?

Pour vous en faciliter l'intelligence et le souvenir, j'ai essayé de les distribuer méthodiquement en un certain nombre de groupes, de la façon suivante :

I. — Constitution, habitus, facies ;
II. — Retard, imperfections, arrêt du développement physique ;
III. — Difformités craniennes et nasales ;

IV. — Difformités osseuses du tronc et des membres ;
V. — Stigmates cicatriciels de la peau et des muqueuses ;
VI. — Lésions oculaires ;
VII. — Lésions et troubles de l'organe auditif ;
VIII. — Malformations dentaires ;
IX. — Lésions testiculaires.

Cette classification, bien entendu, n'a rien que de provisoire, et reste ouverte à toutes les modifications, à tous les compléments qu'y pourront introduire les progrès de la science. Ne la prenez donc que pour ce qu'elle vaut, c'est-à-dire pour un résumé conforme à l'état *actuel* de nos connaissances et, d'autre part, pour une sorte de *guide* méthodique dans la recherche des éléments multiples et divers qui peuvent contribuer au diagnostic de la syphilis héréditaire tardive.

Ces éléments, nous allons maintenant les passer en revue, et ceci composera la première partie de notre sujet.

PREMIÈRE PARTIE

ÉLÉMENTS DIAGNOSTIQUES DE LA SYPHILIS HÉRÉDITAIRE TARDIVE

IV

1° Constitution, habitus, facies, etc.

Je serai bref sur ce premier paragraphe, parce qu'il ne contient que des caractères assez vagues, médiocrement significatifs, et ne comportant au total, si intéressants qu'ils puissent être, qu'une valeur pratique assez restreinte.

Il est positif que, dans un certain nombre de cas, voire le plus habituellement, les sujets qui sont sous le coup de l'hérédité syphilitique et que vous me permettrez une fois pour toutes de qualifier abréviativement du nom d'hérédo-syphilitiques, se présentent sous l'aspect de gens *délicats*, de constitution peu vigoureuse, débile, chétive même.

Ils sont maigres, en général du moins.

Ils n'ont qu'un système musculaire faiblement développé.

Caractère plus spécial et meilleur : leur teint est pâle, et plutôt encore *grisâtre* que pâle. Leur peau est d'une couleur sombre, grise (je répète le mot à dessein), et d'un gris sale, presque terreux.

A part ce dernier trait, que je recommande à votre attention parce qu'il est remarquable et frappant en certains cas (1), l'en-

(1) Ce caractère est parfois assez frappant pour qu'il me soit arrivé de sus-

semble qui précède ne contient rien que d'assez vague, que de banal, et ce n'est pas sur des signes de cet ordre qu'un diagnostic sérieux pourrait jamais être établi. Car le facies, l'habitus, le teint, la constitution que nous venons de décrire, etc., tout cela se rencontre chez les sujets accidentellement affaiblis par une raison quelconque et n'offre rien de spécial à la syphilis.

Ce n'est donc pas dans l'énoncé de ces quelques caractères que réside l'intérêt de ce premier paragraphe. Il consiste bien plutôt, à vrai dire, dans une particularité *négative* que voici :

Les syphilitiques héréditaires ne présentent jamais (jamais, sauf coïncidences éventuelles, bien entendu) *le facies et l'habitus des scrofuleux*, auxquels néanmoins ils sont si souvent assimilés, avec lesquels ils sont à tort si fréquemment confondus.

Ainsi : ils ne présentent jamais la peau fine, blanchâtre et transparente des sujets scrofuleux ; — ils ne présentent jamais cette fraîcheur, cet éclat rosé du teint qui constitue un des éléments de ce qu'on appelle la « beauté scrofuleuse » (*formositas scrofulosa*) ; — ils ne présentent jamais cette hypertrophie massive de la lèvre supérieure, non plus que ces lividités cyaniques des extrémités, non plus que cette peau « chair de poule » de la face externe des membres, non plus que ces acnés chroniques de la face, non plus que ces « mains bleues, ces mains à engelures », etc., etc., qu'il est si commun d'observer chez les strumeux.

L'absence de ces signes, comme de tant d'autres que, pour abréger, je passe sous silence, constitue donc entre nos malades et les scrofuleux une différence essentielle qu'il importe de relever, parce que le diagnostic peut en tirer un utile parti. Ne perdez pas de vue, en effet, que l'erreur habituelle à éviter en

pecter à première vue une syphilis héréditaire rien que par l'aspect de cette peau *grisâtre*, sombre, terreuse.

Du reste, il est positivement noté, non pas seulement dans mes observations personnelles, mais dans plusieurs cas appartenant à divers auteurs.

Hutchinson insiste beaucoup sur la *pâleur terreuse* des sujets affectés de syphilis héréditaire. « C'est là, dit-il, un des caractères les plus constants de l'hérédité syphilitique ; c'est celui qui fait le plus rarement défaut. Il est excessivement rare de rencontrer un sujet affecté de syphilis héréditaire avec le teint d'un homme en bonne santé » (*Clinical lectures and reports by the med. and surg. staff of the London hosp.*, 1865, vol. II, p. 151).

pareille matière, l'erreur contre laquelle tous nos efforts sont dirigés en ce moment, est précisément celle qui a absorbé, effacé jusqu'ici la syphilis héréditaire en l'englobant dans le cadre de la scrofule.

V

2° Retard, imperfections, arrêt du développement physique.

Nombre de sujets affectés de syphilis héréditaire sont remarquables par le retard et le caractère incomplet de leur développement physique.

Tout d'abord, si vous obtenez des renseignements sur leur enfance, vous apprenez qu'ils ont *grandi lentement*, qu'ils ont *marché tard*, tout comme ils ont fait leurs dents tard et commencé tard à parler.

Exemples :

Un de nos malades actuels ne marchait pas encore et même ne se soutenait que difficilement sur ses jambes à l'âge de dix-sept mois.

Un malade, cité par M. Jackson, ne commença à marcher qu'à l'âge de deux ans.

Un autre ne marcha qu'à vingt-cinq mois, et n'ébaucha quelques paroles qu'à deux ans et neuf mois.

Dans une belle observation de MM. Barthélemy et Parinaud, relative à une syphilis cérébrale qui simulait une méningite tuberculeuse, nous voyons une enfant née d'une mère syphilitique ne commencer à parler qu'à deux ans et à marcher vers 27 ou 28 mois.

Et de même pour vingt autres exemples que j'aurais à citer.

Poursuivons. — Au delà du premier âge, la croissance de ces mêmes sujets (si active usuellement à cette période de la vie) ne s'effectue que péniblement, avec une lenteur extrême, comme si elle était entravée par un vice organique, par une sorte de nutrition insuffisante.

Finalement, à l'âge où la croissance est accomplie et par venue à son taux définitif, ces sujets se présentent avec une *taille petite,* exiguë, au-dessous et souvent bien au-dessous de la moyenne ordinaire.

En même temps, ils sont *grêles de forme.* Ils ont le corps petit et les membres petits ; ils semblent réduits de toutes proportions, et, passez-moi le mot, comme *étriqués* dans tout leur être.

Notez bien, Messieurs, ces derniers caractères, et tout spécialement cette réduction de la taille, car elle est frappante en nombre de cas. Sans exagération on peut dire ceci :

Non pas constamment, mais fréquemment, les syphilitiques héréditaires sont, à l'âge adulte, de *petits hommes* ou de *petites femmes.*

Au surplus, je puis parler chiffres en main. J'ai fait mesurer les six derniers malades que nous avons eus dans nos salles, et voici ce que nous avons obtenu :

	Age.	Taille.
1er cas : Jeune homme............	18 ans.	1m,50
2e cas : Jeune homme...........	19 ans.	1m,43
3e cas : Jeune fille...............	16 ans.	1m,42
4e cas : Femme.................	19 ans.	1m,36
5e cas : Jeune fille...............	17 ans.	1m,35
6e cas : Femme.................	18 ans.	1m,33

Les deux femmes des observations III et IV ont été pesées. Elles avaient pour poids, l'une 40 et l'autre 36 kilos.

Ce n'est pas tout. Coïncidemment avec cette lenteur ou cet arrêt de croissance, le retard du développement se traduit encore par divers caractères curieux, tels que les suivants :

S'il s'agit d'un garçon : testicules restant petits, rudimentaires, semblables à ceux d'un enfant, *infantiles,* comme nous les appelons entre nous ; — barbe se faisant longtemps attendre, restant longtemps à l'état de follets blonds, grêles, rares, clairsemés ; — même retard pour le développement des poils périgénitaux ou axillaires, comme aussi (même à un degré supérieur) pour ceux du corps et des membres ; — en un mot, *virilité tardive,* lente à s'accentuer.

De même, s'il s'agit d'une fille, retard du développement des seins, et souvent même absence de développement de ces organes; — retard dans l'établissement des fonctions menstruelles; règles ne commençant à paraître qu'à l'âge de dix-sept, dix-huit, dix-neuf ans, et même plus tard encore; — retard parallèle dans le développement des poils; régions génitales et axillaires restant glabres bien au delà de la puberté.

Comme exemple, voyez une jeune fille entrée récemment dans nos salles pour divers accidents de syphilis héréditaire. Bien qu'elle ait dix-huit ans, ses seins représentent ceux d'une fillette de dix ans; — ses règles n'ont pas encore paru; — et les régions génitales sont presque absolument glabres.

De sorte, Messieurs, que par l'exiguïté de leur taille, par le retard général intervenu dans le développement des organes et des fonctions, les sujets que poursuit une influence syphilitique héréditaire *restent longtemps des enfants*. Ce sont encore des enfants à l'âge où ils devraient être des adolescents. Ajoutons, pour une époque plus avancée de la vie, que ce sont encore des adolescents à l'âge où ils devraient être des jeunes gens, presque des hommes faits.

Aussi bien, ces sujets paraissent-ils toujours *plus jeunes* qu'ils ne le sont. Ils trompent sur leur âge, comme on dit vulgairement. On ne leur donne pas leur âge; on leur donne toujours 4, 5, 6 ans de moins qu'ils n'ont, ce qui est beaucoup quand il s'agit d'une période de la vie telle que l'adolescence, où quelques années de plus ou de moins correspondent à un changement complet de l'individu.

Eh bien, il est un mot qui résume tous ces caractères, et ce mot, que vous avez déjà prononcé à part vous, est celui d'INFANTILISME.

L'infantilisme, en effet, est un des traits qui composent la physionomie de la syphilis héréditaire. Ce n'en est pas un caractère constant, je le répète encore, mais c'en est un caractère assez habituel.

Ce caractère, pour ma part, je l'ai noté déjà bien des fois, et bien des fois aussi je vous l'ai fait remarquer sur les malades de nos salles. Aujourd'hui même je viens de vous en montrer deux beaux exemples.

D'ailleurs, je n'ai été ni le premier ni le seul à en être frappé. Je le trouve, sinon consigné sous la dénomination que nous lui donnons actuellement, au moins expressément décrit dans une foule d'observations particulières, observations d'autant plus intéressantes et significatives à cet égard qu'elles ont été recueillies sans esprit préconçu. Le contrôle rétrospectif que nous offrent de tels faits est éminemment précieux en l'espèce et me semble la meilleure preuve que je puisse vous fournir en faveur de l'authenticité du caractère en question. Je vous citerai donc quelques-uns de ces faits.

Hutchinson et H. Jackson parlent d'un jeune homme affecté de syphilis héréditaire, lequel à dix-huit ans, « semblait en avoir *quatorze ou quinze* (1) ».

Lewin, relatant un cas de syphilis héréditaire tardive, dit que son malade, jeune homme de dix-huit ans, faisait l'impression d'un enfant « de *douze à quatorze ans* (2) ».

Klink cite un cas semblable, relatif à un jeune homme de dix-neuf ans, « qui semblait en avoir *douze* (3) ».

Laschkewitz (de Charkow) « n'aurait pas donné *plus d'une douzaine d'années* à l'une de ses malades âgée de vingt-trois ans (4) ».

Duncan Bulkley, dans la relation d'un cas observé sur une jeune fille, également âgée de vingt-trois ans, dit que cette malade était « absolument non développée », qu'elle n'avait rien de son âge, ni comme taille, ni comme habitus général, et qu'on lui eût donné « *onze à treize ans* au plus (5) ».

Je pourrais multiplier ces citations (6). Mais en voilà assez,

(1) Voyez *Medical Times*, 27 juillet 1861, t. II, p. 84.
(2) Lewin, *Ueber Syphilis hereditaria tarda.*
(3) *Arch. of dermatology*, 1878, p. 189.
(4) Ueber Syphilis hereditaria tarda (*Arch. für Dermatologie*, 1878).
(5) *Arch. of dermatology*, 1878, p. 123.
(6) Voir, par exemple, un cas de Schwimmer (Beitrag zur syphilis hereditaria tarda, *Pester Med. chirur. Presse*, 1877), également relatif à une jeune fille de 23 ans, qui présentait l'aspect d'une fillette de *treize* ans (mamelles et organes génitaux non développés, absence de poils pubiens, etc.).

je pense, pour que vous soyez édifiés. Concluons donc simplement en disant que *l'infantilisme constitue un des attributs de la syphilis héréditaire*.

Il y a plus, mais ceci devient une rareté. On a vu quelquefois, sur les sujets affectés de syphilis héréditaire, le développement physique rester plus incomplet encore que dans les cas précédents. Si bien qu'alors on a affaire à des individus qui sont remarquablement petits et grêles de toutes proportions, qui semblent ratatinés, rabougris, *atrophiés*, et sur l'âge desquels on commet des erreurs considérables.

A preuve les divers exemples suivants :

Il y a quelques mois, une dame se présente à mon cabinet de consultations, me disant qu'elle vient réclamer mes soins, non pour elle, mais pour sa fille qu'elle m'amènera le lendemain. Elle me raconte alors, non sans larmes, qu'elle a gagné la syphilis de son mari, qu'elle s'est aussitôt séparée de lui judiciairement, mais pas assez tôt pour avoir échappé à une grossesse et qu'elle a donné le jour à une fille qui a vécu et qui vit encore, mais qui est entachée de syphilis. Dès les premières semaines qui ont suivi sa naissance, cette enfant a présenté divers accidents qui ont été jugés spécifiques et traités comme tels. Plus tard, d'autres manifestations de même ordre se sont produites : kératite, lésions de la gorge, exostoses, etc.; et, tout récemment encore, des lésions nouvelles viennent d'affecter derechef plusieurs os.

Le lendemain, l'enfant m'est amenée. A première vue, je lui donne six à sept ans; elle en avait quatorze! Sa taille (que par respect pour l'affliction de la mère je n'ai pas osé mesurer) était dérisoirement petite. Le corps et les membres se présentaient à l'avenant. Les bras, par exemple, maigres, fluets, sans reliefs musculaires, avaient positivement la forme et le diamètre d'un manche à balai. Le tronc était osseux, émacié, aplati d'un côté à l'autre, et saillant en carène à sa partie antérieure. D'allure et d'ensemble, l'enfant semblait presque un « bébé », tant elle était grêle de toutes proportions, comme atrophiée d'une façon générale, comme réduite, ratatinée, étriquée de toute sa personne. La tête seule, fine et intelligente, avait une expression plus âgée, en même temps que maladive, souffreteuse, et surtout triste, plaintive, comme si ce petit être subissait le contre-coup moral de son rabougrissement physique (1).

De même, Rivington a relaté, dans le *Medical Times* de 1872, l'observation d'une jeune fille qui, née de parents syphilitiques et affectée de syphilis héréditaire, présentait un arrêt de développement analogue à celui que je viens de décrire. « A l'âge de seize ans, dit-il, cette jeune fille ressemblait à une fillette de six ans. Elle était petite, pâle, maigre, rabougrie.. Ses seins n'étaient absolument pas développés... Elle n'avait de poils ni au pubis, ni aux aisselles... Elle n'était pas encore menstruée, etc... » Ajoutons que, coïncidemment, on retrouvait sur elle toute la série de ces caractères qui constituent — passez-moi l'expression — l'estampille de la syphilis héréditaire (2).

De même encore, M. Lancereaux a observé, sur une femme de quarante et un ans, née d'un père syphilitique et ayant présenté divers accidents de syphilis héréditaire, un remarquable arrêt de développement général avec un arrêt plus spécial et plus complet dans le développement des organes génitaux. « Non seulement cette femme était de petite taille et peu développée, mais ses seins (à quarante ans) étaient ceux d'une jeune fille non encore pubère. Elle n'avait jamais été menstruée. Le pénil était complètement glabre. La vulve était remarquablement étroite. Le vagin permettait difficilement l'introduction du

(1) Je dois signaler ici la modification profonde qu'a exercée sur cette malade l'institution d'un traitement spécifique longtemps et énergiquement poursuivi.

Depuis deux ans, cette petite malade a été soumise à l'usage alterne de préparations mercurielles (sublimé ou frictions) et iodurées. Or, sous cette influence, non seulement les déterminations syphilitiques actuelles (syphilide gommeuse phagédénique, ostéome gommeux) se sont guéries, mais en outre l'état général, le facies, l'habitus se sont je puis dire *métamorphosés*. Jusqu'alors enrayée, la croissance a repris son essor. L'enfant a grandi, beaucoup grandi, et s'est développée à proportion. Le teint est devenu meilleur et presque normal; les forces se sont accrues; toutes les fonctions, qui étaient dans un état d'alanguissement absolu, sont revenues à la moyenne physiologique. Suivant l'expression de sa mère, l'enfant est « *méconnaissable* » relativement à ce qu'elle était autrefois. Elle s'est véritablement transformée en l'espace de deux ans.

Je n'hésite pas un seul instant à rapporter l'honneur de ce beau succès au traitement spécifique.

(2) Voyez *The medical Times*, 19 octobre 1872, p. 433.

petit doigt, etc... » La malade ayant succombé, on constata à l'autopsie un état d'atrophie ou plutôt de non-développement de l'utérus, qui était très petit et « comparable à l'utérus d'une jeune fille de huit à dix ans ». Les ovaires rudimentaires ne contenaient même pas de vésicules de De Graaf (1).

N'enregistrez ces derniers faits, messieurs, qu'au titre de raretés, de curiosités exceptionnelles; c'est justice. Mais conservez-les en souvenir au titre de documents des plus instructifs. Ils contiennent, en effet, deux grands enseignements, sur lesquels j'aurai maintes fois à revenir dans ce qui va suivre et que, dès ce moment, je dois vous signaler, puisqu'une première occasion s'en présente.

D'une part, ces faits nous montrent la syphilis exerçant sur l'organisme humain une action éminemment puissante, qui n'est même pas de la dénutrition, mais quelque chose de supérieur à cela, c'est-à-dire un arrêt de développement, une dystrophie, une influence de *formation incomplète* ou de *non-formation*, c'est-à-dire au total un abâtardissement de l'individu, une dégénérescence de la race.

Et, d'autre part, ces mêmes faits établissent que, contrairement à une opinion accréditée, la syphilis ne produit pas seulement des lésions d'essence syphilitique. On croit trop que la syphilis, maladie spécifique, se restreint à des manifestations et à des lésions spécifiques. Erreur profonde, erreur d'anatomopathologistes exclusifs et à vue bornée, erreur à laquelle l'observation inflige un démenti formel. Oui, certes, la syphilis produit « de la syphilis », comme on le dit, mais *elle ne produit pas que de la syphilis*. Elle exerce sur l'être vivant et sur la race une influence d'ensemble, au titre de maladie apportant dans l'organisme une perturbation générale, et cette influence se traduit souvent par des modifications organiques diverses *qui n'ont plus rien de spécifique*.

C'est ainsi que de la syphilis dérivent fréquemment des états constitutionnels variés qui, je le répète, ne comportent rien de spécifique, tels que déglobulisation, asthénie, névroses, nervo-

(1) *Traité de la syphilis*, 2e édit., p. 330.

sisme; c'est ainsi que la syphilis sert parfois d'origine indéniable à diverses affections d'allure et d'essence très différentes, telles que le lymphatisme, la scrofule, la tuberculose, le lupus, le rachitisme, le tabes, la paralysie générale, etc., voire quelquefois aussi à des dystrophies, des malformations organiques, des arrêts de développement généraux ou partiels, comme vous venez d'en voir un exemple et comme je vous en montrerai bientôt d'autres spécimens non moins authentiques.

VI

3° Difformités crâniennes et nasales.

Un chapitre important du sujet dont nous poursuivons l'étude est constitué par les difformités crâniennes et nasales qui peuvent résulter d'une influence syphilitique héréditaire.

Ce sont là, en effet, des lésions appelées à fournir un utile appoint au diagnostic rétrospectif qui nous occupe actuellement. D'une part, elles ne sont guère de nature, pour la plupart au moins, à passer inaperçues; et, d'autre part, elles comportent une signification peu contestable quant à leur spécificité d'origine.

Notons cependant qu'elles sont purement éventuelles. Elles font défaut dans un grand nombre de cas, voire en des cas où l'influence héréditaire de la diathèse se traduit d'une façon énergique par d'autres manifestations. Pourquoi se produisent-elles sur tel sujet, et pourquoi non sur tel autre? Cela nous échappe absolument.

Parlons d'abord de celles qui affectent le crâne.

I. — Le plus habituellement les difformités crâniennes de la syphilis héréditaire affectent le *front*.

Elles offrent là *trois variétés*, très naturellement distinctes.

1° Dans la première, celle où la difformité osseuse est le plus accentuée, le front se présente proéminent en masse, en totalité, sur toute son étendue.

D'une part, il est notablement développé comme hauteur et comme largeur; — et, d'autre part, il est plus saillant qu'à l'état normal; il *bombe* en avant, il s'avance au delà de la verticale.

En d'autres termes, ou bien le front, au lieu de décrire une courbe depuis les sourcils jusqu'aux cheveux, s'élève droit, verticalement, et cela sur une hauteur exagérée; ou bien il se projette en avant, en formant un angle obtus avec la racine du nez.

C'est là ce qu'on appelle vulgairement le *front olympien;* c'est là ce que nos voisins les Anglais décrivent, moins poétiquement, sous le nom de front *ventru.*

Nous avons précisément dans nos salles, aujourd'hui même, un bel exemple du genre. Le voici :

Voyez cet enfant. N'est-il pas remarquable, au premier coup d'œil, par le développement exagéré de la portion supérieure du visage? Son front est on peut dire *majestueux*, tant il a de largeur et de hauteur. Il dépasse d'un tiers en toutes proportions les diamètres d'un front ordinaire. D'autre part, il s'élève verticalement à partir du nez. Enfin, autre particularité sur laquelle j'appellerai votre attention dans un instant, il présente de chaque côté de la ligne médiane une bosselure très accentuée.

Or, cet enfant est un syphilitique héréditaire. Il est né d'un père syphilitique et d'une mère syphilitique, que nous avons traités ici plusieurs fois, l'un et l'autre, pour des manifestations spécifiques. Il est le frère cadet d'un autre enfant qui est mort de la syphilis. Dès ses premières semaines, il a été affecté, sur la peau et les muqueuses, de lésions multiples, se rattachant incontestablement à une syphilis congénitale; et actuellement encore, à l'âge de dix-huit mois, il présente autour de l'anus des syphilides ulcéreuses. L'observation. vous le voyez, est complète et précise.

Eh bien, Messieurs, la difformité que présente cet enfant et à laquelle, pour ne pas créer de mots nouveaux, nous conserverons la désignation usuelle de *front olympien*, est assez commune chez nos malades. Mais ne vous attendez pas à la rencontrer toujours aussi accentuée que vous venez de la voir.

Elle a ses degrés, et souvent elle s'observe sous des formes atténuées, amoindries.

2° Une seconde variété est constituée par le *front à bosselures latérales*.

Celle-ci se rencontre beaucoup plus fréquemment que la précédente.

Ce qu'on observe est ceci : Sur un front normal ou proéminent, soulèvements latéraux se produisant de chaque côté de la ligne médiane, sous forme de mamelons aplatis, étalés, circulaires de contour, comparables à ce que seraient les bosses frontales physiologiques plus ou moins exagérées comme saillie.

Ces bosselures (c'est la meilleure désignation qu'on puisse leur donner, je crois) occupent la hauteur moyenne du front. — Elles sont presque toujours bilatérales, régulièrement symétriques comme niveau, et égales d'un côté à l'autre comme développement.

Bien accentuées, elles frappent l'observateur au premier coup d'œil, tandis que, dans un degré moindre, elles peuvent facilement passer inaperçues ou tout au moins ne pas attirer l'attention de prime abord.

3° Une troisième variété — celle-ci presque assez rare pour être taxée d'exceptionnelle — consiste en ce qu'on peut appeler le *front en carène*.

Ici le front est bosselé verticalement sur la ligne médiane. Il présente une saillie plus ou moins accentuée qui suit le trajet de la suture médio-frontale.

Par rapport à cette proéminence médiane, qui mesure en général une largeur de 1 à 2 centimètres, les parties latérales du front semblent aplaties et en retrait. Ce n'est là du reste qu'une apparence, au moins pour la grande majorité des cas.

Toujours est-il qu'avec ou sans aplatissement latéral le front est projeté en avant, à la façon du sternum au devant du thorax rachitique, et prend la forme dite *en carène*.

Un cas curieux, que j'ai observé en ville ces derniers temps, montre bien que ces diverses malformations frontales sont de simples variétés de même origine. Les deux enfants d'un de mes clients, anciennement syphilitique et affecté même actuellement d'une syphilis cérébrale, présentent, l'un un front bombé, proéminent, avec bosselures latérales, et l'autre un front en carène.

II. — Sur les parties latérales et supérieures du crâne, les difformités osseuses qui peuvent dériver de la syphilis héréditaire sont moins apparentes, tout naturellement; car, là, elles se trouvent masquées par la chevelure. A moins d'être très accentuées, elles échappent à la vue, et c'est le palper seul qui les révèle. De là, tout d'abord, cet enseignement, qu'il faut ne pas se contenter de l'inspection par les yeux pour juger de l'existence ou de l'absence de ces malformations crâniennes, mais bien les rechercher avec les doigts.

Les diverses particularités qui peuvent se présenter à l'observateur sur cette région du crâne se groupent sous quatre chefs, de la façon suivante :

1° *Bosselures crâniennes.* — Ce seul mot équivaut presque à une description. La lésion, en effet, est ici des plus simples et consiste uniquement (comme pour les bosselures frontales dont nous parlions à l'instant) en des soulèvements osseux, en des tubérosités, en de véritables *bosses*, analogues à ce qu'est la bosse d'une contusion. Ces saillies figurent de petits mamelons étalés, circulaires de contour, convexes de relief et par conséquent plus saillants à leur centre. Elles ont une dureté osseuse, sans empâtement des tissus qui les recouvrent ou qui les avoisinent. Elles mesurent, comme largeur, un diamètre variable entre celui d'une pièce de cinquante centimes et celui d'une pièce de deux ou de cinq francs.

On les rencontre de préférence sur les pariétaux, latéralement.

Le plus souvent elles sont symétriques.

De par le toucher, comme aussi de par l'inspection nécroscopique, elles sont constituées soit par des hyperostoses, soit par des dépôts ostéophytiques à la surface des os.

2° Un second type consiste dans *l'élargissement transverse du crâne.*

Cet élargissement, souvent appréciable à première vue, résulte de la proéminence latérale des pariétaux, qui sont déjetés en dehors, ce qui naturellement exagère le diamètre transverse du crâne.

En quelques cas (assez rares du reste), la disposition précé-

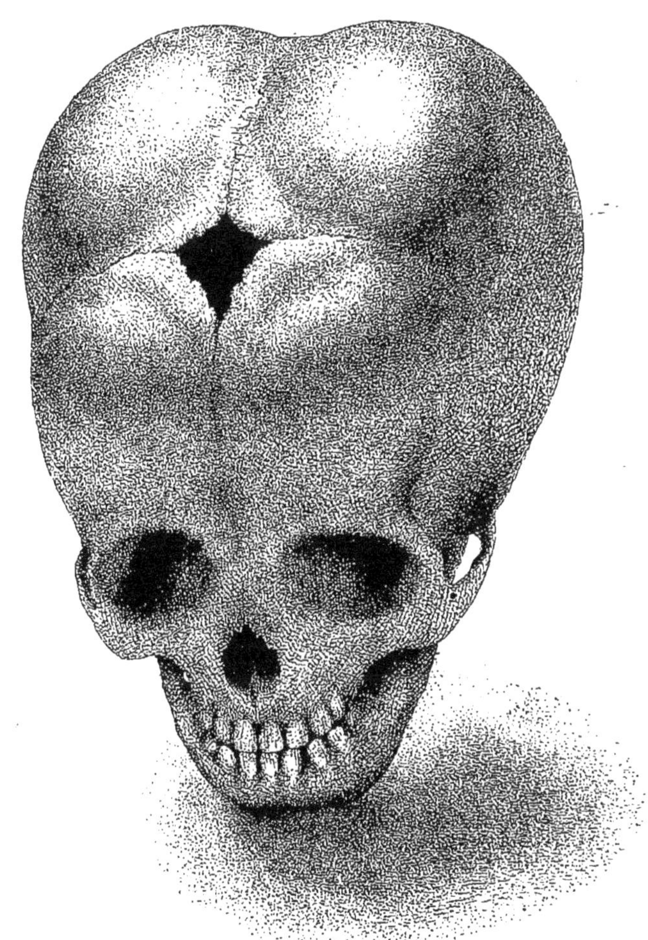

Fig. 1. — Crâne natiforme.

dente se complique d'une dépression plus ou moins notable du sinciput, au niveau de la suture sagittale. Bombé et saillant sur ses parties latérales, le crâne se présente en même temps comme creusé d'une rigole médiane supérieurement. C'est là un vestige, atténué par l'âge, de cette conformation particulière à laquelle mon bien regretté collègue et ami le professeur Parrot a donné le nom de *crâne natiforme*. (Voy. fig. 1).

3° *Asymétrie crânienne.* — Quelquefois encore le crâne est remarquable par un défaut de symétrie plus ou moins accentué.

C'est ainsi qu'une moitié latérale du crâne peut être notablement dissemblable de l'autre moitié, et dissemblable comme courbures, comme proéminence, comme diamètre, comme conformation générale.

Cela, direz-vous, n'a rien de spécial, rien qui appartienne en propre à la syphilis. Oui, sans doute ; mais la syphilis, comme déjà je vous l'ai répété tant de fois, n'a pas que des lésions propres ; fort souvent au contraire l'influence générale qu'elle exerce sur l'économie se traduit par des manifestations morbides d'ordre commun.

4° *Crâne hydrocéphale.* — Enfin, l'hydrocéphalie s'observe dans un certain nombre de cas comme conséquence de syphilis héréditaire. C'est là un fait que j'affirme depuis longtemps déjà (1), et qui est attesté par quantité d'observations éparses dans les annales de la science.

Seulement, on n'a que bien rarement — et pour cause — l'occasion de rencontrer les malformations hydrocéphaliques du crâne chez des sujets quelque peu avancés dans la vie. C'est qu'en effet l'hydrocéphalie syphilitique — à ne parler que de celle-ci, la seule en question — est presque toujours rapidement mortelle. Quelquefois cependant, et par exception singulière, elle ne tue pas, et c'est alors qu'elle apporte son appoint au diagnostic de la syphilis héréditaire.

Naturellement elle déforme le crâne à des degrés variés. Suivant les cas, le développement de la tête peut être minime ou moyen. On l'a vu considérable, mais ce n'est là qu'une exception des plus rares.

J'ai eu longtemps sous les yeux un cas de ce dernier ordre, qui mérite d'être cité. Une jeune fille, née d'un père syphilitique (lequel même est mort de syphilis cérébrale) a été affectée d'hydrocéphalie dès le premier âge. Elle a survécu néanmoins.

(1) V. *Syphilis et mariage*, p. 68.

Aujourd'hui elle a seize ans et se porte bien. Or, sa tête est énorme, monstrueuse, grosse comme un melon de forte taille. Deux autres enfants du même père sont nés également hydrocéphales, mais ont succombé en très bas âge (1).

III. — Venons, en second lieu, aux *difformités nasales.*

Celles-ci méritent toute notre attention, car elles sont fréquentes et parfois éminemment significatives au point de vue dont nous poursuivons l'étude.

Il en est de deux ordres, ou plutôt il y a avantage pour notre sujet à les distribuer en deux catégories, de la façon suivante :

Les unes sont des infirmités grossières, considérables, constituant des nez de conformation absolument vicieuse, des nez de caricature, passez-moi l'expression.

Les autres sont des difformités minimes, presque inappréciables même dans un degré atténué, si ce n'est à un examen attentif.

Les premières ont une histoire, un passé pathologique qui en explique la production.

Les secondes n'ont pas d'histoire ; elles se sont produites sans incidents notables ou remarqués.

Étrange classification que celle-ci, direz-vous. Oui certes, mais classification conforme néanmoins à la réalité des faits cliniques, comme vous allez le voir.

I. — Parlons du premier groupe tout d'abord.

Ici les difformités sont constituées par de véritables *effondrements* du nez.

Elles sont donc, je vous le répète, grossières, considérables. Elles défigurent le visage, comme le fait si souvent la syphilis acquise, et de la même façon.

Ce que l'on constate, au total, est ceci : un nez informe,

(1) L'influence héréditaire de la syphilis peut-elle réaliser d'autres types de malformation crânienne? Oui, suivant toute vraisemblance; mais je ne suis pas encore en mesure de l'affirmer positivement, faute d'un nombre suffisant d'observations.

Je dirai cependant que j'ai vu plusieurs fois des enfants issus de parents syphilitiques naître et rester *microcéphales*.

grotesque, qui s'est littéralement effondré, affaissé dans son étage supérieur ou inférieur.

Le mécanisme de cet effondrement est des plus simples. Le nez, vous le savez, est soutenu par une charpente ostéo-cartilagineuse assez complexe, à laquelle il doit sa forme. Que cette charpente vienne à être minée, corrodée, détruite par une lésion quelconque, le nez aussitôt s'écroule, s'affaisse, exactement comme le toit d'une maison dont la charpente fait défaut.

En bien, quand le nez s'effondre de la sorte, deux aspects différents peuvent se trouver réalisés, et cela suivant que l'effondrement s'est produit plus haut ou plus bas, suivant — permettez-moi la comparaison — qu'il a intéressé la charpente du rez-de-chaussée ou celle du premier étage. Vous allez me comprendre.

Si la charpente du premier étage, représentée par les *os propres*, se trouve détruite, anéantie, le nez s'affaisse *à sa racine*, s'effondre supérieurement.

Et alors la difformité consiste en ceci : un méplat, une excavation ou un vide remplaçant la racine du nez, immédiatement au-dessous de l'épine du frontal.

De plus, cet effondrement réagit sur le segment inférieur du nez, qui se trouve tiraillé et entraîné par le recul des parties molles supérieures. Ce segment inférieur bascule ; la pointe du nez *se retrousse*, et les narines passent de la direction horizontale à une direction légèrement oblique en avant et en haut. (Voy. fig. 2).

Au contraire, est-ce la charpente inférieure du nez, représentée surtout par le cartilage de la cloison, qui se trouve détruite? il se produit une difformité tout autre. Le segment inférieur du nez s'affaisse, mais s'affaisse (notez bien ceci) en subissant un véritable *recul*. De telle sorte qu'il *rentre* dans le segment supérieur, à peu près de la même façon qu'un cylindre de lorgnette rentre dans le cylindre destiné à le contenir. De là résulte : 1° que le profil du nez prend l'aspect d'une ligne brisée ; — 2° qu'un bourrelet cutané plus ou moins saillant dessine la ligne suivant laquelle le segment nasal inférieur s'est enchâssé dans le supérieur. — Ces deux particularités se trouvent nettement indiquées dans la figure que voici, reproduite d'après la photographie d'un de nos malades (Voy. fig. 3).

Il s'agit si bien en l'espèce d'un enchâssement, d'une pénétration du segment inférieur du nez dans le supérieur, qu'on

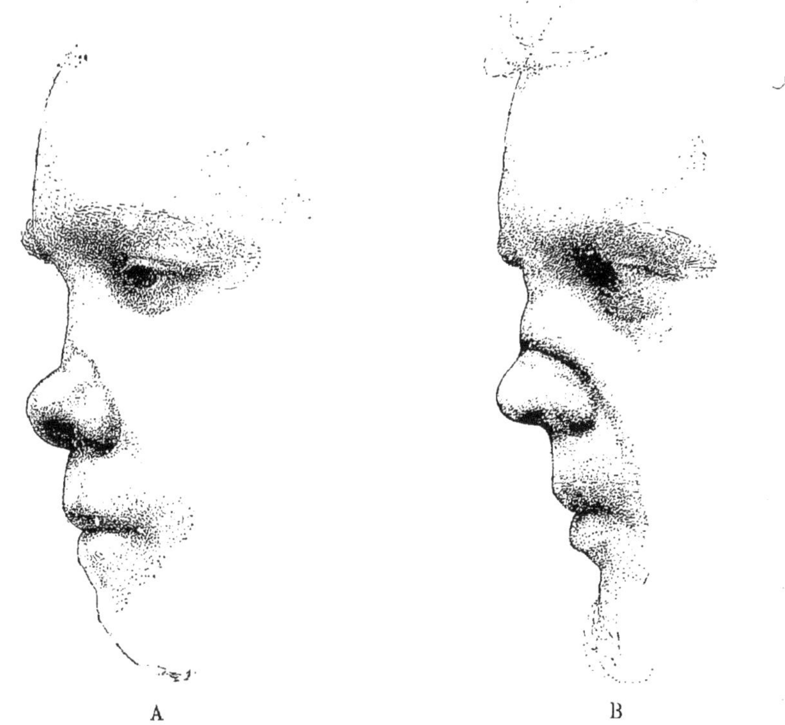

Fig. 2 et 3. — Variétés de déformations nasales.

peut réduire artificiellement cette sorte de *luxation du nez en arrière* et rétablir les parties dans leurs rapports normaux. Il suffit pour cela de tirer en avant la pointe du nez ; tout aussitôt la ligne brisée du profil nasal se redresse, le bourrelet cutané s'efface, et, pour un instant, la difformité se trouve corrigée.

La dénomination de *nez en lorgnette*, dont nous nous servons familièrement entre nous pour désigner cette difformité spéciale, en traduit assez bien l'aspect et le mécanisme. Faute d'une meilleure, je vous propose de la conserver.

Telles sont les deux variétés de difformités nasales *par effondrement.*

Or, vous ai-je dit, les difformités de cet ordre ont toujours un passé, une histoire pathologique. En d'autres termes, elles sont toujours expliquées par des symptômes antérieurs nets et patents, ce qui n'est plus le cas pour d'autres malformations dont j'aurai bientôt à vous parler. Que si, en effet, à propos de celles que je viens de vous décrire, vous remontez dans les antécédents des malades, vous ne manquerez jamais d'en trouver la raison *anatomique*, le pourquoi. Vous apprendrez infailliblement ceci : qu'à une époque antérieure, généralement assez distante de la naissance (car les symptômes en question sont rares dans le premier âge et ne s'observent guère que dans la seconde enfance ou l'adolescence), il s'est produit une scène morbide constituée par de l'enchifrènement chronique, du jetage nasal, des épistaxis, de l'ozène, etc. ; — que tout cela a duré longtemps, fort longtemps ; — puis, que des séquestres osseux ou cartilagineux ont été éliminés par les fosses nasales ; — et que, finalement, à la suite de tous ces désordres, le nez s'est effondré.

Rien de plus clair que cette pathogénie, qui est celle dont nous sommes si souvent témoins dans la syphilis acquise.

II. — Tout autres sont les difformités du second ordre, ainsi que déjà je vous l'ai fait prévoir.

Celles-ci, notons-le tout d'abord, sont bien plus communes que les précédentes. On les rencontre chez un grand nombre de syphilitiques héréditaires, et je vous les ai montrées, à des degrés divers comme sous des formes variées, sur plusieurs malades de nos salles. Elles se trouvent également signalées dans quantité d'observations, notamment dans les observations des médecins anglais, auxquels les particularités d'habitus et de physionomie de la syphilis congénitale sont à coup sûr beaucoup plus familières — je le constate à regret — qu'aux médecins de notre pays.

Les difformités de ce second ordre sont minimes relativement à celles qui nous ont occupés jusqu'ici. Elles ne déforment pas le nez d'une façon grossière, grotesque, ridicule ; elles se bornent à en modifier la configuration d'une façon vicieuse. Elles réalisent des nez *mal faits*, et non pas des nez informes. Précisons.

Dans les cas les plus usuels, ce qu'on observe est ceci : base du nez élargie en même temps que déprimée; c'est-à-dire que le dos du nez, immédiatement au-dessous de l'épine du frontal, se présente non pas convexe, mais plat et épaté. Supposez que, sur un buste de terre glaise encore fraîche, on vienne à aplatir la base du nez en l'écrasant avec la pulpe du pouce, et vous aurez une idée exacte de ce que j'essaie de vous décrire. Bref, le nez ainsi altéré de forme est ce qu'on appelle vulgairement un nez *camard* de base.

Il va sans dire, du reste, que cette déformation a ses degrés. Tantôt elle est très accentuée, ce qui constitue une véritable laideur; tantôt elle est légère, voire minime, et alors peu appréciable.

En d'autres cas, beaucoup plus rares, la déformation affecte un siège différent, à savoir : le segment inférieur du nez. On constate alors à ce niveau, sur les ailes latérales spécialement, des inégalités de surface, de petits méplats, de légères dépressions, semblant répondre à des effondrements partiels de la charpente cartilagineuse.

A l'inverse des précédentes, les difformités de ce groupe n'ont pas d'histoire pathologique. Interrogez les malades à leur sujet, vous n'en apprendrez rien; ils vous répondront qu'ils « ne savent pas d'où cela leur vient, qu'ils se sont toujours connus comme cela ». Il est d'ailleurs une excellente raison pour justifier leur ignorance ; c'est que la difformité en question date du premier âge, si ce n'est même quelquefois de la vie intra-utérine. Interrogez aussi les parents des malades, vous ne serez guère plus avancés. Ou bien ils vous diront qu'ils n'ont rien vu, rien remarqué qui soit de nature à expliquer cette configuration vicieuse du nez; ou bien ils ne vous accuseront, quand vous les « pousserez » sur ce sujet, que de vagues antécédents de coryzas, et de coryzas passagers, bénins, auxquels il serait disproportionné de rapporter les lésions.

De sorte qu'au total le mécanisme de ces *déformations infantiles du nez* reste encore inconnu.

Faut-il les imputer à des destructions nécrosiques de la charpente nasale, destructions dérivant elles-mêmes d'ulcérations spécifiques, d'un coryza ulcéreux? C'est là une pathogénie rationnelle, admissible en principe. Car on a vu parfois le coryza infantile se compliquer d'ulcérations véritables, entamant la muqueuse, mettant à nu les cartilages, puis les perforant, les nécrosant, etc. Mais il faut bien reconnaître que des ulcérations de ce genre sont rares, presque exceptionnelles. Mon ami le professeur Parrot, qui a fait un nombre considérable d'autopsies d'enfants syphilitiques, me disait un jour que « la règle est de ne rencontrer dans les fosses nasales des jeunes enfants qu'une tuméfaction hyperémique de la muqueuse ; — que les ulcérations y sont rares ; — que celles qui s'y observent exceptionnellement sont à la fois peu étendues et peu profondes, etc. »

Si bien qu'il n'est rien d'irrationnel à se demander si les difformités en question ne pourraient pas avoir une origine autre qu'une destruction de la charpente nasale. Pourquoi ne seraient-elles pas de simples *malformations* originelles, natives, analogues à ces malformations dentaires que nous étudierons bientôt? Ce n'est là, à coup sûr, qu'une pure hypothèse ; mais cette hypothèse, sur laquelle je n'insisterai pas d'ailleurs, me semble digne d'attention, et il sera bon de rechercher dans les observations à venir ce qu'elle peut valoir.

En tout cas, quel qu'en soit le mécanisme, ces difformités constituent, en ce qui nous intéresse actuellement, un élément diagnostique d'une valeur réelle.

Elles sont significatives à divers titres : d'abord, parce qu'elles modifient la configuration du nez d'une façon quelque peu spéciale ; — en second lieu, parce qu'elles se produisent dès le plus jeune âge ; — enfin, par cela même qu'elles ont une genèse insidieuse, inexpliquée, ce qui ne s'observe guère, je crois, en dehors de l'hérédité syphilitique.

VII

4° Difformités osseuses du tronc et des membres.

Ce que nous venons de constater sur le crâne, en tant que difformités osseuses, a son analogue sur le tronc et les membres.

Là aussi la syphilis héréditaire peut laisser son estampille et inscrire en caractères ineffaçables la trace de son passage. Comment et sous quelles formes?

Deux ordres de lésions se présentent à distinguer. Les unes sont des lésions partielles, et les autres des lésions d'ensemble. Commençons par les premières.

I. — Celles du premier ordre consistent en des *tuméfactions*, des *intumescences* osseuses. (J'emploie à dessein ces termes vagues de tuméfactions et d'intumescences, parce qu'ils ont l'avantage de spécifier l'aspect clinique des lésions sans rien préjuger de leur nature histologique, encore peu connue).

Ce qu'on observe est ceci : un segment d'os plus gros que nature, semblant hypertrophié en même temps que modifié de forme, de configuration.

Ce sera le tibia, par exemple, qui (comme sur le malade couché actuellement au lit 21 de la salle Saint-Louis) se présentera tuméfié et massif sur une certaine étendue de sa diaphyse, comme aussi, d'autre part, bosselé, inégal et noueux.

Quel siège affectent ces intumescences osseuses? On les rencontre presque exclusivement sur les *os longs ;* — et, sur les os longs, elles occupent soit les épiphyses, soit les diaphyses. Ainsi :

1° Il est assez commun de les observer soit sur l'*extrémité supérieure du tibia,* qu'on trouve volumineuse, massive, et comme hypertrophiée; — soit sur les *têtes du radius et du cubitus*, qui prennent un aspect globuleux; — soit sur les *malléoles*, qui deviennent renflées et saillantes; — soit sur les *ex-*

trémités antérieures des côtes, qui soulèvent la peau comme feraient des noisettes, en rappelant l'aspect bien connu de ce qu'on appelle le « chapelet rachitique » ; — soit encore sur le *coude*, que déforment parfois des saillies ostéophytiques.

Nous avons eu dans nos salles, il y a quelque temps, un beau spécimen de cette dernière localisation. Un de nos malades, affecté de divers accidents de syphilis héréditaire, présentait un de ses coudes considérablement déformé par une saillie ostéophytique de l'humérus et par une tuméfaction volumineuse de la tête du radius. On aurait cru volontiers, au premier aspect, avoir affaire à une luxation (1).

2° Des tuméfactions de même ordre affectent avec une fréquence au moins égale la *diaphyse* des os longs, notamment du tibia, du cubitus, du radius, de l'humérus, de la clavicule.

Vous trouverez signalé dans une foule d'observations ce fait d'intumescences osseuses, d'hyperostoses affectant tel ou tel des os que je viens de citer, et témoignant à longue échéance de lésions spécifiques antérieures.

3° Quelquefois aussi, mais bien plus rarement, on rencontre une déformation globuleuse ou atrophique d'une ou de quelques phalanges. C'est là un reliquat de ces *dactylites* osseuses qui ne sont pas rares dans la syphilis des jeunes enfants, et sur lesquelles l'attention a été appelée, ces dernières années, par de nombreux et intéressants travaux (2).

(1) Le cas auquel je fais allusion ici a été très bien décrit par l'un de mes internes, M. le Dr Méricamp (*Contribution à l'étude des arthropathies syphilitiques tertiaires*, thèses de Paris, 1882). — J'aurai l'occasion d'y revenir dans l'un des chapitres suivants.

(2) V. R. W. Taylor, *On dactylitis syphilitica* (*The American Journal of syphiliography and Dermatology*, 1871). — *Archives of scientific and practical medicine*, de Brown-Sequard et Seguin, 1873. — *Syphilitic lesions of the osseous system in infants and young children*, New York, 1875.

Curtis Smith, *On case of congenital Dactylitis syphilitica* (*American Journal of Syph. and Dermatology*, 1872.

Wigglesworth, même recueil (analyse dans la *France médic.*, 1873).

Morgan, *The Dublin Journal of medical sciences*, 1873.

Duncan Bulkley, *Rare cases of congenital syphilis* (*Dactylitis syphilitica*) *New York, Medical Journal,* 1874.

G. Beauregard, *Études sur la syphilis congénitale* (*De la dactylite syphilitique en particulier*) *Annales de gynécologie*, 1875. — On trouvera dans cet excellent article une bibliographie très étendue et très complète de tout ce qui concerne

Mais de tous les os — ceci mérite une mention spéciale — celui qui sera le plus utilement consulté pour le diagnostic rétrospectif dont nous recherchons les éléments, celui qui fournira le plus souvent des indices probables ou certains, c'est, à coup sûr et sans contestation possible, le *tibia*.

Le tibia, voilà l'*os révélateur* par excellence de la syphilis héréditaire, tant il constitue pour elle un véritable siège de prédilection.

Déjà je vous ai signalé la tuméfaction fréquente de son extrémité supérieure. Bien plus fréquemment encore sa diaphyse est affectée, et cela avec un ensemble de caractères qui impriment à la lésion une physionomie toute spéciale, vraiment distinctive.

Comment donc se présente cette diaphyse tibiale ?

Quatre particularités, souvent associées d'ailleurs, en constituent l'aspect morbide, à savoir :

1° *Tuméfaction de l'os.* — C'est là, bien entendu, l'élément principal, essentiel, de la lésion. Sur une certaine étendue de la diaphyse, par exemple sur son tiers moyen, le tibia est tuméfié, épaissi, hyperostosé, bref augmenté de volume d'une façon plus ou moins notable, d'une façon plus ou moins considérable même quelquefois.

2° *Inégalités et nodosités de surface.* — La surface de l'os ainsi tuméfié peut être lisse et égale. Bien plus souvent elle est irrégulière, bosselée, noueuse, quelquefois aussi semée de petites inégalités tubériformes, de petits mamelons grenus.

3° *Crête tibiale transformée en une face osseuse.* — Ceci est remarquable et presque caractéristique. La crête du tibia, au niveau des portions hyperostosées, perd son aspect de crête,

l'histoire de la dactylite syphilitique, en tant que manifestation de la syphilis héréditaire.

Notons incidemment que cette lésion, si elle n'a été bien étudiée et décrite que dans ces derniers temps, avait été reconnue et signalée de vieille date. Nous en trouvons, par exemple, une mention très précise dans une observation de Baumès, relative à une jeune fille hérédo-syphilitique, qui présenta dans son enfance, entre autres accidents, « du gonflement, de l'engorgement de quelques phalanges des mains et des pieds » (*Précis théorique et pratique des maladies vénériennes*, Paris, 1840, 1re partie, p. 179).

c'est-à-dire de bord tranchant, d'arête. Elle s'élargit, devient mousse et plane, si bien qu'elle ne représente plus un bord, mais une véritable *face* osseuse.

4° *Incurvation apparente, pseudo-rachitique, du tibia.* — Il n'est pas rare, dans les cas de lésions bien accentuées, que le tibia présente une forte courbure à convexité antérieure. On le dirait arqué, arqué *en lame de sabre*, et on le prendrait volontiers pour un tibia rachitique (1). Ce n'est là cependant qu'une apparence. En réalité l'os n'est pas incurvé ; il semble tel seulement, et cela en raison de l'hyperostose partielle qui en occupe le segment antérieur.

D'autre part, cette hyperostose, en exagérant le diamètre antéro-postérieur de l'os, imprime au membre l'apparence d'un *aplatissement* transversal. De sorte que, doublement modifié d'aspect, le tibia prend à la fois l'aspect d'une lame de sabre et par sa courbure antérieure et par un simulacre d'aplatissement latéral. C'est là ce que vous voyez reproduit sur ces deux pièces de notre musée ; c'est là également ce dont vous rendra bien compte cette belle photographie, qui m'a été obligeamment communiquée par mon distingué collègue et ami le Dr Cazin, médecin de l'hôpital de Berck-sur-Mer (Voy. fig. 4).

La dénomination de *tibia en lame de sabre,* sous laquelle nous désignons entre nous cet aspect particulier de l'os ainsi affecté, mériterait donc, ce me semble, d'être conservée ; car elle est expressive et rappelle assez bien à l'esprit une déformation étrange, qui constitue, si je ne me trompe, un signe diagnostique important de la syphilis héréditaire.

Et, en effet, cette déformation est presque pathognomonique en l'espèce. Pour ma part, je ne l'ai encore rencontrée que sur les hérédo-syphilitiques, et je ne crois pas qu'il y ait exagération à la considérer, alors qu'elle se présente bien accentuée et avec les caractères que je viens de décrire, comme un signe presque suffisant à révéler une influence spécifique héréditaire.

(1) Il ne faut pas méconnaître d'ailleurs que la lésion dont nous parlons ici peut coïncider avec des déformations d'ordre rachitique. Une telle coïncidence toutefois paraît assez rare ; au moins ne l'ai-je observée jusqu'à ce jour que dans un nombre de cas assez restreint.

Je n'ai pas à ajouter que les diverses difformités osseuses dont il vient d'être question constituent des *reliquats* de lé-

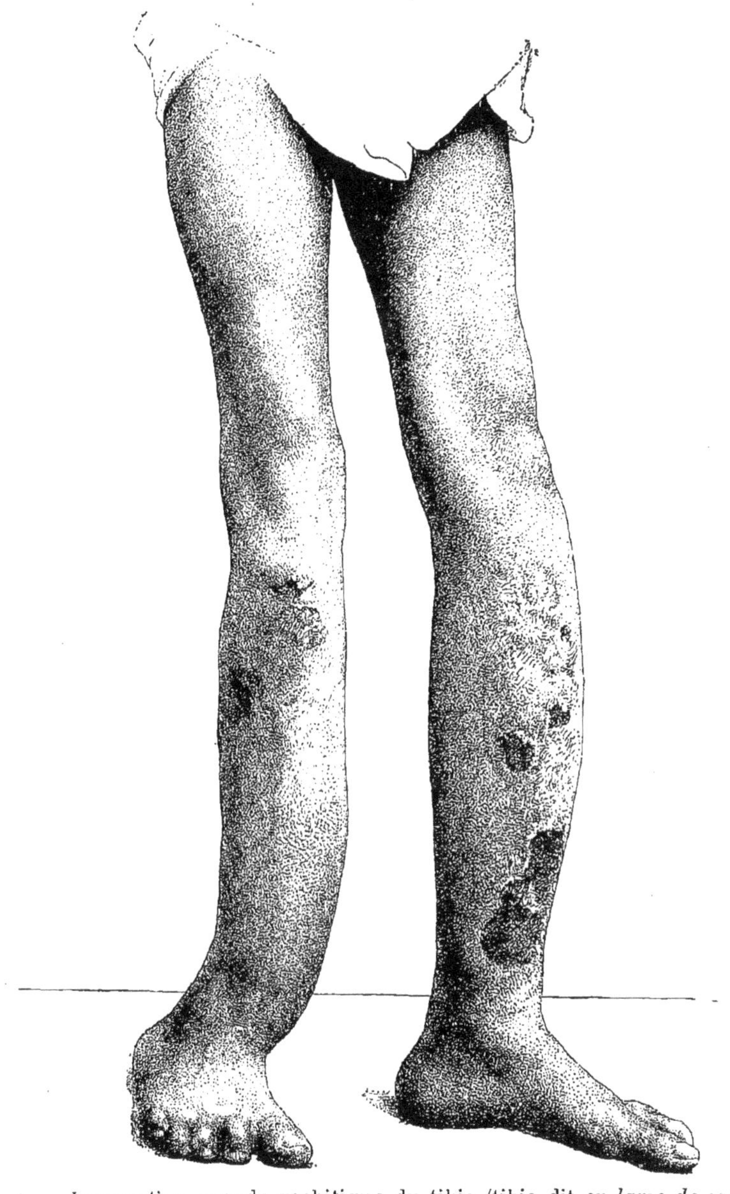

Fig. 4. — Incurvation pseudo-rachitique du tibia (tibia dit *en lame de sabre*).

sions antérieures passées à l'état de stigmates indélébiles. En ce qui concerne le tibia, notamment, elles sont le témoignage posthume de ces ostéites dites *productives* ou *hyperostosantes* que réalise si fréquemment la syphilis héréditaire, et dont l'étude nous arrêtera longuement dans un chapitre ultérieur. Aussi comportent-elles, au point de vue du diagnostic rétrospectif qui nous occupe actuellement, une signification de la plus haute valeur.

II. — Indépendamment de ces lésions partielles, limitées à un segment d'os, le squelette des sujets affectés de syphilis héréditaire peut présenter des *lésions d'ensemble* portant sur tout un os, voire sur une famille d'os similaires (côtes ou vertèbres, par exemple).

C'est ainsi qu'on rencontre assez fréquemment chez les malades en question telle ou telle des lésions suivantes :

1° *Incurvation des os des membres*, et plus spécialement des membres pelviens : cuisses convexes en avant, tibias arqués, etc. ;

2° *Déformation du thorax*, qui se présente d'une part déprimé sur les parties latérales, et d'autre part saillant « en carène », saillant en « poitrine de pigeon », au niveau de la région sternale ;

3° *Déviations rachidiennes* pouvant aller jusqu'à la *gibbosité*. — Cette dernière malformation est beaucoup plus rare que la précédente, mais incontestable néanmoins. J'ai dans mes notes plusieurs cas relatifs à des enfants hérédo-syphilitiques qui ont été affectés de déviations diverses de la colonne vertébrale, et dont quelques-uns même sont devenus bossus. Exemple :

Je connais de vieille date une famille dont voici l'histoire en deux mots. Le mari a contracté la syphilis et l'a communiquée à sa femme. Une première grossesse, survenue peu de temps après l'infection de la mère, s'est terminée, comme je m'y attendais, par une fausse couche. Une seconde a amené un enfant syphilitique, qui n'a jamais été que très irrégulièrement traité, quoi que j'aie pu dire ou faire. Or, cet enfant a commencé, vers l'âge de cinq ans et demi, à être affecté d'une déviation de la taille qui n'a fait que s'accentuer davantage depuis lors ; aujourd'hui, c'est un bossu.

VIII

QUESTION DU RACHITISME DANS SES RAPPORTS AVEC LA SYPHILIS HÉRÉDITAIRE. — DOCTRINE DE M. PARROT.

Une question intéressante et majeure se pose incidemment. Il est bien manifeste que plusieurs des difformités osseuses dont je viens de vous entretenir reproduisent exactement, trait pour trait, les altérations usuellement rattachées au rachitisme.

Est-ce donc que le rachitisme aurait quelque connexion, quelque parenté avec la syphilis?

La question, certes, n'est pas neuve. De vieille date, nombre d'auteurs ont soupçonné ou affirmé une relation de causalité, voire de nature, entre le rachitisme et la syphilis. A n'en citer qu'un seul, Astruc, au siècle dernier, écrivait ceci : «... S'ils vivent, les enfants issus de parents syphilitiques sont écrouelleux, petits, *rachitiques,* bossus ; ils ont de grosses articulations, de grosses têtes, des nez écrasés, des *jambes crochues,* tournées en dehors ou en dedans ; ils sont estropiés, tortus, contrefaits en différentes manières, etc... (1) »

Mais il faut reconnaître que jamais la question n'a été ni aussi scientifiquement posée ni aussi formellement résolue qu'elle vient de l'être de nos jours. Vous avez tous compris que je fais allusion en ce moment aux beaux travaux de mon collègue le professeur Parrot.

Elle n'a jamais été, disais-je, aussi scientifiquement posée; car c'est sur des milliers d'observations et des centaines d'autopsies que M. Parrot a établi ses conclusions (2).

Elle n'a jamais été aussi formellement résolue, j'entends d'une façon aussi catégorique et absolue; car personne jusqu'alors n'avait osé renier le rachitisme en tant qu'espèce morbide, pour le transformer en une simple variété de manifestation syphili-

(1) Trad. franç., 1743, t. IV, p. 122.

(2) V. *Bulletins de la Société de chirurgie*, séance du 21 fév. 1883., etc. — *Gazette médic.* 1874, n° 14. — *Progrès médical*, 1881. — Congrès international des Sciences médicales, tenu à Londres, 1881, etc., etc.

tique. Et telle est la doctrine récemment formulée par M. Parrot. Pour cet éminent médecin, en effet, le rachitisme ne serait qu'un dérivé de la syphilis : *un mode d'expression de la syphilis héréditaire vers la deuxième année de l'existence.*

A la vérité, cette doctrine, bien que présentée et soutenue avec un rare talent; bien qu'étayée de pièces anatomiques extrêmement nombreuses, n'a reçu jusqu'ici qu'un froid accueil. Pour quelques adhésions qu'elle a pu rallier, elle a soulevé des oppositions bien autrement multiples. Elle a même été vivement attaquée, combattue, voire sévèrement jugée par quelques-uns de nos confrères, compatriotes ou étrangers.

Qu'on ne l'accepte que sous bénéfice d'inventaire; qu'on se tienne même en défiance contre elle, cela, je le conçois et l'admets. Rien de plus légitime, car le doute, la critique et le contrôle sont les éléments de toute conviction scientifique et de tout progrès. Mais que dès aujourd'hui on puisse se croire autorisé à renier cette doctrine, à la jeter par-dessus bord, à la condamner d'une façon absolue et définitive, ainsi que l'ont fait certains médecins, cela je ne puis ni l'accepter ni le comprendre. A un savant tel que M. Parrot, venant produire le résultat de longues études cliniques et d'innombrables nécropsies, il ne convient de répondre, à mon sens, que par des arguments de même ordre. Or, des arguments de cet ordre ne s'improvisent pas dans une discussion; ils réclament de longues séances dans les salles d'hôpital et devant la table d'amphithéâtre. Personne de nous, que je sache au moins, ne serait en mesure aujourd'hui d'opposer à M. Parrot un contingent de faits cliniques ou anatomiques égal à celui qu'il a produit. Donc, un jugement définitif sur la théorie de notre collègue ne saurait être actuellement prononcé, ni dans un sens ni dans l'autre. Ce jugement, il faut le différer. Il sera l'œuvre du temps et d'études ultérieures.

Cela dit, n'allez pas croire cependant, Messieurs, que tout reste à l'état d'incertitude ou d'hypothèse dans la question des rapports du rachitisme et de la syphilis héréditaire. Ce serait là une erreur.

Il est, en effet, dans cette question deux points absolument distincts, qu'on a grand tort de confondre et de juger solidaires, à savoir : un point de fait et un point de doctrine.

Le point de fait, le voici : *Oui ou non, observe-t-on le rachitisme avec un incontestable degré de fréquence chez les sujets atteints de syphilis héréditaire ?*

Le point de doctrine, tout au contraire, est celui-ci : *Le rachitisme est-il une lésion syphilitique, ou bien n'est-il qu'une conséquence indirecte, banale, de l'hérédité syphilitique?*

Au simple énoncé de ces deux propositions, déjà vous les avez jugées absolument différentes.

Or, des deux points qui composent ainsi la question, il en est un sur lequel dès aujourd'hui nous sommes absolument fixés, sur lequel, je puis le dire, la science est faite. C'est le premier.

Oui, incontestablement oui, au-dessus de toute discussion possible, *le rachitisme se rencontre avec une fréquence considérable sur les sujets affectés de syphilis héréditaire*. Et même cette fréquence est telle qu'elle devient significative par elle seule, et qu'elle atteste d'une façon évidente une relation de cause à effet entre la syphilis et le rachitisme.

Cela ressort de l'observation de nos devanciers et de la nôtre. Quantité d'auteurs, anciens, modernes ou contemporains, ont signalé le rachitisme en relation avec la syphilis héréditaire. M. Parrot n'a fait qu'achever — il le dit lui-même — la démonstration sur ce point. Et pour ma part, avant de connaître les résultats de mon collègue, j'avais déjà constaté tant et tant de fois le rachitisme en coïncidence avec la syphilis héréditaire, que je n'hésitais pas, de vieille date déjà (dans mes leçons de Lourcine, par exemple), à affirmer une connexion étroite entre ces deux maladies.

De cela, d'ailleurs, vous avez vu dans nos salles de très nombreux exemples. Rappelez-vous, entre autres cas de ce genre, le dernier qui s'est présenté à notre observation. Il y a quelques jours, une femme syphilitique nous amenait ici ses deux enfants : l'aîné, âgé de quatre ans, offrait un type accompli de rachitisme ; le plus jeune, âgé de quelques mois, était couvert de syphilides.

Autre cas identique, celui-ci emprunté à ma pratique de

ville. Un jeune homme contracte une syphilis grave, dont j'ai toutes les peines du monde à le débarrasser. Il se marie prématurément et devient père de deux enfants. De ces deux enfants, l'aîné (que malheureusement je n'ai pu observer qu'à son retour de nourrice) est actuellement âgé de six ans et présente au plus haut degré les déformations classiques du rachitisme. Quant au plus jeune, affecté presque dès sa naissance de manifestations spécifiques, il a succombé, vers deux ans et demi, à des accidents de syphilis cérébrale.

Les cas de ce genre ne sont même plus à citer aujourd'hui. Ils abondent et surabondent (1). Les récuser serait fermer les yeux à l'évidence ; et, si quelque médecin venait à les révoquer en doute, il encourrait par cela seul le soupçon mérité de n'avoir jamais étudié la question.

De sorte qu'une conclusion formelle, absolue, s'impose en l'espèce, à savoir : que les lésions du rachitisme s'observent avec une proportion *considérable* de fréquence sur les sujets affectés de syphilis héréditaire.

Cette conclusion, maintenant, pouvons-nous l'expliquer? Ceci devient une autre affaire, et c'est là, après le point de fait que nous venons d'établir, le point de doctrine qu'il s'agit d'interpréter.

M. Parrot a tranché le nœud gordien en disant : « Le rachitisme est une lésion d'essence syphilitique. » Avec cette explication, tout devient parfaitement clair. Rien de plus naturel que l'éclosion d'une lésion syphilitique sur un terrain syphilitique.

Mais c'est en cela précisément, je crois, qu'il a dépassé la mesure ; c'est en faisant du rachitisme une lésion d'origine et même d'essence exclusivement syphilitique qu'il a excédé les conclusions à tirer de ses belles recherches. Au lieu de s'en tenir

(1) V., par exemple, un beau cas du genre présenté à la Soc. de chirurgie (Séance du 7 février 1883) par M. le Dr Lannelongue.

Kassowitz a dit de même : « Presque tous les enfants atteints de syphilis héréditaire deviennent rachitiques. » (*Wien. med. Press.*, 1881).

Voir encore :

L. Furth, *Die pathologie und Therapie der hereditaren syphilis*, Vienne, 1879.

Gibert (du Havre), Rachitisme et syphilis (*Gaz. hebd.*, 1883).

au fait qu'il avait si bien et si formellement établi, il s'est laissé entraîner à une généralisation imprudente, et il a englobé indistinctement dans la syphilis *tous* les cas de rachitisme. Dans sa doctrine, il n'y aurait plus de rachitisme, et tout ce qu'on a décrit sous ce nom rentrerait dans le domaine de la syphilis (1). Bref, comme dirait un mathématicien, la doctrine de M. Parrot se résume en l'équation suivante :

Rachitisme = Syphilis.

Eh bien, je ne crains guère de m'aventurer en préjugeant que cette doctrine ne sera pas confirmée par les faits d'observation à venir.

D'une part, en effet, il est bien difficile d'admettre que le rachitisme doive dériver toujours d'une cause unique, quelle que soit d'ailleurs cette cause, alors qu'on le voit se produire en tant de conditions diverses, voire parfois opposées. Et, d'autre part, il est plus malaisé encore de se représenter la syphilis comme servant de cause *unique* au rachitisme « alors que la mémoire de chacun de nous, comme l'a justement dit M. Reclus, se heurte à des faits de clientèle, à des souvenirs privés où figure le rachitisme sans infection des ascendants (2) » Or, s'il en est ainsi, s'il est des cas — quelque peu nombreux qu'ils soient, n'importe — où le rachitisme existe en dehors de toute influence syphilitique héréditaire, que devient l'équation de M. Parrot?

Aussi bien, dans l'état actuel de la science, me paraît-il plus rationnel de considérer le rachitisme qui se produit chez les enfants syphilitiques comme une conséquence *indirecte* de la syphilis que d'en faire, avec M. Parrot, une lésion directe de la

(1) «... Une altération aussi typique, aussi méthodique que le rachitisme, ne peut pas reconnaître de causes diverses, banales. Le rachitisme doit reconnaître et reconnaît en toute circonstance une *cause unique*, spécifique, et cette cause est la syphilis héréditaire. Au moment où elle produit le rachitisme, la syphilis est épuisée (?); c'est son suprême effort. Elle n'existe plus (?). Elle a mis à sa place une affection nouvelle. C'est là un exemple incontestable de transformisme morbide. » (*Gaz. hebdom.* 1881, p. 564).

(2) *Gazette hebdom.*, 1883. — Discussion à la Société de chirurgie, 1883. — Cazin, *Rachitisme et Syphilis*, 1883. — Guéniot, *Des Rapports de la syphilis hérédit. avec le rachitisme*. (Soc. de chirurgie, 1883).

diathèse. C'est là du moins la conviction à laquelle m'ont conduit mes recherches personnelles et que je dois vous exposer actuellement.

Pour moi, le rachitisme de nos petits malades *n'est qu'un résultat du trouble général importé par la syphilis dans l'organisme.*

J'imagine que la syphilis produit le rachitisme au même titre qu'elle produit la débilitation native, l'appauvrissement de la constitution, le lymphatisme, la tuberculose, le lupus, les dystrophies, les malformations dentaires, les arrêts de développement, l'infantilisme, etc., toutes conséquences banales d'une cause spécifique, mais d'une cause spécifique exerçant sur l'économie une influence commune et vulgaire de dépression, de *dénutrition,* de consomption, de déchéance organique générale, de *dégénérescence* (1).

Et cette façon d'envisager les choses me permet de comprendre également bien ces deux faits d'observation, à savoir : 1° que la syphilis puisse produire le rachitisme ; — et 2° qu'elle ne soit pas seule à le produire.

En définitive, pour moi, la syphilis serait *un affluent considérable,* principal même, si vous le voulez, du rachitisme ; mais *elle ne serait qu'un de ses affluents ;* — et ce rachitisme, elle en déterminerait la genèse non pas en tant qu'affection spécifique, mais en tant que maladie générale, en tant que maladie appauvrissant l'économie, troublant la nutrition, et constituant une *dyscrasie native,* une prédisposition aux processus morbides qui dérivent d'une vitalité insuffisante.

Concluons donc cette discussion, en formulant, avec les

(1) Cette même opinion a été exprimée par divers auteurs. Exemples :

Pour Taylor, « la syphilis peut bien produire le rachitisme, mais *indirectement* et en raison de ce fait qu'elle altère la nutrition par son influence adynamique, débilitante ». — Et ailleurs : « La syphilis peut produire le rachitisme de la même façon qu'elle ouvre la porte, sous l'influence de la cachexie, à diverses maladies. Mais il n'y a pas de rapport plus direct entre les deux maladies. Et la preuve, c'est que le traitement spécifique ne fait rien au rachitisme, etc.. « (*Syphilitic lesions of the osseous system,* New-York, 1875).

De même, pour M. Cazin, si la syphilis peut aboutir au rachitisme, c'est qu'elle y prédispose, comme la scrofule, *en tant que cause de détérioration de l'individu et de l'espèce* (Mémoire cité, p. 7).

réserves qu'impose un problème aussi délicat, les trois propositions suivantes :

1° Le rachitisme se rencontre chez les sujets hérédo-syphilitiques avec une fréquence qui ne permet pas de contester entre la syphilis et lui un rapport de cause à effet.

2° Ce rapport se trouve diversement apprécié dans la science aujourd'hui ; — et une doctrine, soutenue par un médecin éminent, considère le rachitisme comme une émanation directe de la syphilis, comme une lésion exclusivement syphilitique d'origine et de nature.

3° Mais il semble plus admissible, dans l'état actuel de nos connaissances, de ne considérer le rachitisme qu'au titre d'un résultat indirect de la syphilis. Dans cette façon d'envisager les choses, le rachitisme ne serait pas une manifestation syphilitique, mais bien une conséquence banale de l'influence dyscrasique exercée par la syphilis sur l'ensemble de l'organisme et en particulier sur le système osseux.

IX

5° Stigmates cicatriciels de la peau et des muqueuses.

C'est un fait usuel que la syphilis héréditaire se traduise dans le jeune âge par des lésions tégumentaires.

Quand ces lésions sont superficielles, elles ne laissent pas de traces après guérison. Mais, quand elles sont profondes, ulcératives, destructives, forcément il leur succède des cicatrices apparentes, des stigmates indélébiles.

Or, en ce qui nous concerne, une question se présente : Ces cicatrices peuvent-elles être utilisées pour le diagnostic rétrospectif de la syphilis héréditaire ? Est-il permis, de par elles, d'affirmer ou de suspecter la syphilis sur un sujet âgé de cinq, dix, quinze, vingt ans, etc. ?

Comme on devait s'y attendre, cette question a été différemment résolue.

Les uns ont dit : Oui, il est possible, facile même quelquefois, de reconnaître une syphilis héréditaire d'après les cicatrices qu'elles a laissées sur le corps, exactement comme les paléontologistes reconnaissent l'existence d'une espèce végétale ou animale, à telle ou telle époque de l'ancien monde, d'après quelques empreintes, quelques vestiges laissés par elle sur une couche géologique.

Pour d'autres, au contraire, les cicatrices en question n'auraient rien de spécial, alors surtout qu'on les interroge après nombre d'années; et ce serait se leurrer étrangement, ce serait « se payer d'illusions », que d'instituer un diagnostic rétrospectif de la syphilis d'après quelques « misérables empreintes tégumentaires ».

A mon sens, la vérité n'est ni dans l'une ni dans l'autre de ces assertions exclusives. Je vais vous le démontrer.

Reconnaissons d'abord un fait indéniable. En nombre de cas, les cicatrices qu'on trouve à la peau, dans les conditions particulières que nous avons en vue, n'ont rien de significatif, rien qui permette de les rapporter à une origine spécifique. Prenons comme exemple un des malades actuels de nos salles.

Voici un enfant de dix ans, qui très sûrement, incontestablement, est affecté de syphilis héréditaire. Nous avons eu des aveux formels de ses parents; nous avons reçu d'un confrère des renseignements précis sur les antécédents personnels du petit malade, qui, de plus, est entré ici pour une récidive d'accidents d'ordre spécifique. Eh bien, examinons la peau de cet enfant. Nous y trouvons une douzaine environ de cicatrices manifestes, disséminées çà et là, sur l'abdomen, le dos, les fesses, les cuisses et les jambes. Ces cicatrices sont petites, lenticulaires, très légèrement déprimées, blanchâtres, les unes arrondies, d'autres sans forme spéciale, etc. Or, en l'espèce, que pourraient nous apprendre ces cicatrices? Rien. Et cependant, en raison des antécédents connus du petit malade, elles sont très vraisemblablement, voire certainement, les stigmates d'une éruption spécifique survenue dans le premier âge. Mais ont-elles quoi que ce soit de *spécial* comme caractères? Nullement. Diffèrent-elles de ce que seraient des cicatrices consécutives à une éruption banale? Pas le moins du monde. Conclusion : elles restent lettre morte au point de vue de la cause qui leur a servi d'origine.

Eh bien, il en est ainsi, croyez-le, pour quantité de cas. La peau, en effet, peut être offensée, lésée de cent façons différentes ; elle est sujette à des affections multiples, telles que brûlures, contusions, traumatismes, furoncles, ecthyma, gale, varicelle, variole, syphilides, scrofulides, dermatoses excoriatives ou ulcéreuses, etc, etc. Et les cicatrices que laissent à leur suite toutes ces lésions n'ont, le plus souvent, rien de distinctif.

De sorte — premier point — qu'en nombre de cas les cicatrices qu'on peut retrouver à la peau restent sans signification diagnostique en ce qui nous concerne, alors même parfois qu'elles dérivent d'une lésion authentiquement spécifique.

Mais en est-il toujours ainsi ? Non, certainement non.

Il est des cas, au contraire, où des cicatrices, soit de la peau, soit des muqueuses, peuvent, *en raison de certains caractères plus ou moins spéciaux,* apporter un appoint important au diagnostic rétrospectif de la syphilis héréditaire.

Il est des cas où des cicatrices de ce genre doivent faire soupçonner la syphilis ; — et il en est même où ils permettent de l'affirmer.

Quels sont donc les caractères *révélateurs* auxquels je fais allusion ici? Ou, si ce dernier mot vous paraît excessif, quels sont les caractères qui impriment à une cicatrice une physionomie assez spéciale pour attester la syphilis, tout au moins pour permettre de la soupçonner? Voilà ce qu'il s'agit actuellement de préciser.

I. — Tout d'abord, il est des cicatrices *suspectes* rien que par leur étendue. Une *grande* cicatrice restreint de beaucoup le champ des hypothèses à émettre sur sa provenance. Il est bien certain, par exemple, qu'une cicatrice large comme la paume de la main — ou plus large encore, *a fortiori* — ne saurait dériver ni de la varicelle ni de la gale ni d'un furoncle, etc., et que son étendue même constitue une présomption (je ne dis rien de plus) en faveur de la syphilis.

A plus forte raison, tout naturellement, de grandes cicatrices *multiples* sont-elles d'autant plus significatives dans le même sens.

II. — Des signes d'une valeur bien supérieure sont tirés de la *configuration* des cicatrices, comme aussi parfois de leur disposition réciproque.

Notons, à ce point de vue, comme éléments à consulter dans l'examen des cicatrices :

1° La *forme arrondie*, forme favorite des syphilides, comme chacun sait ;

2° La *configuration à contour polycyclique*. — Une cicatrice à contours constitués par une série d'arcs de cercle, une cicatrice *en arcades*, comme nous disons ici, est presque à coup sûr de provenance syphilitique.

3° Le *graphique serpigineux*. — Une cicatrice étendue en ruban, ondulée, *serpentine*, appartient presque exclusivement à la syphilis.

4° Une disposition plus caractéristique encore (mais qui, à la vérité, ne se rencontre que rarement), est celle où plusieurs cicatrices voisines sont régulièrement disposées les unes par rapport aux autres *en arc de cercle*, en *demi-lune*. — Je vous ai montré récemment sur une malade du service, fille d'une mère syphilitique et syphilitique elle-même de naissance, un groupe de cicatrices coordonnées suivant cette modalité particulière et dessinant un demi-cercle parfait.

5° Enfin, une dernière disposition également familière à la syphilis est celle où plusieurs cicatrices se trouvent groupées sur une région circonscrite et réunies les unes au voisinage des autres, sous forme de *bouquet* ou mieux de « *criblure en coup de plomb* », comme on dit vulgairement, par comparaison avec ce que produit sur la peau la décharge d'un coup de feu dont les plombs n'ont pas encore divergé.

III. — Un troisième élément de diagnostic est tiré du *siège* des cicatrices.

On peut dire sans exagération qu'il est des cicatrices presque significatives par le seul fait de leur siège. Et cela est tout simple, car, de l'aveu commun, il est des localisations éminemment familières aux syphilides ulcératives. Tout naturellement, donc, les cicatrices qui traduisent après coup ces localisations spéciales empruntent à leur siège même un cachet de spécificité.

Quelles sont les cicatrices que leur siège rend ainsi suspectes ? Il en est de quatre ordres, à savoir :

1° *Cicatrices commissuraires des lèvres* (dites encore quelquefois cicatrices *angulaires*, parce qu'elles occupent l'angle formé par la commissure des lèvres).

Rien n'est commun, chez les nouveau-nés ou les enfants hérédo-syphilitiques, comme les syphilides des commissures labiales. Il est vraiment peu d'enfants syphilitiques qui échappent à cette lésion.

Les syphilides qui siègent en ce point sont des érosions, des papules érosives ou des ulcérations. Elles occupent exactement la commissure, en empiétant quelque peu — voire quelquefois largement, mais cela est plus rare — sur les téguments cutanés du voisinage. Par elles-mêmes elles sont peu profondes ; mais il arrive presque invariablement qu'elles se fissurent au niveau de l'angle des lèvres et qu'elles forment là des rhagades, des sillons ulcéreux, lesquels, déchirés à maintes reprises, se creusent de plus en plus, deviennent profonds, ne guérissent que lentement, difficilement, et laissent à leur suite des cicatrices persistantes, indélébiles.

De telle sorte que, même après de longues années, on retrouve en ce point, comme *témoin posthume*, une cicatrice nettement accentuée, occupant la commissure labiale et les téguments cutanés adjacents. Cette cicatrice affecte généralement la forme d'une petite ligne blanchâtre, effilée, allongée, transversale ou légèrement oblique de haut en bas. Il se peut qu'elle soit atténuée ou même à peine visible sur la muqueuse (on sait que les lésions des muqueuses se réparent d'une façon moins apparente que celles de la peau) ; mais elle reste toujours distincte et manifeste sur le tégument cutané.

Plus rarement, des cicatrices de ce genre se retrouvent sur le pourtour des lèvres. En voici un superbe exemple emprunté à la collection de M. Parrot (1). Vous voyez sur cette pièce une série confluente de *cicatrices labiales et périlabiales* sillonnant de longues stries blanchâtres et déprimées tout le pourtour de l'orifice buccal.

2° *Cicatrices du nez.* — Pour la syphilis héréditaire, comme pour la syphilis acquise, le nez est un véritable siège d'élection.

Nombre de sujets hérédo-syphilitiques présentent, dans le jeune âge, des lésions ulcéreuses du nez. Ces lésions sont tantôt limitées et tantôt extensives. Il n'est pas rare qu'elles deviennent serpigineuses et lupiformes. Elles peuvent affecter tous les points de la surface nasale, mais elles siègent de préférence sur les ailes du nez ou la sous-cloison.

Il va sans dire qu'elles laissent à leur suite soit des cicatrices étalées, soit des pertes de substance, des entamures, de véritables mutilations de l'organe, tous stigmates qui, du fait seul de leur siège, constituent des présomptions de syphilis.

3° *Cicatrices lombo-fessières, cicatrices crurales postérieures.* — Signalées et bien étudiées par M. Parrot, celles-ci sont les vestiges de ces syphilides qui affectent si communément les enfants du premier âge au niveau des régions postéro-inférieures du tronc et postéro-supérieures des membres pelviens.

Ce qui les recommande à l'attention et ce qui constitue pour elles une véritable particularité, c'est, chose bizarre, un caractère à peu près *négatif*. Vous allez me comprendre.

Ces cicatrices — notez bien ceci — sont *pauvrement formulées*. Ce sont moins des cicatrices, à vrai dire, que des maculatures, des taches blanchâtres. D'une part, en effet, elles n'ont que des contours indécis, mal arrêtés, mal définis. D'autre part, elles sont remarquablement superficielles et de plain-pied avec les tissus environnants. Enfin, elles diffèrent peu, comme coloration, de la teinte de la peau normale ; tout au plus sont-elles un peu plus blanchâtres. Si bien qu'en nombre de cas *il faut les rechercher avec attention pour les voir*. Parfois même il est besoin d'une certaine incidence de lumière, d'un « éclairage propice », pour les trouver. Bref, ainsi que l'a bien dit M. Parrot, ce sont

(1) V. Musée de l'hôpital Saint-Louis, collection de M. le prof. Parrot, pièce n° 35.

des cicatrices *frustes*, à force d'être atténuées comme caractères.

Eh bien, elles doivent précisément leur signification diagnostique à ce fait d'être atténuées comme caractères de cicatrices, d'être *presque effacées*, à peine visibles. Cela démontre, en effet, que ce sont là par excellence de *vieilles* cicatrices, remontant au plus jeune âge, remontant à une époque où la régénération des tissus se fait d'une façon plus intégrale que jamais, et correspondant en conséquence à cette étape de la vie où se produisent de préférence les syphilides des régions postéro-inférieures du tronc et postéro-supérieures des membres pelviens.

Depuis l'époque où ces cicatrices spéciales ont été signalées, vous avez pu voir tous les médecins qui s'occupent de syphilis, tous les médecins de cet hôpital, par exemple, les rechercher avec un soin minutieux ; et, sans aucun doute, vous avez entendu apprécier très différemment la signification qu'il convient de leur accorder. On a déjà beaucoup discuté sur elles, et, comme d'usage, les opinions sont très partagées. Les uns exaltent la valeur de ce signe, les autres la contestent et même la récusent absolument. *In medio veritas*, à mon sens. Ou, pour mieux dire, tout dépend des cas. Il est des cas où ces cicatrices ne fournissent vraiment aucun indice séméiologique, comme il en est d'autres où elles sont de nature à éveiller le soupçon d'une origine spécifique, où elles suffisent presque à affirmer la syphilis. Somme toute, c'est là un signe qui ne vaut ni plus ni moins que la plupart de ceux qui précèdent. Par lui-même il ne comporte rien d'absolument formel, mais il apporte au diagnostic un appoint de probabilité qui certes a bien son prix.

4° *Cicatrices du voile palatin et de la gorge.* — Les régions palatines et gutturales sont encore, comme le nez, de véritables foyers de prédilection pour la syphilis héréditaire, qui souvent détermine là des lésions gommeuses. Et il est presque superflu d'ajouter que ces gommes, d'ailleurs fréquemment méconnues comme nature, aboutissent en nombre de cas à entamer, mutiler, quelquefois même anéantir tout ou partie du voile palatin, des piliers et du pharynx.

De là, dans une étape ultérieure, des cicatrices, des pertes de substance, des perforations, des adhérences vicieuses palato-pharyngées, etc., lesquelles constituent des indices précieux pour le diagnostic dont nous poursuivons l'étude. Ici encore la spécialité de siège fait la valeur de ces témoignages rétrospectifs.

X

TRIADE D'HUTCHINSON.

Les trois groupes de signes dons nous allons maintenant aborder l'histoire composent ce que j'ai appelé la *triade d'Hutchinson,* dénomination qui n'est qu'un juste hommage au médecin éminent à qui nous devons la connaissance première de ce qui va suivre.

C'est Hutchinson en effet qui, dans un livre trop peu répandu parmi nous, mais que ne tardera pas à vulgariser, j'en suis sûr, la traduction que vient d'en donner un médecin distingué (1), c'est, dis-je, Hutchinson qui, le premier, a appelé l'attention sur trois ordres de symptômes ou de signes d'une observation fréquente dans la syphilis hériditaire, à savoir :

1° Des *inflammations oculaires ;*

2° Des *troubles de l'ouïe ;*

3° Des *malformations dentaires.*

Et non seulement il a distingué, spécifié, décrit ces trois ordres de manifestations morbides, mais encore il a démontré : 1° leur coïncidence fréquente, leurs relations réciproques ; — et 2° leur relation commune avec une cause identique, la syphilis héréditaire.

En d'autres termes, Hutchinson est venu dire ceci :

1° Il est assez fréquent de rencontrer chez les sujets affectés de syphilis héréditaire des affections oculaires d'un certain genre, des troubles auditifs, et une constitution vicieuse du système dentaire ;

(1) *Étude clinique sur certaines maladies de l'œil et de l'oreille consécutives à la syphilis héréditaire,* trad. par le Dr Hermet, Paris, 1884.

2° Ces trois ordres de manifestations peuvent s'observer isolément, mais il est plus habituel de les trouver réunis ;

3° Ils reconnaissent pour cause d'une façon indéniable l'influence héréditaire de la syphilis.

Que, depuis la publication du livre d'Hutchinson, c'est-à-dire depuis une vingtaine d'années, la science ait marché, en ajoutant de nombreux et intéressants détails à ce sujet spécial, voire en modifiant, en rectifiant certaines assertions trop absolues de l'auteur anglais, je n'y contredis pas, et même je vous donnerai bientôt la preuve des divergences qui me séparent de lui sur divers points. Mais n'importe. Le mérite, le grand mérite de la découverte première n'en reste pas moins acquis à notre éminent confrère ; et cela, je m'empresse de le reconnaître dès à présent, pour n'avoir pas à le répéter à propos de chacun des paragraphes qui vont suivre.

La triade d'Hutchinson est d'observation assez commune. Aujourd'hui même le hasard fait que je puis en placer sous vos yeux deux beaux spécimens que voici :

I. — Vous reconnaissez ce jeune garçon, qui est dans nos salles depuis quelques mois. C'est, comme vous le savez, un hérédo-syphilitique avéré. Eh bien, vous constatez sur lui, sans parler d'autres symptômes que je passe sous silence :

1° Une kératite très accentuée, véritable type de cette kératite particulière que j'aurai à vous décrire bientôt sous le nom de kératite interstitielle diffuse, kératite hérédo-syphilitique ;

2° Une surdité complète, absolue ;

3° Des malformations dentaires, du genre de celles qu'a décrites Hutchinson.

II. — Mêmes phénomènes, trait pour trait, sur cette petite malade, également issue de parents syphilitiques et affectée de divers accidents de syphilis héréditaire. D'une part, elle est sourde ; — d'autre part, elle est presque complètement aveugle, en raison d'albugos étendus qui couvrent les deux cornées et qui ont succédé à des kératites chroniques ; — enfin, elle présente d'une façon très accentuée diverses malformations dentaires que je puis dire presque caractéristiques en l'espèce.

Voilà ce qu'on appelle la *triade d'Hutchinson.*

Venons maintenant aux détails, en étudiant les trois termes qui la composent.

XI

6° Lésions oculaires.

L'examen des yeux fournit assez souvent de précieux témoignages au diagnostic de la syphilis héréditaire, en révélant des stigmates évidents d'ophthalmies antérieures de sièges variés.

C'est donc un précepte formel, absolu, que d'interroger avec un soin minutieux l'état des fonctions oculaires dans tous les cas où le soupçon d'une hérédité spécifique se présente à vérifier.

Voici, en effet, ce que vous pourrez rencontrer :

I. — Tout d'abord, comme renseignements d'anamnèse, des *antécédents de phlegmasies oculaires;* — et de phlegmasies oculaires le plus souvent (je ne dis pas toujours) importantes, intenses, sévères ; — de phlegmasies oculaires ayant le plus habituellement affecté les deux yeux, non pas d'emblée, mais d'une façon successive; — ayant duré longtemps; — ayant souvent déterminé une cécité complète (remarquez bien ceci) pour un espace de quelques mois ; — enfin n'ayant jamais guéri que d'une façon lente.

II. — Puis, comme stigmates posthumes de ces lésions :

Soit, du côté de la cornée, des modifications survenues dans la transparence de cette membrane et s'attestant sous forme de *néphélions,* d'*albugos* ou de *leucomes;*

Soit, vers l'iris, des vestiges de phlegmasies se traduisant par telle ou telle des particularités suivantes : synéchies; — déformations variables de la pupille ; — immobilisation, à des degrés divers, du cercle pupillaire, qui ne se dilate plus qu'irrégulièrement et incomplètement sous l'influence de l'atropine ; — dépôts pseudo-membraneux, opalins, blanchâtres, dans le champ pupillaire, etc. ;

Soit, enfin (mais au titre de lésions infiniment plus rares), des taches d'atrophie choroïdienne; — des atrophies papillaires; — voire, très exceptionnellement, une variété de cataracte décrite sous le nom de cataracte zonulaire.

Toutes ces lésions, que je me borne à énoncer pour l'instant, mais que plus tard nous étudierons en détail, sont des vestiges, des *reliquats* de phlegmasies oculaires d'une époque antérieure. Ce qui en fait l'intérêt et la valeur au point de vue du diagnostic rétrospectif, c'est qu'elles attestent dans le passé des états morbides qui sont précisément ceux par lesquels se traduit le plus volontiers l'influence héréditaire de la syphilis. Et, en effet, j'aurai bientôt à vous dire, d'une part, que les phlegmasies oculaires constituent un ordre de manifestations des plus communes chez les malades en question, et, d'autre part, que, parmi ces phlegmasies oculaires, il en est deux qui sont d'observation particulièrement fréquente, à savoir :

En première ligne, une variété de kératite dite *kératite interstitielle diffuse ;* — et, en seconde ligne, mais à longue distance numérique, *l'iritis.*

Il est donc, je le répète, essentiel, indispensable, de rechercher dans tous les cas ces stigmates d'affections oculaires.

Et j'ajouterai : il ne faut pas se contenter, pour cette recherche, de la simple inspection de la cornée et de l'iris ; *il faut examiner ces membranes à la loupe et avec le secours de l'éclairage oblique;* car il est des lésions cornéennes ou iriennes que révèle *seul* ce dernier mode d'exploration.

Inutile d'ajouter que l'examen ophthalmoscopique est également de toute rigueur, bien que les lésions des membranes oculaires profondes soient relativement assez rares.

XII

7° Lésions et troubles de l'organe auditif.

De même certaines lésions et, bien plus souvent encore, certains troubles de l'ouïe peuvent concourir utilement au diagnostic rétrospectif que nous étudions. Et cela, toujours pour la même raison : parce que ces lésions ou ces troubles sont des accidents communs de la syphilis héréditaire.

Ce que vous aurez à rechercher en l'espèce est ceci :

1° Comme antécédents :

Ou bien écoulements purulents de l'oreille, avec accidents divers d'otite moyenne suppurative;

Ou bien accidents de surdité survenus sans écoulement de l'oreille.

2° Comme signes actuels :

Ou bien altérations diverses du tympan, telles que perforation; — cicatrices consécutives à des perforations; — altérations variées de cette membrane, destructions partielles, voire destruction absolue ;

Ou bien état de surdité incomplète ou complète, affectant une oreille ou les deux oreilles, et non explicable par aucune lésion apparente.

Quelques détails à propos de ce dernier symptôme, d'importance évidemment majeure.

La *surdité hérédo-syphilitique*, dont j'aurai plus tard à vous parler longuement, n'offre, à coup sûr, rien de spécial en tant que symptômes; car il n'est pas plusieurs façons d'être sourd, pas plus qu'il n'existe plusieurs façons d'être paralysé ou aveugle. Mais, quand on l'analyse en détail, on y reconnaît plusieurs particularités des plus frappantes qui lui impriment un cachet spécial, presque pathognomonique. Vous allez en juger.

1° C'est, d'abord, une surdité qui se produit sans le cortège des accidents locaux ou généraux qui accompagnent usuellement les otites vulgaires ;

2° C'est une surdité *brusque d'invasion*, hâtivement progressive, s'établissant et se confirmant avec une *rapidité* vraiment extraordinaire ;

3° C'est une surdité qui atteint à bref délai une *intensité* considérable, qu'elle conserve définitivement ;

4° Enfin, c'est une surdité *sans lésions appréciables.*

Les sujets qui sont frappés de la sorte par la syphilis héréditaire deviennent sourds d'une façon qu'à nouveau je qualifierai d'*extraordinaire*. Ainsi :

Ils deviennent sourds sans souffrance, sans écoulement de l'oreille, sans inflammation locale, sans réaction, *à froid,* si je puis ainsi parler ; — ils deviennent sourds sans raison, j'entends sans altérations anatomiques perceptibles à l'otoscope ; — ils deviennent sourds à un degré excessif, au point de n'entendre presque plus rien ou même de ne plus rien entendre du tout, et cela d'une façon destinée à rester permanente, et cela dans un espace de temps incroyablement court, c'est-à-dire en quelques mois, en un mois, en trois semaines !

C'est vraiment inimaginable. On n'y croirait pas. Il faut en avoir été témoin par soi-même pour y croire.

Pour vous, messieurs, votre conviction doit être faite en l'espèce par le triste exemple qui s'est produit récemment dans nos salles. Un jeune enfant, fils de parents syphilitiques et syphilitique lui-même, ayant déjà perdu une oreille l'année dernière, est devenu, sous nos yeux, sourd, absolument sourd de son autre oreille en l'espace de quelques semaines. Il est tellement sourd aujourd'hui que nous ne parvenons plus à communiquer avec lui que par le secours de l'écriture. Or, il n'a jamais souffert des oreilles ; il n'a jamais présenté le moindre écoulement par les conduits auditifs ; et l'examen otoscopique ne révèle sur lui aucune lésion.

XIII

8° Malformations dentaires.

Il est *fréquent,* mais non pas constant, que l'influence héréditaire de la syphilis s'exerce sur le système dentaire et s'y traduise par des lésions diverses. En d'autres termes, il s'en faut que tous les sujets affectés de syphilis héréditaire présentent les malformations dentaires que nous allons décrire, mais il en est bon nombre sur lesquels on les rencontre (1).

(1) Il serait encore impossible, je crois, de déterminer par une statistique rigoureuse le degré de fréquence de ces lésions dans la syphilis héréditaire. J'ai essayé

L'examen du système dentaire constitue donc un élément du diagnostic rétrospectif de la syphilis héréditaire.

Je dirai même, et sans crainte d'exagération, qu'il en constitue un élément important au premier chef. Nombreux, très nombreux déjà sont les cas où la syphilis héréditaire a été suspectée, recherchée, puis reconnue de par une indication première fournie par l'état de la dentition. De cela, en vérité, les exemples ne sont pas à citer, tant ils abondent dans la science. Et il est même des cas où la syphilis héréditaire a pu, pour le plus grand bien des malades, être diagnostiquée, traitée et guérie de par le seul, l'unique indice de ces malformations dentaires. Telle est entre autres une curieuse observation de Paget que je vous résumerai en deux mots :

Une jeune fille était affectée d'une lésion grave du nez que l'on avait tout d'abord considérée comme un lupus et traitée comme telle. Paget examine la malade et est frappé de trouver sur elle des malformations dentaires de l'ordre de celles qui se rattachent usuellement à la syphilis héréditaire. Rien autre cependant — notez bien ceci, messieurs, — rien autre ne permettait de soupçonner la syphilis sur cette jeune fille. N'importe. Sur la seule donnée des malformations dentaires on se décide à tenter un traitement antisyphilitique. Qu'arrive-t-il? C'est que le prétendu lupus guérit alors en six semaines (1) !

Au surplus, je n'ai rien à vous apprendre sur l'intérêt qui se rattache à cette « question des *dents syphilitiques* », comme on l'appelle actuellement. Vous êtes pleinement renseignés à cet égard par l'agitation scientifique qui s'est faite autour d'elle dans ces derniers temps, par le retentissement qu'elle a eu dans la presse, par les polémiques auxquelles elle a donné lieu. Donc, sans autre préambule, j'entrerai au cœur même du sujet.

d'établir une statistique de ce genre ; mais j'ai dû, après expérience, y renoncer, au moins provisoirement, et voici pourquoi. Dans un grand nombre d'observations de syphilis héréditaire tardive, *il n'est pas fait mention de l'état des dents*. Or, l'absence de renseignements sur ce point signifie-t-elle que les dents ne présentaient rien d'anormal, ou bien que l'observateur n'a pas porté son attention sur cette particularité ? Question insoluble.

(1) V. *The medical Times and Gazette*, 1862, t. I, p. 309.

Comment se traduit l'influence héréditaire de la syphilis sur le système dentaire?

De deux façons; — de deux façons, à la vérité, très inégales de l'une à l'autre comme importance diagnostique, à savoir :

1° Par un *retard d'évolution;*

2° Par des *arrêts de développement* et des *modifications de structure,* origine de *malformations* consécutives.

Quelques mots suffiront sur le premier mode. Le second au contraire nous arrêtera longuement.

XIV

L'influence héréditaire de la syphilis apporte parfois un *retard* plus ou moins notable dans l'évolution dentaire.

C'est là, du reste, une particularité connue de vieille date. Déjà, au siècle dernier, Sanchez signalait la dentition tardive des enfants nés avec la vérole. Le même fait a été remarqué depuis lors par nombre d'auteurs, notamment, de nos jours, par un spécialiste des plus compétents, M. le Dr Magitot.

Pour ma part, j'ai dans mes notes plusieurs cas relatifs à des enfants syphilitiques qui n'ont commencé à « percer leurs premières dents », suivant l'expression consacrée, que vers dix, douze, quatorze et quinze mois.

Ce retard d'évolution est le plus souvent général, c'est-à-dire intéresse également tout le système dentaire. On l'a vu cependant se localiser sur un seul groupe de dents, les incisives par exemple.

On le trouve signalé surtout, dans les observations que j'ai pu consulter à ce sujet, relativement à la première dentition. Quelques cas néanmoins démontrent qu'un retard semblable peut affecter l'issue des dents permanentes.

Jusqu'ici rien de bien extraordinaire. Mais ce retard d'évolution peut dépasser les limites précédentes et s'exagérer dans des proportions vraiment considérables, qui deviennent alors extraordinaires. C'est ainsi que Demarquay a relaté l'observation d'un enfant syphilitique qui, *à l'âge de quatre ans, n'avait pas encore une seule dent*, et qui de plus (particularité connexe des plus curieuses et des plus significatives au point de vue de la pathogénie) *ne marchait pas encore* (1).

M. Lancereaux a signalé de même un « véritable arrêt de développement de la dentition » sur un enfant syphilitique à la fois microcéphale, idiot et épileptique. A l'âge de douze ans, « les incisives latérales et les canines étaient à peine sorties de leurs alvéoles (2). »

Ce retard de l'évolution dentaire n'est qu'une expression localisée d'un fait plus général sur lequel j'ai déjà appelé votre attention dans ce qui précède, à savoir : le *retard du développement physique* chez les sujets affectés de syphilis héréditaire. Fort souvent, vous ai-je dit, l'évolution de l'individu, ce qu'on appelle vulgairement *la croissance,* ne se fait qu'avec lenteur, comme aussi d'une façon incomplète, chez les enfants syphilitiques. Donc, rien d'étonnant à ce que le système dentaire participe à cette disposition totale de tout l'être.

Certes, cette particularité d'évolution du système dentaire est curieuse en soi, et peut même avoir quelque intérêt à titre de renseignement rétrospectif. Mais vous concevez sans peine qu'elle ne saurait apporter qu'un faible appoint au diagnostic. Bornons-nous donc à la signaler sans y insister davantage.

Il n'en est pas de même d'autres arrêts de développement qui se traduisent sur les dents d'une façon bien plus significative et qui vont nous offrir des éléments précieux de diagnostic.

XV

En second lieu, l'hérédité syphilitique importe des troubles nombreux dans la constitution du système dentaire.

Ces troubles sont de divers genres.

Pour la commodité de l'étude et la facilité du souvenir, ils

(1) Bulletins de la Soc. de chirurgie, 1871.
(2) *Traité de la syphilis*, 2e éd., p. 442.

peuvent être distribués en quatre groupes principaux, de la façon suivante :

I. — *Érosions dentaires.* (Nous verrons dans un instant ce qu'il convient d'entendre par ce mot.)

II. — *Microdontisme,* constitué par la petitesse, la réduction au-dessous de la moyenne physiologique du volume, de la *taille* (passez-moi l'expression) de certaines dents.

III. — *Amorphisme dentaire,* caractérisé par ce fait que telles ou telles dents perdent plus ou moins les attributs de leur espèce propre, du type auquel elles appartiennent.

IV. — *Vulnérabilité du système dentaire,* devenu plus accessible aux causes d'attrition, de désorganisation, de destruction, qui s'exercent sur lui ; c'est-à-dire, en d'autres termes, usure rapide, altération facile et caducité précoce de certaines dents.

Ajoutez à ces quatre chefs principaux quelques particularités d'ordre plus rare (telles que, par exemple, irrégularités d'implantation, anomalies de disposition réciproque, etc.), et vous aurez le programme à peu près complet qui va s'imposer à notre étude.

C'est aux dents affectées suivant tel ou tel des modes qui précèdent qu'on donne actuellement le nom de *dents syphilitiques.*

Dents syphilitiques, soit! Acceptons, tout incorrecte qu'elle puisse être, cette dénomination, puisque déjà l'usage l'a consacrée. Mais ne l'acceptons qu'en l'expliquant, qu'en spécifiant bien ce que pour nous désignera ce terme.

On pourrait croire qu'à l'instar de ce qu'on appelle le testicule syphilitique, le foie ou le rein syphilitique, la « dent syphilitique » doive être une dent qui, normalement constituée à l'origine et issue des gencives à l'état sain, vient à être affectée, lésée plus tard par la syphilis d'une certaine façon. Il n'en est rien.

Ce que désigne, au contraire, ce terme de dent syphilitique, c'est une *malformation dentaire congéniale,* dérivant d'une influence syphilitique.

Remarquez bien ce mot de malformation congéniale. Et, en effet, il ne s'agit en rien ici de telle ou telle lésion venant à se produire, du fait de la syphilis, sur une dent originairement saine, régulièrement et normalement constituée. Ce qui est en cause, seulement, c'est une *défectuosité de développement* imprimée par la syphilis à une dent encore contenue dans son alvéole et au cours de ce qui constitue pour elle, si je puis ainsi parler, sa vie fœtale.

En d'autres termes — vous voyez que je ne crains pas de préciser — les modifications du système dentaire que l'on qualifie du nom de dents syphilitiques ne sont que les conséquences, les stigmates de l'action pathologique exercée par la syphilis sur telles ou telles dents pendant leur stade de développement intra-gingival.

Quelques mots encore, avant d'aborder les descriptions particulières, sur l'historique du sujet.

C'est en Angleterre qu'est née la question des dents syphilitiques, et c'est à Hutchinson, vous le savez déjà, que revient le mérite de l'avoir soulevée.

C'est en Angleterre aussi que la question a été le plus discutée et qu'elle est le plus généralement connue. Elle a donné lieu chez nos voisins d'outre-Manche à une véritable « agitation scientifique », qui l'a rapidement vulgarisée. Aussi est-ce monnaie courante parmi eux que le signe des *syphilitic teeth*, des *typical teeth*, des *dental ulcers*, comme élément diagnostique de la syphilis héréditaire.

En France, au contraire, il faut reconnaître que la question est encore peu connue. En dépit des remarquables travaux de M. le professeur Parrot, de M. le Dr Magitot et de quelques élèves de ce dernier, elle n'est guère sortie d'un cercle restreint de praticiens spécialement adonnés à l'étude des affections syphilitiques ou de l'art dentaire. Elle n'a pas fait sa trouée dans le public médical ; et, somme toute, de nos jours on est encore peu conscient parmi nous des services cliniques que peut rendre l'examen des dents par rapport au diagnostic de la syphilis héréditaire, si ce n'est même absolument sceptique à cet égard. Souvent même (j'en ai eu la preuve) on confond ce qu'on appelle « la dent d'Hutchinson » avec « la dent syphilitique », ce qui est prendre la partie pour le tout, ce qui est confondre un signe avec un ensemble de signes, ainsi que nous le verrons bientôt.

Je profiterai donc de l'occasion offerte par notre sujet actuel pour aborder devant vous cette question et l'étudier en détail, surtout au point de vue spécial que nous poursuivons.

XVI

Établissons d'abord quelques propositions générales.

I. — *L'influence de l'hérédité syphilitique sur le système dentaire peut s'exercer sur les deux dentitions.*

On avait cru d'abord, avec Hutchinson, que la seconde dentition seule est justiciable de cette influence. C'était une erreur; et, depuis que le sujet a été étudié plus à fond, on a dû reconnaître que la dentition de lait peut être affectée comme la seconde. M. Parrot a fourni, à ce point de vue, des preuves ultra-démonstratives. Jugez-en au surplus par cette belle pièce qu'il a bien voulu mettre à ma disposition (1).

Vous voyez ici la dentition d'un enfant hérédo-syphilitique âgé de vingt-sept mois. Examinez les deux incisives médianes supérieures. Elles sont fortement échancrées en demi-lune et présentent le type le plus accompli, le plus parfait, de ce qu'on décrit actuellement sous le nom de « dent d'Hutchinson ».

II. — *La dentition de lait est — ou du moins paraît être — bien moins souvent influencée par l'hérédité syphilitique que la dentition permanente.*

Nul doute possible à ce sujet. Pour un cas où la première

(1) Moulage n° 48 de la collection de M. le professeur Parrot (Musée de l'hôpital Saint-Louis).

dentition est affectée, on en compte bien une quinzaine où c'est la seconde qui se trouve en cause.

Je dois reconnaître toutefois que, suivant toute vraisemblance, cette proportion serait sensiblement modifiée si l'on avait le soin, dans toutes les autopsies d'enfants du premier âge, d'ouvrir les alvéoles pour examiner les embryons dentaires. M. Parrot me disait qu'en procédant de la sorte il avait *souvent* découvert diverses lésions sur les dents de lait.

III. — *Les malformations dentaires qui dérivent de l'hérédité syphilitique sont généralement multiples et, de plus, symétriques d'un côté à l'autre.*

C'est ce dont témoignent les diverses pièces que vous avez sous les yeux (1).

Cela veut dire :

1° Qu'en général on trouve plusieurs dents affectées à la fois;

2° Qu'en général aussi les dents homologues de telle ou telle mâchoire sont similairement affectées. Exemples : Si, à la mâchoire supérieure, je suppose, une incisive médiane gauche présente une altération morbide, cette même altération se retrouvera sur l'incisive médiane droite. — Si une canine inférieure d'un côté se trouve affectée, la canine inférieure de l'autre côté présentera une modification de même nature.

Telle est la règle.

Il ne faudrait pas cependant considérer cette règle comme aussi absolue que le veulent certains de nos confrères. Elle comporte des exceptions. Ainsi, il est des cas où les malformations ne portent que sur quelques dents d'une façon asymétrique; il en est même où une seule dent se trouve affectée. Ce sont là des raretés qu'on avait méconnues à l'origine, mais qu'a révélées une étude plus approfondie de la question.

Ces quelques généralités établies, venons maintenant aux descriptions particulières.

(1) Voir toute une série de pièces déposées au musée de l'hôpital Saint-Louis, dans ma collection particulière.

XVII

ÉROSION DENTAIRE.

Il arrive parfois que, dans la caractéristique d'une maladie, un symptôme ou une lésion détourne à son profit l'attention d'autres symptômes ou d'autres lésions qui ne lui cèdent en rien comme importance et comme intérêt, qui même lui sont parfois supérieurs comme signification clinique.

Tel est le cas en l'espèce.

L'érosion dentaire, qui n'est que partie d'un tout, a absorbé le sujet actuel et semble le constituer tout entier. A lire ce qu'on a écrit sur la question, à entendre la plupart de nos confrères, on croirait vraiment que toute la syphilis dentaire réside dans l'érosion. C'est là une erreur grave, contre laquelle il importe de réagir tout d'abord.

Ce qu'on appelle érosion dentaire n'est qu'une lésion dans un ensemble de lésions. C'est un des modes, mais *ce n'est qu'un des modes* par lesquels se traduit sur les dents l'influence de la syphilis héréditaire. Et peut-être même n'est-ce pas le plus important, le plus significatif, au point de vue qui nous intéresse spécialement. En tout cas, il s'en faut, et de beaucoup, que ce soit le seul qui se présente à consulter pour le diagnostic dont nous poursuivons l'étude.

Cela dit, voyons ce qu'est cette « érosion dentaire » qui a tant fait parler d'elle ces derniers temps, qui a soulevé tant de discussions, soit en Angleterre d'abord, soit plus tard dans plusieurs congrès scientifiques, soit tout récemment encore dans la presse de notre pays.

Sous le nom impropre, mais consacré, d'*érosion dentaire* on désigne diverses malformations dentaires se produisant au cours de la vie intra-folliculaire de la dent et se traduisant par une altération particulière de la couronne qui semble usée, rongée, taraudée, vermoulue, sur une certaine étendue de sa surface.

L'érosion dentaire, en d'autres termes, est une sorte d'usure apparente de la dent. On dirait, à voir une dent affectée de la sorte, qu'elle a été entaillée ou usée mécaniquement par un outil. Elle rappelle l'aspect du bois entamé par les vers ou du marbre corrodé par un acide, et c'est précisément cette apparence que consacre le mot d'*érosion*.

Or, ce dont il faut qu'avant tout vous soyez bien convaincus, Messieurs, c'est que la lésion dont nous allons parler n'est en rien une érosion, au sens strict et précis du mot.

Qui dit érosion, dit entaillure, entamure, usure d'une surface qu'on suppose implicitement normale au préalable, qu'on suppose avoir été constituée *saine à l'origine*. Eh bien, ce qu'on appelle érosion dentaire n'est en rien le fait d'une dent qui, constituée normale et née saine, subit plus tard une entamure érosive sous l'influence d'une cause morbide quelconque. Bien loin de là! L'érosion dentaire est le résultat d'une *formation vicieuse* de la dent, la conséquence et la traduction d'un arrêt temporaire dans le développement de la dent. La dent érodée s'est constituée sous cette forme originairement, *ab ovo*. Jamais elle n'a été autre. Primitivement, d'emblée, avant de naître ou tout au moins avant de faire issue hors des gencives, elle a été ce que nous la voyons dix, vingt, trente ans plus tard, à cela près, bien entendu, des modifications ultérieures que le temps et le travail fonctionnel ont pu lui imprimer. La perte de substance que nous constatons sur elle n'est donc pas, à strictement parler, une perte de substance, car on ne perd pas ce qu'on n'a jamais eu; c'est une *non-formation*. La substance dentaire ne s'est pas formée là où nous la voyons actuellement faire défaut. La portion d'émail et d'ivoire qui devrait combler le vide constitué par l'érosion ne s'est pas produite, voilà tout; et, si elle est absente, elle est absente encore une fois non pas parce qu'elle a été détruite, mais parce qu'elle n'a jamais existé.

Telle est l'idée primordiale qu'il convient de se faire de l'érosion, pour ne pas confondre — erreur souvent commise —

ce qui appartient à l'érosion avec ce qui peut être le résultat de processus pathologiques différents.

Cela bien entendu, venons maintenant aux caractères physiques de l'érosion.

L'érosion se présente en clinique sous des aspects multiples et divers. On pourrait même en constituer un nombre infini de variétés si l'on devait s'astreindre à tenir compte de toutes les nuances.

Cependant, si multiples et si diverses qu'en soient les formes objectives, elles sont réductibles à un certain nombre de types principaux, auxquels restent subordonnées les variétés secondaires. Simplifiée de la sorte, l'exposition en deviendra plus facile.

Tout d'abord, les diverses formes d'érosions dentaires peuvent être réparties en *deux groupes naturels*, suivant qu'elles affectent le corps même de la dent ou son extrémité, son sommet.

Commençons par celles du premier groupe.

I. — *Premier groupe : Érosions affectant le corps même de la dent.*

Plusieurs types se présentent à distinguer ici. Il faut au moins en reconnaître quatre, à savoir :

1° Érosion en cupule;

2° Érosion en facettes;

3° Érosion en sillon;

4° Érosion en nappe.

Voyons le plus brièvement possible ce en quoi consiste chacune de ces variétés.

Il va sans dire, Messieurs, que je me limiterai dans cette étude à ce qui intéresse directement notre sujet; car je ne m'occupe ici, bien entendu, que d'odontologie appliquée à la syphilis et, plus exclusivement encore, d'odontologie appliquée au diagnostic spécial que nous avons en vue.

1° *Érosion en cupule.*

Cette variété, la plus simple de toutes et l'une des plus

communes, consiste en ceci : de petites excavations ou cupules creusées dans la substance de la dent, à la surface de la couronne.

Ces cupules sont très variables comme dimensions et comme importance.

A ne parler que des types extrêmes, entre lesquels se rangent tous les intermédiaires possibles, on trouve ces cupules tantôt minimes, *punctiformes*, comparables à la dépression légère que laisserait par exemple la piqûre d'une pointe d'épingle sur de la cire molle (érosions dites *pointillées*); — tantôt plus larges et plus profondes à la fois, constituant une excavation véritable, arrondie, concave, en forme de godet. Elles sont alors analogues d'aspect à l'empreinte d'une tête d'épingle sur de la cire.

Les érosions en cupule se distinguent toujours très facilement. Elles s'imposent, dirai-je, à l'observateur par un double caractère, à savoir :

1° Caractère d'irrégularité de surface. Ce sont des lésions *en creux*, dont l'excavation frappe l'œil.

2° Caractère de coloration. Sauf dans le jeune âge, où elles sont encore blanches, elles tranchent sur la teinte normale de la dent par une teinte plus foncée, grisâtre, d'un gris sale, parfois même brunâtre, voire presque noire.

Lorsqu'on les étudie avec attention ou, mieux encore, lorsqu'on a occasion de soumettre à l'examen anatomique des dents ainsi affectées, on reconnaît que leur lésion est constituée par une entamure plus ou moins profonde de la substance dentaire. Si la cupule est superficielle, son fond est encore revêtu par une couche d'émail d'une certaine épaisseur. Mais, est-elle plus profonde, l'émail fait absolument défaut, et le fond de la cavité se trouve creusé dans l'épaisseur même de l'ivoire.

Les érosions en cupule affectent tous les ordres de dents. Mais elles sont plus fréquentes sur les incisives, notamment sur les médianes supérieures.

Elles sont variables de nombre. Sur une dent, par exemple, il peut également se faire qu'on en rencontre une seule ou plusieurs. — Quand il en existe plusieurs, elles sont ou bien disséminées sans ordre, ou bien (ce qui est plus habituel) rangées à la file sur une ligne horizontale. On les a même vues (mais ceci est beaucoup plus rare) former deux lignes horizontales superposées à la distance de 1 ou de 2 millimètres.

2° *Érosion en facettes.*

Cette variété est moins commune et surtout moins connue. Comme la précédente, elle peut se rencontrer sur les divers ordres de dents, mais elle affecte surtout les incisives.

Une comparaison vous mettra de suite au fait de son caractère constitutif. Supposez qu'on ait limé à plat et sur plusieurs points la face antérieure d'une incisive; cette face, au lieu de sa courbe normale, présentera une série de petits plateaux constituant ce qu'on appelle des facettes. Eh bien, tel est à peu près l'aspect de la malformation dentaire en question.

La dent érodée en facettes se présente donc avec des irrégularités de surface qui semblent usées à la lime ou entaillées à la plane. Parfois encore on la dirait écaillée par places, comme s'il s'en était séparé un ou plusieurs petits éclats.

Au premier aspect, cette lésion peut échapper et échappe même le plus souvent à l'examen, ce qui explique qu'elle ait été peu remarquée jusqu'à ce jour. On ne s'en rend bien compte qu'avec le secours de la loupe et surtout en ayant soin d'essuyer la dent. Sans cette dernière précaution, le brillant de l'émail humide rend souvent inappréciables les irrégularités tout à fait superficielles de la surface dentaire.

3° *Érosion en sillon* (variété dite par M. Parrot *atrophie dentaire sulciforme*).

Celle-ci, de beaucoup la plus commune, est constituée par une excavation linéaire creusée dans la couronne de la dent sous forme d'une *rayure* transversale. Plus simplement, la dent érodée en sillon est une dent qui présente un sillon horizontal entaillé dans sa substance. C'est une dent rayée transversalement.

Ce sillon est tantôt continu, auquel cas il fait tout le tour de la dent, à la façon d'un anneau ; — et tantôt interrompu, c'est-à-dire formé de segments, de tronçons, que séparent des parties saines.

Il peut même être constitué par une ligne finement pointillée.

Ce qu'il est plus important de spécifier, c'est que le sillon dentaire se présente sous deux aspects différents.

Dans une première forme, il est *linéaire* et *superficiel*, c'est-à-dire simplement constitué par une raie tracée sur la dent. Cette raie est à peu près semblable au trait que laisse la plume sur le papier ou, plus exactement encore, à la rainure que produit le passage d'une pointe de canif sur un morceau de

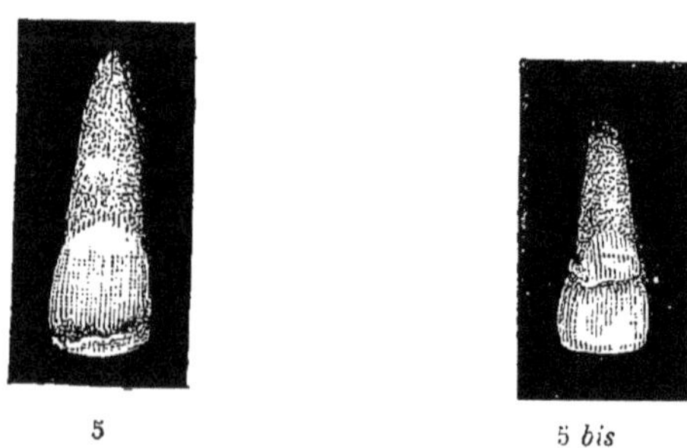

Fig. 5 et 5 *bis*. — Érosions dentaires (dites *en sillon*).

bois. La vue distingue cette raie sans donner le sentiment d'une dépression, mais le doigt promené sur la dent perçoit un léger sillon, sous forme d'une entaille transversale.

Dans une seconde forme, on a affaire à une véritable *rigole*, à la fois plus creuse et plus large que le sillon linéaire précédent; — plus creuse, c'est-à-dire constituant une entamure réelle dans la substance même de la dent; — plus large, c'est-à-dire non plus réduite à la dimension d'un trait de plume, mais affectant la surface dentaire sur une hauteur verticale d'un demi-millimètre à un millimètre environ.

On dirait alors positivement que la dent, au niveau de cette rigole, a été limée, grattée, fouillée par un instrument, ou corrodée par un acide. La couche d'émail fait partiellement défaut en ce point, et il se peut même que l'ivoire absolument dénudé forme le fond du sillon (1).

(1) Il est à noter qu'au niveau même des bords du sillon la couche d'émail fait parfois un léger relief, en forme de bourrelet. Ce relief accroît d'autant la profondeur apparente du sillon.

De ces deux formes, la première est peu visible ou n'est perçue que par un examen attentif du système dentaire. La seconde, au contraire, constitue une laideur choquante qui frappe l'observateur au premier coup d'œil. Et cela, parce que le sillon creusé dans la dent ne tarde pas à prendre une teinte foncée, bistre, grisâtre, gris noir, qui contraste avec la coloration blanche des surfaces voisines et qui le signale au regard.

D'ailleurs, à quelque variété qu'il appartienne, le sillon conserve toujours un caractère immuable, à savoir une direction rigoureusement transverse. Toujours il est *horizontal*, particularité dont nous aurons bientôt le secret en étudiant la pathogénie de la lésion.

Le plus habituellement, ce qu'on appelle l'érosion dentaire est constitué par un sillon *unique*, présentant tel ou tel des

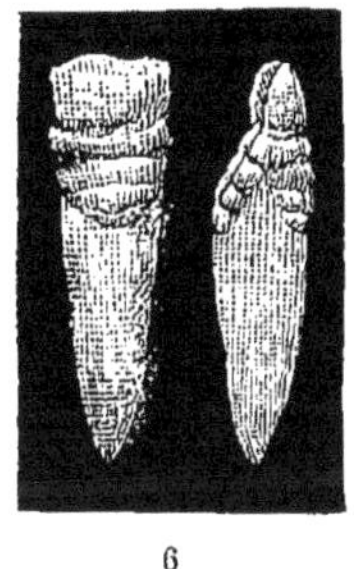

6

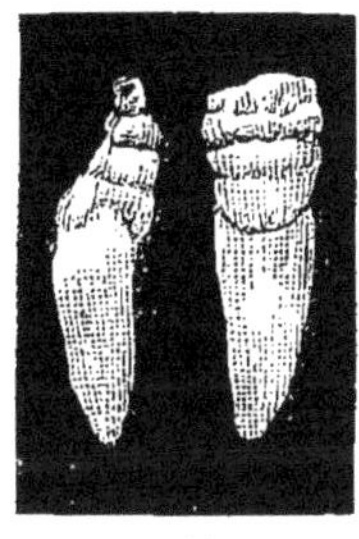

6 *bis*

Fig. 6 et 6 *bis*. — Dents à sillons multiples (dites *dents en gradins*).

caractères que je viens de préciser. Mais il est d'autres cas d'un ordre différent, où l'on observe, au lieu d'un sillon unique, deux ou trois sillons sur une même dent. Ces *sillons multiples* occupent la portion de la couronne la plus rapprochée du bord libre de la dent. Ils sont superposés horizontalement, à la façon de lignes parallèles, et séparés les uns des autres par une bande d'émail qui forme entre eux un léger bourrelet.

C'est aux dents affectées de la sorte qu'on a donné de vieille date les noms significatifs de *dents en étage*, *dents en escalier*, *dents en gradins*, etc.

Notons enfin que, sur les dents ainsi constituées, l'extrémité libre, qui constitue le dernier *gradin*, est généralement amincie, partiellement ou même absolument dépourvue d'émail, rugueuse, irrégulière et brunâtre. Elle s'effrite, se délite, et s'use rapidement. Si bien que, dès la jeunesse ou au plus tard dans l'âge adulte, la dent se trouve *raccourcie* et privée de son extrémité libre, comme si on l'avait limée horizontalement.

Ces diverses variétés d'érosions « en sillon » peuvent affecter les trois ordres de dents. Mais elles sont infiniment plus fréquentes sur les incisives.

4° *Érosion en nappe.*

Ce dernier type est rare, exceptionnel même.

Il est constitué simplement par l'exagération des formes que nous venons de décrire. Représentez-vous une des érosions précédentes amplifiée de toutes dimensions, élargie, creusée, couvrant une vaste surface de la couronne, et vous aurez le type actuel.

La dent affectée de la sorte se présente donc absolument modifiée d'aspect. Elle offre une large zone inégale et rugueuse, semée de saillies et d'anfractuosités alternantes, foncée de ton, d'une couleur jaune sale ou gris noirâtre.

Exagérez encore cet ensemble pathologique au double point de vue de l'étendue et de l'intensité des lésions ; supposez-le généralisé, c'est-à-dire affectant toute la surface dentaire, et vous réaliserez alors le type monstrueux d'une dent complètement désorganisée, méconnaissable, n'ayant plus rien de l'aspect d'une dent, ne constituant plus qu'un tronçon informe. C'est là ce que, depuis Tomes, on désigne du nom singulier de « *dent en gâteau de miel* », sans doute en raison des anfractuosités multiples que présente cette dent difforme et que l'on a comparées (avec une certaine complaisance, il faut le dire) aux alvéoles d'un gâteau de miel.

II. — *Deuxième groupe : Érosions affectant l'extrémité libre de la dent.*

Les malformations qui composent ce groupe se présentent sous des aspects différents suivant qu'elles affectent tel et tel ordre de dents. Nous aurons donc à les envisager séparément sur les molaires, les canines et les incisives.

I. — Commençons par les *molaires*.

Un point essentiel doit être spécifié tout d'abord. Dans l'ordre des molaires, il n'est qu'une seule dent sur laquelle se traduise l'influence hérédo-syphilitique : c'est la *première grosse molaire*. — Bornons-nous pour l'instant à énoncer ce fait, dont l'interprétation nous occupera plus tard.

La malformation consiste ici en une véritable atrophie du sommet de la dent (*atrophie cuspidienne* de Parrot).

Le corps de la dent, dans les deux tiers ou les trois quarts de sa hauteur, se présente normalement constitué. Mais son

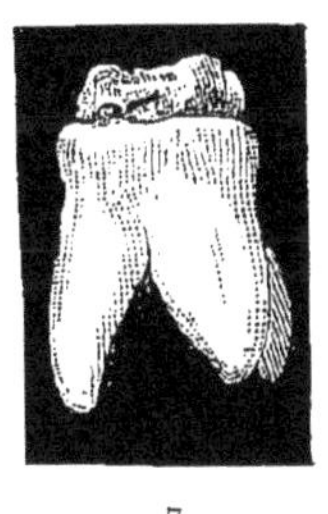

7

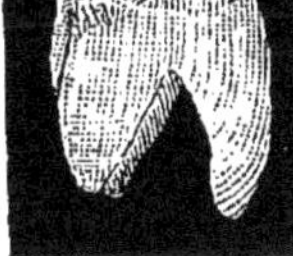

7 *bis*

Fig. 7 et 7 *bis*. — Atrophie cuspidienne.

segment supérieur, au contraire, est amoindri dans tous ses diamètres, comme atrophié, comme rongé. De plus, séparé du segment inférieur par une rigole circulaire, il paraît comme enchâssé dans celui-ci. Si bien qu'à première vue on dirait une dent plus petite sortant d'une dent plus grande, ou bien encore « un moignon d'ivoire émergeant d'une couronne normale » (Magitot).

Si l'on examine les choses de plus près, on remarque que la surface triturante de la dent est complètement modifiée d'aspect. Au lieu d'être lisse, unie, gracieusement divisée en une série de mamelons ou cuspides que séparent des sillons ondulés, elle se présente absolument irrégulière, hérissée d'éminences rugueuses, coniques, acuminées ou grenues (Voy. fig. 7), creusée d'anfractuosités plus ou moins profondes dont quelques-unes pénètrent jusqu'à l'ivoire, voire « bouleversée d'aspect », comme l'a dit un auteur anglais. En outre, cette surface, au lieu de la coloration nacrée, d'un blanc laiteux, qui est propre à la dent normale, offre une teinte jaunâtre ou brune, sale, sordide.

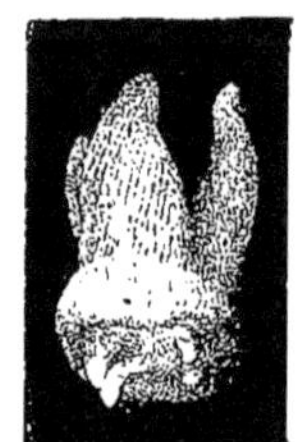

Fig. 8. — Variété d'atrophie cuspidienne à mamelons coniques, acuminés.

Cet aspect est celui de la lésion *jeune*, telle qu'on l'observe dans l'enfance ou l'adolescence. Mais bientôt il se modifie et, avec les années, se transforme même du tout au tout. Sous l'influence des frottements et de la trituration alimentaire, le moignon supérieur de la dent, d'ailleurs vicieusement constitué et partiellement dépourvu d'émail, ne tarde pas à s'user, à s'égrener, à s'émietter, à se détruire par parcelles. Finalement il disparaît. Reste alors une dent doublement remarquable : 1° en ce qu'elle est notablement *raccourcie*, raccourcie de ce qu'elle a perdu ; — 2° en ce qu'elle se termine par une surface absolument plane, par un *plateau* véritable, à centre jaunâtre et à bourrelet périphérique d'émail blanc.

Notez bien, Messieurs, ce dernier aspect. Car la *dent courte* et *en plateau lisse* dont je viens de vous parler ne laisse pas, en ce qui nous concerne, d'avoir une signification diagnostique de haute valeur.

II. — Sur les *canines*, l'érosion de l'extrémité libre se traduit par telle ou telle des deux variétés suivantes :

1° Ou bien une simple *brèche* du sommet, en forme de V, comparable à l'entaillure que font sur un morceau de bois deux coups de canif convergents ;

2° Ou bien une véritable atrophie de l'extrémité libre, qui subit une forte échancrure circulaire et se réduit à un tronçon

Fig. 9 et 9 *bis*. — Atrophie du sommet de la canine.

exigu, conique, ou à un petit chapiteau grenu, lequel semble enchâssé dans le corps de la dent et « comme emmanché dans une virole cylindrique » (Parrot).

Cette seconde variété est de beaucoup la plus commune.

III. — Sur les *incisives*, les variétés sont plus nombreuses. Il faut pour le moins en distinguer cinq. C'est beaucoup, à coup sûr ; mais rassurez-vous, Messieurs, car ces variétés sont des plus simples, et, pour la plupart, quelques mots suffiront à les caractériser.

1° Une première est constituée par une *brèche angulaire*, identique à celle que je vous décrivais il n'y a qu'un instant à propos des canines. C'est une entaille plus ou moins irrégulière, entamant le bord libre de la dent.

2° Une seconde consiste dans la *dentelure* du bord libre, qui se trouve formée d'une série de petites saillies acuminées, séparées les unes des autres par un nombre correspondant de sillons. C'est là ce qu'on appelle la *dent en scie*.

3° Une troisième est caractérisée par l'*amincissement atrophique* du bord libre, avec *aplatissement antéro-postérieur*.

Supposez qu'une dent en cire soit comprimée et aplatie à son extrémité libre par les mors d'une pince, et vous aurez la représentation exacte de ce qu'est la variété en question. Le sommet de la dent affectée de la sorte se présente diminué d'épaisseur, aminci, aplati d'avant en arrière, quelquefois même réduit à une simple lamelle. Il est de plus inégal, irrégulier, rugueux, semé de rainures transverses ou verticales. Enfin, il est modifié de teinte, jaunâtre ou gris, voire presque noirâtre sur quelques points.

En certains cas, l'amincissement du sommet devient excessif. Dans une observation de M. Lailler, le bord libre d'une incisive supérieur était réduit, sur une hauteur de deux millimètres, à l'état d'une simple lamelle d'une minceur extraordinaire et

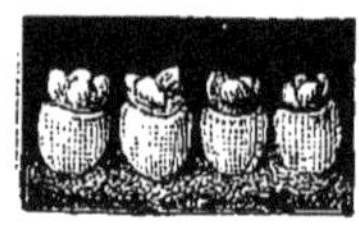

10

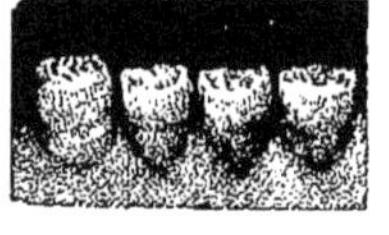

10 *bis*

Fig. 10 et 10 *bis*. — Atrophie du bord libre sur les incisives.

« comparable à une feuille de gros papier ». — Il va sans dire que toute dent affectée de la sorte est peu résistante, friable, s'use et se casse facilement.

D'autres fois, l'aspect de la lésion se modifie quelque peu. Le sommet de la dent n'est plus seulement aminci ; il est en outre irrégulier, comme *plissé*, et parcouru par des sillons verticaux. Sur une malade que j'observais récemment, les deux incisives médianes supérieures étaient comme froncées à leur sommet, amincies, sinueuses sur leur bord tranchant, et divisées dans la moitié de leur hauteur par un sillon vertical assez profond.

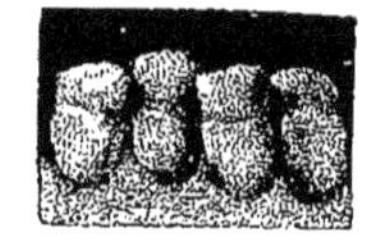

Fig. 10 *ter*. — Variété d'atrophie du bord libre sur les incisives.

4° Une quatrième forme reproduit cette *atrophie* générale du sommet que je vous ai déjà signalée à propos des molaires et des canines.

La dent se présente alors normale de base, puis brusquement étranglée, à quelques millimètres de son sommet, par un sillon circulaire, d'où émerge un petit tronçon rugueux, informe, à surface tourmentée, de couleur sale, grise ou jaunâtre.

5° Enfin, nous arrivons à une forme toute particulière, dont il a été bien des fois question depuis ces dernières années. Je veux parler de l'*érosion en échancrure semi-lunaire*, dite encore *échancrure en croissant*, *échancrure en coup d'ongle*, etc. C'est

6*

là ce que, plus couramment, on appelle la *dent d'Hutchinson*, dénomination à coup sûr bien légitime, puisque c'est à Hutchinson que revient le mérite d'avoir signalé cette malformation dentaire et d'en avoir saisi la signification pathologique.

Ici une longue description va être nécessaire, vu l'importance du sujet.

La lésion dentaire actuellement désignée sous le nom de « dent d'Hutchinson » est constituée par un caractère majeur, auquel s'ajoutent ou non divers attributs secondaires.

Le caractère majeur réside dans une *échancrure semi-lunaire* occupant le bord libre de la dent.

Cette échancrure est généralement très accentuée, au moins dans la forme typique de la lésion. Elle entame le bord libre de la dent suivant une ligne courbe, régulièrement et presque gracieusement arciforme, dont la convexité regarde le collet de la dent. De sorte que ce bord libre figure un croissant et présente une perte de substance proportionnelle à ce qu'on appelle la flèche de l'arc.

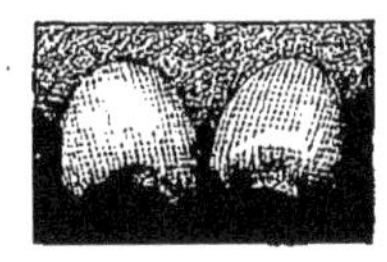

Fig. 11. — Dent d'Hutchinson.

Voici un bel exemple de cette échancrure semi-lunaire sur les incisives médianes supérieures, lesquelles, je dois le dire dès à présent, constituent pour elle un siège de prédilection par excellence (1).

Rien que par sa configuration et son siège, cette échancrure semi-lunaire s'impose au titre d'une lésion spéciale, ayant son individualité propre. Il n'est aucune lésion dentaire qui puisse lui être assimilée.

De même, au point de vue purement clinique, elle a une physionomie propre qui exclut tout risque de confusion. Elle s'atteste au premier coup d'œil, on peut le dire. Impossible de la méconnaître. Impossible de la mettre sérieusement en parallèle avec telle ou telle autre affection du système dentaire. Ce qui, objectivement, s'en rapprocherait le plus, c'est l'usure dentaire qui est déterminée par le tuyau de pipe et qui, elle aussi, affecte

(1) Pièce n° 51 (musée de Saint-Louis, collection particulière de l'auteur).

une forme semi-lunaire. Mais que de signes différentiels entre ces deux lésions ! A ne parler que du siège, l'attrition dentaire résultant de la pipe ne se produit guère que dans l'interstice de deux dents, et non sur une seule dent ; — elle ne s'observe jamais sur les incisives médianes, pour la bonne raison que la pipe se tient latéralement, et non de face ; — elle n'est jamais aussi régulière que l'échancrure d'Hutchinson, qui a son centre de courbure correspondant d'une façon mathématique à l'axe de la dent, etc., etc. — De même la brisure accidentelle d'une dent ne saurait donner le change pour une lésion d'Hutchinson, car une brisure ne se produit que d'une façon irrégulière et n'affecte jamais la forme parfaite d'une demi-lune.

L'échancrure en croissant, vous ai-je dit, est l'attribut essentiel, constitutif, de la dent d'Hutchinson ; mais ce n'en est pas l'attribut exclusif. Alors du moins qu'elle affecte les incisives médianes supérieures (seul siège où je continuerai à l'envisager pour l'instant), il s'y adjoint fréquemment telles ou telles des particularités suivantes qui, toutes, mais à des degrés divers, sont dignes d'attention.

1° *L'échancrure dentaire est presque toujours taillée en biseau aux dépens de son bord antérieur.*

En d'autres termes, le bord antérieur de l'arcade semi-lunaire est entaillé obliquement de haut en bas et d'avant en arrière, comme si un copeau avait été détaché de ce bord par un instrument tranchant.

Petit détail en apparence, mais détail important en réalité, dont nous verrons plus tard l'intérêt spécial.

2° *La dent d'Hutchinson est le plus souvent remarquable par ses angles arrondis.*

A l'état normal, les bords latéraux d'une incisive moyenne supérieure forment avec son bord inférieur un angle bien net, à sommet aigu très accentué.

Ici, au contraire, pas d'angle, pas de sommet aigu ; les bords latéraux se raccordent avec le bord inférieur par une ligne courbe, arrondie.

3° Souvent encore la dent d'Hutchinson présente un *diamètre vertical notablement réduit.* Ce caractère de *dent courte* est très frappant chez certains sujets.

4° Parfois aussi c'est une *dent étroite*, à diamètre transverse amoindri, inférieur à la normale.

Vous savez qu'à l'état physiologique les incisives médianes supérieures se distinguent des latérales par un excès notable de leur diamètre transverse. Eh bien, dans le type d'Hutchinson, il arrive quelquefois qu'elles ne sont pas plus larges que ces dernières, c'est-à-dire qu'elles subissent un rétrécissement latéral. De là un aspect non pas positivement disgracieux, mais insolite et étrange.

5° Il n'est pas rare, et c'est là un point sur lequel les auteurs anglais ont fréquemment insisté, que la dent d'Hutchinson affecte la configuration dite *en tournevis*, c'est-à-dire se présente avec les deux particularités que voici : 1° renflée et large au niveau de son collet ; 2° rétrécie au niveau de son bord libre. Cette configuration (qui est précisément l'inverse de la disposition physiologique) rappelle assez exactement la forme d'un instrument de serrurerie bien connu, le tournevis.

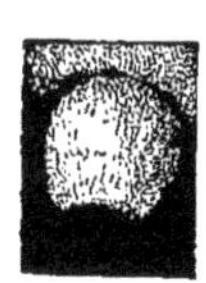

Fig. 12. — Dent d'Hutchinson avec la variété de configuration dite *en tournevis*.

6° Enfin, les incisives médianes supérieures affectées de l'échancrure d'Hutchinson sont fréquemment déviées comme direction, par suite d'une implantation vicieuse. Au lieu d'avoir leurs axes verticaux parallèles, elles sont légèrement inclinées en dedans, de façon à converger l'une vers l'autre. On les dit alors, en langage technique, *obliques-convergentes*.

Ce que je viens de vous décrire constitue le type complet, le type parfait, dirai-je, de la dent d'Hutchinson. C'est là ce qu'on observe dans une certaine période de la vie, dans une période propice à la constatation des diverses particularités qui précèdent; et cette période, c'est l'adolescence.

Mais ce type est loin d'être unique et immuable. Il comporte d'abord des différences de degré, c'est-à-dire qu'il est plus ou moins accentué suivant les cas. — De plus, il offre des variétés en relation avec les divers âges, et ceci est d'importance majeure, comme vous allez le voir.

En premier lieu, la dent d'Hutchinson ne sort pas de la gencive avec l'échancrure *évidée* que je vous ai décrite précédemment. A l'origine, cette échancrure se présente, sinon comblée, du moins en partie occupée par de petites végétations atrophiques de tissu dentaire. La courbure de l'arcade est semée, hérissée de ces productions, sous forme de bourgeons acuminés, de pointes, de « spinules », qui figurent là une sorte de fine dentelure. Quelquefois encore un lobule plus considérable, en forme de cône tronqué, s'observe au sommet de la courbe.

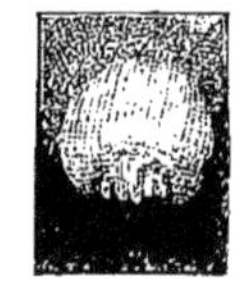

Fig. 13. — Dent d'Hutchinson, à une époque voisine de sa sortie des gencives.

Ces productions ne sont que des reliquats, des vestiges du processus atrophique qu'a subi la dent à l'époque de sa formation. Dépourvues d'émail, non résistantes, friables, elles ne tardent pas à s'émousser, à s'user, à s'émietter ; au total, elles se détruisent très rapidement. Si bien qu'après quelques années elles disparaissent complètement, en laissant à leur place l'échancrure *évidée,* semi-lunaire, que vous connaissez déjà.

Second point, et celui-ci offrant un réel intérêt pratique : la dent d'Hutchinson se modifie comme forme au delà de l'adolescence et finit par perdre absolument son échancrure caractéristique.

Sous l'influence de l'usure fonctionnelle, l'arcade du bord libre diminue progressivement de hauteur, et sa flèche mathématique se raccourcit. On dirait une voûte qui s'affaisse. Vient un moment où la courbe de cette voûte est à peine sensible. L'arc semble s'être infléchi. Finalement, toute trace d'échancrure disparaît, et le bord libre se transforme en une ligne presque droite, horizontale.

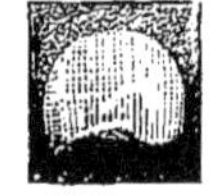

Fig. 14. — Dent d'Hutchinson usée par l'âge (Spécimen recueilli sur une femme de 25 ans).

Précisons. Dès l'âge de vingt à vingt-deux ans, l'arcade s'est notablement affaissée. A vingt-cinq ans, elle devient presque plane, rectiligne.

Mais, à cette époque, il subsiste encore, au moins pour quelque temps, un signe particulier qui permet de reconnaître la lésion, c'est le *biseau du bord antérieur de l'échancrure*. Veuillez vous rappeler que l'échancrure d'Hutchinson est entaillée de haut en bas et d'avant en arrière aux dépens de son bord antérieur. Or, ce biseau, qui couronne et domine l'échancrure, n'est affecté tout naturellement qu'en dernier lieu par l'usure générale de la dent. De sorte qu'il persiste, encore parfaitement reconnaissable, à l'époque où l'échancrure a disparu. Il constitue donc un *dernier vestige* de la lésion.

Un heureux hasard me permet de vous montrer aujourd'hui même un beau spécimen du genre. La malade couchée au lit n° 18 de la salle Henri IV est née de parents syphilitiques et a été affectée de divers accidents de syphilis héréditaire. Elle avait très certainement (son témoignage est formel à cet égard) ses deux incisives moyennes supérieures fortement échancrées. Mais « cela a disparu avec l'âge », affirme-t-elle, et, aujourd'hui qu'elle a atteint sa vingt-cinquième année, elle ne présente plus qu'un léger vestige de cette disposition ancienne, sous forme d'un *biseau arqué* occupant le bord libre de la dent et entaillé aux dépens de son arête antérieure (Voy. fig. 13).

Telle est la dent d'Hutchinson à vingt-cinq ans.

Au delà de cet âge, le biseau s'efface à son tour. Alors rien ne subsiste plus de la malformation primitive, si ce n'est une dent raccourcie, qui n'a plus de signification particulière. Si bien, comme on l'a justement dit, qu'au delà d'une trentaine d'années « il n'y a plus de dent d'Hutchinson ».

La malformation dentaire dont je viens de vous entretenir n'est pas seulement spéciale par sa configuration ; elle l'est encore, et à un degré équivalent, par sa localisation habituelle. Ainsi :

1° D'une façon qu'on peut presque qualifier de constante, elle a pour siège les *incisives médianes supérieures de la seconde dentition*.

2° Il est non moins habituel qu'elle affecte ces deux dents d'une façon exactement similaire, symétrique.

3° Il est fréquent qu'elle les affecte d'une façon exclusive.

C'est-à-dire que, comme règle, l'érosion en échancrure se rencontre sur les deux grandes incisives; — qu'elle est sur l'une ce qu'elle est sur l'autre; — et que les autres dents ne participent pas à cet ordre de malformation, tout en pouvant présenter coïncidemment telle ou telle malformation d'autre genre. A cet égard, il est curieux, par exemple, de rencontrer usuellement, à côté des incisives médianes échancrées, les incisives latérales exemptes de toute échancrure.

Toutefois, après avoir déterminé ce qu'on peut appeler la règle, il faut tenir compte des exceptions. Or, chacune des trois propositions que je viens de formuler a ses cas exceptionnels, et force nous est de dire comme contre-partie à ce qui précède :

1° Que l'échancrure d'Hutchinson ne s'observe pas seulement sur les incisives médianes supérieures de la seconde dentition; — qu'on l'a rencontrée sur les mêmes dents de la première (à preuve cette belle pièce de M. Parrot, que je vous ai déjà montrée); — qu'elle s'observe parfois aussi, dans la seconde dentition, sur d'autres dents que les grandes incisives, à savoir : les incisives supérieures latérales, les incisives inférieures, voire (mais très exceptionnellement) les canines.

2° Qu'elle peut affecter à des degrés inégaux les deux incisives médianes supérieures; — qu'elle peut même n'en affecter qu'une seule, l'autre restant indemne. Les cas de ce genre sont *très rares* à coup sûr, mais bien authentiques. Legros Clark (1), Hutchinson (2), Moon (3) en ont cité des exemples. J'ai dans mes notes une observation semblable, où l'une des grandes incisives était absolument normale, tandis que l'autre offrait un type accompli de l'échancrure semi-lunaire (4).

(1) *The medical Times*, t. I, p. 597, 1859.

(2) *The medical Times*, t. I, p. 359, 1865. — *Clinical lectures and reports by the med. and surg. staff of the London Hospital*, vol. II, p. 172, 1865.

(3) *The Monthly review of dental surgery*; traduct. dans le *Progrès dentaire*, 1877.

(4) Je viens tout récemment d'observer un second cas de cette curieuse anomalie. Une jeune fille hérédo-syphilitique, âgée de dix-huit ans, présente, d'une part, une incisive médiane supérieure qui offre un type absolu de l'échancrure semi-lunaire d'Hutchinson, tandis que son autre incisive médiane supérieure est indemne de toute altération et absolument *normale*.

3° Que plusieurs ordres de dents peuvent, en même temps que les grandes incisives, présenter le type de l'échancrure semi-lunaire. De cela je puis vous donner immédiatement la preuve.

Un malade actuel de nos salles, fils d'une mère syphilitique et affecté d'accidents spécifiques d'origine congénitale, offre diverses malformations du système dentaire, entr'autres des échancrures bien accentuées sur les grandes incisives supérieures, sur les deux incisives moyennes inférieures et sur une canine.

De même, sur une petite malade de douze ans, que nous montrait dernièrement mon collègue et ami le Dr Besnier, vous avez pu constater *six dents* affectées de superbes échancrures d'Hutchinson, à savoir : les deux grandes incisives supérieures, comme d'usage, et les quatre incisives inférieures.

XVIII

Telles sont les formes multiples de ce qu'on appelle l'érosion dentaire.

Après vous les avoir décrites individuellement, il me reste à ajouter qu'elles sont loin de se présenter toujours d'une façon isolée. Loin de là. Fréquemment, très fréquemment, elles se rencontrent en coïncidence.

Ainsi, rien de plus commun que de constater sur un même sujet des érosions dentaires de divers types à savoir : ici des sillons, là des cupules ou des facettes, ailleurs des encoches angulaires ou des atrophies cuspidiennes.

Il est même assez fréquent de trouver réunies sur une même dent deux ou trois variétés d'érosions. En voici quelques exemples sur ces diverses pièces, où vous verrez telles ou telles dents présenter à la fois des cupules, des sillons, des atrophies du bord libre. Toutes les variétés d'érosions se prêtent à ces combinaisons multiples. Il n'est guère que l'échancrure d'Hutchinson qui, à cet égard, fasse exception à la règle commune, en constituant presque invariablement une lésion exclusive.

Rien d'étonnant, du reste, à la coexistence habituelle de ces diverses formes de l'érosion dentaire. Ce ne sont là, en effet, que des variétés d'une seule et même lésion. Elles peuvent bien revêtir des aspects objectifs différents ; en réalité, elles dérivent toujours d'un seul et même processus morbide. Ainsi que l'a fort bien dit et démontré M. Magitot, « *l'érosion est une* », et les diversités d'allure, de physionomie, qu'elle présente ne sont que des apparences variées d'un même état pathologique.

XIX

Les érosions dentaires nous sont maintenant connues en tant que lésions. Mais plusieurs particularités essentielles de leur histoire clinique et anatomique nous restent à spécifier.

I. — Un mot d'abord sur leurs localisations habituelles.

Elles peuvent affecter, avons-nous dit, l'une et l'autre dentition. Mais elles s'observent bien plus fréquemment sur les dents permanentes que sur les dents de lait.

A ne parler que de la seconde dentition (celle que nous avons à consulter surtout pour le diagnostic spécial dont nous recherchons les éléments), les érosions dentaires se rencontrent par ordre de fréquence :

1° Sur les *premières grosses molaires ;*

2° Sur les *incisives ;*

3° Sur les *canines.*

Sans contradiction possible, ce sont les premières grosses molaires (celles surtout de la mâchoire inférieure) qu'on trouve le plus souvent affectées par l'érosion. D'abord, on peut poser en principe que, si un ordre quelconque de dents est touché par l'érosion, il est presque exceptionnel que les premières molaires restent intactes. Et, d'autre part, il n'est pas très rare qu'elles soient seules atteintes, à l'exclusion des autres dents.

Inversement, il est des groupes dentaires qui, presque invariablement, sont respectés par l'érosion. Ces dents *épargnées* sont :

1° Le groupe des petites molaires ;

2° Les deuxièmes et troisièmes grosses molaires.

Pourquoi certaines dents sont-elles ainsi affectées et certaines autres respectées par l'érosion ?

Il est à cela, je puis le dire à l'avance, une raison des plus simples, une raison brutale et anatomo-physiologique, que voici :

Les dents affectées par l'érosion (comme, du reste, par n'importe quel autre type des malformations diverses que nous aurons bientôt à étudier) sont celles qui se trouvent *en voie de dentification* à l'époque où sévit la syphilis héréditaire.

Inversement, les dents respectées sont celles qui, à cette même époque, n'ont pas encore commencé à se calcifier.

Cette époque, quelle est-elle donc ? De l'aveu général, elle correspond aux *trois ou quatre premiers mois* de la vie. C'est, comme chacun le sait, dans les trois ou quatre premiers mois que la syphilis héréditaire fait invasion le plus habituellement. En outre, c'est à ce moment qu'elle affecte son maximum d'intensité, qu'elle bat son plein (passez-moi l'expression), qu'elle est à la fois le plus intense comme manifestations extérieures et le plus nocive comme retentissement sur l'état général, sur la santé ; c'est à ce terme qu'elle tue le plus d'enfants.

Or, quelles dents trouve-t-elle en évolution à cette période, pour inscrire sur leur couronne le trouble profond qu'elle exerce sur la nutrition ? Réponse précise : trois ordres de dents, à savoir :

1° Les premières grosses molaires, qui ont commencé à se coiffer de leur chapeau de dentine vers le sixième mois de la vie fœtale ;

2° Les incisives, dont le début de dentification se fait dans le premier mois de la vie extra-utérine ;

3° Les canines, qui commencent à se calcifier du troisième au quatrième mois (1).

C'est donc sur ces trois ordres de dents que doit s'imprimer

(1) Consulter à ce propos (page 99) le *Tableau de l'évolution des dents permanentes*, d'après M. le Dr Magitot.

et que s'imprime en effet l'influence perturbatrice qu'exerce sur la nutrition en général et sur la nutrition du système dentaire en particulier la contamination hérédo-syphilitique.

Et pourquoi, d'autre part, les autres ordres de dents sont-ils respectés par cette même influence ? Pour une raison aussi simple que catégorique, qui est la suivante : parce qu'à cette époque ces autres dents n'ont pas encore ébauché leur calcification. Ainsi, les prémolaires ne commencent guère à se revêtir de leur chapeau de dentine que du cinquième au sixième mois ; — et bien plus tardif encore est le travail de dentification pour les deuxièmes et surtout les troisièmes grosses molaires, puisqu'il ne se produit, pour les unes, que vers la troisième année, et, pour les autres, vers la douzième.

En d'autres termes et plus simplement, la syphilis héréditaire qui sévit sur l'enfant dans les trois ou quatre premiers mois de la vie *s'inscrit* sur les dents qui ont déjà une couronne ou plutôt un rudiment de couronne à cette époque ; — et tout au contraire, elle ne s'inscrit pas sur les dents qui n'ont pas encore de couronne à cette même échéance, qui n'existent pas encore à l'état de dents.

II. — Si j'avais à traiter de l'érosion áu point de vue odontologique, nombre de questions importantes devraient encore trouver place ici. Mais à dessein j'élaguerai de cet exposé tout ce qui n'a pas rigoureusement trait à notre sujet spécial. Je pourrai donc de la sorte me borner aux quelques propositions suivantes :

1° *Presque invariablement les érosions dentaires sont multiples.*

Au minimum, elles affectent deux dents ; — bien plus souvent, quatre, six, huit, dix ; — quelquefois douze et seize.

C'est une exception absolument extraordinaire de ne trouver qu'une seule dent érodée. J'ai cependant observé un cas de ce genre dans ma clientèle. Un jeune homme, fils de parents syphilitiques et syphilitique lui-même de naissance, présente une première grosse molaire inférieure affectée d'une atrophie cuspidienne absolument caractéristique, tandis que toutes ses autres dents sont indemnes de la plus légère altération.

2° *Presque invariablement les érosions dentaires sont symétriques*, c'est-à-dire frappent d'une façon similaire les dents homologues.

Que si, par exemple, la canine droite inférieure porte une érosion à son sommet, il y a toutes chances pour que la même lésion se retrouve sur la canine inférieure gauche.

Cette *loi de symétrie* ne souffre que de rares exceptions.

3° *Les érosions des dents homologues occupent rigoureusement le même niveau sur la couronne.*

C'est-à-dire : si une érosion est située à telle hauteur sur la couronne d'une dent gauche, la dent homologue droite présentera une érosion qui sera située exactement *à la même hauteur* sur sa couronne.

Exemples :

Soit une incisive médiane inférieure du côté gauche offrant un sillon transverse à l'union du tiers supérieur avec les deux tiers inférieurs de sa couronne ; presque infailliblement vous trouverez sur la dent homologue droite un même sillon situé rigoureusement à la même hauteur, c'est-à-dire à l'union du tiers supérieur avec les deux tiers inférieurs de la couronne.

De même, soit une échancrure angulaire occupant le sommet d'une canine inférieure ; presque fatalement le sommet de l'autre canine inférieure sera le siège d'une échancrure semblable ou de toute autre variété d'érosion.

4° *Les érosions sont situées à des hauteurs différentes sur les dents d'ordre différent ; — et ces différences de niveau sont en relation anatomiquement précise avec les différences chronologiques d'évolution de ces diverses dents.*

Ceci est plus délicat et demande quelques explications.

Premier point : si l'on compare, sur deux dents érodées d'espèce différente, le niveau de la couronne où s'est faite l'érosion sur chacune d'elles, toujours on constate qu'elle siège de part et d'autre à des hauteurs différentes.

Prenons pour exemple une canine et une incisive de la mâchoire inférieure. Sur la canine, l'érosion occupera le sommet de la dent ; sur l'incisive, elle siégera à 1 ou 2 millimètres environ du bord libre.

Et toujours les choses se présenteront de la sorte ; toujours il y aura inégalité de niveau pour l'érosion entre deux dents d'espèce différente. C'est là un fait constant.

Second point : le fait qui précède est en relation avec le développement physiologique des divers ordres de dents. Pour vous en convaincre, interrogez les lois d'évolution du système dentaire (1), et vous constaterez que les différences qui interviennent dans le développement relatif des divers ordres de dents correspondent exactement aux différences de niveau qu'affecte l'érosion sur ces mêmes dents.

Je reprends l'exemple dont je me servais à l'instant.

Nous avons vu qu'entre une incisive et une canine il y avait une différence, comme niveau d'érosion sur la couronne, d'un à deux millimètres environ. Eh bien, que savons-nous, d'autre part, sur l'évolution réciproque de ces deux dents? Ceci, que la

(1) J'emprunterai à M. Magitot les quelques indications suivantes, relativement à l'évolution des dents permanentes :

DÉSIGNATION DE L'ESPÈCE DE DENTS.	ÉPOQUE D'APPARITION DU CHAPEAU DE DENTINE.	HAUTEUR DU CHAPEAU DE DENTINE	
		1° A la naissance.	2° Au sixième mois.
Incisives............	Premier mois (après la naissance).	»	2 millimètres.
Canines.............	Du troisième au quatrième mois.	»	1 millimètre.
Prémolaires........	Du cinquième au sixième mois.	»	»
Premières molaires..	Sixième mois de la vie fœtale.	2 millimètres.	6 millimètres.
Deuxièmes molaires.	Troisième année.	»	»
Troisièmes molaires.	Douzième année.	»	»

« Les indications fournies par ce tableau, ajoute M. Magitot, ne doivent pas être regardées comme absolues, et les diverses époques fixées ainsi d'après nos études personnelles présentent certains écarts suivant les sujets, les constitutions et même les maladies. Ces variations, qui ne peuvent être que de quelques jours pour la colonne relative à l'apparition du chapeau de dentine, s'accentuent davantage à la suivante, mais surtout à la dernière, c'est-à-dire que l'époque assignée à telle ou telle hauteur d'un chapeau de dentine peut varier de quelques semaines et même de quelques mois. Ce sont là en tout cas des données moyennes. » (*Études cliniques sur l'érosion des dents*, Paris, 1881.)

canine *retarde* sur l'incisive comme début de développement, qu'elle commence seulement à se calcifier après celle-ci, et qu'à l'époque où son sommet n'est encore qu'en ébauche de formation, déjà l'incisive mesure un ou deux millimètres de dentification accomplie.

Donc, il y a un rapport précis entre ces deux termes, hauteur de l'érosion sur la couronne et degré du développement dentaire à un moment donné. Ce qui revient à dire : l'érosion se produit plus loin ou plus près du sommet de la dent suivant que la dent est plus ou moins précoce de développement.

D'où cette conséquence : que les hauteurs de niveau, pour des érosions affectant des dents d'ordres différents, sont en relation avec les différences chronologiques d'évolution de ces diverses dents.

Ne vous alarmez pas trop, Messieurs, de ces détails techniques. Ils n'ont rien que de très simple, en somme, et vous jugerez avec moi dans un instant qu'ils sont indispensables pour interpréter sainement la pathogénie et la valeur séméiologique de l'érosion dentaire.

III. — Un court aperçu d'anatomie pathologique servira de complément à ce qui précède.

Si l'on pratique une coupe verticale sur une dent affectée d'érosion, on constate d'abord, à simple vue ou avec le secours de la loupe, que le profil de la dent présente une ou plusieurs anfractuosités à fond rugueux, inégal et noirâtre. Ces anfractuosités ne sont rien autre que les érosions entamant et excavant la substance dentaire à des profondeurs variées. Tantôt la lésion n'intéresse que l'émail, dont une couche amincie et altérée se retrouve au fond du sillon; tantôt elle pénètre jusqu'à l'ivoire.

A l'examen microscopique, l'émail apparaît déchiqueté au niveau même de la lésion. Ses tubes sont brisés à des hauteurs inégales et leurs extrémités constituent une surface irrégulière, rugueuse, comme hérissée. Ils semblent de plus avoir perdu leur cohésion réciproque et n'être plus qu'imparfaitement soudés les uns aux autres. Au-dessus et au-dessous de l'érosion, l'émail reprend ses caractères normaux.

Jusqu'ici rien de bien extraordinaire, et surtout rien d'inattendu. Mais l'état de l'ivoire nous réserve une surprise.

Au niveau de l'érosion, et rien qu'à ce niveau, l'ivoire est affecté. Il est affecté dans toute son étendue transversale, suivant le parcours d'une zone horizontale correspondant au plan de l'érosion. S'il n'y a qu'une érosion, on ne trouve qu'une tranche d'ivoire altérée de la sorte ; mais s'il y en a plusieurs, comme dans les dents en gradins, on rencontre un nombre égal de zones d'ivoire malades, zones parallèles entre elles, séparées les unes des autres par des zones d'ivoire sain, et mesurant comme hauteur verticale la hauteur verticale des érosions correspondantes. Topographie à coup sûr des plus curieuses et des plus instructives, comme nous le verrons plus tard, au point de vue de la pathogénie de la lésion.

Dans toute l'épaisseur des zones ou des tranches qui correspondent aux érosions, la substance de l'ivoire est altérée d'une façon spéciale. Ce serait sortir de mon sujet que de vous décrire les détails anatomiques de cette lésion. Il me suffira de vous dire qu'on observe là une forme de dégénérescence du tissu dentaire qualifiée en pathologie spéciale du nom de *transformation globulaire de la dentine,* et principalement constituée par une anomalie de texture de l'ivoire. Cette lésion est bien connue des odontologistes et considérée par eux comme « le résultat d'un vice de formation nutritive de la dent (1) ».

Peu nous importent au reste ces détails techniques. L'essentiel à retenir pour nous, c'est que l'érosion dentaire n'est pas ce qu'on pourrait croire, c'est-à-dire n'est pas une simple lésion de surface ; de par l'anatomie, c'est à la fois une lésion de surface et de profondeur ; c'est une lésion *de toute la dent.*

XX

Cela connu, pouvons-nous actuellement, d'après les données qui précèdent, nous faire une idée de ce qu'est l'érosion den-

(1) V. Magitot, ouvrage cité.

taire, de sa pathogénie, du mécanisme de sa production? Oui; et quelques propositions générales résumeront ce qu'il est permis d'inférer à ce sujet.

1° *L'érosion dentaire est une lésion contemporaine de l'époque de formation de la dent.*

Cela est bien manifeste, puisque la dent érodée sort érodée de son alvéole, puisqu'on la trouve érodée dans son alvéole alors qu'on a le soin d'aller l'y chercher, pour en pratiquer l'examen.

Donc, telle que nous la voyons à un moment donné, l'érosion n'est jamais que le stigmate d'une lésion ancienne, et d'une lésion ayant évolué, s'étant accomplie au cours de la vie alvéolaire de la dent.

2° *L'érosion dentaire est la conséquence d'une interruption momentanée survenue dans le processus de dentification à l'époque où se constitue la dent.*

Proposition non moins évidente, puisque, sur une dent ainsi affectée, ce qui fait défaut est une portion même de sa substance, et puisque cette portion fait défaut non pas parce qu'elle a été détruite, mais parce qu'elle ne s'est pas formée.

Nous avons également le droit de dire que cette interruption de formation a été « momentanée ». Et, en effet, puisqu'en dessus et en dessous de cette portion non formée de la couronne nous trouvons la dent normalement et régulièrement constituée, c'est donc, de toute nécessité, que ce stade de non-formation n'a eu qu'une durée passagère.

De sorte qu'en définitive il n'y a pas témérité bien grande à se représenter comme il suit le mécanisme intime de l'érosion.

Une dent est, je suppose, en voie de formation, et déjà son sommet s'est revêtu d'une zone solidifiée qu'on appelle en langage technique le *chapeau de dentine*. Si les choses suivaient leur cours habituel et normal, ce processus irait se continuant dans la direction du collet et aboutirait à constituer une dent régulière. Mais survient une cause morbide qui trouble la nutrition de l'organe. Sous cette influence, il se fait un apport moindre, insuffisant, de matériaux nutritifs. Les cellules qui devaient, en s'incrustant de dépôts calcaires, prolonger le chapeau de dentine subissent alors une sorte d'atrophie; la calcification est suspendue ou du moins ne se continue plus que d'une façon incorrecte, défectueuse. De là, comme conséquence, une zone dentaire vicieusement et incomplètement formée, se traduisant en méplat sur la couronne par insuffisance de développement. Dès lors voilà l'érosion constituée. Puis la cause morbide cesse d'agir; à dater de ce moment la nutrition dentaire rentre dans l'ordre, et la dent reprend derechef sa croissance normale, sa physionomie normale. Mais n'importe. Reste toujours, entre les deux segments normaux, la zone intermédiaire *atrophique*, à l'état de lésion indélébile, irréparable, définitive.

Tel est, n'en doutez pas, Messieurs, le processus d'où dérive l'érosion.

Et même, ce ne sera pas non plus nous hasarder dans des hypothèses bien aventureuses que d'ajouter à ce qui précède les quelques corollaires suivants.

Très vraisemblablement, l'importance des érosions dentaires comme étendue et comme profondeur doit être en rapport avec l'intensité, le caractère et la durée d'intervention de la cause morbide dont elles procèdent.

Si cette cause est puissante, active, intense, si elle a une durée longue, ce qui devra en résulter sera une érosion étendue, creuse, large, importante en un mot.

Si cette cause est légère et peu durable, l'érosion qui la traduira ne sera que superficielle, grêle, proportionnellement minime.

Si cette cause intervient à plusieurs reprises, avec des entr'actes où elle suspend son action, plusieurs érosions successives se produiront sur la couronne, de façon à déterminer ce qu'on appelle la dent à sillons multiples, la dent en gradins, etc., etc.

Tout cela est à la fois simple et logique. Et je dirai même que ces diverses inductions commencent à sortir du domaine de l'hypothèse. Déjà elles comptent à leur actif, pour la plupart, un certain nombre d'observations sérieuses. Ce seront là bientôt, j'en ai la conviction, des vérités indiscutables.

3° *L'érosion dentaire est le résultat d'une influence morbide d'ordre général.*

En effet, si la cause qui détermine l'érosion était d'ordre purement local, son action devrait forcément se limiter à une circonscription toute locale, et ce qu'elle aboutirait à produire serait ceci : une dent altérée, ou bien tout au plus un groupe de dents voisines affectées d'une façon identique ou analogue.

Supposons comme exemple une périostite — cause locale — se développant sur un point des maxillaires, soit la moitié gauche du maxillaire inférieur. Une telle lésion pourra bien, à coup sûr, retentir sur les dents comprises dans cette moitié gauche du maxillaire inférieur et leur infliger un arrêt de formation, une dystrophie quelconque. Mais elle bornera là son action, elle ne fera rien de plus. Elle n'exercera aucune influence sur les dents de l'autre moitié du maxillaire inférieur, non plus que sur celles de la mâchoire supérieure.

Une cause locale n'est appelée à produire que des résultats locaux. Eh bien, en l'espèce, une cause locale est absolument insuffisante à rendre compte des effets observés, à savoir : 1° altérations *multiples* et *disséminées* du système dentaire, portant sur l'une et l'autre mâchoire ; — 2° altérations *symétriques*, affectant de part et d'autre des dents homologues ; — 3° altérations *systématiques*, affectant au même niveau des dents de même ordre et à des niveaux divers des dents dissemblables, etc. Ce n'est, de toute évidence, qu'une cause *générale* qui peut servir d'origine à de telles lésions (1).

Entendons-nous bien toutefois. Je ne prétends en rien qu'il n'y ait que des altérations dentaires dérivant de causes générales. Il en est, certes, qui dérivent de causes toutes locales, notamment d'affections osseuses ; et, loin de les révoquer en

(1) Je suis donc en contradiction absolue sur ce point avec mon éminent collègue et ami, le Dr Hutchinson, pour qui ces diverses malformations dentaires dériveraient non pas de causes générales, mais de causes exclusivement *locales*, telles que la stomatite, les inflammations de l'alvéole, les affections osseuses, etc. (V. *Transactions of the Pathological Soc. of London*, 1858 et 1859).

doute, je les signalerai bientôt à votre attention. Mais c'est là une catégorie *à part* de lésions dentaires, se différenciant absolument de celles qui nous ont occupés jusqu'alors, et s'en différenciant surtout par leur caractère topographique exclusivement local.

Celles-ci, laissons-les de côté pour l'instant, et concluons en disant :

1° L'érosion dentaire, telle qu'elle se présente habituellement, c'est-à-dire constituant un ensemble de lésions multiples, disséminées, symétriques, systématiques, etc., ne saurait être considérée comme l'affection d'une ou de quelques dents ; elle traduit de toute évidence l'affection d'un système organique.

2° Elle serait inexplicable par l'action d'une cause exclusivement locale. Il faut de toute nécessité qu'elle soit le produit d'une influence d'ordre général.

Maintenant, quelle est cette influence ? C'est là ce que nous avons surtout intérêt à connaître pour notre sujet actuel, et c'est là ce qu'il nous reste à rechercher.

XXI

ÉTIOLOGIE DE L'ÉROSION DENTAIRE.

Il est en pathologie des questions qui constituent — passez-moi le mot — de véritables pommes de discorde, en ce qu'elles jouissent du privilège de susciter les opinions les plus diverses, les plus contradictoires, et d'engager d'interminables controverses. Celle dont nous allons parler est de ce nombre. Voici déjà longtemps qu'on discute sur les *causes* de l'érosion dentaire. De nombreux débats ont retenti dans la presse et les Sociétés savantes à ce sujet, et l'accord est aussi loin qu'au premier jour de s'être établi.

Venons au fait immédiatement.

Trois opinions principales se trouvent aux prises sur l'étiologie de l'érosion dentaire.

Pour certains pathologistes, l'érosion dentaire n'aurait aucune relation avec la syphilis et se rattacherait au contraire à une affection spéciale de l'enfance, l'*éclampsie*.

Pour d'autres elle serait toujours et exclusivement le résultat d'une *influence syphilitique héréditaire*.

Pour d'autres, enfin, elle constituerait purement et simplement une *lésion commune*, vulgaire, banale, pouvant relever comme origine d'affections diverses, mais dérivant de la syphilis avec une fréquence marquée, et semblant même ne dériver que d'elle seule pour l'une de ces formes, dite échancrure d'Hutchinson.

Essayons de démêler la vérité clinique au milieu de ce conflit d'opinions.

XXII

La première de ces opinions a été présentée et soutenue par un médecin distingué, spécialiste éminent de l'art dentaire, M. le Dr Magitot.

M. Magitot a produit cette opinion dans une œuvre magistrale qui n'est plus à louer, son *Traité des anomalies du système dentaire* (1), et il l'a développée depuis lors dans diverses publications ou au sein de Sociétés savantes (2). De plus, quelques-uns de ses élèves, MM. Castanié (3), Rattier (4), Quinet (5) ont adopté et répandu la doctrine de leur maître, voire en l'exagérant quelquefois.

M. Magitot — ce n'est que stricte justice à lui rendre — a édifié et défendu sa théorie de la façon la plus scientifique.

Tout d'abord, il a fourni à l'appui de ses conclusions un contingent de faits vraiment considérable. Dans l'un de ses mémoires, par exemple, il ne cite pas moins de *quarante* observations

(1) Traité des anomalies du système dentaire chez l'homme et les mammifères, Paris, 1877.

(2) Études cliniques sur l'érosion des dents considérée comme signe rétrospectif de l'éclampsie infantile, Paris, 1881. — Congrès de Reims, 1880. — *Bulletins de la Société de chirurgie*, 1883, etc.

(3) De l'érosion ou des altérations des dents permanentes à la suite des maladies de l'enfance. (*Thèses de Paris*, 1874, n° 384.)

(4) Contribution à l'étude de l'érosion dentaire. (*Thèses de Paris*, 1879, n° 569.)

(5) A propos des dents syphilitiques, Bruxelles, 1879.

relatives à des sujets qui, affectés d'érosions dentaires, « avaient *tous* présenté dans leur enfance des accidents éclamptiques, sans aucune maladie à laquelle pût être rattachée la lésion du système dentaire ».

D'autre part, il a produit en faveur de sa doctrine divers arguments dont quelques-uns ont une valeur des plus sérieuses. Ainsi, à n'en citer qu'un seul, « il aurait pu, en nombre de cas, établir un rapport strictement exact entre l'âge où s'est produite l'éclampsie et le niveau de la couronne où s'est faite l'érosion », ce qui, je dois le dire, constituerait en l'espèce une démonstration péremptoire. D'après l'auteur, ce rapport serait constant. « Et même, ajoute-t-il, nous ne nous bornons plus aujourd'hui, en présence de la lésion dentaire, à affirmer l'éclampsie ; nous allons plus loin, et du niveau de l'échancrure ou du sillon nous remontons à la date des crises éclamptiques, etc. ». En d'autres termes, étant donnée une érosion dentaire, il serait possible, d'après le niveau qu'affecte cette érosion sur la couronne, d'établir qu'une crise éclamptique s'est produite à tel ou tel âge, c'est-à-dire à l'âge correspondant à tel ou tel degré de développement de la dent. L'éclampsie, en quelque sorte, inscrirait elle-même sur la couronne dentaire la date de son apparition.

D'après tout cela, il semble peu contestable que l'éclampsie infantile ne puisse servir d'origine et de cause à l'érosion dentaire.

Cette conclusion, pour ma part, je l'accepte, parce qu'elle repose sur un ensemble d'arguments et de considérations qu'il ne me paraît pas possible de réfuter ou de méconnaître.

Mais, cela admis, surgit une autre question : l'éclampsie est-elle *la seule cause* d'où procède l'érosion dentaire ?

Oui, répondent résolûment M. Magitot et ses partisans. — Non, répondrons-nous à notre tour et avec non moins de conviction.

En constatant l'éclampsie dans les antécédents de l'érosion, M. Magitot a surpris et établi un fait juste, dont nous avons accepté l'authenticité. Mais, dominé sans doute par l'idée qu'il poursuivait, il n'a vu que ce fait ; il a méconnu ou laissé de côté les cas qui ne rentraient pas dans sa théorie ou qui auraient pu la contredire. Somme toute, il a généralisé un fait particulier, en donnant comme explication à *toutes* les érosions dentaires ce qui n'est applicable qu'à un certain nombre.

De cela voici la preuve. Si l'on étudie sans esprit préconçu les antécédents des sujets affectés d'érosions dentaires, on trouve un nombre de cas considérable *où l'éclampsie fait absolument défaut.* Faut-il citer des exemples particuliers ? Je n'aurais en vérité que l'embarras du choix. A titre seulement de spécimen, j'emprunterai à mes notes le fait suivant, qui ne laisse place à aucune erreur, à aucun soupçon possible d'inobservance ou d'anamnèse incomplète relativement à l'éclampsie.

Un jeune enfant, pour lequel j'ai été maintes fois consulté, présente des érosions dentaires absolument typiques. Or, cet enfant, fils adoré d'une famille ultra-attentive aux moindres détails de sa santé, a été traité depuis sa naissance jusqu'à ce jour par mon confrère et ami le Dr R. Blache. Il n'est pas une de ses maladies, pas une de ses plus légères indispositions, pour laquelle M. Blache ou moi, ou quelquefois même tous les deux à la fois, n'ayons été mandés près de lui. Eh bien, cet enfant, en dépit de ses érosions dentaires, n'a jamais eu l'ombre d'une convulsion ou de quoi que ce soit qui ressemble à une convulsion. Cela, M. Blache me l'affirmait encore ces derniers jours ; et inutile de dire que le père et la mère (qui n'ont pas perdu de vue leur enfant un seul jour depuis sa naissance) m'ont confirmé cette assertion.

Un seul fait comme celui-ci servirait de condamnation à la théorie exclusive qui impute à l'éclampsie tous les cas d'érosions dentaires. Mais les faits de ce genre, je le répète, abondent et surabondent. Donc, inutile d'insister davantage, et disons :

Oui, l'éclampsie peut servir d'origine à l'érosion dentaire dans un certain nombre de cas ;

Non, l'éclampsie n'est pas la cause unique qui préside à la genèse de l'érosion dentaire dans tous les cas.

XXIII

Ce que je viens de dire de la doctrine absolutiste qui rapporte à l'éclampsie toutes les érosions dentaires, je vais avoir à le répéter à propos d'une autre doctrine non moins exclusive.

Celle-ci attribue à la syphilis tout ce que la précédente impute à l'éclampsie.

Cette doctrine est née en Angleterre des travaux d'Hutchinson. Parmi nous, elle a surtout pour représentant le professeur Parrot, qui lui a consacré notamment plusieurs de ses belles leçons sur la syphilis héréditaire (1).

Elle se résume en ceci : *l'influence héréditaire de la syphilis serait la cause essentielle, unique, des érosions dentaires.*

Eh bien, là encore est une part de vérité et une part d'erreur. Je m'explique.

C'est un fait incontestable aujourd'hui que l'hérédité syphilitique sert d'antécédent à l'érosion dentaire dans un nombre de cas que par avance je qualifie de considérable. Il est non moins certain d'autre part que, sur quantité de sujets, l'érosion ne peut être rapportée à aucune autre cause que l'influence hérédo-syphilitique. Cela, je vous en donnerai la preuve dans un instant.

Mais suit-il de là que l'érosion dentaire procède toujours et invariablement de l'hérédité syphilitique, comme tout à l'heure on voulait la faire dériver exclusivement de l'éclampsie? Pas le moins du monde.

Et, en effet, *il n'est pas rare*, disons mieux, *il est fréquent de rencontrer des érosions dentaires sur des sujets non syphilitiques, issus de parents non syphilitiques.*

Ici encore les citations particulières seraient superflues. Des exemples du genre sont dans le souvenir de tout praticien. Je déclare n'avoir jamais assisté à une discussion entre médecins sur le sujet en question sans que quelque interlocuteur ne

(1) V. *Progrès médical*, 1881, p. 359 et suiv.

prît la parole pour dire : « Mais, moi, je connais tel enfant qui présente des érosions dentaires et qui cependant n'a jamais eu le moindre symptôme syphilitique. Ses parents, j'en suis certain, n'ont jamais eu la vérole. »

En ce qui me concerne, j'ai par devers moi un fait qui, fût-il unique, fixerait ma conviction en l'espèce. Un de mes plus intimes amis, un camarade d'enfance, dont je connais toute la vie comme il connaît la mienne, a un fils qui présente quatre dents affectées d'érosions. Eh bien, ni cet enfant, ni sa sœur, ni son père, ni sa mère n'ont jamais eu le moindre symptôme syphilitique. Cela, je m'en porte garant.

Et que d'autres observations analogues n'aurais-je pas à produire !

Autre témoignage tiré d'un ordre de faits tout différent.

De l'aveu général, la vérole n'existe ni chez le bœuf ni chez le chien. Or, on a observé des sillons dentaires sur le bœuf et sur le chien, ainsi du reste, paraît-il, que sur d'autres espèces animales (1).

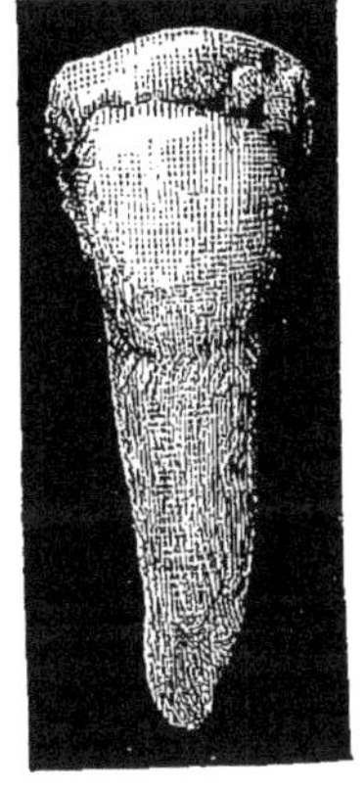

Fig. 14. — Une des pinces centrales d'un bœuf Durham.

Sur un bœuf Durham, âgé de quatre ans, M. Magitot a vu les deux pinces centrales affectées d'érosions symétriques. Ces érosions étaient transversales et profondes. Elles occupaient le tiers supérieur de la couronne, comme vous le voyez sur la figure ci-contre. A l'examen histologique, on trouva une zone de dentine globulaire correspondant au niveau de l'érosion. Il s'agissait donc bien, dans ce cas, d'une lésion semblable en tous points à l'érosion dentaire de l'homme.

De même, M. Capitan a récemment montré à la Société d'anthropologie une mâchoire de chien affectée d'érosions dentaires multiples.

D'après M. Trasbot, professeur à l'école vétérinaire d'Alfort,

(1) Au dire de M. Rattier (thèse citée, p. 13), M. Duval « était arrivé à constituer une collection de dents érodées, parmi lesquelles on distinguait des dents de cheval, d'éléphant et d'hippopotame ».

les érosions dentaires seraient fréquentes chez le chien, notamment sur les incisives et les canines. Et, de plus, « elles reconnaîtraient pour cause unique la variole (vulgairement *maladie du chien*), survenant avant l'issue des dents d'adulte, c'est-à-dire avant le sixième mois (1). »

De tout cela, donc, résulte une conclusion formelle : c'est

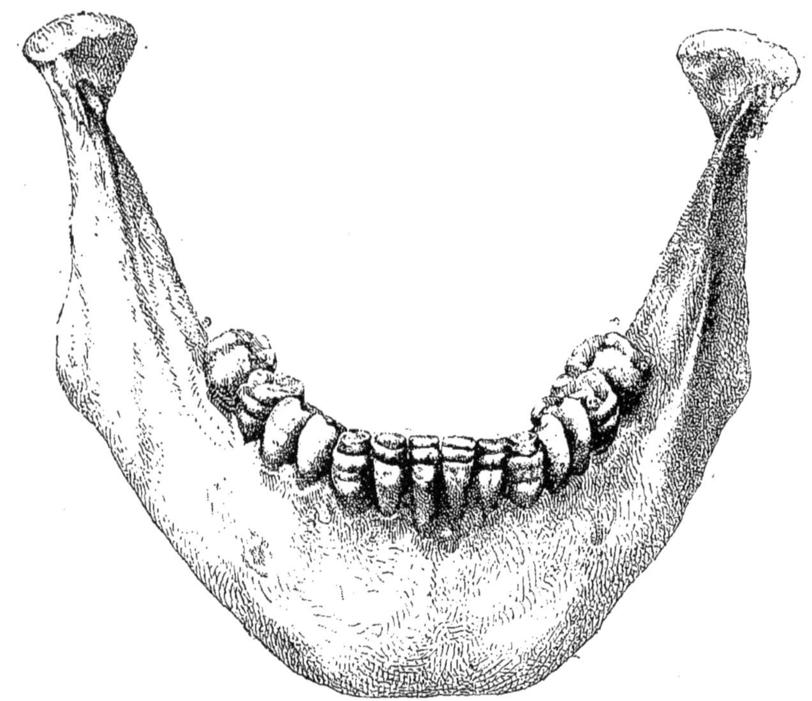

Fig. 15. — Mâchoire d'un jeune sujet de l'époque mérovingienne.

que, très certainement, au-dessus de toute contestation possible, *la syphilis n'est pas l'origine unique des érosions dentaires.*

Ici, Messieurs, permettez-moi une courte digression, dont l'intérêt me servira d'excuse.

(1) Voici le résumé d'une note que M. le professeur Trasbot a bien voulu me transmettre à ce sujet :

« ...Les érosions dentaires sont fréquentes chez le chien, notamment sur les incisives et les canines. On en rencontre aussi parfois, mais beaucoup plus rarement, sur les premières molaires.

« A ma connaissance, la cause unique de ces altérations dentaires est le dé-

Il y a quelques années, des fouilles pratiquées par M. Moreau sur l'emplacement d'un ancien cimetière gallo-romain, à Brény (Aisne), mettaient à découvert la mâchoire inférieure « d'un jeune Franc de l'époque mérovingienne ». Cette mâchoire, qui fait actuellement partie du musée de la Société d'anthropologie et qu'on a bien voulu me prêter pour ma conférence d'aujourd'hui, présente, comme vous le voyez, plusieurs dents affectées d'érosions, et cela sous forme de sillon double aux incisives, de sillon simple aux canines et aux premières molaires. Or, savez-vous à quelles singulières et audacieuses inductions ont donné lieu ces quelques sillons dentaires? On a prétendu y trouver la preuve : 1° que le jeune Franc en question avait eu la vérole ; — 2° qu'il tenait cette vérole de ses parents ; — 3° que, conséquemment, la vérole existait déjà en France à l'époque mérovingienne. Bien grosses conséquences déduites d'un bien petit fait, n'est-il pas vrai ? Et conséquences que ce fait ne comporte en rien, puisque, comme nous l'avons vu, la syphilis n'est pas seule à réaliser des érosions dentaires. Au total, on a calomnié ce jeune Franc, non moins que ses parents, non moins que l'époque mérovingienne, laquelle était assez fortunée pour n'avoir pas encore fait connaissance avec la vérole.

XXIV

Je viens, Messieurs, de discuter devant vous et d'écarter comme inadmissibles les deux doctrines abolutistes qui rapportent l'origine des érosions dentaires, d'une façon exclusive, soit à l'éclampsie, soit à la syphilis.

veloppement de la variole (vulgairement désignée sous le nom de « maladie du jeune âge » ou de « maladie du chien »), survenant avant la sortie des dents d'adulte, c'est-à-dire avant le sixième mois.

« Lorsqu'elle affecte des sujets au-dessous de cet âge, la variole revêt en général une forme grave. Son éruption est incomplète ou presque nulle, tandis que surgissent des complications viscérales variées (bronchite ou broncho-pneumonie, méningite crânienne ou rachidienne, méningo-myélite, etc.), qui sont souvent mortelles. Chez plus de la moitié de ceux qui survivent on voit ensuite apparaître les dents de remplacement avec des *érosions* plus ou moins profondes. »

Il me reste actuellement à exposer et à défendre une troisième doctrine — ou, si le mot vous paraît un peu ambitieux, une troisième *opinion* — à laquelle j'ai été conduit par mon expérience personnelle, non moins d'ailleurs, je n'aurai garde de le méconnaître, que par les travaux de mes devanciers.

Cette opinion, qui me semble répondre seule à l'ensemble des faits cliniques, se résume en trois points, de la façon suivante :

1° Les malformations dentaires connues sous le nom d'érosions sont des lésions banales, communes, susceptibles de dériver de causes multiples et diverses ;

2° La syphilis s'approprie parfois ces lésions ; elle se les approprie même souvent, plus souvent peut-être à elle seule que tout autre état pathologique ;

3° Au point de vue spécial qui nous occupe, c'est-à-dire en tant que signes pouvant servir au diagnostic rétrospectif de la syphilis héréditaire, les érosions dentaires ont une valeur très inégale suivant les formes qu'elles affectent. Quelques-unes de ces formes, résultant avec une fréquence incontestable de causes étrangères à la syphilis, ne comportent pas de signification diagnostique ; tandis que d'autres, que la syphilis réalise presque seule, constituent des signes presque positifs de spécificité.

Je vais essayer de légitimer cette triple proposition par une discussion aussi rapide que possible.

I. — Les érosions dentaires, ai-je dit comme premier point, ne sont que des lésions banales, communes, susceptibles de dériver et dérivant manifestement de causes multiples et diverses.

Et, en effet, qu'est-ce donc, à tout prendre, qu'une érosion dentaire comme nature intime, comme espèce de lésion ? C'est, très évidemment et de l'aveu de tous, une *lésion de nutrition*. Nous connaissons par ce qui précède le mécanisme de l'érosion ; nous savons qu'elle résulte d'une interruption momentanée survenue dans le processus de dentification. A une certaine étape de son évolution, la dent ne reçoit plus la somme de matériaux nutritifs nécessaire à sa formation intégrale et correcte ; comme conséquence, elle se constitue alors vicieusement, incomplètement, et ce trouble nutritif, cet arrêt de développement, se traduit, s'imprime sur la couronne par une *zone atrophique* qu'on appelle érosion.

Or, *à priori*, serait-il possible d'admettre que la syphilis ait *seule* le privilège de déterminer un trouble nutritif vers le système dentaire? N'est-il pas à croire tout au contraire qu'une lésion de ce genre, ne comportant rien de spécifique, est appelée à dériver d'une cause morbide *quelconque*, pourvu que cette cause soit de nature à constituer un trouble profond de la nutrition générale?

A posteriori, il faut bien que l'érosion dentaire dérive de causes multiples, puisqu'on la rencontre en des conditions diverses, c'est-à-dire, par exemple, sur des sujets qui n'ont pas eu la syphilis, comme sur des sujets indemnes d'antécédents éclamptiques. Il faut bien que les cas qui ne sont explicables ni par la syphilis ni par l'éclampsie soient expliqués par d'autres influences morbides.

Mais, dira-t-on, quelles sont donc ces autres influences morbides? Citez-les. — N'en aurions-nous aucune à signaler, répondrai-je d'abord, que cela témoignerait simplement de notre ignorance, et rien de plus. Cela signifierait que nous ne connaissons pas les causes qui président à la genèse de l'érosion, mais cela ne démontrerait en rien la non-existence de telles causes.

Nous n'en sommes pas là, fort heureusement. Sans doute la science actuelle est loin encore d'être fixée sur l'étiologie des érosions dentaires. Sans doute, nombre de causes auxquelles on les rattachait jadis (telles que fièvres éruptives, pyrexies, scrofule, rachitisme, etc.) sont absolument inacceptables en l'espèce, et cela pour l'excellente raison que, dans la grande majorité des cas, les dents sont déjà définitivement constituées (et par conséquent non susceptibles d'une malformation) à l'époque où ces causes entrent usuellement en action (1). Sans doute, on a beau jeu d'arguer contre nous de la pénurie d'obser-

(1) Ceci, M. PARROT l'a magistralement exposé, et je n'ai rien à ajouter, pas plus qu'à modifier, à la démonstration qu'il a produite. — V. *Progrès médical*, 1881.

vations précises, démontrant les relations de tel ou tel état morbide avec l'érosion. Mais, prenez-y garde, Messieurs ; il s'agit ici d'un sujet neuf (du moins au point de vue où nous l'envisageons actuellement) ; il s'agit d'un sujet spécial entre tous, peu cultivé, délaissé même, dirai-je. L'imperfection de nos connaissances actuelles n'a donc que de trop légitimes raisons.

Et cependant, dès aujourd'hui, quelques faits bien observés attestent d'une façon bien certaine le rapport étiologique de certains états morbides avec l'érosion.

Ainsi, M. Magitot a relaté une intéressante observation d'érosions dentaires déterminées par une *entérite chronique*. Dans ce cas, les incisives, les canines et les premières molaires étaient dans un état de désorganisation complète, comme dans la forme dite « en gâteau de miel ». Or, le siège et l'étendue de ces lésions offraient un rapport précis avec l'invasion et la longue durée de l'entérite, qui, ayant débuté au deuxième mois, s'était prolongée jusqu'à deux ans. Au contraire, les deuxièmes et troisièmes molaires, dont l'évolution, comme on le sait, est postérieure à la deuxième année, ne présentaient aucune altération (1).

De même, M. Pietkiewicz a observé le fait suivant qu'il a bien voulu me communiquer. Un jeune homme de dix-neuf ans vient le consulter au sujet de nombreuses érosions dentaires. D'après le siège et l'étendue de ces érosions, notre habile confrère arrive à déterminer que la cause morbide dont elles dérivent doit être intervenue vers l'âge de dix-huit mois à deux ans. Il recherche cette cause, et apprend qu'en effet, à l'âge de dix-huit mois, son malade est tombé d'un premier étage, qu'il a subi dans cette chute des traumatismes multiples, et qu'il a dû à ce propos garder le lit plusieurs mois, dans un état des plus graves (2).

Peut-être aussi faut-il tenir compte, dans cette étiologie, non pas seulement des maladies propres à l'enfant, mais des maladies que peut contracter la mère pendant la grossesse. Ne perdez pas

(1) Études cliniques sur l'érosion des dents, p. 6.
(2) Observation encore inédite.

de vue, en effet, que la première grosse molaire commence à se calcifier dès le sixième mois de la vie fœtale. Donc, elle pourrait être altérée dans sa nutrition dans les trois derniers mois de la gestation par une *maladie de la mère* retentissant sur le fœtus. N'est-ce là qu'une simple hypothèse? Non pas. Quelques faits déjà semblent déposer en ce sens. Ainsi le Dr Rattier relate dans sa thèse une observation d'érosions dentaires sur un enfant dont la mère avait fait, au cours de la grossesse, une chute importante suivie d'hémorrhagie. — De même, voyez ce jeune homme de notre service. Il présente de superbes sillons dentaires. Or, il est né de parents non syphilitiques ; il n'a jamais eu le moindre accident d'éclampsie ; il n'a jamais été sérieusement malade dans son enfance, etc. A quoi donc rattacher ces sillons? La seule cause possible à invoquer en l'espèce, d'après l'enquête minutieuse à laquelle nous nous sommes livrés, est celle-ci : la mère, au neuvième mois de sa grossesse, a été affectée d'une maladie grave du foie, avec ictère prolongé.

Au surplus, je crois inutile d'insister davantage sur un point qui n'est pas contesté. Tout le monde — ou peu s'en faut — est d'accord pour admettre que les érosions dentaires reconnaissent comme origine des causes variées d'ordre banal, ou, pour mieux dire, tout ordre de causes susceptibles de retentir sur la nutrition générale et, conséquemment, sur la nutrition du système dentaire en particulier. Donc, laissons ce premier point, et passons au second.

II. — Ce que produisent, comme nous venons de le voir, des causes morbides vulgaires, la syphilis le réalise aussi pour son compte. Très fréquemment elle sert d'origine à l'érosion dentaire.

Ce second point est celui qui nous intéresse le plus, et c'est celui, par bonheur, qui comporte la démonstration la plus facile et la plus complète.

La relation pathogénique de l'érosion dentaire avec la syphilis ressort, en effet, de tout un ensemble de considérations, dont il suffira de citer les trois principales, à savoir :

1° *Constatation fréquente, très fréquente, de la syphilis chez les parents de sujets affectés d'érosions dentaires.*

Ici, évidence formelle, par surabondance d'observations cliniques. S'il fallait citer des exemples particuliers, je pourrais les emprunter par centaines à Hutchinson, à M. Parrot, à divers auteurs qui se sont occupés de cette question, sans parler même des cas, au nombre de cent trente environ, que me fourniraient mes notes personnelles.

Toutes ces observations se résument en ceci, sommairement : Sujet affecté d'érosions dentaires ; — à ce propos, soupçon venant au médecin d'une hérédité syphilitique ; — puis, interrogatoire des parents, qui avouent une syphilis antérieure à la naissance de leur enfant.

Exemple du genre :

Un enfant d'une douzaine d'années m'est adressé par un de mes confrères pour une lésion ulcérative du voile palatin, lésion dérivant en toute évidence d'un processus gommeux syphilitique. J'examine les dents, et j'y trouve des érosions de nature à confirmer mon soupçon. J'interroge alors le père du petit malade et j'apprends de lui : 1° qu'il a eu la syphilis peu de temps avant son mariage, et qu'il s'en est incomplètement traité ; — 2° qu'il a eu le malheur de communiquer la syphilis à sa femme dès les premiers temps de son mariage ; — 3° qu'il a eu un premier enfant syphilitique, lequel est mort de syphilis ; — 4° que son second enfant (celui pour lequel je suis consulté) a eu, dans ses premiers mois, divers accidents qu'on a considérés comme syphilitiques, traités et guéris comme tels, etc., etc.

Voilà, n'est-ce pas? un fait complet et probant. Eh bien, les faits de ce genre pullulent dans la science ; je le répète, on ne les compte plus.

2° *Constatation fréquente, chez les sujets affectés d'érosions dentaires, d'antécédents, de stigmates ou d'accidents actuels de syphilis.*

Examinez un certain nombre de sujets affectés d'érosions dentaires, et vous reconnaîtrez, non pas sur tous, bien entendu, mais sur un certain nombre, des témoignages divers d'hérédité syphilitique.

Pour certains d'entre eux, par exemple, vous serez dûment éclairés par une anamnèse précise. Chez d'autres vous trouverez des vestiges manifestes d'accidents spécifiques (cicatrices cutanées, cicatrices des muqueuses, opacités cornéennes, perforation du voile, aplatissement nasal, bosselures crâniennes, lésions osseuses des membres, etc., etc.). Chez d'autres, enfin, comme dans le dernier cas précité, vous serez édifiés séance tenante par la constatation actuelle de manifestations indubitablement syphilitiques.

En l'espèce, les exemples sont également des plus nombreux. Les trois suivants pris au hasard serviront de spécimens.

Dans une observation de Coupland, nous voyons une jeune fille de treize ans, présentant des malformations dentaires et des opacités cornéennes, être prise d'accidents viscéraux auxquels elle succombe. L'autopsie démontre, entre autres lésions, des gommes hépatiques (1).

Une observation d'Archambault est relative à un enfant né d'une mère syphilitique, lequel commence par être affecté, vers l'âge de trois mois, d'accidents secondaires typiques ; — puis offre plus tard une seconde dentition absolument vicieuse (érosions en scie, cannelures verticales, etc.); — et enfin, à douze ans, présente des exostoses du tibia et du métatarse (2).

Un cas de Cheadle nous montre des malformations dentaires sur une fillette de huit ans criblée de manifestations syphilitiques, à savoir : kératite, lésions nasales, nécrose palatine, rupia, tubercules de la face, nodosités tibiales, périostose du pariétal, etc. (3).

De tels faits, joints à tant d'autres semblables que j'aurais à citer, sont vraiment démonstratifs.

3° *Polymortalité des enfants dans les familles de sujets affectés d'érosions dentaires.*

Vous savez — et c'est là un grand fait sur lequel j'insisterai bientôt — que l'influence héréditaire de la syphilis se traduit d'une façon ultra-fréquente par ce qu'on peut appeler *l'exter-*

(1) *The medical Times*, 1880.
(2) *Union médicale*, 21 janvier 1879, p. 93.
(3) *The British medical journal*, 1880, p. 204.

mination des jeunes. La syphilis tue les enfants comme ne le fait aucune autre maladie. Elle les tue *in utero*, avant leur naissance; — elle les tue à leur naissance; — elle les tue dans leurs premiers mois ou plus tard. Si le traitement spécifique ne corrige pas cette désastreuse influence de la diathèse, plusieurs enfants d'une même famille, c'est-à-dire deux, trois, quatre, cinq, six et plus, peuvent payer un tribut fatal au germe héréditaire qui les poursuit. C'est là ce que nous appelons ici, où tant de catastrophes de ce genre passent sous nos yeux, la *polymortalité infantile* des familles syphilitiques.

Eh bien, rapprochement curieux, cette mortalité multiple des jeunes se rencontre également dans les familles où l'on observe les érosions dentaires.

Étant donné un enfant affecté d'érosions dentaires, remontez aux antécédents de famille, et il vous arrivera fréquemment d'apprendre que plusieurs frères ou sœurs de cet enfant sont morts en bas âge ou morts avant de naître ; parfois même vous serez surpris de la mortalité insolite qui s'est abattue sur les enfants de cette famille.

De cela voici la preuve.

Dans la série des observations suivantes, toutes relatives à des sujets affectés d'érosions dentaires, on trouve noté ceci, comme mortalité d'enfants dans chaque famille :

Observation	de Pietkiewicz (1).....	3	enfants morts sur	5
—	de Chaboux (2)........	3	—	4
—	de Russell (3).........	3	—	4
—	de Fournier...........	3	—	4
—	de Stanley (4).........	4	—	9
—	de Parinaud (5)........	4	—	8
—	de Rivington (6).......	4	—	5
—	de Fournier...........	5	—	9
—	de Fournier...........	5	—	8

(1) Observation précitée.

(2) De certaines lésions de la région naso-pharyngienne que l'on doit rattacher à la syphilis. (*Thèses de Paris*, 1875, n° 430, p. 37.)

(3) *The British medical journal*, 1869, t. II, p. 86.

(4) *The medical Times*, 1861, t. II, p. 240.

(5) V. Couzon, *Contribution à l'étude de la kératite interstitielle* (*Thèses de Paris*, 1883, p. 31).

(6) *The medical Times*, 1872, t. II, p. 433.

—	de Fournier..........	5	—	8
—	de Coupland (1).......	7	—	12
—	de Fournier..........	7	—	9
—	de Coupland..........	9	—	15
—	de Lancereaux (2).....	9	—	12
—	de Carré (3)..........	11	—	12

Quel parallèle saisissant! D'une part, polymortalité des enfants dans les familles syphilitiques, et, d'autre part, polymortalité des enfants dans les familles où l'on rencontre les érosions dentaires. Ce rapprochement n'est-il pas significatif? N'est-ce pas là une démonstration catégorique (4)?

Ainsi donc, en résumé : constatation fréquente de la syphilis chez les parents de sujets affectés d'érosions dentaires; — cons-

(1) *The medical Times*, 1880.
(2) Ouv. cité, p. 330.
(3) *France médicale*, 1877, p. 106.
(4) J'ai dû passer sous silence, dans l'exposé qui précède, nombre de particularités accessoires, dignes cependant d'un réel intérêt. Qu'il me soit permis du moins d'en signaler, sous forme de notes, quelques-unes des plus importantes.

I. — On a remarqué que, dans les familles syphilitiques, « c'est le plus souvent l'*aîné* des enfants (ou l'aîné des enfants survivants) qui présente les érosions caractéristiques de la syphilis, tandis que les plus jeunes en restent indemnes ». Ce fait a son explication facile et rationnelle, ce me semble, dans la décroissance habituelle et non contestée de l'infection hérédo-syphilitique sous l'influence du temps et du traitement.

II. — Toutefois, il est des cas où *plusieurs enfants* d'une même famille syphilitique sont affectés d'érosions dentaires. Pour n'en citer qu'un exemple, Moon (*Monthly Review of dental surgery*, trad. dans le *Progrès dentaire*, 1877) a relaté une curieuse observation où, sur trois enfants d'une même famille syphilitique, il y en avait deux (l'un âgé de 16 ans et l'autre de 11) qui présentaient des érosions dentaires.

Dans les cas de ce genre, alors que plusieurs enfants d'une même famille sont affectés d'érosions dentaires, on a cru remarquer que « ces lésions sont plus accentuées sur les aînés et s'atténuent graduellement sur les plus jeunes ». (Hutchinson, *The medical Times*, 1861, t. II, p. 624.)

III. — Il se peut que, dans une famille syphilitique où plusieurs enfants sont affectés d'érosions dentaires, d'autres en restent exempts, sans que l'immunité de ces derniers soit explicable par aucune raison plausible, notamment par la loi de décroissance dont nous venons de parler.

C'est ainsi que, dans le cas précité de Moon, nous voyons un enfant de 14 ans se présenter avec des dents saines, alors que son frère *aîné* et son frère *cadet* (celui-ci plus jeune de trois ans) étaient affectés d'érosions caractéristiques.

IV. — Les érosions dentaires d'origine syphilitique sont-elles transmissibles par hérédité ? Ce point n'est pas encore élucidé. Une observation d'un auteur étranger, Barraclough (*The medical Times*, 1876, t. II, p. 349), nous montre bien deux frères « syphilitiques » (?), qui, affectés d'érosions dentaires, auraient eu six enfants, tous affectés d'érosions semblables ou analogues. Mais ce cas, très curieux assurément, ne contient pas de détails assez précis pour être démonstratif.

tatation fréquente chez ces mêmes sujets d'accidents personnels hérédo-syphilitiques ; — polymortalité des jeunes dans les familles où s'observe l'érosion ; — voilà trois ordres de considérations majeures, qui établissent bien nettement, à mon sens, la relation pathogénique de l'érosion dentaire avec l'hérédité syphilitique.

Comme complément à ce qui précède, une question resterait à résoudre : Dans quelle proportion de fréquence les érosions dentaires dérivent-elles d'une influence hérédo-syphilitique, par rapport aux autres causes qui peuvent également leur servir d'origine?

Cette question, malheureusement, n'est pas encore soluble dans l'état actuel de nos connaissances. Tout ce que nous pouvons en dire, c'est que la syphilis, à coup sûr, constitue une cause *commune* d'érosions dentaires. Il me semble même indéniable qu'elle en constitue une cause *principale*, plus active à elle seule que n'importe quelle autre. Voyez, en effet, ce que nous fournirait aujourd'hui, au point de vue étiologique, un relevé des observations contenues dans la science. C'est par centaines que se présenteraient les cas d'érosions dentaires d'origine spécifique, contre un nombre singulièrement restreint de cas imputables à telle ou telle origine différente. L'éclampsie, certes, revendiquerait bien ici un certain rôle, avec M. Magitot et ses partisans. Mais, en l'espèce même, la syphilis reprendrait ses droits, car *l'éclampsie infantile n'est qu'un symptôme auquel la syphilis héréditaire sert de cause en maintes occasions*. Quantité d'enfants syphilitiques sont affectés de convulsions, ainsi que je vous l'ai dit bien souvent (1); il en est même bon nombre qui meurent de convulsions. Donc, parmi les cas d'érosions dentaires rapportés en bloc à l'éclampsie, il en est forcément un certain nombre qui reviennent de fait et de droit à la syphilis, en tant que cause première de ces accidents éclamptiques.

Quoi qu'il en soit, cette question de fréquence relative ne sau-

(1) V. A. Fournier, *Syphilis et mariage*.

rait être déterminée quant à présent, car les éléments d'une statistique sérieuse nous font encore défaut à ce sujet.

III. — Un dernier point, celui-ci beaucoup plus difficile, beaucoup plus délicat, nous reste à discuter.

Toutes les érosions dentaires ont-elles, en ce qui nous concerne, la même valeur séméiologique? Doivent-elles toutes, à un même degré, éveiller le soupçon d'une origine spécifique?

Il est incontestable que la syphilis peut les réaliser *toutes*, quelles qu'elles soient. Mais il paraît non moins avéré qu'elle réalise certains types d'érosion plutôt que certains autres. D'où cette conséquence, que tels ou tels types auront pour nous, relativement à la signification diagnostique qu'il convient de leur rattacher, une valeur que d'autres ne comporteront pas.

Sans doute, vu la nouveauté du sujet, il serait imprudent de rien spécifier encore de précis et de définitif à cet égard. Néanmoins, avec les réserves auxquelles nous sommes astreints en matière aussi délicate et aussi controversée, je crois pouvoir dès à présent formuler les quelques propositions suivantes, comme expression des faits observés jusqu'à ce jour :

1° Les érosions pointillées, les érosions en cupules ou en facettes, les dentelures en scie du bord libre, n'ont que peu de valeur, en tant que témoignages d'une influence hérédo-syphilitique. — Et cela, parce qu'on les rencontre très fréquemment en dehors de toute hérédité spécifique.

2° La dent rayée, à érosion en sillon (érosion sulciforme de Parrot) est déjà plus spéciale. Mais il est acquis qu'on l'observe également, et cela avec une certaine fréquence, dans des conditions où l'hérédité syphilitique doit être absolument mise hors de cause (1).

(1) J'ai en main plus d'une cinquantaine de cas où j'ai constaté la dent en sillon sur des sujets adultes venant de contracter une syphilis récente. Ces derniers jours, par exemple, j'observais de superbes érosions de ce genre sur un jeune homme de vingt-cinq ans affecté d'un chancre induré depuis quelques semaines, avec début de roséole, plaques muqueuses, etc.

Dans les cas de ce genre, le dilemme suivant s'impose :

Ou bien les érosions en sillon sont d'origine exclusivement syphilitique, et alors une syphilis héréditaire ne constitue pas une immunité contre une contamination syphilitique ultérieure;

3° L'atrophie du sommet dentaire (notamment celle qui, affectant la première molaire, constitue là ce que nous avons appelé la *dent courte en plateau*) a une signification plus précise, parce que c'est là une modalité favorite des malformations d'ordre spécifique.

4° Mais ce qui constitue le meilleur signe, ce qui peut être donné comme un témoignage *presque* certain d'hérédité syphilitique, c'est l'*échancrure semi-lunaire* du bord libre, c'est ce qu'on appelle la *dent d'Hutchinson.*

Cette forme particulière d'érosion, alors surtout qu'elle affecte sa localisation préférée (à savoir, les incisives médianes supérieures), est un élément diagnostique d'une incontestable valeur.

Dirons-nous avec Hutchinson que c'est là un signe *pathognomonique?* Dirons-nous que, par elle seule, cette malformation des incisives médianes supérieures (1) suffit à attester une in-

Ou bien les érosions en sillon ne sont pas exclusivement d'ordre syphilitique. C'est le dernier terme de ce dilemme qu'à tous égards il nous paraît préférable d'accepter. La question n'est même pas de celles, me semble-t-il, qui souffrent discussion.

(1) M. Hutchinson, avec qui j'avais l'honneur de causer récemment de cette question, n'admet comme « dents spécifiques » que les *incisives médianes supérieures.* Pour lui, toute échancrure semi-lunaire affectant les incisives médianes supérieures serait un signe *absolu* d'hérédité syphilitique. Mais cette même lésion affectant d'autres dents « *n'aurait plus de signification relativement à l'hérédité spécifique* ».

Cette opinion me semble inacceptable dans son second terme. Pourquoi et comment accorder une signification séméiologique à une lésion alors qu'elle affecte certaines dents, et refuser toute valeur à cette même lésion alors qu'elle en affecte d'autres? Comment ce qui est un témoignage « absolu » de syphilis sur les incisives médianes supérieures deviendrait-il lettre morte sur les incisives supérieures latérales, ou sur les incisives inférieures, ou sur les canines? D'autant qu'il est des cas où plusieurs dents sont affectées d'échancrures semi-lunaires en même temps, de la même façon et au même degré que les incisives médianes supérieures. J'avais précisément dans mon service, ces derniers temps, un cas de ce genre, dont j'ai montré la reproduction à M. Hutchinson sans parvenir à le faire changer d'opinion. Il s'agissait d'un petit malade qui présentait de superbes échancrures semi-lunaires (type d'Hutchinson) sur six dents, à savoir : les deux incisives supérieures médianes et les quatre incisives inférieures, et toutes ces échancrures étaient absolument *identiques* sur ces diverses dents. Or, si l'on admet que la syphilis ait servi d'origine, dans ce cas, à la malformation des incisives médianes supérieures, je me demande comment il est supposable qu'elle soit restée étrangère à la malformation concomitante et identique des autres dents. Et, si l'on attribue, dans ce même cas, une haute valeur diagnostique à la malformation des incisives médianes supérieures, je me demande également comment il serait possible de récuser toute signification à un même état pathologique des dents voisines.

fluence syphilitique héréditaire ? Non. Je ne saurais aller jusque-là. Et cependant j'en suis encore à trouver *un seul cas* où ce signe m'ait trompé; j'en suis encore à trouver un seul cas de malformation dentaire « en échancrure semi-lunaire du bord libre » qui se soit produit en des conditions autres que celle d'une hérédité syphilitique. De sorte que, si je m'en tenais aux résultats de mon observation personnelle, je serais bien tenté d'affirmer la spécificité de cette dent d'Hutchinson. Mais je crois que, dans une question aussi neuve, la prudence est de rigueur, et qu'il serait prématuré de formuler des conclusions absolues. Je me bornerai donc à vous dire ce qui est exactement l'expression de l'état actuel de la science, à savoir :

Que l'échancrure semi-lunaire d'Hutchinson est une présomption formelle, peut-être même un signe certain d'hérédité syphilitique;

Qu'on n'a pas encore opposé à la valeur séméiologique de cette malformation dentaire une seule observation contradictoire absolument authentique ;

Mais que cependant, avant de conférer à ce précieux signe l'épithète de *pathognomonique*, avant de le considérer comme fournissant à lui seul une démonstration absolue, irréfragable, d'hérédité syphilitique, il convient encore d'attendre pour lui la consécration d'une expérience plus prolongée.

XXV

MICRODONTISME.

L'érosion dentaire, qui vient de nous occuper longuement, n'est qu'une lésion dans un ensemble de lésions. C'est donc bien à tort, ainsi que je vous le disais précédemment, qu'on a voulu en faire le caractère exclusif de ce qu'on appelle la dent syphilitique. En réalité, l'influence de la syphilis se traduit sur le système dentaire par des modalités *multiples*, dont l'érosion n'est qu'une espèce et dont plusieurs autres espèces ne sont ni moins curieuses en tant que lésions, ni moins importantes au point de vue du diagnostic rétrospectif qui nous occupe en ce moment.

Ces dernières doivent actuellement trouver place dans notre exposé.

Le *microdontisme,* dont je vous parlerai tout d'abord, est précisément au nombre de ces malformations dentaires qui sont restées effacées et presque méconnues jusqu'à ce jour, sans doute en raison de l'attention exclusive qu'on accordait à l'érosion. Il est assez commun cependant. On le trouve signalé dans bon nombre d'observations, et, pour ma part, je l'ai fréquemment rencontré sur mes malades, soit comme lésion isolée, soit (ce qui est plus habituel) comme lésion associée à d'autres malformations dentaires. Si bien que, sans lui attribuer en rien une signification propre et spéciale, j'ai été conduit à le considérer comme un élément diagnostique important et précieux en l'espèce.

Son nom le définit. Dérivé de deux mots grecs bien connus (μικρός, petit, et ὀδούς, dent), il spécifie l'état d'une dent anormale *par exiguïté de proportions.*

Et tel est, en effet, le microdontisme : une malformation dentaire consistant en une petitesse native de la dent.

La dent affectée de la sorte se présente amoindrie dans tous ses diamètres, amoindrie comme hauteur, comme largeur et comme épaisseur. C'est dire qu'elle est tout à la fois courte, étroite et mince. A tous égards c'est une *petite* dent, une dent exiguë, rabougrie, presque rudimentaire en certains cas.

Le microdontisme n'est jamais un état général de toute la dentition, ou du moins je ne l'ai jamais rencontré sous cette forme. Toujours, au contraire, je l'ai vu n'intéresser que *quelques dents*, au milieu d'une dentition d'ailleurs normale comme développement. Parfois même il se circonscrit à une seule dent.

Les dents qu'il affecte le plus souvent sont, par ordre de fréquence, les incisives médianes supérieures, les incisives supérieures latérales et les incisives médianes inférieures. — Dans un cas de Lannelongue, il portait sur les quatre incisives supérieures.

Il a ses degrés, ou, pour mieux dire, il est susceptible de tous degrés, comme vous allez le voir.

Souvent il est assez léger pour passer inaperçu à un examen superficiel. Tel est le cas d'un malade que nous traitons actuellement dans nos salles pour des accidents de syphilis héréditaire, et qui présente trois dents notablement réduites de volume (deux incisives médianes inférieures et une incisive snpérieure latérale), mais pas assez réduites cependant pour que cette anomalie frappe l'observateur au premier coup d'œil.

D'autres fois, au contraire, le microdontisme est plus accentué. Il constitue alors une difformité réelle, choquante, qui ne saurait passer inaperçue. — Deux exemples :

Un jeune homme de dix-huit ans, affecté de diverses manifestations de syphilis héréditaire, nous a offert le curieux aspect que voici : à côté des trois incisives supérieures, normales de forme et de développement, incisive latérale gauche absolument réduite comme volume en toutes proportions, ridiculement exiguë, comme hauteur surtout, et présentant au plus les deux cinquièmes de la taille physiologique qu'elle aurait dû acquérir (fig. 17).

Sur un enfant de dix ans, fils de parents syphilitiques et syphilitique lui-même, nous avons observé cette autre anomalie plus complexe :

1° Incisives moyennes supérieures, d'une part, fortement échancrées en demi-lune sur leur bord libre (type de la dent d'Hutchinson), arrondies sur leurs angles, et, d'autre part, singulièrement petites, extrêmement réduites en tous sens, très courtes, très étroites, très minces. Comme diamètre vertical, par exemple, elles ne mesuraient que la demi-hauteur des incisives latérales ;

2° Incisive inférieure médiane du côté gauche offrant un sillon transverse très accentué, à un demi-millimètre environ audessous de son bord libre, mais normale comme taille ;

3° Incisive inférieure médiane du côté droit réduite de toutes proportions, exiguë, mesurant la demi-hauteur de son homologue gauche.

Et de même pour d'autres cas analogues que je passerai sous silence, car les exemples précédents auront suffi sans doute à vous donner une idée exacte de cette variété de malformation dentaire, comme aussi à vous convaincre qu'elle constitue un signe clinique précis, de constatation facile, et de nature à fournir au diagnostic une donnée bien équivalente à celle des malformations érosives.

Mais il y a plus. Cette exiguïté dentaire peut dépasser le degré que je viens de décrire et aboutir alors à une réduction telle du développement normal de la dent qu'il n'y a pas d'exagération à la qualifier, comme on l'a fait déjà, du nom de *nanisme dentaire*.

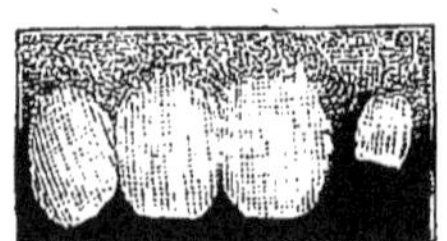
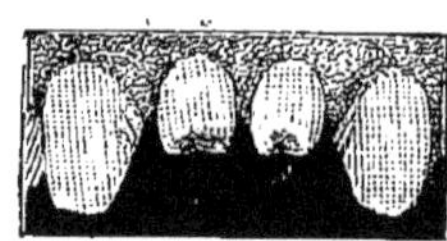
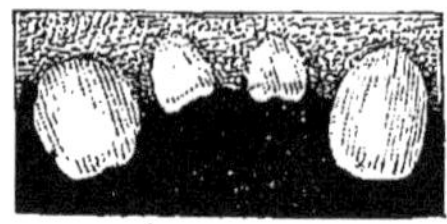

Fig. 17, 18 et 19. — Microdontisme.

Ce que l'on constate dans les cas de ce genre, c'est une dent extraordinairement petite, absolument rabougrie, rudimentaire, minime, une véritable dent *naine* en un mot (*dwarf tooth* des Anglais).

Voici un spécimen du genre que j'emprunterai à Hutchinson (1). Vous voyez là les deux incisives supérieures à l'état de petits tronçons dentaires, ne dépassant pas les gencives au delà d'une à deux lignes (fig. 19).

J'ai observé plusieurs cas analogues. Dans l'un d'eux notamment, une incisive était tellement réduite qu'elle n'avait plus l'aspect d'une dent ; on eût dit un petit bourgeon d'émail sortant des gencives. Le malade la qualifiait lui-même du nom de « dent de poupée », et je vous répète le mot pour vous donner une idée de l'exiguïté de volume qu'offrait cette singulière dent.

(1) *A Clinical Memoir on certain diseases of the eye and ear consequent on inherited syphilis*, Londres, 1863, planche II, fig. 7.

Si bizarre au premier abord que puisse paraître ce mode d'action de la syphilis sur le système dentaire, il n'en est pas moins authentique et dûment démontré. On l'a observé nombre de fois, et cela dans des conditions qui ne laissent aucun doute sur sa connexion pathogénique avec l'influence héréditaire de la syphilis.

Ce n'est pas là, d'ailleurs, un fait isolé et sans analogues. Rappelez-vous ces curieux arrêts de développement que je vous ai déjà plusieurs fois signalés dans la syphilis héréditaire et que nous avons vus aboutir tantôt à l'atrophie d'un organe tel que le testicule, l'utérus ou l'ovaire, tantôt à une sorte d'atrophie générale que nous avons qualifiée du nom d'*infantilisme.* Eh bien, c'est quelque chose de semblable, d'identique même, qui se produit ici ; c'est une dystrophie de même ordre qui détermine cette dent exiguë, naine. Le microdontisme, c'est — passez-moi l'expression — l'*infantilisme de la dent.* Et ce microdontisme dérive d'un trouble nutritif qui entrave l'évolution de l'organe dentaire, tout comme un trouble nutritif de même origine entrave parfois le développement de tel ou tel autre système, voire le développement de tout l'individu.

XXVI

AMORPHISME DENTAIRE.

Une troisième modalité de l'influence hérédo-syphilitique est constituée par l'*amorphisme dentaire.*

Ce que j'appelle amorphisme dentaire (de ἀ privatif et μορφή, forme), c'est tout simplement l'état d'une dent qui s'écarte de sa configuration physiologique pour affecter une autre forme quelconque.

Cette espèce de malformation dentaire est commune, et j'imagine qu'au point de vue de la fréquence elle se place à peu près sur le même rang que l'érosion.

Ici encore, comme dans l'espèce précédente, il ne s'agit que de malformations *partielles* et non systématiques. En d'autres termes, l'amorphisme n'intéresse ni le système dentaire d'une façon générale, ni tel ou tel ordre de dents d'une façon systématique. Il ne frappe qu'isolément une ou quelques dents; et, quand il en frappe plusieurs, il est loin de s'astreindre toujours à cette loi de symétrie qui est si constante et si remarquable dans les malformations d'ordre érosif.

Les variétés que peut affecter l'amorphisme dentaire sont multiples et ne se prêtent à aucune classification. Force nous est donc de les énumérer simplement.

I. — Dans un premier groupe figurent des conformations vicieuses par simple *déviation du type dentaire*.

La déviation du type consiste en ce fait qu'une dent perd plus ou moins les caractères de l'espèce à laquelle elle appartient pour affecter ceux d'une espèce opposée.

C'est ainsi qu'on observe parfois sur nos malades des incisives qui, au lieu d'être aplaties d'avant en arrière, se présentent épaissies, conoïdes, cylindroïdes, en se rapprochant de la forme propre aux canines.

C'est ainsi, réciproquement, que des canines, au lieu d'être cylindroïdes de corps et coniques de sommet, deviennent aplaties d'avant en arrière, avec un sommet horizontal en forme de tranchant allongé.

J'ai un bel exemple du genre à vous montrer sur une de nos malades actuelles, hérédo-syphilitique. Voici cette femme. Elle a, comme vous le voyez, une dentition superbe. Impossible de rêver des dents plus régulières, mieux formées, plus éclatantes de blancheur, etc. Mais examinez ces dents en anatomiste, et vous découvrirez une anomalie singulière qui a pu ne pas vous frapper au premier abord. Cette anomalie consiste en ce que les quatre canines sont, comme forme, comme physionomie, *des incisives*, de véritables incisives. D'une part, elles sont aplaties d'avant en arrière, et taillées en biseau. D'autre part, au lieu d'avoir un sommet aigu, elles se terminent par un bord horizontal, tranchant, à la façon des incisives de voisinage; elles sont *identiques* à des incisives, identiques en tous points.

Donc, déviation de type. Voilà des canines morphologiquement transformées en incisives.

Inversement, une autre malade, que vous avez pu voir dans nos salles il y a quelques mois, présentait deux incisives latérales supérieures littéralement métamorphosées en canines (1).

Je ne vous dis pas que cette transformation de type a pour habitude d'être aussi complète, et même ce sont là les deux seuls cas où je l'ai observée à ce degré. Mais ce dont vous pouvez être certains, c'est qu'il vous arrivera fréquemment de rencontrer sur les sujets hérédo-syphilitiques des dents modifiées de type par quelque anomalie, notamment par tel ou tel caractère emprunté à une espèce différente (2).

II. — Un second groupe comprend des malformations diverses, altérant de façons multiples la configuration de certaines dents, et aboutissant quelquefois à de réelles monstruosités.

Les incisives, par exemple, se présentent assez souvent avec un bord libre d'une configuration anormale. J'ai vu plusieurs fois — et de cela vous avez un exemple actuellement dans nos salles — les incisives inférieures se terminer par un bord *oblique*, comme si elles avaient subi une entaillure transversale et inclinée.

(1) Cette malade, âgée de trente ans, présentait en outre sur ses deux incisives médianes supérieures des vestiges d'une échancrure semi-lunaire.

Une de ses sœurs, plus âgée de cinq ans, offrait également des malformations dentaires multiples et typiques.

Toutes deux étaient manifestement hérédo-syphilitiques, et devaient à leur diathèse native divers accidents dont elles avaient été affectées dans l'enfance et dans l'adolescence (kératite, iritis, lésions gommeuses, etc.).

V. Thèse de Couzon (*Contribution à l'étude de la kératite interstitielle dans la syphilis héréditaire et dans la syphilis acquise*, Paris, 1883), où cette observation se trouve relatée en détail.

(2) Cette particularité se trouve signalée dans plusieurs des observations que j'ai en main, notamment dans un cas dû à M. le Dr Barthélemy et relatif à une petite fille hérédo-syphilitique, âgée de dix ans. « Chez cet enfant, dit M. Barthélemy, plusieurs dents se faisaient remarquer par un aspect étrange, notamment à la mâchoire inférieure. Elles avaient perdu presque complètement les caractères de leur espèce ; les incisives ressemblaient à de petites lamelles plates, étroites, pointues ; deux canines étaient absolument cylindriques et se terminaient par un bord arrondi ; quelques-unes étaient véritablement amorphes et ne se distinguaient que par leur situation. J'imagine que, séparées des alvéoles et placées sur une table, on aurait eu peine à en reconnaître l'espèce, etc... »

D'autres fois on a affaire à ce qu'on appelle des *dents cannelées*, c'est-à-dire parcourues sur leur couronne par des saillies, des bourrelets soit transverses, soit verticaux, que séparent de petites rigoles.

D'autres fois encore, on observe sur une dent quelque tubérosité accessoire, surnuméraire. Un de nos malades avait une petite molaire flanquée à sa face interne d'une sorte d'apophyse conoïde.

Puis viennent des configurations étranges et innominées, qui modifient absolument l'aspect de certaines dents, comme dans les spécimens que voici :

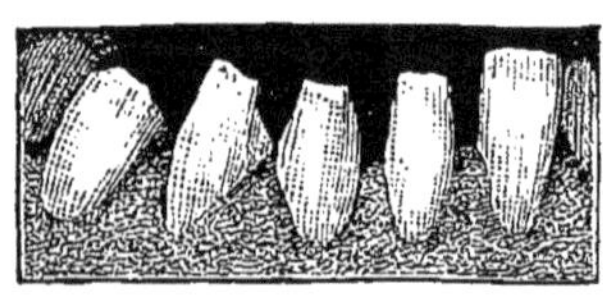

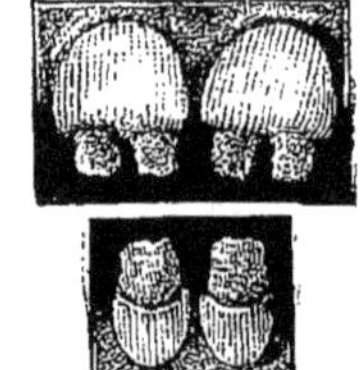

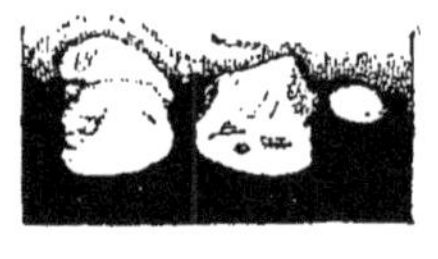

Fig. 20, 21 et 22. — Variétés d'amorphisme.

Quelquefois les incisives latérales supérieures se présentent étrangement rétrécies comme diamètre transverse, allongées verticalement, difformes, et « plus semblables à des *chevilles* d'ivoire qu'à des dents » (Hutchinson). — On a vu certaines dents, petites, rabougries, étriquées, conoïdes, affecter la forme de « cornes ». — Hutchinson a représenté dans son livre (1) une incisive médiane supérieure qui, à la fois échancrée et élargie transversalement sur son bord libre, rappelle assez exactement l'aspect d'un tricorne.

Une configuration particulière nous est encore fournie par la variété décrite sous le nom de *dent en cheville (pegged tooth* des auteurs anglais, qui semblent lui accorder un intérêt spécial, à en juger du moins par la fréquence avec laquelle elle revient à tout moment dans leurs descriptions). Dans cette forme, la dent se présente notablement rétrécie vers sa base et comme échancrée sur ses bords latéraux au niveau du collet, ce qui la fait

(1) Ouvrage cité, planche I, fig. 6.

paraître élargie dans son segment opposé. On la dirait plantée sur un pivot, et elle figure alors — comparaison un peu forcée, je l'avoue, — « une sorte de *cheville*, à pédicule étroit et à sommet évasé ».

C'est là une configuration semblable, identique même, je crois, à celle que M. Parrot a décrite, dans la première dentition, sous les noms d'*atrophie en fer de hache*, de *dent en hache* (1); dénominations meilleures, soit dit incidemment, en ce que la dent ainsi affectée rappelle vraiment assez bien la forme d'un fer de hache ou mieux encore la hache de pierre des temps préhistoriques.

Enfin, dans un degré plus élevé, la dent peut être absolument altérée comme configuration, au point de n'être plus modelée sur le patron d'une dent quelconque, au point de devenir non plus difforme, mais véritablement *informe*.

J'ai vu, par exemple, sur un jeune homme affecté de syphilis héréditaire, une canine inférieure tellement bizarre d'aspect qu'elle ne ressemblait en rien à une dent. C'était une sorte de production ossiforme, très irrégulièrement cylindroïde, jaunâtre, rugueuse, anguleuse, raboteuse. On eût dit un *caillou*, plutôt qu'une dent, implanté dans la gencive.

Hutchinson a observé et représenté un cas de ce genre, où plusieurs dents sont affectées de malformations extraordinaires, que je renonce à vous décrire. Vous en trouverez la reproduction dans le tome X des *Transactions of the Pathological Society of London* (1859).

M. Magitot, qui a visité à Londres la collection d'Hutchinson, dit y avoir rencontré plusieurs types de ces dents mal conformées, « ayant l'aspect de moignons difformes, de cônes tronqués, de véritables *monstruosités* morphologiques » (2).

Un dernier mot. — L'amorphisme dentaire, dans les différentes variétés qu'il peut affecter, coïncide usuellement avec l'un ou l'autre des deux ordres de malformations précédemment étudiées (érosion et microdontisme), quelquefois même avec

(1) V. *Progrès médical*, 1881.
(2) Études cliniques sur l'érosion des dents, p. 12.

l'un et l'autre. Cela est important à noter, car une telle coïncidence est significative et démontre bien que ces trois modalités d'anomalies dentaires sont connexes comme origine, c'est-à-dire dérivent d'une seule et même cause.

Comme exemple, je vous rappellerai le cas d'un malade auquel j'ai déjà fait allusion et sur lequel nous avons constaté à la fois : 1° des érosions typiques, notamment l'érosion semi-lunaire des incisives médianes supérieures; — 2° des lésions très accentuées de microdontisme; — 3° des lésions d'amorphisme sur les canines qui, aplaties de corps et tranchantes de sommet, ressemblaient absolument à des incisives (1).

XXVII

VULNÉRABILITÉ DU SYSTÈME DENTAIRE.

D'une façon générale on peut dire que la dent affectée par la syphilis, quelle qu'en soit la modalité objective, est une dent *constituée pathologiquement*, qui porte en elle les éléments de sa déchéance, de sa destruction prochaine. C'est d'essence une dent *vulnérable*, c'est-à-dire prédestinée à des dégénérescences secondaires, et cela pour des raisons diverses que voici.

D'abord, la dent syphilitique est souvent une dent mal protégée, moins défendue qu'à l'état normal contre les influences extérieures. Dans la forme érosive, par exemple, elle n'est recouverte au niveau de sa lésion que d'une couche d'émail plus ou moins amincie; quelquefois même elle est partiellement

(1) Je dois à mon ami le Dr Barthélemy une très belle observation relative à une enfant hérédo-syphilitique, chez laquelle se trouvaient réunies presque toutes les variétés de lésions dentaires que peut réaliser l'hérédo-syphilis, à savoir : *encoche semi-lunaire* des incisives médianes supérieures; — *érosions* de divers types; — *amorphisme* de plusieurs dents, qui avaient perdu les caractères de leur espèce; — *microdontisme; — irrégularités d'implantation*, avec écarts excessifs entre certaines dents; — *vulnérabilité*, se traduisant par des caries multiples, etc.

Quoi de plus significatif que la coïncidence, l'association sur un même sujet de toutes ces variétés de lésions dentaires, au point de vue de leur *communauté d'origine?*

dénudée, auquel cas l'absence totale de l'émail laisse à découvert la dentine sur une certaine étendue. Autant de conditions de vulnérabilité.

En second lieu, la dent érodée n'est pas seulement une dent malade en surface; c'est aussi une dent *malade en profondeur*, vicieusement constituée dans l'intimité de sa texture. A preuve ces zones de dentine *globulaire* qui, comme nous l'avons vu précédemment, la sillonnent dans toute son épaisseur. Pour M. Magitot, « c'est une dent composée de parties dépourvues d'homogénéité et d'équilibre dans les proportions de leurs éléments anatomiques et chimiques ». M. Parrot, en outre, a établi que l'émail de cette dent n'est pas seulement aminci, mais de plus affecté pathologiquement, qu'il est « friable, plâtreux, peu adhérent, craquelé (1). »

Parfois encore la dent syphilitique se présente « composée de couches lamelleuses irrégulièrement superposées, non adhérentes ou faiblement adhérentes entre elles, et rappelant les stratifications de l'écaille d'huître. Par le fait de cette structure irrégulière elle est disposée à s'effriter, à se déliter, à s'écailler ». Cette variété a été désignée par le regrettable Dr Delestre, dentiste distingué, sous le nom de *Dent schisteuse*.

Enfin, des altérations plus bizarres et encore indéterminées comme nature se rencontrent quelquefois sur nos malades. M. Magitot me racontait récemment qu'il venait d'observer sur un sujet hérédo-syphilitique plusieurs dents si étrangement affectées qu'il n'avait rien vu de semblable jusqu'alors. « C'étaient, me disait-il, des dents absolument *verdâtres*, verdâtres en surface et en profondeur, composées d'une substance peu résistante, friable, tout à fait extraordinaire, inconnue de moi, mais en tout cas éminemment pathologique. »

Toutes ces anomalies, toutes ces défectuosités de structure constituent manifestement pour le système dentaire autant de conditions de résistance amoindrie, de vitalité précaire, de destruction facile, de caducité précoce.

Aussi bien la dent syphilitique est-elle habituellement sujette

(1) Voir aussi : DESCHAMPS, *De l'atrophie dentaire produite par la syphilis héréditaire chez l'enfant.* (Thèses de Paris, 1882, n° 305.)

à des dégénérescences secondaires qui, de bonne heure, en modifient l'aspect et en abrègent la durée. Ainsi :

1° *La dent syphilitique présente très fréquemment des lésions de traumatisme* (traumatisme par usure progressive, traumatisme par brisure, éclat, émiettement, etc.).

Et, en effet, les sommets dentaires qu'affecte l'érosion, amincis, partiellement ou même totalement privés d'émail, friables, peu résistants, ne tardent guère à subir l'usure de la mastication, puis à se casser, à s'égrener, à se détruire.

C'est ainsi que ces petits moignons d'ivoire qui constituent le sommet de certaines dents érodées s'émiettent, se brisent et disparaissent dans l'espace de quelques années, en laissant à leur place une cassure inégale, que polit bientôt la trituration alimentaire.

L'échancrure semi-lunaire d'Hutchinson ne se constitue pas autrement. Nous avons vu qu'à l'origine la dent destinée à présenter plus tard cette malformation spéciale offre un bord libre semé de saillies stalactiformes, de petites éminences coniques, de spinules, etc. Toutes ces aspérités, vestiges du processus érosif initial, disparaissent en peu de temps, en laissant à leur place une échancrure *évidée* que l'usure ne tarde pas à polir.

Tel est également le mécanisme de la *dent courte*, de la *dent en plateau lisse*. Ce type, qui se rencontre si communément sur les premières grosses molaires, n'est que consécutif à l'attrition fonctionnelle du sommet de la dent, c'est-à-dire à la brisure et à la disparition de toute la zone érodée.

Aussi la dent syphilitique prend-elle de bonne heure l'aspect d'une *dent raccourcie* et *usée*, l'aspect de ce qu'on appelle vulgairement la *dent de vieux*. Il n'est pas rare de rencontrer, parmi les malades qui nous occupent, des sujets qui, bien que jeunes encore, présentent plusieurs de leurs dents absolument usées à leur sommet, usées comme si on les avait limées, ayant perdu un quart, voire un tiers de leur couronne, et terminées par une surface plane, polie, jaunâtre, où apparaît l'ivoire dénudé.

Comme exemple, je vous citerai une curieuse observation du Dr Chaboux relative à une jeune fille de treize ans (remarquez l'âge), dont les canines et les premières grosses molaires étaient absolument usées, « usées à plat ». La couronne de ces diverses dents avait presque entièrement disparu, au point qu'elle dépassait à peine le rebord des gencives (1).

2° *Les dents syphilitiques sont fréquemment affectées par la carie, et cela dès le jeune âge.*

C'est une loi générale, en effet, que la carie s'attaque de préférence aux dents qui sont imparfaitement protégées par leur couche d'émail, en débutant sur les points les moins défendus, par conséquent les plus vulnérables. A ce titre, l'érosion doit être une prédisposition puissante à la carie. Cette prévision théorique est ultra-confirmée par l'observation. Les dents érodées sont excessivement sujettes à la carie, qui même les envahit de bonne heure, dès le jeune âge, chez nombre de sujets (2).

3° Conséquence : *Les dents syphilitiques se détruisent et disparaissent prématurément.*

Pour la première dentition, tout d'abord, il n'est pas rare de rencontrer des enfants qui, dès l'âge de quatre ans, ont leurs incisives absolument cariées.

On a vu les incisives supérieures déjà partiellement détruites dès la seconde ou la troisième année.

Il en est de même pour la seconde dentition. Chez la plupart de nos malades nous avons constaté dès l'adolescence la carie d'un certain nombre de dents frappées d'érosion. Dans un âge un peu plus avancé, il est d'usage de ne plus trouver ces mêmes dents qu'à l'état de tronçons informes, de *chicots*, comme on dit vulgairement.

Les premières grosses molaires sont, entre toutes les dents, les plus exposées à ces dégénérescences secondaires de l'érosion. Elles sont envahies de très bonne heure par la carie et se détruisent souvent dès l'adolescence.

Il est toutefois quelques exceptions aux règles générales que nous venons d'établir. Certaines dents affectées par la syphilis

(1) Thèse citée, p. 38.
(2) V. Magitot, Ouvrage cité.

résistent et se conservent longtemps. Citons au premier rang celles qui présentent la variété d'érosion désignée sous le nom d'échancrure semi-lunaire. Il est assez commun de trouver, même dans l'âge adulte, des dents d'Hutchinson qui, en dépit d'entamures plus ou moins profondes de leur bord libre, restent encore indemnes de carie. Nous avions dans nos salles, ces derniers temps, une femme de 57 ans, très certainement hérédo-syphilitique, qui portait encore deux canines inférieures saines, avec un vestige manifeste d'échancrure sur leur sommet.

XXVIII

Ce qui précède, Messieurs, comprend l'ensemble des manifestations les plus importantes et les plus communes que détermine sur le système dentaire l'influence hérédo-syphilitique.

Je suis loin, certes, d'avoir épuisé le sujet, et nombre de particularités intéressantes me resteraient encore à signaler (1). Mais je dois et veux me borner. Aussi, élaguant tout ce qui n'est pas strictement indispensable au but que je poursuis, ne ferai-je plus que vous parler des trois points suivants, qu'il y aurait inconvénient à passer sous silence.

I. *Sillons blancs.* — Ce que je qualifie du nom de *sillon blanc*

(1) De ce nombre, par exemple, serait une aberration singulière de développement, constituée par un volume excessif, une sorte d'hypertrophie morbide de certaines dents.

Quelques observations semblent témoigner que l'influence hérédo-syphilitique n'est pas sans relation avec le *mégalodontisme*. Dans un cas de M. le Dr Lailler, les incisives médianes supérieures étaient « très larges, très volumineuses, hors de proportion avec les autres dents ». — Le Dr G. Barraclough a signalé (*The medical Times*, 1876, p. 349) plusieurs cas de même ordre. Dans l'un, une des canines était énorme. Dans un autre, les incisives supérieures étaient considérables, et présentaient en outre un sillon transverse très accentué sur la région moyenne de la couronne, avec l'encoche d'Hutchinson sur leur bord libre. — J'ai vu de même un malade hérédo-syphilitique dont les incisives médianes supérieures pouvaient être justement qualifiées de *géantes*.

On sait que ces dents géantes ne sont pas rares chez les idiots. Or, l'hérédo-syphilis aboutissant parfois à l'idiotie, il n'est rien d'extraordinaire à ce qu'elle puisse servir également d'origine à cette malformation dentaire.

Toutefois, les cas de cet ordre sont encore en trop petit nombre pour qu'il soit permis d'en rien inférer de certain. Aussi ne les ai-je pas compris dans l'exposé qu'on vient de lire.

consiste tout simplement en ceci : une tache blanche, laiteuse, qui, sous forme d'une strie linéaire, parcourt horizontalement la couronne d'une dent (fig. 23).

Figurez-vous une dent saine sur laquelle on tracerait au pinceau une ligne blanche de direction horizontale, et vous aurez une idée à peu près exacte de ce que je vais vous décrire.

Notez d'abord qu'il s'agit ici, à proprement parler, d'une *tache* de la couronne, et non plus, comme dans l'érosion, d'une perte de substance, d'une rainure entaillée dans la dent.

Le sillon blanc se fait sans méplat, comme sans relief, en un mot sans irrégularité de surface. C'est purement et simplement une zone dentaire différente des parties voisines par sa coloration particulière.

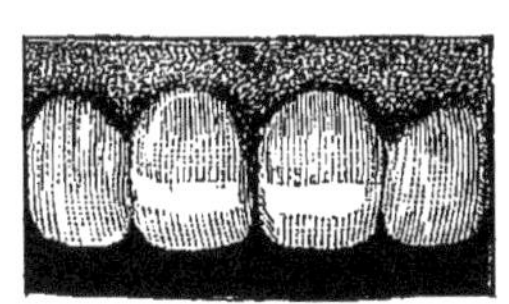

Fig. 23. — Sillon blanc, sur une malade hérédo-syphilitique.

Cette coloration est d'un blanc mat, *laiteux, crayeux*, qui tranche d'une façon nettte sur la teinte normale de la dent. Quelquefois cependant elle offre un ton plus adouci, simplement opalin.

Caractère non moins spécial : la tache en question a la forme d'une rayure, d'un sillon. Elle est absolument *transverse*, régulièrement *horizontale*.

Comme hauteur, elle mesure un demi-millimètre à un millimètre environ.

Comme largeur, elle parcourt toute la surface de la couronne, d'un bord latéral à l'autre bord.

C'est donc, à part l'entaillure, une lésion semblable trait pour trait à ce qu'on appelle l'érosion en sillon. Seulement, c'est un sillon *coloré* et *sans érosion*.

Son siège le plus habituel est le couple des incisives médianes supérieures. Et, particularité remarquable, tout à fait significative en l'espèce, alors que le sillon blanc affecte ces deux dents, il les affecte d'une façon absolument *symétrique*, en s'y produisant au même niveau et sur une même hauteur de la couronne, ce qui constitue une analogie de plus avec l'érosion.

En un mot, le sillon blanc est de tous points le pendant des sillons dentaires que nous avons étudiés précédemment. On peut dire que c'en est une simple variété. — Très vraisemblablement aussi, il dérive d'un processus identique à celui de l'érosion, avec de simples différences secondaires de constitution anatomique.

En tout cas, on ne saurait conserver de doutes sur sa relation pathogénique avec la syphilis héréditaire. Je ne prétends pas — ce serait excéder mon expérience sur ce point — que la syphilis soit la seule cause qui le produise (1); mais j'affirme qu'en nombre de cas elle lui sert d'origine, et cela d'une façon bien manifeste. Depuis que mon attention a été appelée sur ces sillons laiteux, je les ai rencontrés sur plusieurs sujets dûment affectés de syphilis héréditaire, et dans des conditions où il était impossible de les rapporter à n'importe quelle autre cause. Il m'est arrivé même de reconnaître, de *dépister* — pardonnez-moi le mot — une syphilis héréditaire rien que par la constatation de tels sillons. A preuve le cas suivant, dont vous avez été témoins et que je vous rappellerai brièvement.

Il y a quelques semaines, une jeune fille de dix-neuf ans entrait dans nos salles pour une simple phthiriase, remarquablement étendue et profuse. En examinant cette malade, j'aperçus par hasard (car son affection n'était certes pas de nature à diriger mes recherches de ce côté) deux superbes *sillons laiteux* sur les incisives médianes supérieures. L'un et l'autre occupaient, d'une façon absolument symétrique, la couronne dentaire, parallèlement à son bord libre et sur une hauteur d'un millimètre environ. Tous deux figuraient une rayure blanche horizontale. Celui de droite était d'un blanc crayeux ; celui de gauche, un peu plus atténué de ton, avait une teinte simplement opaline. Or, curieux de remonter, s'il était possible, à l'origine de cette anomalie, j'ouvris une enquête à ce sujet, et vous savez quel en fut le résultat.

Tout d'abord, un premier interrogatoire me révéla chez

(1) Il va sans dire qu'il est question ici exclusivement du véritable *sillon blanc*, tel que je viens de le décrire, et non de ces simples *taches blanches* qui sont si communes sur les dents à l'état de petites mouchetures rondes ou ovalaires, circonscrites, disséminées au hasard, etc. Ces dernières ne comportent aucune signification diagnostique et sont absolument hors de cause dans le sujet actuel.

notre malade les antécédents les plus suspects, à savoir : éruptions nombreuses et prolongées au cours de la première enfance; — maux d'yeux très tenaces, voire assez graves, à en juger par leur seule durée ; — maux d'oreilles ; surdité presque complète, ayant duré plus d'un an, etc. Puis, je mandai à l'hôpital la mère de la malade, et j'appris de cette femme : 1° que son mari avait eu la syphilis, et qu'il s'était marié deux fois; — 2° qu'il avait très vraisemblablement contagionné sa première femme, laquelle, devenue grosse trois fois, avait fait trois fausses couches; — 3° que, pour son compte, elle avait reçu de lui la maladie dès le début de son mariage; — 4° qu'en 1867, par exemple, elle avait été traitée ici même par M. Bazin pour « des plaques muqueuses et une éruption cuivrée » (voyez si les détails sont circonstanciés et précis); — 5° que, trois ans plus tard, elle avait été affectée de nouveaux accidents syphilitiques dans la bouche, etc.; — qu'enfin, de six enfants qu'elle avait eus de son mari, quatre étaient morts, dont trois à une époque voisine de leur naissance, etc., etc. — En un mot, d'une part, syphilis des plus authentiques sur le père et la mère de notre malade, syphilis attestée par les témoignages les plus catégoriques; et, d'autre part, hérédité spécifique démontrée chez notre malade par l'ordre d'antécédents qu'il est le plus commun de rencontrer en pareil cas.

Or, cette hérédité syphilitique, que nulle manifestation morbide n'accusait pour l'instant, quel signe me l'avait dénoncée, quel indice en l'espèce me conduisit à la suspecter, à la rechercher et à la découvrir? Les *sillons laiteux* des incisives supérieures. Rien autre, je le répète encore et à dessein, n'avait signalé la syphilis à mon attention.

Est-ce assez dire quels services diagnostiques peut rendre, à l'occasion, ce petit signe des sillons dentaires blancs?

II. — Autre point d'ordre absolument différent.

Il est assez commun d'observer chez les hérédo-syphilitiques des *irrégularités d'implantation* ou *de disposition réciproque* des diverses dents.

Les irrégularités d'implantation consistent en ce fait que

certaines dents sortent de leurs alvéoles avec une direction vicieuse et se présentent tantôt comme tordues sur leur axe, tantôt inclinées obliquement.

Cette anomalie, à coup sûr, n'est que banale et vulgaire. Ce qu'elle offre de curieux seulement, c'est la fréquence avec laquelle elle se produit sur nos malades.

L'une de ses variétés, cependant, est quelque peu spéciale. Ainsi les incisives médianes supérieures affectées d'échancrure semi-lunaire se présentent fréquemment avec une *obliquité convergente* qui constitue, comme vous le savez déjà, un des attributs de ce qu'on appelle les dents d'Hutchinson.

En second lieu, les dents syphilitiques sont parfois *espacées* d'une façon tout à fait singulière, c'est-à-dire séparées les unes des autres par de larges espaces vides qui constituent comme des lacunes dans l'arcade dentaire.

Sur nombre de malades, les incisives (surtout celles de la mâchoire inférieure) sont largement distantes entre elles et distantes également des canines ; ce qui ne laisse pas d'imprimer à la physionomie un aspect disgracieux et *vieillot.*

Ces *lacunes interstitielles* de l'arcade dentaire ne sont pas toujours dues à ce que les dents, plus ou moins réduites de volume, laissent entre elles des intervalles proportionnels à leur petite taille. Elles ont bien plus fréquemment leur origine dans un écartement vicieux des alvéoles, c'est-à-dire dans une *malformation osseuse,* laquelle, je dois l'avouer, n'a pas encore été étudiée anatomiquement. Les os, donc, se trouvent en cause ici, et nous allons voir qu'en effet ils ont parfois leur part dans la genèse de diverses anomalies dentaires.

III. — Il n'est pas que les dents qui soient affectées par l'hérédo-syphilis. Les *os* qui supportent les dents, c'est-à-dire les maxillaires, subissent aussi parfois la même influence.

C'est ainsi que fréquemment on a rencontré les *maxillaires* malades sur les enfants issus de parents syphilitiques. M. Parrot, qui a étudié et, je puis dire, approfondi cette partie spéciale de la question, a constaté maintes et maintes fois des lésions de ces os en coïncidence avec diverses malformations des dents. Il pose même en principe que « les maxillaires les plus malades, les plus chargés d'ostéophytes, sont ceux qui contiennent les dents le plus gravement affectées (1) ». Et plusieurs pièces de sa belle collection légitiment amplement ce dire.

D'autres observateurs ont signalé de même des lésions des maxillaires dans la syphilis congénitale. Hutchinson, par exemple, a vu, sur un jeune enfant, une lésion osseuse du rebord alvéolaire déterminer d'abord une tuméfaction suppurative de la gencive, puis l'expulsion de quatre incisives en voie de formation, et, finalement, l'issue d'un gros séquestre, constitué par « une portion considérable de l'arcade dentaire (2) ».

Dans un autre cas relaté par le même auteur, la couronne d'une incisive médiane supérieure fut expulsée par une périostite suppurative (3).

C'est, non moins manifestement, à des lésions de même ordre qu'il convient de rapporter certaines anomalies ou certains arrêts de développement des arcades dentaires qu'on a parfois rencontrés chez les mêmes sujets.

Comme exemple, voyez ce jeune homme qui, affecté de divers accidents de syphilis héréditaire, présente, en même temps que des malformations dentaires très accentuées, une disposition bizarre de la mâchoire inférieure. Cette mâchoire, au lieu de s'inscrire en dedans de la supérieure lorsque la bouche est fermée, déborde et enclave dans sa moitié droite l'arcade dentaire supérieure.

Un autre fait, plusieurs fois remarqué, consiste dans la malformation de l'arcade dentaire supérieure, au niveau du segment correspondant aux incisives et aux canines. Cette arcade se présente là incomplètement développée comme hauteur; de sorte que, dans l'occlusion de la bouche, les incisives des deux mâchoires n'arrivent pas à s'emboîter, voire quelquefois à se toucher. Moon signale ce défaut de développpement vertical du maxillaire supérieur comme une particularité qu'il n'est pas

(1) *Progrès médical*, 1881.
(2) *Transactions of the Pathological Society of London*, 1858, t. IX.
(3) *The British medical Journal*, 1879, t. II, p. 989.

rare de rencontrer chez les syphilitiques héréditaires (1). — De même, M. Lannelongue a relaté l'observation d'un malade hérédo-syphilitique chez lequel le rebord alvéolaire supérieur était à peine développé.

Enfin, c'est encore à des lésions osseuses qu'il me paraît légitime d'imputer quelques autres anomalies d'ordre plus rare, comme, par exemple, l'absence permanente de certaines dents.

Vous trouverez noté dans plusieurs observations que telle ou telle dent, soit une incisive ou une canine, « n'a jamais poussé ». Parfois même, mais ceci n'est plus qu'exceptionnel, plusieurs dents font symétriquement défaut. C'est ainsi que, sur un enfant de douze ans, hérédo-syphilitique, à propos duquel j'ai été consulté dernièrement, le couple des incisives médianes supérieures n'était pas apparu, et l'on avait dû se résigner à dissimuler cette difformité étrange par de fausses dents.

Certains sujets présentent de même à la mâchoire inférieure ce qu'on appelle « la barre du cheval », c'est-à-dire un large espace vide entre les incisives et les premières molaires. Cette dernière anomalie serait pour M. Parrot le résultat d'un véritable processus atrophique du maxillaire.

XXIX

Au terme de cet exposé, un dernier point me reste à mettre en discussion.

Au total, quelle est, en ce qui nous concerne, la *signification diagnostique* de toutes ces anomalies, de toutes ces malformations dentaires dont je viens de vous parler?

Eh bien, à ce propos, je n'aurai qu'à vous répéter ce que je vous disais précédemment au sujet de l'érosion en particulier, à savoir :

1° Que le microdontisme, l'amorphisme dentaire, les sillons laiteux et toutes ces irrégularités de disposition ou de structure

(1) Travail cité, *Progrès dentaire*, 1877.

qui viennent de nous occuper, ne constituent en rien des signes pathognomoniques de syphilis héréditaire.

Non, très sûrement non, aucun de ces signes n'est suffisant par lui seul à attester une origine syphilitique. Et cela pour une raison aussi simple que péremptoire : c'est que toutes ces lésions peuvent se rencontrer indépendamment d'une influence hérédo-syphilitique, sur des sujets indemnes de cette tache originelle.

Que les causes morbides étrangères à la syphilis qui président à la genèse de ces diverses lésions soient encore inconnues ou mal connues pour la plupart, cela ne fait pas l'ombre d'un doute. Mais n'importe ; ces causes existent forcément, et viendra un jour où elles seront déterminées. — Notez bien, en effet, qu'il s'agit ici encore de lésions banales, dérivant en toute évidence d'un trouble nutritif ou d'un arrêt de développement. Or, qui voudrait se prêter à croire qu'un trouble nutritif ou qu'un arrêt de développement, processus d'ordre commun par excellence, puisse ne dériver que de la syphilis comme cause unique et exclusive ?

2° Mais, cela reconnu, il ne reste pas moins certain que, d'une part, la syphilis est susceptible de servir d'origine à de telles lésions, et que, d'autre part, elle constitue une cause des plus actives pour les réaliser. C'est là, en effet, ce qui ressort de l'observation clinique. Et je puis dire qu'étant donné un malade affecté d'une des malformations dentaires précédentes, il y a toujours chance pour rencontrer la syphilis héréditaire dans ses antécédents.

De là cette conclusion, la seule à laquelle je veuille aboutir pour ma part : c'est que les malformations dentaires en question sont éminemment propres à *éveiller le soupçon* d'une hérédité syphilitique et à diriger en ce sens les investigations du clinicien. Elles n'attestent pas sûrement la syphilis par elles seules, mais elles doivent toujours la faire suspecter. Elles *ouvrent une voie diagnostique,* et c'est alors affaire au médecin de démêler par un examen général du malade, par une analyse minutieuse des antécédents, si le soupçon né de ce signe spécial est ou non justifié par l'ensemble clinique.

Telle est exactement, Messieurs, la signification diagnostique de toutes ces anomalies dentaires.

Et ne leur demandez rien de plus, car ce serait excéder la mesure de ce qu'elles peuvent vous fournir. Gardez-vous donc bien d'en surfaire la valeur, à l'instar de quelques-uns de nos confrères qui n'ont pas craint de les donner comme « des signes pathognomoniques en l'espèce », comme « des témoignages authentiques de syphilis héréditaire », etc., etc. Ce ne sont là que des assertions téméraires et non justifiées; ce sont là des exagérations propres à compromettre les meilleures causes.

Une comparaison pourra vous donner une juste idée de ce que vous avez à attendre, au point de vue séméiologique, des anomalies dentaires en question; et cette comparaison, je l'emprunterai à un symptôme des plus vulgaires, tel que le point de côté. Le point de côté ne constitue en rien, certes, un signe pathognomonique de la pleurésie; et cela, parce qu'il peut résulter de nombre d'autres affections bien connues. Ce qui n'empêche, d'une part, que le point de côté ne soit un bon signe de pleurésie; ce qui n'empêche, d'autre part, qu'il ne soit un signe essentiellement propre à *donner l'éveil,* à diriger les recherches du médecin vers une lésion pleurale.

Eh bien, considérez au même titre absolument, Messieurs, ces malformations dentaires. Elles, non plus, n'attestent en rien d'une façon spéciale et exclusive la syphilis héréditaire; mais elles sont des manifestations fréquentes de syphilis héréditaire, et surtout elles constituent des signes essentiellement propres à exciter un soupçon, à *ouvrir une piste diagnostique* dans une voie qui sans elles aurait pu rester latente et méconnue.

Donc, profitons-en dans la juste mesure où elles peuvent nous servir, sans en exagérer la valeur, et prenons-les en somme pour ce qu'elles sont exactement, à savoir : des *indices séméiologiques,* susceptibles d'apporter un utile appoint au diagnostic rétrospectif de la syphilis héréditaire, et susceptibles plus encore *de la dénoncer à l'attention du médecin.*

Elles comportent à ce titre, en ce qui nous concerne, un intérêt de premier ordre; et cela légitimera à vos yeux, je l'espère, les longs développements que j'ai cru indispensable de leur con sacrer ici.

XXX

LÉSIONS TESTICULAIRES.

I. — Il est constant aujourd'hui, d'après un certain nombre d'observations bien authentiques, que le testicule peut être affecté par la syphilis héréditaire, et cela parfois dès le plus jeune âge.

C'est ainsi qu'on a vu des enfants hérédo-syphilitiques, âgés de quelques années, de quelques mois, voire de quelques semaines, présenter la lésion typique qui, chez l'adulte, est connue sous le nom d'*albuginite* ou de *sarcocèle syphilitique*. De cela vous avez eu récemment deux beaux exemples dans notre service. Deux jeunes enfants, âgés l'un de trois mois et l'autre de cinq semaines, nous ont offert (en même temps que diverses manifestations spécifiques de la peau, des muqueuses et des os) des lésions testiculaires constituées par une *tuméfaction ovoïde* de la glande, avec *induration ligneuse* tout à fait caractéristique; et, dans ces deux cas, la guérison rapide et complète obtenue par le traitement antisyphilitique vous a démontré de la façon la plus formelle la spécificité des lésions.

Donc, le sarcocèle syphilitique peut être un résultat de la syphilis héréditaire. Cela, je vous le répète, n'est plus douteux; et cela même, dirai-je, est devenu de notion commune depuis l'excellent mémoire qu'a consacré à ce sujet mon collègue et ami le Dr Hutinel (1).

Eh bien, ce sarcocèle hérédo-syphilitique des jeunes enfants présente la même évolution et les mêmes terminaisons que le sarcocèle de la syphilis acquise chez l'adulte. C'est dire que, traité, il se résout et guérit; il guérit même, au moins d'après ce que j'ai vu jusqu'à ce jour, d'une façon singulièrement facile et rapide sous l'influence du traitement mixte. Mais c'est dire aussi que, non traité, il aboutit, comme chez l'adulte, à une

(1) Étude sur les lésions syphilitiques du testicule chez les jeunes enfants, *Revue mensuelle de méd. et de chir.*, 1878, p. 107.

dégénérescence fibro-scléreuse de la glande, puis, finalement, à une *atrophie* plus ou moins complète, parfois totale, généralisée.

Or, notez que, chez l'enfant, cette lésion a toutes chances de passer inaperçue et conséquemment de n'être pas traitée, alors qu'elle se produit seule, sans autre phénomène apparent. Et cela, pour des raisons nombreuses, à savoir : parce qu'elle est absolument indolente; — parce qu'elle n'atteint jamais un volume considérable ; — parce qu'on n'examine guère (bien à tort, il est vrai) les testicules d'un jeune enfant, « organes d'attente, glandes sans fonctions », comme le dit M. Hutinel. Qu'arrive-t-il alors ? C'est que, non traitée, la lésion dégénère et aboutit à l'atrophie de la glande, ou, disons mieux, des deux glandes ; car, sinon toujours, au moins habituellement, le sarcocèle hérédo-syphilitique se présente double et symétrique.

Aussi bien n'est-il pas rare de constater, dans un âge plus avancé, les vestiges, les reliquats de ces lésions, et ce qu'on observe alors est ceci : testicules *petits,* parfois singulièrement petits, comparables comme volume à un œuf de pigeon, à une olive, à une noisette, etc. ; — testicules *durs,* et d'une dureté toute particulière, comme fibreuse, comme ligneuse même en quelques cas (ainsi, sur l'un de nos malades, on aurait cru toucher de petites masses cartilagineuses); — testicules modifiés *de forme,* irréguliers, quelquefois noueux ou semés de tubérosités nodulaires. Et tout cela, Messieurs, *sans histoire pathologique antérieure* (remarquez bien ce détail négatif); tout cela sans antécédents d'inflammations testiculaires, de traumatisme, d'accidents locaux. Interrogez les malades ou leurs parents sur l'origine, sur l'historique de ces lésions, vous n'obtiendrez d'eux, comme règle générale, aucun renseignement. Les parents vous diront « ne s'être aperçus de rien »; quant aux malades, « ils ne savent pas d'où cela leur vient ; ils se sont toujours connus comme cela » ; souvent même ils sont inconscients des lésions qu'ils portent, « n'en ayant jamais souffert, n'ayant jamais rien remarqué de ce côté-là ».

Le parti à tirer de telles constatations pour le diagnostic qui nous occupe, à l'avance vous l'avez compris, Messieurs. Car, d'une part, cette atrophie scléreuse des testicules comporte bien les caractères d'une lésion spécifique ; et, d'autre part, le petit nombre des affections testiculaires auxquelles est sujette l'enfance ou l'adolescence restreint singulièrement ici le champ du diagnostic différentiel. Je ne vois guère que les orchites ourliennes ou traumatiques qui soient susceptibles d'aboutir à une semblable atrophie de l'organe. Mais les oreillons et les traumatismes des bourses ont une histoire, un passé pathologique, ce qui fait précisément défaut au sarcocèle de la syphilis héréditaire ; de sorte que, sans parler d'autres signes, la question diagnostique est le plus souvent jugée rien que par les antécédents.

Au total, donc, l'atrophie testiculaire avec déformation et dureté scléreuse de la glande constitue un signe — et un signe de haute valeur — pour le diagnostic rétrospectif de la syphilis héréditaire tardive.

II. — En d'autres cas infiniment plus rares, vous pourrez constater — mais seulement, bien entendu, sur des sujets d'un certain âge — une atrophie relative, ou, pour mieux dire, un *défaut de développement des testicules*. Vous trouverez alors des testicules petits, notablement petits eu égard à l'âge, mais non déformés et sans induration morbide. On dirait des testicules d'enfants sur des jeunes gens ou sur des adultes.

Ceci n'est plus, comme dans le cas précédent, le résultat d'un état pathologique antérieur, mais l'expression pure et simple d'un défaut ou d'un arrêt de développement.

Aussi bien ces testicules petits, rudimentaires, mais réguliers de forme et exempts de toute induration morbide, se rencontrent-ils presque toujours en coïncidence avec d'autres lésions dystrophiques de même ordre, notamment chez des sujets affectés de cet arrêt de développement général qui constitue l'*infantilisme*.

C'est ainsi, pour en citer un exemple, que, dans une observation de mon ami le Dr Poyet, nous voyons un arrêt de développement testiculaire s'associer aux diverses particularités usuelles qui constituent l'*infantilisme*. Il s'agit dans ce cas d'un jeune garçon de seize ans, né de parents syphilitiques et ayant présenté dans son enfance des accidents non douteux de syphilis héréditaire. Or, d'une part, ce jeune homme, en raison de sa petite taille et de la gracilité de ses formes, avait tout à fait l'allure enfantine, « à ce point qu'on l'eût pris volontiers pour un enfant de dix à onze ans » ; — et, d'autre part, il présentait une verge non développée, « analogue à celle d'un sujet de sept à huit ans », et des testicules qui « *ne dépassaient pas le volume d'un haricot* ». Notons de plus qu'en relation avec cet arrêt de développement du système génital « la voix était aiguë, criarde, comme celle d'un tout petit enfant ou comme le timbre d'un mirliton » (1).

XXXI

HYPERTROPHIES GANGLIONNAIRES.

Je viens de parcourir devant vous, Messieurs, les neuf groupes séméiologiques dans lesquels j'ai essayé de répartir les particularités principales qui peuvent contribuer au diagnostic rétrospectif de la syphilis héréditaire.

Certes, ces neuf groupes sont loin de contenir tous les éléments qui concourent à ce diagnostic; mais ils renferment du moins ce qu'il y a de plus important et de plus usuellement pratique en l'espèce.

S'il m'avait fallu tout dire, si je m'étais imposé la tâche de mentionner, sans en oublier aucun, tous les signes cliniques ressortissant à notre sujet, j'aurais pu assurément ajouter nombre de traits divers à l'exposé qui précède. Mais j'ai cru devoir me borner, dans la crainte que l'excès de détails ne vous fît perdre de vue les lignes principales du tableau.

Toutefois, je ne saurais abandonner ce sujet sans vous signaler encore quelques manifestations morbides qui, bien que

(1) Observ. inédite, communiquée par M. le Dr Poyet.

plus rares, comportent néanmoins un réel intérêt au point de vue dont nous poursuivons l'étude.

Ainsi, vous trouverez parfois, chez les sujets affectés de syphilis héréditaire, des *hypertrophies ganglionnaires* plus ou moins considérables.

Ces adénopathies sont susceptibles de localisations diverses. Le plus habituellement elles affectent les régions latérales du cou, quelquefois les régions inguinales ou axillaires, parfois encore la cavité abdominale.

Elles sont composées de ganglions multiples, ovoïdes, fermes, mobiles, plus ou moins volumineux. Il n'est pas rare, quand elles acquièrent un développement notable, qu'elles soient aussi bien perceptibles à la vue qu'au toucher.

Ce sont des adénopathies de forme froide, aphlegmasique, d'évolution éminemment lente, et de durée chronique.

Comme exemple du genre, laissez-moi vous citer en deux mots une belle observation de Rivington, relative à une jeune fille de seize ans, fille de père et mère syphilitiques, et portant sur elle les témoignages les plus authentiques de la syphilis héréditaire. Entre autres manifestations, cette malade était affectée d'hypertrophies ganglionnaires multiples, occupant le cou, les aisselles et les aines. Au cou, notamment, ces adénopathies constituaient de chaque côté des chapelets confluents qui, naissant au niveau de l'oreille, descendaient jusqu'à la clavicule. Elles avaient débuté (notez bien ce fait) vers l'âge de deux ans, et elles persistaient encore dans leur plein développement quatorze ans plus tard, à l'âge où Rivington nous dépeint l'état de sa malade (1).

Toutefois, si intéressantes qu'elles puissent être en tant que lésions, ces adénopathies sont loin de constituer un élément de diagnostic différentiel. Et cela, parce qu'il est ultra-commun, ainsi que chacun le sait, de rencontrer des hypertrophies ganglionnaires de ce genre sur les sujets scrofuleux ou même sur les sujets simplement lymphatiques, anémiques, délicats. Je dirai

(1) *The medical Times*, 19 oct. 1872, p. 433.

même qu'en l'espèce ces intumescences glandulaires, d'allure froide et chronique, créent une réelle source d'erreur, en raison de la tendance qu'ont la plupart des médecins à considérer de telles lésions comme des signes de scrofule bien plutôt que comme des symptômes de syphilis. « Il est bien difficile, a dit très justement Hutchinson (1), de persuader à nos confrères que des adénopathies de cet ordre peuvent être autre chose que de la strume, tant ils sont imbus de ce préjugé qu'elles se relient à la strume d'une façon indissoluble. »

XXXII

ARTHROPATHIES.

D'autres fois, vous aurez à constater des *arthropathies chroniques*, conséquences ultimes de lésions articulaires plus ou moins anciennes.

Les deux types qui se présenteront le plus souvent à votre observation sont les suivants :

1° Des *hydarthroses chroniques*, affectant plus spécialement les genoux, moyennes ou volumineuses comme développement, aphlegmasiques et indolentes. A force de chronicité, ces hydarthroses aboutissent le plus souvent à l'état de lésions *tolérées* et latentes. Les malades en arrivent à ne plus s'en inquiéter, à ne plus en réclamer la guérison, et cela, comme ils le disent, « parce qu'ils n'en souffrent pas, parce qu'ils y sont faits et que cela ne les gêne plus en rien ».

A titre d'exemple, voyez le petit malade du lit n° 75 de la salle Saint-Louis. C'est, comme vous le savez, un hérédo-syphilitique avéré, qui présente toute une série de manifestations spécifiques. Eh bien, ce jeune garçon, actuellement âgé de dix-sept ans, est affecté depuis son enfance d'une double hydarthrose occupant les genoux. Ces deux hydarthroses déterminent encore aujourd'hui des tuméfactions articulaires con-

(1) *The medical Times*, 11 septembre 1858.

sidérables et sont manifestement compliquées d'épaississement chronique des tissus fibreux périarticulaires. Mais elles n'occasionnent pas de douleurs et ne gênent pas sensiblement la marche ; si bien que le malade « s'y est habitué et n'y pense plus », suivant sa propre expression. Ce n'est pas lui, vous vous en souvenez, qui nous a révélé les lésions de ses genoux ; c'est nous qui les avons découvertes, en pratiquant un examen complet du malade.

2° *Arthropathies déformantes.* — Sous cette mauvaise dénomination — à laquelle j'ai recours faute d'une meilleure à lui substituer — nous désignerons certains états pathologiques des jointures se traduisant sur nos malades par l'ensemble clinique que voici :

Déformation générale et partielle de la jointure affectée ; — saillies anormales des extrémités articulaires, qui présentent ou bien une tuméfaction massive, ou bien des tubérosités isolées en forme d'apophyses surnuméraires ou d'ostéophytes ; — indolence de l'article, acquise par le temps ; — mais craquements plus ou moins rudes dans les mouvements actifs ou passifs de la jointure ; — limitation fréquente de ces mouvements, soit dans un sens uniquement, soit à la fois en plusieurs sens ; — quelquefois attitude vicieuse du membre devenue permanente ; — quelquefois aussi, mais plus rarement, arrêt de croissance et atrophie relative de ce membre, etc.

Vous ne sauriez trouver un spécimen plus complet de ces arthropathies déformantes que sur le malade couché au n° 18 bis de la salle Saint-Louis. Cet homme est un syphilitique héréditaire, qui n'a guère cessé, depuis sa naissance jusqu'à sa vingt-huitième année qu'il accomplit actuellement, d'être persécuté par diverses manifestations de sa diathèse native. Entre autres accidents, il a été affecté, vers l'âge de cinq à six ans, d'arthropathies chroniques, notamment au coude et à l'épaule du côté droit. Eh bien, examinez aujourd'hui ces deux jointures et vous constaterez ceci :

1° Tête humérale manifestement atrophiée, en même temps que projetant, au niveau de son col, une grosse tubérosité ostéophytique ;

2° Et surtout, articulation du coude considérablement déformée, au point de fournir au premier coup d'œil l'aspect d'une luxation. D'une part, une saillie très volumineuse (qu'on prendrait volontiers pour l'olécrâne, mais qui n'est que la tête radiale hypertrophiée) déborde notablement en arrière le plan postérieur du bras, à peu près comme si l'on avait affaire à une luxation des os de l'avant-bras ; — et, d'autre part, l'extrémité inférieure de l'humérus se présente altérée de forme et de volume par la présence de deux gros bourgeons ostéophytiques, situés l'un en arrière et l'autre au-dessus de l'épitrochlée. Bien qu'affectée de la sorte, l'articulation est indolente. Mais l'avant-bras est ankylosé dans une attitude vicieuse de semi-pronation, et ne s'étend qu'incomplètement sur le bras. De forts craquements accompagnent les mouvements qu'on essaie d'imprimer à la tête radiale et témoignent d'altérations cartilagineuses importantes.

En outre, le membre tout entier, surtout dans son segment brachial, a subi un véritable arrêt de développement. Il est *de six centimètres plus court* que le membre opposé. L'humérus semble même atrophié dans sa diaphyse. En tout cas, la circonférence du bras est inférieure de 2 centimètres environ à celle du bras opposé, etc., etc. (1).

(1) La description suivante de ces curieuses lésions a été donnée par M. le Dr Méricamp, mon ancien interne et ami, dans un excellent travail ayant pour titre : *Contribution à l'étude des arthropathies syphilitiques tertiaires*, Thèses de Paris, 1882.)

« ... *Arthropathies.* — Le membre supérieur est surtout remarquable : 1° par l'*arthropathie du coude;* 2° par son *arrêt d'accroissement.*

« Le coude est considérablement déformé, à ce point qu'au premier abord *on pourrait songer à une luxation.* Il forme en arrière une saillie considérable, qui déborde notablement le plan postérieur du bras. Cette saillie est cuboïde et surmontée d'une autre saillie plus petite et distincte de la première, que l'on voit bien pendant la flexion de l'article. Cette saillie cuboïde n'est nullement formée par l'olécrâne, mais bien par la tête du radius. Les dimensions de celle-ci sont considérables, car elle a environ deux centimètres et demi de largeur sur un centimètre et demi de hauteur. Sa forme n'est pas sensiblement altérée et rappelle assez bien, les dimensions exceptées, la tête d'un radius normal. Elle n'est nullement luxée ou subluxée ; car, s'il est facile d'apprécier l'interligne radio-huméral, il est impossible de sentir la cupule radiale. — Quant à l'olécrâne, il est à sa place avec ses caractères normaux. Mais telle est la saillie formée par la tête radiale qu'il est pour ainsi dire en retrait et demande à être recherché.

« L'extrémité inférieure de l'humérus est de son côté manifestement altérée. Il est facile de sentir l'épicondyle et l'épitrochlée ; mais au-dessus de l'épitrochlée,

Eh bien, Messieurs, des arthropathies de ce genre, avec déformation plus ou moins considérable des jointures, se rencontrent parfois chez les hérédo-syphilitiques.

Que sont de telles lésions? A l'avance vous l'avez compris. Ce sont purement et simplement les restes, les reliquats de processus morbides anciens, ayant sévi dans le jeune âge sur les

sur le bord interne de l'humérus, est une saillie conoïde plus accentuée que l'épitrochlée et qui pourrait en imposer pour elle.

« Un peu plus en dedans, au-dessus de la tête radiale et un peu au-dessus de l'interligne radio-huméral, est une autre saillie osseuse. Celle-ci est moins conoïde que la première, plus large, plus étalée ; elle a environ un centimètre de diamètre. C'est elle qui forme, au-dessus du relief radial, le second relief que nous avons déjà signalé dans l'état de flexion de l'article.

« L'articulation est indolente.

« Les mouvements de flexion sont faciles et aussi étendus que possible. Mais, lorsqu'on veut pratiquer l'extension, on est brusquement arrêté, à environ 160°, comme par un clapet.

« Le malade tient son membre dans la demi-flexion et dans une position intermédiaire entre la pronation et la supination. Cette demi-pronation est constante, *irremédiable*. Il y a ankylose dans cette position. Tout au plus peut-on faire exécuter quelques mouvements de pivot à la tête radiale ; et ces mouvements s'accompagnent de craquements qu'on ne perçoit pas pendant les mouvements de flexion de l'article.

« Le membre supérieur droit est remarquable non seulement par l'arthropathie du coude (arthropathie caractérisée par des lésions ostéophytiques gênant les mouvements de l'articulation radio-humérale, respectant au contraire presque complètement l'articulation cubito-humérale), mais aussi par l'insuffisance de développement portant sur le membre tout entier. Ce membre a manifestement subi un *arrêt d'accroissement*, et sa gracilité contraste avec le volume de l'articulation du coude. Il est de 6 centimètres plus court que le membre supérieur du côté opposé.

« C'est sur le bras surtout qu'a porté l'arrêt de développement ; car le bras figure dans le raccourcissement total pour 4 centimètres et demi, tandis que l'avant-bras et la main n'y sont compris que pour un centimètre et demi seulement.

« De même, tandis que l'avant-bras a sensiblement la même circonférence que l'avant-bras opposé, l'humérus a une circonférence moindre d'un centimètre et demi.

« L'atrophie a donc surtout porté sur l'humérus, et dans sa longueur, et dans son épaisseur. — La tête de l'humérus est elle-même atrophiée. De cette atrophie résulte une exagération de la dépression sous-acromiale, dépression qui pourrait, au premier abord, faire penser à une luxation.

« Lorsqu'on fait mouvoir l'articulation de l'épaule, dont tous les mouvements sont libres du reste et absolument indolents, on provoque des craquements. La surface articulaire est donc altérée. Mais ici encore existe une *lésion ostéophytique*. Sur la face externe de la tête humérale est une saillie pyramidale qui soulève le deltoïde et le rend convexe, alors qu'en raison de l'atrophie humérale et de la dépression sous-acromiale consécutive c'est un méplat qu'on devrait constater.

« Le membre supérieur droit est beaucoup moins vigoureux que le gauche.

« Celui-ci, toutefois, n'est pas absolument intact. Le coude a été atteint également. S'il a tous ses mouvements, il n'en est pas moins *malformé*. Dans l'extension, le membre supérieur, au lieu de faire un angle obtus ouvert en dehors, fait au contraire un angle obtus ouvert en dedans. — Enfin, au-dessous de l'épicondyle se présente une saillie, due à l'augmentation de la tête radiale, etc., etc. »

articulations et les os. Vous savez qu'en effet la syphilis infantile se traduit très fréquemment par des productions ostéophytiques, et cela non seulement sur la diaphyse, mais sur les extrémités des os longs. Ces ostéophytes seraient même, d'après Parrot, « une des expressions les plus communes et les plus caractéristiques de la diathèse héréditaire ». D'autre part, il n'est pas rare d'observer dans les mêmes conditions des arthropathies de divers genres, consistant tantôt en des tuméfactions épiphysaires d'ordre plastique, susceptibles de résolution *(pseudo-tumeurs blanches syphilitiques)*, et tantôt en de véritables arthrites purulentes, avec désorganisation et destruction presque inévitable de la jointure.

Deux exemples pris au hasard.

Knaak a observé sur un enfant de quatorze jours, né de parents syphilitiques, une tuméfaction considérable des deux coudes, « en forme de *tumeur blanche* ». Cette lésion guérit sous l'influence du traitement spécifique.

A l'autopsie d'un jeune enfant syphilitique, Bargioni a trouvé, entre autres lésions, une articulation huméro-cubitale « *remplie de pus*, avec des cartilages érodés, laissant à nu les surfaces articulaires, etc. (1) ».

Pour ma part, j'ai dans mes notes personnelles plusieurs cas semblables ou analogues.

Or, des lésions de ce genre, alors que les malades survivent, sont bien de nature assurément à laisser traces de leur passage sur les articulations. Nul doute, en conséquence, qu'elles ne soient l'origine de ces *arthropathies déformantes* qu'il nous arrive parfois de rencontrer sur nos hérédo-syphilitiques dans un âge plus ou moins avancé.

XXXIII

ARRÊTS DANS LE DÉVELOPPEMENT INTELLECTUEL.

Enfin, une conséquence possible, mais à coup sûr beaucoup plus rare de l'infection héréditaire, consiste en de

(1) Voir encore un cas de même ordre relaté par Wiltshire dans le *British med. Journ.*, 1878, t. I, p. 732.

véritables *arrêts*, à des degrés divers, *du développement intellectuel.*

C'est un fait aujourd'hui bien authentique — quoique peu connu, peu accepté, je dois le reconnaître — que les descendants de sujets syphilitiques sont quelquefois frappés de déchéance intellectuelle.

Très positivement, la syphilis héréditaire crée parfois des enfants bornés comme intelligence, voire des enfants idiots.

Et rien d'étonnant à cela. D'une part, il est bien légitime que la syphilis réagisse sur l'intelligence par les déterminations spécifiques qu'elle peut exciter vers le cerveau dans le jeune âge. Et, d'autre part, il est constant que, sur les enfants syphilitiques, le développement intellectuel peut être enrayé par de simples troubles nutritifs de l'encéphale, troubles d'ordre vulgaire, analogues à ceux que réalise fréquemment la syphilis héréditaire vers divers organes, ainsi que nous l'avons vu par ce qui précède. Ainsi, de par l'anatomie pathologique, l'influence héréditaire de la diathèse est susceptible d'enrayer l'évolution de l'encéphale en déterminant la lésion connue sous le nom de *stéatose du réticulum cérébral.* Cette lésion a été plusieurs fois signalée par Wegner, par Parrot et par d'autres observateurs. Elle est indéniable. Inutile d'ajouter qu'elle ne comporte du reste rien de spécial. Elle s'observe chez les cachectiques comme chez les syphilitiques, et reconnaît simplement pour cause une altération nutritive profonde, d'origine spécifique ou vulgaire. Il est vraisemblable même que, chez les enfants syphilitiques, elle ne se produit qu'au titre de conséquence banale de la détérioration de l'organisme, de la déchéance générale imprimée à tout l'être par l'infection du germe.

Quoi qu'il en soit de la modalité, du pourquoi et du comment des phénomènes, voici ce qu'on observe en clinique : développement incomplet ou même non-développement des facultés intellectuelles.

Dans un premier degré, on a affaire à des sujets bornés, simples, obtus, niais, à *insuffisance intellectuelle* dûment accentuée.

Ce sont là des sujets qui, la plupart du temps, ont subi un

arrêt de développement physique et psychique. Ils ont fait leurs dents tard; ils ont marché tard; ils n'ont grandi que lentement et péniblement. De même ils ont été en retard pour parler. Au delà, il n'ont appris à lire et à écrire — mais à lire plus spécialement encore — qu'avec une difficulté singulière. Toujours leur mémoire s'est montrée défectueuse et rebelle. Dans un âge plus avancé, ils sont devenus de mauvais écoliers, inintelligents, mal doués, constituant le type de ce qu'on appelle poliment « des enfants *arriérés* ». Et tels ils sont restés plus tard, avec des aptitudes intellectuelles très inférieures au niveau moyen.

Les cas de ce genre sont rares, et il est plus habituel — autant du moins qu'il me soit permis d'en juger par le nombre encore restreint d'observations dont je dispose — que l'influence de la syphilis héréditaire se traduise par une déchéance plus accentuée des facultés de l'intellect, déchéance aboutissant alors ou confinant à l'*idiotie*.

Dans ce second degré, l'arrêt du développement intellectuel est pour ainsi dire absolu, non moins que définitif et irrémédiable.

Déjà quelques observations de ce genre ont été citées par divers auteurs, notamment par Critchett, Hutchinson, H. Jackson, Mercier, etc. M. Parrot me disait, ces derniers jours, avoir rencontré plusieurs cas semblables qui l'ont vivement frappé et qu'il se propose de publier prochainement. Pour ma part, j'en ai cinq dans mes notes (1).

(1) Cette leçon était professée lorsque j'ai eu connaissance d'un très intéressant et important mémoire publié dans un journal anglais (*Brain, a Journal of Neurology*, avril 1883) par le Dr J.-S. Bury, sous le titre suivant : *De l'influence de la syphilis héréditaire sur le développement de l'idiotie et de la démence.*

En ce qui concerne notre sujet actuel, les conclusions de ce mémoire sont conformes aux propositions que je viens d'émettre. L'auteur admet, comme moi, — et je suis heureux de cette conformité d'opinions — que les facultés intellectuelles peuvent être enrayées dans leur développement par l'influence hérédo-syphilitique. Quant au mécanisme de cette influence, il croit pouvoir l'expliquer comme il suit :

« Le développement du cerveau, dit-il, peut être enrayé de plusieurs façons, à savoir : 1° par un épaississement des os du crâne, consécutif à une ostéite spécifique; — 2° par une méningite chronique, laquelle dérive souvent d'une pé-

Tous ces cas sont identiques comme fond et se résument en ceci :

Un enfant naît de parents syphilitiques et commence par présenter tels ou tels accidents spécifiques dont il guérit. Plus tard, cet enfant ne se développe pas intellectuellement. Il paraît à peine susceptible d'attention ; il ne parle pas ; il reste rebelle à tout essai d'instruction, de culture. Avec l'âge, les choses changent à peine de face, et l'on a le triste tableau d'un être à peu près totalement dépourvu d'intelligence, automatique, machinal, n'ayant à sa disposition que quelques mots élémentaires, ne comprenant presque rien ou même ne comprenant rien de ce qu'on peut lui dire. Si sa vie ne se borne pas absolument à manger, boire et dormir, elle se restreint tout au plus à une série d'actes instinctifs et sans but conscient, à des allées et venues sans intention suivie, à des occupations enfantines, à des amusements ineptes, à des insanités de tout genre, sans parler même d'incidents passagers, tels que colères sans motifs, cris, gesticulations, violences, impulsions soudaines, brutales, quelquefois malfaisantes, et toutes manifestations diverses du genre de celles qui composent l'ensemble symptomatologique de l'imbécillité et de l'idiotie.

Ajoutons qu'il n'est pas rare d'observer dans les mêmes conditions, coïncidemment avec cette dégradation de l'intelligence, certains troubles de la motilité, à savoir : incertitude des mouvements, maladresse des mains, trémulences passagères, défaillances d'équilibre, faiblesse des jambes, faiblesse des quatre membres, état de parésie musculaire généralisée, etc.

J'ai vu, ces derniers temps, un cas de ce genre sur une jeune enfant de treize ans, dont la mère avait été traitée quelque temps par moi, il y a quinze ans, pour divers accidents syphilitiques. D'une part, cette enfant est sourde-muette. D'autre part, elle est imbécile, ou du moins les manifestations intel-

riostite ; — 3° plus habituellement encore, par une sclérose avec atrésie des artères cérébrales.

« Plusieurs observations, ajoute l'auteur, ont démontré l'existence de ces lésions artérielles chez les enfants syphilitiques, et c'est là, suivant toute probabilité, l'origine la plus commune de l'atrophie du cerveau dans la syphilis héréditaire. »

lectuelles dont elle fait preuve se bornent à ceci : quelques sourires niais échangés avec sa mère ou avec les personnes de son entourage ; quelques désirs de gourmandise ou de coquetterie ; quelques sentiments d'affectuosité, de tristesse ou de satisfaction non motivée le plus souvent, de colère, de frayeur, etc. Enfin, elle offre un état de parésie musculaire généralisée. Ainsi, elle ne peut se soutenir sur ses jambes ; elle ne dirige même pas ses jambes pour marcher, quand on la met debout en la portant sous les aisselles. Assise, elle s'infléchit sur elle-même dans un sens ou dans l'autre, surtout latéralement. Sa tête vacille et retombe parfois sur ses épaules comme la tête d'un cadavre. Ses mains, qui semblent le moins affectées, ne saisissent les objets qu'avec une insigne maladresse, et les tiennent d'une façon plus convulsive qu'assurée ; elles sont de plus comme subluxées sur l'avant-bras, et n'exécutent leurs mouvements qu'avec des attitudes bizarres, en se tordant, en se contorsionnant, en se crispant de la plus étrange façon.

Mais j'abrège l'exposé des symptômes de ce genre, qui exigeraient de longs développements si j'avais à vous les dépeindre d'une façon complète. Pour l'instant je me borne à vous signaler en leur lieu et place ces troubles intellectuels, au titre d'éléments du tableau diagnostique que je cherche à vous tracer. Nous aurons l'occasion d'y revenir en détail dans ce qui doit suivre.

XXXIV

Jusqu'ici je ne vous ai parlé, Messieurs, dans cette revue diagnostique, que des signes tirés de l'examen du malade.

Mais les signes de cet ordre ne sont pas les seuls que nous ayons à consulter. Il en est d'autres qui ne le cèdent en rien aux précédents comme importance clinique. Ceux-ci doivent nous occuper actuellement.

POLYMORTALITÉ DES ENFANTS DANS LES FAMILLES SYPHILITIQUES.

Une révélation, majeure en l'espèce pour le diagnostic spécial que nous étudions, vous sera souvent fournie par l'anamnèse.

En interrogeant le malade ou les personnes de son entourage, vous apprendrez ou pourrez apprendre ceci :

Que la mère de ce malade a eu un certain nombre de grossesses, et que plusieurs de ces grossesses ou bien se sont terminées avant terme, par *avortement*, par *accouchement prématuré*, ou bien ont amené des enfants *qui sont morts*, et qui, généralement, sont *morts en bas âge*.

Eh bien, je dis que ce seul renseignement aura pour vous, pour le diagnostic que vous poursuivez, une importance considérable — considérable, entendez bien le mot — par la signification qui s'y rattache. Je dis qu'un tel renseignement constituera pour vous, non pas, à coup sûr, une attestation de syphilis (car il n'est pas que la syphilis qui fasse avorter les femmes et qui tue les enfants en bas âge), mais une présomption, une forte présomption en faveur d'une infection syphilitique, comme origine probable de ces avortements multiples, de ces morts multiples d'enfants en bas âge. Et cela, parce que, sans contradiction possible, *la syphilis est, de toutes les maladies, celle qui produit le plus d'avortements et qui tue le plus d'enfants en bas âge.*

Cette dernière proposition, Messieurs, est d'ordre majeur, et je vous en dois la démonstration à deux titres : d'abord, parce qu'il s'agit ici d'un fait capital en soi ; — et, en second lieu, parce qu'il s'agit d'un fait qui va trouver son application immédiate dans notre sujet actuel. Il y a donc un double intérêt à ce que vous soyez édifiés sur ce point.

Or, de par la clinique, de par l'expérience journalière, il est incontestable que l'influence héréditaire de la syphilis se traduit sur les enfants d'une façon désastreuse, affreusement meurtrière. C'est là un résultat qu'attesteraient, au besoin, non pas des centaines, mais des milliers d'observations.

Il y a quelques années, j'ai produit mes statistiques personnelles sur ce sujet, en vue d'une autre question que j'étudiais à cette époque, celle du *mariage* des syphilitiques (1). Les chiffres

(1) V. *Syphilis et mariage*, pages 56, 72 et suiv.

auxquels j'avais abouti étaient vraiment lamentables. Pour vous les rappeler d'un mot, ils se résumaient ainsi :

1° En ville, *plus de deux cas de mort sur trois naissances*, dans les familles syphilitiques ;

2° A l'hôpital, 145 morts sur 167 enfants issus de mères syphilitiques ; c'est-à-dire *un seul enfant survivant sur 7 à 8 naissances !*

Moyenne approximative : Sur 5 enfants, 4 tués par la syphilis, contre un seul survivant.

Ces chiffres, il est vrai, bien que concordant avec d'autres statistiques, n'ont pas trouvé grâce devant tout le monde. Quelques-uns de nos confrères les ont accusés d'exagération. « Vous voyez les choses trop en noir, m'a-t-on dit ; en réalité, la syphilis est moins meurtrière pour les enfants que vous ne l'avez avancé. »

Avais-je donc forcé la note? Avais-je été victime de « séries malheureuses », comme on dit en langage de statistique ? Je ne demanderais pas mieux que de le croire ; mais il m'est impossible de le croire, car les résultats que m'a fournis mon observation ultérieure ont toujours été sensiblement conformes à ceux que j'avais énoncés primitivement. Au surplus, j'ai voulu, vous me pardonnerez l'expression, en avoir le cœur net. J'ai voulu me rendre compte, à mon tour, des résultats de mes confrères, et, dans ce but, voici ce que j'ai fait depuis plusieurs années.

Chaque fois que, dans mes lectures, je rencontrais une observation afférente à ce sujet spécial, j'en prenais note très soigneusement et consignais dans un registre *ad hoc* les données de l'observation relativement à la mortalité des enfants. De la sorte, je suis arrivé à constituer une statistique que j'appellerai *la statistique de tout le monde* (moi seul excepté), et que personne, en conséquence, n'aura le droit d'attaquer. Or, si je consulte aujourd'hui cette statistique — déjà considérable, comme vous allez le voir — j'y trouve ceci :

491 grossesses, observées dans des familles syphilitiques (un seul des deux parents étant syphilitique, ou les deux parents étant syphilitiques à la fois), ont fourni un total de :

109 enfants vivants ;

Et 382 enfants morts.

En d'autres termes, 491 enfants ont été engendrés par des parents syphilitiques; — et, sur ce nombre, il en restait 109 vivants, après un temps que nous déterminerons tout à l'heure, tandis que 382 étaient morts.

Proportion ramenée à tant pour 100 : 77 enfants morts sur 100.

Or, bien qu'inférieure à la mienne, cette proportion n'en diffère que d'une fraction. Elle *concorde* donc avec la mienne, bien plutôt qu'elle ne la contredit.

En tout cas et sans insister davantage sur ces questions de chiffres, vous voyez que, même en acceptant cette dernière statistique un peu plus favorable, l'influence héréditaire de la syphilis se traduit sur les enfants d'une façon qu'à nouveau je qualifie de désastreuse, c'est-à-dire par une *mortalité considérable*.

Ce fait général établi, allons plus avant. Analysons les statistiques précédentes, et nous allons en dégager sans peine deux autres faits particuliers, non moins intéressants pour la clinique et pour le sujet qui nous occupe. Nous allons voir :

1° Que les enfants issus de souche syphilitique meurent très souvent *avant de naître ;*

2° Que les enfants issus de souche syphilitique succombent très souvent d'une façon précoce, c'est-à-dire *peu de temps après leur naissance.*

I. — Sur le premier point tout le monde est d'accord aujourd'hui.

La syphilis, de l'aveu général, est une maladie *essentiellement prédisposante à l'avortement,* et cela dans toutes les alternatives qui peuvent se présenter, à savoir : 1° le père *seul* étant syphilitique; — 2° la mère *seule* étant syphilitique ; — 3° *à fortiori,* les deux géniteurs étant affectés de syphilis l'un et l'autre. — Je ne citerai pas d'exemples; le fait est notoire.

Il se peut même — le cas n'est que trop fréquent — que l'influence diathésique se prolonge sur plusieurs grossesses et se traduise par des avortements multiples, par une véritable *série d'avortements.*

C'est ainsi qu'on a vu des femmes saines, mais mariées à des hommes syphilitiques, avorter deux, trois, quatre fois de suite. Une de mes clientes, indemne de syphilis, mais mariée à un homme anciennement syphilitique, a commencé par faire *quatre fausses couches*, tant que son mari ne songea pas à se traiter. Plus tard, son mari ayant enfin consenti à se traiter, elle a eu quatre enfants, tous vivant encore aujourd'hui. — Behrend a cité le cas d'une femme qui, dans les mêmes conditions, eut *sept* grossesses terminées par avortement.

C'est ainsi que — bien plus souvent encore — on a vu des femmes syphilitiques (mariées à des hommes sains ou syphilitiques, peu importe) avorter plusieurs fois de suite, c'est-à-dire, pour préciser, *deux, trois, quatre, cinq, six, sept*, et jusqu'à *onze fois !*

Exemples du genre :

Une dame de mes clientes, jeune, bien constituée, contracte la syphilis de son mari dans les premiers temps de son mariage. Elle devient enceinte *quatre fois* en trois ans, et avorte *quatre fois.*

Une malade de nos salles, également infectée par son mari, a eu *six* grossesses, qui se sont terminées par *six avortements* dans les trois, quatre ou cinq premiers mois.

Grefberg a relaté le cas d'une femme syphilitique qui, bien que mariée à un homme sain, fit *onze fausses couches* en dix ans, et, plus tard, amena à terme un enfant affecté de syphilis.

Mais, en l'espèce, je ne connais rien de plus démonstratif que le fait suivant, où vous allez voir le même couple engendrer de beaux enfants *avant* la syphilis et ne plus aboutir, *après* la syphilis, qu'à procréer des enfants morts.

Un jeune ménage commence par avoir trois « superbes enfants ». Le mari contracte alors la syphilis, qu'il communique à sa femme. Cette femme, ultérieurement, devient enceinte *sept* fois. Résultats de ces sept grossesses : *trois avortements,* et *quatre accouchements prématurés avec enfants morts* (1).

(1) On trouvera la relation *in extenso* de ce dernier cas dans mes *Leçons sur la syphilis*, 2e édit., p. 733.

II. — Pour le second point, l'évidence n'est pas moins formelle.

C'est un fait d'expérience que les enfants issus de parents syphilitiques succombent en proportion considérable, et de plus succombent en bas âge. *La syphilis est essentiellement meurtrière pour les jeunes.*

Il est absolument commun dans la pratique de rencontrer des familles syphilitiques où deux, trois, quatre, cinq, six enfants sont morts en bas âge, c'est-à-dire dans leurs premiers mois, voire dans leurs premières semaines, voire dès leurs premiers jours.

Exemples :

Dans un cas d'Erasmus Wilson, cinq enfants issus de parents syphilitiques moururent tous, et tous, sauf un, dans les premiers mois.

Dans un cas du Dr Le Pileur, cinq enfants succombèrent, et tous en deçà de la sixième semaine.

Consultons d'ailleurs à ce point de vue la dernière statistique dont je vous parlais à l'instant; nous y trouverons ceci :

Sur les 382 décès qu'elle contient, il en est 372 qui sont relatifs soit à des avortements, soit à des enfants mort-nés, soit à des enfants ayant succombé *dans leur première année*, et, pour la plupart, dans les premières semaines ou les premiers mois. Dix décès seulement (*dix* sur 382, voyez la proportion!) se sont produits au delà de la première année.

Voilà certes des chiffres qui peuvent se passer de commentaires.

Donc, mort avant terme ou mort peu de temps après la naissance, tel est le sort le plus habituellement réservé aux enfants issus de souche syphilitique.

Cela établi, ai-je besoin d'ajouter maintenant que ces deux modes de mortalité sont de coïncidence fréquente dans les familles syphilitiques? Fausses couches et morts de jeunes enfants constituent même des associations éminemment communes en l'espèce.

Or, en s'additionnant de la sorte, ces deux ordres de mortalité aboutissent souvent à constituer dans certaines familles syphilitiques un chiffre obituaire vraiment effroyable, presque égal, voire égal parfois au chiffre de la natalité. Certaines familles sont je ne dirai pas décimées — le mot serait très insuffisant — mais presque anéanties, voire anéanties dans leur progéniture par la syphilis héréditaire.

Je ne m'attarderai pas à relater ici des faits particuliers. Mais, comme spécimens de cette curieuse et néfaste *polymortalité des jeunes* dans les ménages syphilitiques, je vous citerai les résultats sommaires d'un certain nombre d'observations.

Dans un cas du	Dr Augagneur............	3	morts sur	5	naissances.
—	d'Hutchinson.................	4	—	5	—
—	de Roger....................	4	—	5	—
—	de Bertin....................	5	—	6	—
—	de Behrend..................	8	—	11	—
—	de Turhmann................	8	—	11	—
—	de Le Pileur.................	10	—	11	—
—	de Boinet....................	8	—	9	—
—	de Bryant....................	11	—	12	—
—	de Carré.....................	11	—	12	—

Puis viennent les cas où la syphilis a fait table rase. *Autant de naissances, autant de décès*. Exemples :

Observation de	Cazenave....................	4 naissances;	—	4 morts.
—	Artéaga......................	4	—	4
—	Tanner.......................	6	—	6
—	Trousseau...................	6	—	6
—	E. Wilson....................	8	—	8

Soit dit incidemment, quelles statistiques, quelles horribles tables mortuaires! Et j'aurais pis que cela encore à vous signaler. Exemple :

Je dois à mon collègue et ami le Dr Ribemont Dessaignes, professeur agrégé de la Faculté, accoucheur de l'hôpital Beaujon, une observation qui constitue en l'espèce ce qu'on pourrait appeler « un comble », suivant l'expression à la mode. Cette observation est relative à une femme qui reçut la syphilis de son mari dès les premiers temps de son mariage, qui ne s'en traita pas, il est vrai, et dont *dix-neuf grossesses ont abouti à dix-neuf morts!* Les cinq premières grossesses se sont terminées par expulsion d'enfants morts et macérés, et les quatorze suivantes ont donné des enfants qui sont tous morts entre un et six mois.

Concluons maintenant.

Si telles se présentent les choses, vous concevez aussitôt quel parti nous pourrons avoir à tirer, au point de vue qui nous intéresse, de cette *polymortalité des jeunes* dans les familles syphilitiques. D'autant qu'un renseignement de cet ordre n'est pas sujet à caution, comme tant d'autres vagues données d'anamnèse. Des avortements, des morts d'enfants, ce sont là des faits positifs, patents, qui s'imposent, qui ne s'oublient pas, et qu'on sera sûr de toujours retrouver dans les commémoratifs, quand ils se seront produits.

Donc, raisonnant *a priori*, nous pouvons préjuger que la constatation de tels antécédents constituera, dans un certain nombre de cas, un signe précieux pour le diagnostic rétrospectif de la syphilis héréditaire.

Eh bien, cette induction théorique est pleinement confirmée par l'expérience. Et de cela voici la preuve.

J'ai pris au hasard une centaine d'observations de syphilis héréditaire tardive; je les ai analysées au point de vue en question, et j'ai trouvé que dans *trente et une* il était fait mention d'antécédents de ce genre. Sur ce nombre, à la vérité, il en est moitié environ où le chiffre peu élevé des avortements et des décès ne comportait rien de suspect; car, bien entendu, il n'y a pas que les familles syphilitiques où les femmes font des fausses couches et où les enfants meurent en bas âge. Mais, pour une quinzaine d'autres cas, la multiplicité des morts ou des avortements était certes de nature à éveiller le soupçon d'une cause spécifique, comme vous en jugerez par les chiffres suivants :

Observation I. — Sur 4 enfants.......................... 3 morts.
— II. — Sur 5 — .... 4 —
— III. — Sur 6 — .... 5 —

Observation IV. — Sur 7 enfants........................ 6 morts.
— V. — Sur 9 — .... 6 —
— VI. — Sur 12 — .... 7 —
— VII. — Sur 13 — .... 7 —
— VIII. — Sur 9 — .... 8 —
— IX. — Sur 12 — .... 9 —
— X. — Sur 11 — .... 10 —
— XI. — Sur 12 — .... 11 —
— XII. — Sept grossesses. — 3 fausses couches et 3 enfants morts.
— XIII. — Sept grossesses. — 1 fausse couche et 5 enfants morts.
— XIV. — Huit grossesses. — 4 fausses couches et 3 enfants morts.
— XV. — Quinze grossesses. — 3 fausses couches et 11 enfants morts.

De tout cela, en conséquence, résulte cette règle de pratique :

Ne jamais négliger — étant donné un malade affecté de symptômes ou de lésions qui peuvent être rapportés à la syphilis héréditaire — de remonter dans les antécédents de famille, en vue d'élucider les diverses questions suivantes :

1° La mère de ce malade a-t-elle fait des fausses couches, et notamment des fausses couches multiples, coup sur coup? — A-t-elle amené à terme ou avant terme des enfants morts ou mourants?

2° La famille de ce malade a-t-elle perdu des enfants? — Combien en a-t-elle perdu? — Et à quel âge sont morts ces enfants?

Car les renseignements obtenus sur ces divers points pourront fournir un très utile concours au diagnostic qu'il s'agit d'établir.

XXXV

ENQUÊTE SUR LA FAMILLE.

J'arrive enfin au signe diagnostique majeur, à celui qui prévaut sur tous les autres et qui constitue en l'espèce le *critérium* par excellence, à savoir : l'*enquête sur la famille*.

Voici, je suppose, un enfant affecté d'une lésion que nous avons quelques raisons de rapporter à une syphilis héréditaire. Je dis qu'en pareil cas notre premier soin doit être d'ouvrir une enquête sur la famille de cet enfant, en vue de rechercher la syphilis dans cette famille.

Et sous ce mot de famille je comprends :

1° Les *ascendants*, c'est-à-dire le père et la mère de l'enfant;

2° Les frères et sœurs de cet enfant.

Parlons tout d'abord de l'enquête faite sur les ascendants.

Que pourra-t-il en résulter? — De deux choses l'une :

Ou bien, de par cette enquête, nous découvrirons la syphilis sur le père et la mère, ou tout au moins sur l'un d'eux;

Ou bien nous ne trouverons rien qui ait trait à la syphilis ni sur l'un ni sur l'autre.

Dans la première alternative, la constatation de la syphilis dans la ligne ascendante sera un appoint formel aux soupçons que nous avions déjà sur le caractère syphilitique de la lésion en litige.

Dans la seconde, l'absence de tout accident, de tout commémoratif de syphilis sur le père ou la mère nous démontrera (réserve faite pour l'éventualité d'erreurs possibles dont nous parlerons bientôt) que nos soupçons n'étaient pas légitimes et que la lésion n'a pas pour origine une syphilis héréditaire.

Dans un sens ou dans l'autre, vous le voyez, les résultats de l'enquête fourniront au diagnostic les plus utiles lumières.

De même, l'enquête instituée sur les autres enfants de la même famille apprendra ceci :

Ou bien que ces enfants ont présenté ou présentent actuellement tels ou tels symptômes, tels ou tels signes qui témoignent sur eux d'une infection syphilitique ;

Ou bien que ces enfants ont été et sont encore indemnes de tout symptôme suspect.

Dans la première alternative, la constatation de la syphilis sur les autres enfants de la même famille devient une présomption en faveur de l'existence possible, probable même, d'une même infection chez l'enfant porteur de la lésion en litige.

Dans la seconde alternative, inversement, une présomption en sens contraire ressort de l'état d'immunité de ces autres enfants (1).

Rien de plus simple, et, en même temps, rien de plus clinique et de plus probant.

Théoriquement, donc, l'enquête sur la famille du malade se présente en l'espèce comme un procédé *merveilleux* pour résoudre les difficultés pendantes et fixer le diagnostic dans tous les cas. Mais il faut en rabattre, je l'avoue, quand on passe de la théorie à la pratique, et cela pour les raisons suivantes, dont il importe qu'à l'avance vous soyez avertis.

D'abord, alors même qu'elle est possible et complète, l'enquête peut rester *stérile* comme résultats, par insuffisance de renseignements. C'est ce qui se produit dans un certain nombre de cas, où l'on n'obtient des parents que des souvenirs vagues, confus, incertains, dont il est impossible de rien conclure, comme aussi dans les cas, plus nombreux encore, où l'examen des enfants ne fournit pas au diagnostic la moindre donnée précise.

En second lieu, l'enquête peut être entachée d'erreurs. Certains parents ne se prêtent pas toujours aux aveux qu'on sollicite. Il faut compter avec leurs réticences, leurs dissimulations, leur mauvaise foi, leurs *mensonges*. Exemple : une mère — à la vérité peu digne de ce nom — que j'interrogeais de la sorte à propos de son enfant affecté de symptômes cérébraux auxquels je supposais une origine hérédo-syphilitique (2), me nia obstinément tout antécédent de syphilis ; puis, quelques jours après, j'apprenais de source bien autrement respectable et certaine que non seulement elle avait eu la syphilis, mais qu'elle l'avait communiquée à son mari, et que son premier enfant, frère aîné de

(1) Réserves faites, tout naturellement, pour certaines éventualités possibles, telles que les suivantes : celle où ces divers enfants ne seraient pas issus du même père ; — celle où la syphilis des parents ou de l'un des parents serait intervenue après la naissance des premiers enfants et avant celle du dernier, etc.

(2) L'enfant en question ici succomba, et l'examen nécroscopique révéla dans l'encéphale des lésions incontestablement spécifiques. Je reviendrai sur ce fait dans l'un des chapitres suivants.

celui que je traitais, était mort d'accidents syphilitiques, vus et traités comme tels par mon collègue et ami le Dr Millard.

D'autres fois, la syphilis sera niée inconsciemment et *de bonne foi*. Rien d'étonnant à cela; car, ainsi que je vous l'ai dit et démontré, il est des gens, en plus grand nombre qu'on ne le pense, qui ont la vérole *sans le savoir*, ou, ce qui revient au même, sans savoir que ce qu'ils ont est la vérole. Que de cas de ce genre n'aurais-je pas à citer! M. Parrot, de même, a raconté le fait suivant : Un jour il est mandé en consultation pour un enfant sur lequel il reconnaît une syphilis héréditaire absolument manifeste. Il interroge le père qui se récrie, qui récuse tout antécédent de syphilis, puis qui spontanément, la consultation terminée, vient réclamer un conseil pour lui, au sujet d'un mal de gorge dont il souffre depuis un certain temps. On l'examine, et que trouve-t-on dans sa gorge? Quatre superbes plaques muqueuses, des mieux caractérisées!

Enfin, il est à peine besoin d'ajouter que l'enquête est parfois *impossible*, comme dans les cas où les parents sont morts, éloignés, absents, où l'on a affaire à des enfants abandonnés, à des enfants de père inconnu, de mère inconnue, etc.

Vous le voyez, je viens de faire sévèrement le procès de l'enquête, et je ne m'illusionne en rien sur les défaillances auxquelles elle est sujette en pratique. Mais, cela dit, j'ai hâte d'ajouter que, si elle n'est pas toujours utile, elle l'est parfois à un degré éminent; et je ne saurais proclamer assez haut qu'en certains cas elle est susceptible de rendre aux malades comme à la science les services les plus signalés. C'est là une conviction que m'a imposée l'expérience et que bientôt, je l'espère, vous partagerez avec moi.

En pratique, si l'on n'a pas recours plus souvent à l'*enquête*, c'est qu'on la juge mal. On s'en exagère les difficultés. A l'avance, on la déclare « irréalisable, impossible ». On lui reproche même de « choquer les convenances », etc. A tout cela la réponse est facile.

D'abord l'enquête n'est souvent que *difficile*, laborieuse, sans être impossible; et c'est même là, de beaucoup, l'ordre de cas le plus commun.

Eh bien, dans cet ordre de cas, il faut venir à bout des difficultés de l'enquête, voilà tout. Il pourra vous en coûter du temps, de la peine, quelque ennui, parfois quelque argent; mais qu'importe? Qui veut la fin veut les moyens.

Au total, de quoi s'agit-il? De chercher et de trouver les parents du malade, puis de les faire parler. Or, ce ne sont pas toujours là des difficultés majeures et insurmontables.

Vous avez vu maintes fois comment nous procédons ici. La chose est des plus simples. Lorsqu'il nous arrive d'avoir dans nos salles quelque enfant, quelque adolescent, voire quelque adulte affecté d'une lésion à laquelle nous supposons une origine hérédo-syphilitique, nous commençons par mander à l'hôpital les parents du malade. Quelquefois ils répondent à notre appel, et alors tout marche à souhait. Mais quelquefois aussi ils font la sourde oreille, ils ne viennent pas. Dans ce cas, j'ai recours au bon vouloir et aux bonnes jambes de mes élèves pour les « relancer à domicile », passez-moi le mot. Vous vous souvenez qu'à propos d'un cas éminemment curieux, qui piquait fort notre curiosité, j'ai expédié un de mes internes, M. Fernand Lavergne, jusqu'à Bruxelles, et je ne saurais assez le remercier de la complaisance avec laquelle il s'est chargé de cette mission. Bref, par un moyen ou par un autre, nous essayons de découvrir les parents qui se dérobent, et, les ayant découverts, nous les confessons.

On m'a dit quelquefois : « Mais ce n'est plus un métier de médecin, c'est un métier de juge d'instruction que vous faites là... Puis n'y a-t-il pas quelque disconvenance à pénétrer de la sorte dans une famille pour solliciter des renseignements de ce genre, au risque d'exhumer des souvenirs fâcheux, de révéler à une femme ce qu'elle ignore peut-être sur le passé de son mari, etc., etc.? » A cela je réponds que tout est ici dans la façon de procéder, dans la forme ou, mieux, dans les formes. Avec du tact, de la discrétion et quelque adresse, il y a manière de diriger l'enquête sans offenser ni effrayer personne, sans éveiller aucune susceptibilité, et de façon, au total, à sauvegarder les convenances. En ce qui nous concerne, mes élèves et moi, je dois dire que nous n'avons jamais recueilli que des remerciements pour de telles démarches, dans les familles que nous avons visitées, et je me porte garant que nous n'avons semé le trouble nulle part. D'autre part, pour ce qui a trait à la dignité médicale, j'avoue qu'il m'est impossible de la trouver compromise en l'espèce. Et, puisque je suis forcé de le dire, je préfère le rôle du médecin qui prend la peine d'aller chercher un renseignement dont pourra largement bénéficier son malade à celui du médecin qui, pour une raison quelconque, se prive et prive son malade de cette source de lumière.

D'ailleurs, il est manifeste — et c'est là ce dont j'ai à cœur de vous convaincre — que, dans les cas spéciaux qui nous occupent, l'enquête sur les ascendants s'élève au rang d'une véritable *méthode* diagnostique, d'une méthode, je le répète, également propre à servir la science et la pratique.

Scientifiquement, elle est *indispensable* à l'authenticité d'un fait quelconque. Il n'est pas, entendez bien ceci, il ne saurait être d'observation indiscutable, irréfutable, *authentique*, de syphilis héréditaire tardive *sans le contrôle de l'enquête sur les ascendants*. Quelque multiples, quelque valables que soient les signes qui, dans un cas donné, conduiront à suspecter une syphilis héréditaire tardive, aucun n'entre en balance avec le témoignage direct, formel, péremptoire, que peut fournir l'enquête.

Pratiquement, l'enquête offre au médecin un secours précieux pour fixer son diagnostic et déterminer son traitement. Que d'exemples n'aurais-je pas à produire où, grâce à elle, les incertitudes d'un cas difficile ou obscur ont été dissipées par la révélation d'une syphilis chez les ascendants! Je m'abstiendrai pour l'instant de citations particulières; mais nombre de faits qui trouveront leur place dans tel ou tel des chapitres suivants achèveront, si besoin est, de fixer vos convictions à cet égard.

DEUXIÈME PARTIE

MANIFESTATIONS DE LA SYPHILIS HÉRÉDITAIRE TARDIVE.

Jusqu'ici, Messieurs, nous n'avons étudié que les divers signes susceptibles de révéler l'influence hérédo-syphilitique indépendamment de toute manifestation spécifique actuelle. C'est là ce qu'on pourrait appeler la séméiotique de la syphilis héréditaire *en puissance*.

Maintenant une autre tâche va s'imposer à nous. Nous avons à envisager la maladie *en action*, ou, en d'autres termes, à rechercher par quels symptômes, par quelles lésions se traduit la syphilis héréditaire tardive, quelles manifestations lui sont particulièrement familières, quelle évolution elle affecte, quel pronostic elle comporte, quelles sont les erreurs diagnostiques auxquelles elle expose, etc., etc.

Ces diverses questions vont nous occuper tour à tour.

I

Ainsi que je vous le disais au début même de ces conférences, ce qu'on appelle la syphilis héréditaire tardive se compose de deux ordres de cas, à savoir :

1° De cas où les manifestations qui se produisent dans un âge plus ou moins avancé (seconde enfance, adolescence, jeunesse, âge adulte) ont eu pour prélude des accidents survenus au cours du premier âge ;

2° De cas où les manifestations d'un âge plus ou moins avancé n'ont été précédées d'aucun accident dans le premier âge. Ici, la syphilis, restée muette au moment et aux environs de la naissance, fait son explosion *première* à échéance plus ou moins *tardive*, c'est-à-dire à deux, quatre, huit, douze, quinze ans, par exemple.

A proprement parler et dans la stricte acception du mot, la dénomination de syphilis héréditaire tardive ne serait rigoureusement applicable qu'aux seuls cas de cette seconde catégorie. Mais, dans le langage courant, cette même dénomination est également employée pour qualifier les cas du premier ordre. En toutes choses l'usage fait loi; acceptons donc ce qui est déjà consacré par l'usage. D'autant que les deux ordres de cas dont il s'agit seraient le plus souvent impossibles à différencier en clinique; d'autant qu'ils comportent exactement les mêmes symptômes à l'époque où nous nous proposons de les étudier.

Disons seulement qu'ils sont loin d'avoir la même fréquence et de jouir parmi les pathologistes d'un égal crédit.

I. — Ceux du premier ordre sont incontestablement les plus communs et de beaucoup. C'est dire en conséquence que, dans la plupart des cas, l'évolution morbide se présentera à l'observateur sous le type que voici :

Au cours du plus jeune âge, dans les premières semaines ou les premiers mois de la vie, apparition de quelques accidents spécifiques, tels que syphilides cutanées, syphilides muqueuses, coryza, onyxis, etc. — A ce moment, intervention d'un traitement qui réprime ces manifestations, ou bien même disparition des accidents sans le secours d'aucune thérapeutique.

Puis, entr'acte morbide plus ou moins long, voire très long, pendant lequel rien ne se produit qui ait trait à la syphilis. On croit le malade guéri, si tant est qu'on ait eu conscience des premiers accidents; au cas contraire, on continue à rester dans l'ignorance de la diathèse dont il est affecté.

Et alors, à échéance très variable, mais le plus habituellement (comme nous le verrons bientôt) au cours de la seconde enfance ou de l'adolescence, explosion soudaine d'une manifestation syphilitique quelconque, d'ordre tertiaire.

Ainsi se présentent les choses le plus habituellement. Quelques exemples :

I. — Un enfant naît de parents syphilitiques. Quelques semaines plus tard il présente divers accidents secondaires aux lèvres, au visage et à la région péri-anale. Intervient un traitement qui coupe court à l'évolution morbide, mais qui n'est pas continué au delà de deux mois. —Vers cinq ans et demi, production d'une exostose tibiale, d'origine incontestablement spécifique. — Guérison rapide par l'iodure de potassium.

II. — Issu de père et mère syphilitiques, un enfant est affecté, dans la première semaine qui suit sa naissance, de syphilides cutanées, de plaques muqueuses labiales, scrotales et anales, d'adénopathies multiples, etc. — Traitement spécifique, et disparition rapide des accidents. — Puis, à sept ans et demi, invasion d'une syphilis cérébrale des plus manifestes (céphalée, accès épileptiques, troubles intellectuels, etc.), laquelle guérit d'une façon ultra-significative sous l'influence du traitement mixte.

III. — En 1870, je fus appelé à donner mes soins à une petite fille de cinq semaines, née d'une mère syphilitique et d'un père sain. L'enfant était couverte de syphilides, notamment au niveau du visage et des fesses. Elle présentait, de plus, un état général mauvais, presque alarmant. J'eus la satisfaction de la guérir. — Or, il y a quelques jours seulement, mandé derechef près de cette malade, actuellement âgée de quinze ans, je la trouvai affectée d'une syphilide tuberculo-ulcéreuse, aussi typique que possible, occupant la paume des mains. — D'après les renseignements très précis que je pus recueillir de la grand'mère de cette jeune fille et du médecin habituel de la maison, aucune manifestation syphilitique ou même suspecte ne s'était produite depuis les accidents dont j'avais été témoin en 1870.

IV. — De même encore, dans un autre cas dont je vous ai déjà parlé, diverses manifestations d'une syphilis héréditaire se succédèrent de la façon suivante :

A trois mois, syphilides cutanées, vues et traitées par le professeur Trousseau.

A cinq ans, lésions des humérus, et lésions articulaires affectant les deux coudes.

A sept ans, ophthalmie grave, prolongée, et abcès (?) ou plutôt, suivant toute vraisemblance, gomme d'une jambe.

A douze ans, lésion très grave d'un tibia, n'ayant pas exigé moins de trois à quatre ans pour guérir.

A quinze ans, jetage nasal et nécrose des fosses nasales ; — syphilide gommeuse phagédénique de la lèvre supérieure ; — nécrose du maxillaire supérieur; — perforation de la voûte osseuse du palais; — gomme phagédénique de la gorge ; destruction du voile palatin, etc.

A vingt-huit ans, enfin, vaste syphilide gommeuse siégeant à la face antérieure d'une jambe.

Les cas de ce premier groupe, où la syphilis prélude par des manifestations du premier âge à des accidents d'un âge plus avancé, ne sont ni contestables ni contestés, tant ils se présentent fréquemment en clinique. Il n'en est pas de même pour ceux du second groupe, dont je dois vous parler actuellement.

II. — Se peut-il qu'une syphilis héréditaire fasse ses premières manifestations dans une période plus ou moins avancée de la vie *sans avoir été précédée d'aucune manifestation dans le premier âge?*

Oui, suivant les uns, et je suis du nombre; — non, suivant les autres.

A ceux qui admettent l'authenticité d'une évolution de ce genre on ne manque jamais d'opposer la fin de non-recevoir que voici : « Que savez-vous, leur dit-on, que pouvez-vous savoir de rigoureusement précis sur les antécédents d'une syphilis héréditaire à longue portée? Vous affirmez que cette syphilis n'a pas eu de manifestations avant l'âge où vous constatez ce que vous appelez ses *premiers* accidents. Mais qui vous dit qu'elle n'a pas eu dans l'enfance des manifestations qui sont restées inaperçues ou méconnues? Comment pourrez-vous jamais acquérir la certitude qu'il ne s'est pas produit au cours du premier âge quelque accident léger, superficiel, éphémère, tel qu'une éruption discrète ou une plaque muqueuse, ou toute autre lésion de même genre, etc. ? »

Certes, répondrai-je, l'objection est des mieux fondées. Mais prenez garde, en raisonnant de la sorte, de placer la question sur un terrain où elle restera fatalement insoluble. Si, pour admettre qu'une syphilis héréditaire peut faire ses premières manifestations dans un âge plus ou moins avancé, vous exigez de moi la démonstration mathématique que le plus minuscule accident spécifique ne s'est pas produit au cours de la première enfance, inutile d'aller plus loin et d'ouvrir une discussion condamnée d'avance à rester sans résultats. Car, pour fournir la démonstration que vous demandez, il faudrait qu'un médecin eût été rivé plusieurs années de suite au chevet du sujet en question, examinant chaque jour ledit sujet et notant les moindres incidents de sa santé.

Ce n'est donc pas en ces termes qu'il faut poser la question. Il faut lui donner une autre formule, une formule *pratique*, qui puisse se prêter à une analyse médicale, et dire ceci, par exemple :

Est-il des syphilis héréditaires qui se manifestent dans un âge plus ou moins avancé sans s'être révélées dans la première enfance par aucun symptôme *susceptible d'éveiller la sollicitude d'une famille ou le soupçon d'un médecin?*

Sous cette formule — la seule que, pour ma part, je consente à accepter comme base de discussion — le problème devient véritablement clinique et susceptible d'une solution dans un sens ou un autre.

Eh bien, oui, on a vu des accidents de syphilis héréditaire se produire à un âge plus ou moins avancé de la vie dans les conditions sus-énoncées, c'est-à-dire sur des sujets qui, bien qu'élevés dans leur famille et surveillés par un médecin, étaient restés jusqu'alors indemnes de tout accident spécifique.

Des faits de ce genre ont été cités par plusieurs auteurs, notamment par Dixon, Duménil, Chaboux, Lancereaux, Lannelongue, etc., et l'historique de ces faits contient la mention expresse qu'aucun accident ne s'était manifesté sur les malades en question jusqu'à des échéances diverses, variables entre six et dix-sept ans.

J'ai dans mes notes plusieurs cas analogues et d'une authenticité non contestable, parce qu'ils ont été recueillis dans des familles *prévenues*, j'entends conscientes de leur état, conscientes du danger qui menaçait leurs enfants, et par conséquent attentives aux moindres incidents morbides pouvant survenir sur ces enfants. Dans de telles conditions, des manifestations de syphilis héréditaire devaient être nécessairement remarquées, si elles venaient à se produire; eh bien, elles ne se sont pas produites.

Plusieurs observations de ce genre trouveront place dans l'exposé qui va suivre. Mais dès à présent je tiens à vous en présenter une à titre d'exemple.

Une femme reçoit la syphilis de son mari. Elle en est avertie, et se traite, mais incomplètement. Cinq ans après, elle devient enceinte et accouche d'une enfant petite, chétive, qui s'élève cependant. L'enfant est attentivement surveillée au point de vue d'une syphilis héréditaire possible, mais reste indemne de tout accident. — A sept ans, elle est affectée d'une kératite interstitielle double. — A douze ans, elle présente des hyperostoses massives de plusieurs os (tibias, humérus, cubitus). — A quatorze ans, poussée nouvelle d'hyperostoses considérables. — A quinze ans, syphilide gommeuse d'une jambe, avec complication de phagédénisme térébrant et nécrose partielle d'un tibia.

Que voulez-vous de plus concluant?

Donc, vous le voyez, Messieurs, il est des cas où, d'une façon incontestable, la syphilis héréditaire produit ses manifestations d'une façon plus ou moins tardive (par exemple, comme dans le cas précédent, à sept, douze, quatorze et quinze ans), sans s'être révélée dans la première enfance par aucun accident, tout au moins par aucun accident suffisant à appeler l'attention, à éveiller la sollicitude d'une mère.

Mais les cas de cet ordre, je le répète, sont à coup sûr beaucoup moins communs que ceux où l'infection héréditaire s'atteste d'emblée dès les premiers temps de la vie.

II

ÉCHÉANCES D'INVASION.

A quel âge de la vie se manifestent les accidents qui composent ce qu'on appelle la syphilis héréditaire tardive?

Peut-être la réponse la plus générale et la plus vraie que comporte cette question serait-elle la suivante : « Les accidents de la syphilis héréditaire tardive peuvent se produire *à tout âge.* » Peut-être bien est-ce cette réponse que lui donnera l'avenir.

Mais telle n'est pas, en tout cas, celle que nous sommes autorisés à lui donner aujourd'hui, et cela parce qu'elle ne serait pas légitimée par les faits dont nous disposons.

Les faits dont nous disposons quant à présent pour décrire ou plutôt pour commencer à décrire la syphilis héréditaire tardive se distribuent naturellement en deux groupes : les uns comportant toutes garanties d'exactitude et d'authenticité scientifique ; — et les autres, bien que puisés aux meilleures sources, susceptibles de critiques sérieuses, d'objections légitimes, au total non démonstratifs.

Or, de ces faits, ceux du premier ordre abondent et surabondent pour nous montrer des accidents de syphilis héréditaire survenant dans une période jeune ou relativement jeune de la vie, à savoir : *de trois à vingt-huit ans ;* — tandis que ceux du second ordre sont seuls à témoigner en faveur d'accidents de même genre apparaissant dans une période plus tardive, c'est-à-dire au delà de vingt-huit ans.

De sorte qu'un examen impartial des faits en question nous conduit à cette division dichotomique :

Au-dessous de vingt-huit ans, syphilis héréditaire tardive absolument indéniable et démontrée par toute une série d'observations qui ne laissent prise à aucune critique ;

Au-dessus de vingt-huit ans, au contraire, syphilis héréditaire tardive n'ayant pour témoignages qu'un certain nombre d'observations à coup sûr très intéressantes, signées même pour quelques-unes des noms les plus estimés, mais dépourvues en définitive de cet ensemble de preuves qui forcent la conviction et constituent l'authenticité scientifique.

Tel est exactement l'état des choses, pour aujourd'hui du moins. Mais ceci n'a rien d'immuable, bien entendu, et vous avez compris à l'avance qu'il suffirait de quelques bonnes observations pour réformer la dichotomie singulière qui constitue l'expression de nos connaissances actuelles et pour conférer à la syphilis héréditaire des périodes avancées de la vie l'authenticité qui lui fait encore défaut.

J'insiste et je précise, car nous voici, avec la discussion pendante, en plein cœur de notre sujet.

I. — Pour la préparation de ces conférences j'ai dû dresser l'inventaire des cas de syphilis héréditaire tardive contenus dans la science, en élaguant, bien entendu, tous ceux qui me paraissaient entachés de quelque suspicion. Ajoutant à ces faits ceux que me fournissait ma pratique personnelle, je suis arrivé à réunir un total de 212 observations.

Or, de ce catalogue de faits, que j'utiliserai pour les descriptions qui vont suivre, il se dégage immédiatement, en ce qui concerne la question actuelle, divers points qui doivent trouver place ici.

1° C'est d'abord que l'énorme majorité de ces observations est relative à des sujets jeunes, *âgés de trois à vingt-huit ans*.

Relevant dans ces observations l'échéance précise de divers accidents d'hérédo-syphilis tardive, je trouve que ces accidents se sont produits : 251 fois entre trois et vingt-huit ans ; et 21 fois seulement entre vingt-huit et soixante-cinq ans.

Ces chiffres, à coup sûr, sont assez significatifs pour me dispenser de tout commentaire.

Donc, très sûrement, incontestablement, la syphilis héréditaire tardive fait ses manifestations avec une énorme supériorité de fréquence dans une période encore peu avancée de la vie, c'est-à-dire de la seconde enfance à la jeunesse ; — et tout au contraire, elle n'affecte qu'avec une proportion de fréquence infiniment moindre les sujets âgés de plus de vingt-huit ans.

Voilà un premier résultat patent, ne laissant place à aucune objection.

2° Dans cette période de trois à vingt-huit ans, la fréquence des accidents hérédo-syphilitiques n'est pas égale pour tous les âges.

D'après ma statistique, la syphilis héréditaire tardive atteindrait son maximum de fréquence vers l'âge de *douze* ans ; — et, de plus, elle décroîtrait de fréquence dans une proportion considérable à partir de dix-huit ans.

3° Enfin, les cas que l'on observe dans une période un peu avancée, de dix-huit à vingt-huit ans par exemple, ne sont relatifs pour la plupart qu'à des manifestations *de récidive*, ou, pour mieux dire et pour éviter toute ambiguïté, à des manifestations précédées d'autres accidents de même nature dans un âge moins avancé.

C'est ainsi que, sur l'un des malades dont je vous parlais précédemment, les lésions diverses qui se produisirent de vingt à vingt-huit ans avaient eu pour préludes quatre autres poussées d'accidents au cours de l'enfance et de l'adolescence.

II. — Venons maintenant à notre seconde catégorie de cas, c'est-à-dire aux cas relatifs à l'invasion de la syphilis héréditaire dans un âge avancé de la vie, par exemple au delà d'une trentaine d'années.

Certes, il existe dans la science un certain nombre d'observations relatives à divers accidents de syphilis héréditaire apparue dans l'*âge mûr* ou même dans la *vieillesse*. Citons-en quelques-unes comme exemples.

Melchior Robert rapporte à l'hérédité syphilitique un cas de lésion du voile du palais avec perforation, observé sur une femme de *quarante-deux* ans (1).

M. Leudet (de Rouen) a raconté l'histoire de deux sœurs, âgées de *quarante-trois* et *quarante-six ans*, affectées l'une d'une lésion hépatique et l'autre d'une lésion cérébrale. Toutes deux guérirent d'une façon significative par le traitement spécifique; et, comme ni l'une ni l'autre ne présentait d'antécédents suspects, comme l'une d'elles même était vierge, l'auteur s'est cru autorisé à rattacher à une origine héréditaire les accidents d'ailleurs incontestablement spécifiques qu'elles présentèrent (2).

M. Lancereaux a publié (et c'est là, à coup sûr, l'observation la meilleure et la plus complète que nous possédions en l'espèce) un cas relatif à une femme de *quarante et un ans* qui présentait tout un passé indéniable de syphilis héréditaire et qui succomba à des accidents de phthisie syphilitique (3).

M. Ricord a imputé à une infection héréditaire des accidents manifestement syphilitiques de la région naso-pharyngienne, qu'il observa sur deux frères âgés de *quarante* et de *quarante-quatre ans*, tous deux indemnes de syphilis acquise (4).

(1) *Nouveau traité des maladies vénériennes*, Paris, 1864, p. 701.
(2) *Archives générales de médecine*, 1866, t. I.
(3) *Traité de la syphilis*, 11e édit., p. 330.
(4) *Gazette des hôpitaux*, 1862, p. 318.

Melchior Robert, enfin, pour qui « la vérole héréditaire peut rester latente jusqu'aux périodes les plus reculées de la vie », a relaté le cas d'une femme de *soixante-cinq ans* affectée de lésions osseuses d'un genou et d'une tumeur de la région costale, donnant lieu à d'horribles douleurs nocturnes. Ces deux manifestations cédèrent avec une rapidité significative au traitement spécifique; et, d'après ce résultat comme d'après diverses circonstances de l'observation, l'auteur se crut en droit de les rapporter à une influence héréditaire (1).

J'ai observé, moi aussi, quelques cas de ce genre, notamment les trois suivants, sur lesquels deux vous sont connus pour s'être produits cette année même dans nos salles.

I. — Une femme de cinquante-sept ans entre dans le service pour une énorme syphilide tuberculo-ulcéreuse occupant presque tout le visage. Cette affreuse lésion, méconnue jusqu'alors comme nature et traitée par toute espèce de médications hormis la bonne, a guéri, vous vous le rappelez, en moins d'un mois sous l'influence du traitement spécifique. C'est assez dire si notre diagnostic était correct. Eh bien, cette femme reniait toute contagion vénérienne, tout antécédent syphilitique. Mais deux signes permettaient de soupçonner sur elle une syphilis héréditaire, à savoir : 1° malformations dentaires très accentuées : trois dents (les seules qui restassent à peu près indemnes de carie) présentaient des vestiges encore très apparents d'encoche semi-lunaire (2); — 2° surdité d'une oreille, avec tympan « en écumoire », offrant trois larges perforations. Cette lésion, qui s'était produite d'une façon presque inconsciente à force d'être indolore, remontait à la première enfance.

II. — Un homme de quarante-sept ans se présente à nous avec une triple lésion : large ulcération du pharynx ; — perforation du palais osseux ; — et phagédénisme nasal, ayant déjà détruit toute l'aile gauche du nez et menaçant d'envahir le reste de l'organe. Le caractère syphilitique de ces lésions était patent, et le merveilleux succès du traitement ioduré, qui a guéri tout cela en l'espace de quelques semaines, a pleinement confirmé le diagnostic de spécificité. Or, quelle était l'origine de ces accidents ? Cet homme, lui aussi, récusait énergiquement tout antécédent spécifique, et nous ne trouvions rien sur lui de nature à contredire ses assertions. D'autre part, deux signes semblaient devoir mettre en cause une syphilis héréditaire. C'étaient : 1° des vestiges très nets d'une ancienne iritis, ayant affecté le malade vers l'âge de cinq ans ; — 2° d'innombrables cicatrices des régions fémorales et crurales postérieures, reliquats d'une éruption ulcéreuse remontant au plus jeune âge.

III. — Une malade de quarante-quatre ans, qui occupait récemment

(1) Ouvrage cité, p. 701.

(2) Ces trois dents à encoche d'Hutchinson étaient les deux incisives supérieures et la canine inférieure droite.

le lit n° 24 de la salle Henri IV, a éprouvé quatre poussées d'accidents graves d'origine incontestablement syphilitique, à savoir :

En 63, syphilide tuberculo-ulcéreuse des jambes, et, en outre, lésion gommeuse de la gorge, ayant détruit une portion du voile palatin ;

En 70, syphilide de même nature sur le dos et le visage ;

En 79, syphilides ulcéreuses, très étendues, occupant les cuisses et la vulve ;

Enfin, en 82, syphilide gommeuse en nappe et gommes du tissu cellulaire répandues sur les cuisses, les plis inguino-cruraux, le pubis, la vulve, la région péri-anale, etc.

Or, cette femme, pas plus que les malades précédents, ne présentait d'antécédents syphilitiques personnels. Et, d'autre part, cinq raisons nous portaient à croire que la syphilis dont elle était affectée devait ou pouvait dériver d'une origine héréditaire, à savoir :

I. — Commémoratifs sur la santé du père. Cette femme avait entendu dire que son père « était syphilitique » (1).

II. — Polymortalité dans la famille de la malade. Sur onze enfants issus de ses père et mère, *sept morts*, dont les six aînés à une époque très voisine de la naissance.

III. — Sur notre malade, enfin, trois signes de l'ordre de ceux qu'il est le plus commun de rencontrer comme témoignages de syphilis héréditaire : 1° taie cornéale, vestige d'une kératite remontant à l'enfance ; — 2° dureté de l'ouïe, datant également du jeune âge et non explicable par aucune lésion de l'appareil transmetteur ; — malformations dentaires (érosions en nappe, cupules, échancrures du bord libre de plusieurs dents, etc.).

Ces faits, comme quelques autres encore que j'y pourrais joindre, nous montrent la syphilis héréditaire en action dans un âge avancé de la vie, voire dans la vieillesse.

Mais sont-ils probants ? Présentent-ils les garanties, toutes les garanties scientifiques qu'une critique rigoureuse est en droit d'exiger ? Non certes. Ils sont tous *vulnérables*, au contraire ; ils ont tous leur côté faible, car il leur manque à tous un élément indispensable, l'élément par excellence qui en constituerait l'authenticité, à savoir : l'enquête sur les ascendants, la *démonstration de la syphilis chez les parents des malades*. Et c'est là une lacune, un *desideratum* qui les frappe de nullité.

Je sais bien qu'en l'espèce cette démonstration est particulièrement difficile, voire presque impossible. Car allez donc remonter dans les antécédents d'une famille dont les fils ont atteint

(1) Cet homme étant mort, nous n'avons pu contrôler l'assertion de notre malade.

l'âge mûr, s'ils ne l'ont même dépassé. Allez donc reconstituer un passé qui peut dater de trente, quarante, cinquante, soixante ans! Le temps, qui efface tout, efface plus encore les souvenirs morbides. D'ailleurs, à de pareilles échéances, lesdits parents n'existent plus dans la plupart des cas, et alors quelle confiance accorder aux renseignements de seconde ou de troisième main qu'on pourrait par aventure obtenir sur leur santé spéciale?

Or, c'est précisément cette difficulté de recueillir toutes les pièces du procès qui a rendu jusqu'ici le débat insoluble.

Faut-il donc, comme l'ont fait quelques auteurs, jeter par-dessus bord toutes les observations qui précèdent et, sans en tenir le moindre compte, conclure à la non-existence d'accidents hérédo-syphilitiques dans un âge avancé? Non, à mon sens; car ce serait là le fait d'un scepticisme exagéré et déraisonnable. Il faut bien plutôt voir les choses comme elles sont et dire simplement ceci:

Nous ne possédons pas quant à présent un seul fait indéniable, irrécusable, de syphilis héréditaire développant ses manifestations dans l'âge adulte ou la vieillesse. Mais cela ne prouve rien contre l'existence possible de telles manifestations dans ces périodes avancées de la vie; car l'impossibilité de démontrer un fait ne saurait en rien établir que ce fait n'existe pas, et la démonstration qui nous manque aujourd'hui, un hasard peut-être nous la fournira demain.

J'ajouterai même que cette syphilis héréditaire des périodes avancées de la vie, si elle n'est pas encore positivement démontrée par un ensemble de faits cliniques, est rationnelle en principe et presque démontrée *par analogie*, si je puis ainsi dire. Et cela, pour les raisons suivantes :

1° Comment supposer que la syphilis héréditaire ne puisse faire ce que fait la syphilis acquise? La syphilis acquise, chacun le sait, a des échéances d'accidents à trente, quarante, cinquante ans de son origine première, et même au delà. En vertu de quel singulier privilège la syphilis héréditaire serait-elle exempte de ces manifestations à longue portée?

2° Comment supposer, d'autre part, que la syphilis héréditaire, qui est susceptible — c'est démontré — d'avoir des manifestations à vingt-huit ans de date de son origine, ne puisse dépasser ce terme? Est-ce que le chiffre de vingt-huit ans est un chiffre fatal qui constitue pour elle ses colonnes d'Hercule? Et quel pathologiste se prêterait à croire qu'au delà de cette échéance l'nfluence héréditaire doit se trouver nécessairement périmée?

Le bon sens et l'analogie clinique s'accordent donc ici pour nous conduire à penser que la syphilis héréditaire peut avoir des manifestations dans une étape avancée de l'existence tout aussi bien que dans l'enfance, l'adolescence et la jeunesse. La syphilis est *une*, à tout prendre ; c'est toujours la même maladie, qu'elle dérive d'une contamination héréditaire, d'une contagion *in utero*, ou d'une contagion après la naissance. Dans toutes les conditions possibles et n'importe son mode originel, elle reste toujours la syphilis et doit comporter en conséquence la même longévité.

Au total, dirai-je enfin, l'existence de ce qu'on pourrait appeler la syphilis héréditaire de l'adulte et du vieillard est un fait conforme à l'esprit et au caractère général de la syphilis.

Ce fait, nous n'en avons pas encore, je le répète, la démonstration absolue, authentique; — cette démonstration, nous pourrons même, vu les difficultés qui s'y rattachent, l'attendre en vain plus ou moins longtemps; — mais elle se présentera quelque jour, n'en doutez pas.

III

MANIFESTATIONS DE LA SYPHILIS HÉRÉDITAIRE TARDIVE.

Abordons maintenant la partie clinique de notre sujet.

Par quelles manifestations se traduit — au moins dans ses formes les plus communes — la syphilis héréditaire tardive?

Ceci, nos observations vont nous l'apprendre.

Dépouillant à ce point de vue spécial les 212 cas dont je dispose, j'y trouve signalées les diverses manifestations suivantes, que je rangerai tout aussitôt d'après leur ordre de fréquence relative :

Affections oculaires	**101**
Affections osseuses	**82**
Affections cutanées	**53**
Lésions de la gorge (voile du palais spécialement).	**46**
Symptômes d'ordre cérébral	**42**
Troubles de l'ouïe	**40**
Lésions nasales	**26**
Affections hépatiques	**25**
Lésions spléniques	**15**
Gommes sous-cutanées	**14**
Affections rénales	**12**
Lésions laryngées	**10**
Affections de la moelle	**8**
Lésions testiculaires	**6**
Lésions pulmonaires	**5**
Arthropathies	**5**
Lésions des muqueuses génitales	**5**
Lésions linguales	**4**
Lésions des nerfs	**4**
Divers	**15**

Vous décrire tous ces accidents, Messieurs, serait vous faire, à propos de la syphilis héréditaire tardive, l'histoire presque complète de la syphilis en général. Telle ne saurait être mon intention, bien évidemment.

De ces accidents, les uns — et c'est de beaucoup le plus grand nombre — n'offrent absolument rien de spécial, en ce sens qu'ils sont dans la syphilis héréditaire tardive ce qu'ils sont dans la syphilis commune. Exemple : Se développant sur un sujet hérédo-syphilitique, une gomme du tissu cellulaire se présente exactement avec les mêmes symptômes et la même évolution qu'une gomme de siège semblable se produisant au cours et par le fait d'une syphilis acquise.

Les accidents de ce premier groupe ne sauraient manifestement devenir ici le sujet d'une description spéciale. Je me bornerai à les énoncer à leur place, sans y insister.

D'autres, inversement, exigeront de nous une attention particulière. Ce sont, naturellement, ceux qui sont *spéciaux* à la syphilis héréditaire tardive, ou qui, sans lui être spéciaux, s'y présentent avec une physionomie plus ou moins différente de celle qu'ils affectent dans la syphilis acquise. Ce sont encore ceux qui, pour des raisons diverses, sont exposés à être méconnus comme nature et assimilés à telle ou telle affection banale de l'enfance ou de l'adolescence. Citons comme exemple les encéphalopathies spécifiques de la syphilis héréditaire, qui manquent rarement d'être prises pour des méningites vulgaires ou des méningites tuberculeuses.

Voilà notre programme d'étude.

Ainsi compris et circonscrit, ce programme ne laisse pas néanmoins, comme vous allez le voir, de comporter nombre de sujets d'importance majeure. Il s'est largement étendu, dilaté, si je puis ainsi dire, depuis quelques années par l'annexion incessante de chapitres nouveaux ; et tout fait prévoir qu'il s'étendra encore bien davantage, à mesure qu'une analyse attentive des faits cliniques permettra de rattacher à l'influence hérédo-syphilitique les accidents multiples qu'elle peut produire et dont plusieurs sans doute restent encore méconnus.

Mais assez de préambules. Venons à l'étude des manifestations de la syphilis héréditaire tardive, et tout naturellement inaugurons cette étude par le groupe d'accidents qu'elle paraît déterminer avec un degré de fréquence notablement supérieur, à savoir : les accidents oculaires.

IV

AFFECTIONS OCULAIRES.

I. — Kératite interstitielle (kératite d'Hutchinson, kératite hérédo-syphilitique, etc.)

C'est un fait avéré que les affections de la cornée sont absolument rares dans la syphilis acquise. Elles le sont à ce degré qu'elles ont été formellement révoquées en doute par certains auteurs en tant que lésions dérivant d'une influence spécifique.

Or, par un contraste aussi inexplicable que curieux, les affections de la cornée constituent au contraire un symptôme d'une extrême fréquence dans la syphilis héréditaire.

Symptôme d'une extrême fréquence, ai-je dit. De cela voici la preuve.

Sur les 212 observations qui composent ma statistique, j'en trouve 88 où figure la kératite, soit au titre de lésion actuelle, soit au titre d'antécédent morbide, et d'antécédent dénoncé d'une façon manifeste par des taches cornéales ou des altérations de transparence de la cornée.

Cette fréquence, au surplus, vous pouvez en juger par vous-mêmes, Messieurs, d'après ce que vous avez vu dans nos salles cette année même. Sur les six derniers malades qui sont entrés dans le service pour des accidents de syphilis héréditaire tardive, nous avons constaté cinq fois des accidents de kératite, à savoir : trois fois au titre d'antécédent morbide, et deux fois comme lésion actuelle, en évolution.

Deux mots d'historique.

La lésion cornéale dont je vais vous parler n'est certes pas de découverte récente. Elle a été remarquée et signalée de vieille date sous des noms divers, tels que *cornéite scrofuleuse*, *kératite profonde*, *kératite diffuse*, *kératite interstitielle*, *kératite vasculaire interstitielle ponctuée*, etc.

Il ne se rattachait à cette lésion qu'un intérêt médiocre, lorsque tout à coup, vers 1859, une véritable agitation scientifique se produisit à son propos. A cette époque, en effet, Hutchinson vint faire une déclaration aussi nouvelle qu'inattendue, à savoir : « qu'une variété de kératite, dite kératite interstitielle chronique, était presque toujours (voire toujours, dans sa conviction) une conséquence directe de la syphilis héréditaire (1). »

Inutile de dire qu'une telle assertion souleva immédiatement et a soulevé depuis lors nombre d'objections, et même plus que

(1) « ... Je ne serai pas absolu au point d'affirmer que la kératite interstitielle de forme typique ne se rencontre que chez les sujets atteints de syphilis héréditaire ; mais je ne cacherai pas que *c'est là ma conviction* ». (Hutchinson, Ouvrage cité, traduct. du Dr Hermet, p. 29.)

des objections, des controverses, des oppositions violentes, et cela dans tous les pays.

En Angleterre, à la vérité, les idées d'Hutchinson, défendues par lui avec conviction et persévérance, trouvèrent d'emblée un accueil assez favorable. Mais partout ailleurs elles rencontrèrent de nombreux adversaires. En France, tout particulièrement, elles ne réunirent à l'origine que bien peu d'adhérents. A preuve une discussion restée célèbre qui occupa en 1871 plusieurs séances de la Société de Chirurgie (1).

Aujourd'hui encore, malgré de nombreux travaux que je passerai sous silence, l'accord est loin d'être fait sur la question, ainsi que nous le verrons au cours de cet exposé. Mais toujours est-il que, si divers points et des plus importants restent en litige, un grand fait est mis actuellement hors de doute en ce qui nous concerne; et ce fait, c'est l'existence d'une relation pathogénique indéniable entre l'influence hérédo-syphilitique et la variété d'affection cornéale connue sous le nom de kératite interstitielle.

Cette variété de kératite a été décrite derechef, au cours de ces dernières années, sous des noms très divers. On l'a appelée : kératite *parenchymateuse*, parce qu'à l'inverse des kératites qui siègent à la superficie de la cornée elle pénètre plus profondément et intéresse le parenchyme même de la membrane ; — kératite *diffuse*, parce que ses limites sont presque toujours mal arrêtées et plus ou moins vagues de contours ; — kératite *pointillée*, en raison d'un aspect particulier qu'elle revêt souvent et que nous aurons bientôt à décrire ; — kératite *interstitielle chronique*, en raison de sa longue durée ; — kératite *hérédo-syphilitique*, eu égard à sa connexion habituelle avec une influence d'hérédité spécifique ; — et enfin *kératite d'Hutchinson*, comme hommage au médecin éminent qui en a saisi les rapports pathogéniques avec la syphilis.

En quoi consiste essentiellement cette variété de kératite ? — En ceci :

(1) *Bulletins de la Société de chirurgie*, 1871, p. 247 et suiv.

Un *processus d'opacification de la cornée;* — processus tantôt *résolutif*, et absolument résolutif, au point de disparaître sans laisser de traces; — et tantôt *désorganisateur*, au point d'aboutir à des taies permanentes, voire à une opacité complète de la cornée.

Détaillons.

Toujours la maladie débute *insidieusement*, c'est-à-dire sans être annoncée par aucun trouble prodromique ou contemporain, surtout par aucun trouble d'une importance corrélative à celle de l'affection qui se prépare. Elle débute donc et s'établit sans douleur, sans réaction générale, sans réaction locale, notamment sans congestion notable de la conjonctive.

Quelquefois même elle peut rester latente et inaperçue pour un certain temps, alors que, siégeant sur les parties périphériques de la cornée, elle ne porte pas atteinte à la vision. Cela, à vrai dire, est relativement peu commun.

Dans les cas usuels, où elle débute par les parties centrales, elle reconnaît pour premier symptôme un *trouble de la vision*. Ce trouble est d'abord léger, presque insignifiant. Puis, il augmente progressivement, et une sorte de brouillard s'établit en permanence devant l'œil affecté.

A ce moment, si l'on vient à examiner la cornée avec une loupe, par le procédé de l'éclairage oblique, on perçoit au niveau de la partie affectée le curieux aspect que voici : sur un fond légèrement opalescent, une série de *points grisâtres* extrêmement petits et ténus, qui occupent l'épaisseur même de la cornée.

D'une part, la membrane cornéale apparaît comme *ternie*, à la façon d'un verre à vitre sur lequel on aurait soufflé; — et, d'autre part, elle est criblée d'une foule de minuscules mouchetures grises ou grisâtres, ce qui lui donne une apparence piquetée, granitique. Ce semis de points opaques qui incruste les lamelles cornéales a été comparé soit « aux fines molécules du brouillard », soit plus exactement à « de petits grains de *verre pilé* ».

A ce degré, qui compose la première période de la maladie,

les choses restent quelque temps en l'état, sans modifications bien importantes. Puis la nébulosité cornéale s'accentue; les grains de verre pilé semblent grossir et se rapprocher. D'autres foyers nuageux se constituent çà et là, et s'ajoutent aux précédents. Et c'est alors qu'entrent en scène divers symptômes de réaction locale, pour inaugurer la seconde période, dite période d'*opacification* inflammatoire.

Ce qui, en effet, constitue essentiellement cette phase nouvelle, où la maladie va atteindre son apogée, c'est la réunion des deux phénomènes suivants : d'une part, constitution d'une opacité absolue de la cornée, et, d'autre part, intervention d'un processus iuflammatoire réactionnel.

Par le double fait de la confluence croissante et du développement extensif des foyers nébuleux, une grande partie de la cornée aboutit à devenir grisâtre ou gris bleuâtre, à perdre ce qui lui restait encore de transparence, puis à s'opacifier plus ou moins complètement, au point que la pupille et l'iris ne se distinguent plus que d'une façon confuse ou même, à un degré supérieur, ne se distinguent plus du tout. Cette opacité peut être générale et uniforme; plus habituellement elle est variable d'intensité sur les divers segments de la membrane et prédominante vers les parties centrales.

A cette époque de la maladie, la cornée a tout à fait perdu son aspect physiologique. On la trouve convertie en une membrane opaque, d'un ton comparable le plus souvent à la teinte du verre dépoli. Quelquefois encore, en raison d'un double reflet à la fois grisâtre et bleuâtre, elle rappelle comme couleur l'eau de savon des blanchisseuses.

Cet aspect du reste, comme nous allons le voir, est susceptible de variétés nombreuses et souvent même complètement modifié par la vascularisation excessive des tissus.

En même temps que la cornée s'affecte de la sorte, un molimen congestif s'établit à sa périphérie. C'est peu de chose d'abord, rien autre qu'un simple cercle périkératique, composé de vaisseaux radiés. Mais cela s'accroît. La vascularisation s'accentue; en outre, elle empiète de proche en proche sur le tissu de la cornée. Puis des arborisations capillaires très fines pénètrent l'épaisseur de cette membrane, en se dirigeant de la périphérie vers le centre.

De là, tout naturellement, aspect nouveau de la cornée, dû à l'infiltration de son parenchyme par l'élément vasculaire. Les teintes qu'elle revêt alors sont variables suivant le degré de la vascularisation. Ainsi :

Dans un premier degré, correspondant à une vascularisation moyenne, la cornée prend un ton rosé, dit teinte *saumon*.

Dans un second degré, répondant à une vascularisation plus intense, elle devient rouge (cornée *cerise*).

Dans un troisième, les vaisseaux sont tellement nombreux et tellement rapprochés les uns des autres qu'ils produisent une véritable illusion dont il faut être prévenu pour s'en défendre. Ils simulent une *tache de sang*. On croirait au premier abord avoir affaire à un épanchement sanguin interlamellaire, et besoin est, pour éviter l'erreur, d'avoir recours à la loupe, qui dissocie cette apparence de tache et fait reconnaître un lacis de capillaires dense et serré.

Ajoutons enfin qu'à cette période et dans cette forme intense de la maladie, la cornée est quelquefois affectée en surface, inégale, dépolie, « exfoliée comme si on l'avait piquée avec la pointe d'une aiguille », et légèrement érodée par le soulèvement de l'épithélium.

Il va sans dire que des troubles fonctionnels importants dérivent des lésions précédentes. Ce sont :

1° Tout naturellement, des *troubles visuels*, troubles proportionnés au degré d'altération survenue dans la transparence de la membrane, et variables depuis le simple obscurcissement de la vue jusqu'à l'abolition complète de la fonction. Quand la cornée n'est encore que modérément affectée et demi-opaque, le malade reste capable de distinguer les gros objets, par exemple de percevoir et de compter les doigts de la main. Mais, lorsque la vascularisation est intense et l'opacité absolue, il y a *cécité* véritable.

2° Divers phénomènes d'excitation inflammatoire, n'ayant du

reste rien de spécial et communs à toutes les ophthalmies, à savoir : photophobie ; — blépharospasme ; — épiphora ; — douleurs oculaires, orbitaires, péri-orbitaires ; — insomnie, agitation, état nerveux, quelquefois même léger état fébrile passager.

L'intensité de ces phénomènes est variable avec le degré d'acuité des lésions. Elle n'est que moyenne en général et inférieure à ce qu'on observe dans nombre d'autres kératites, par exemple dans les kératites phlycténulaires ou ulcéreuses. Les douleurs, en particulier, ne sont jamais très vives, si ce n'est parfois au moment de la période d'acmé de la maladie. Le plus souvent elles sont modérées. Il n'est même pas rare qu'elles soient tout à fait légères, presque nulles, et c'est alors, comme le font justement remarquer MM. de Wecker et Landolt (1), que « l'indolence de l'œil, contrastant avec un trouble notable dans la transparence de la cornée et la diminution ou l'abolition même de la vue, frappe l'observateur et différencie sensiblement la maladie des autres infiltrations profondes et centrales de la cornée. »

Enfin, après un temps variable, mais qui — je puis le dire à l'avance — est toujours long, la maladie entre dans sa troisième période, dite de *terminaison*.

Que deviennent alors ses deux éléments constitutifs, vascularisation et infiltrat ?

Pour la vascularisation, c'est un fait constant qu'à un moment donné elle subisse un processus régressif, consistant en une atrophie progressive et une disparition des vaisseaux de formation nouvelle. Cette disparition peut être intégrale ou rester incomplète ; mais, dans ce dernier cas même, elle se produit toujours d'une façon suffisante pour que la cornée perde l'aspect arborisé qu'elle présentait au cours de la période précédente.

Quant à l'élément infiltrat, c'est une autre affaire. Deux cas inverses peuvent se produire.

Tantôt — et cela surtout sous l'influence d'un traitement approprié — il se produit une résorption véritable des infiltrats

(1) *Traité complet d'ophthalmologie*, t. II, p. 142.

cornéaux. Progressivement, les taches s'atténuent, se réduisent d'étendue, s'éclaircissent. Il se peut qu'elles disparaissent presque complètement ; il se peut même qu'elles disparaissent d'une façon absolue, au point que la cornée reprenne sa transparence physiologique.

Pour le dire immédiatement, cette résorption possible de taches et d'opacités cornéales du type le plus fortement accentué constitue en l'espèce une particularité des plus frappantes et des plus dignes d'attention. En nombre de cas elle dépasse ce à quoi l'on pourrait s'attendre, ce qu'on aurait à espérer de la thérapeutique la plus active et la plus heureuse. Il n'est pas rare de la sorte qu'elle excède toutes prévisions. Ainsi, l'on a vu (et vous avez un cas de ce genre dans nos salles actuellement) des cornées absolument opaques s'éclaircir d'une façon presque complète. Notre petit malade du n° 17 de la salle Saint-Louis est entré ici, il y a quelques mois, avec des cornées *cerise* et en état de cécité absolue. Aujourd'hui il n'a plus que des cornées légèrement nuageuses, à la façon d'une vitre ternie par l'haleine, et il peut lire les gros caractères ; il nous a lu ce matin l'en-tête du *Petit Journal*. Or, lors de son entrée dans nos salles, personne certes n'eût osé présager un tel résultat, à moins d'avoir acquis l'expérience des amendements invraisemblables, des modifications extraordinaires dont est parfois susceptible cette variété de kératite hérédo-syphilitique.

Toutefois n'exagérons rien. S'il est possible, ce retour *ad integrum*, cet éclaircissement absolu d'une cornée opaque est un fait rare. Il ne se produit guère, sauf exception, que dans les cas d'intensité moyenne. Quand l'affection a été plus grave, la résolution ne se fait le plus habituellement que d'une façon incomplète et partielle, en ce sens que, si le nuage cornéal se dissipe d'une façon générale, il subsiste cependant sous forme de petites taies partielles en un ou quelques points au niveau des parties qui ont été le plus saturées par l'infiltrat.

Voilà pour les cas heureux.

Mais, d'autres fois, la régression des opacités cornéales ne se produit pas ou ne se produit que d'une façon incomplète. Loin de se résoudre, les infiltrats persistent et finissent par s'organiser à l'état de scléroses permanentes, irremédiables. La cornée reste alors définitivement nuageuse ou opaque suivant les cas, et cela soit dans la plus grande partie de son étendue (ce qui est rare), soit plus habituellement dans un segment isolé, et de préférence dans ses parties centrales, au grand détriment des fonctions visuelles.

Ces opacités consécutives, vous les connaissez déjà, Messieurs, par ce qui précède ; car j'ai dû vous les signaler au nombre des témoignages rétrospectifs pouvant concourir au diagnostic de la syphilis héréditaire dans un âge avancé. Elles constituent, en ce qui concerne notre sujet spécial, un élément séméiologique des plus importants. Il est donc essentiel que je vous les décrive en détail.

Elles se présentent sous les trois formes que peuvent affecter toutes les altérations de transparence de la cornée, quelle qu'en soit d'ailleurs l'origine, à savoir :

1° Sous forme de *leucomes*, c'est-à-dire de taches absolument opaques, blanches, imperméables à la lumière (1) ; — modalité heureusement rare en l'espèce ;

2° Plus souvent sous forme d'*albugo*, consistant en une tache moins blanche, moins opaque, n'interceptant que d'une façon moins complète les rayons lumineux ;

3° Bien plus habituellement, sous forme de *néphélion* ou de *taie*. On a affaire alors à un simple nuage cornéal, nuage translucide, grisâtre, gris-perle ou gris bleuâtre. C'est là, on peut le dire, l'aboutissant le plus commun de la kératite hérédo-syphilitique.

Les néphélions, que nous rencontrons d'une façon si fréquente sur nos malades, sont de petites taches sans forme bien déterminée et de diamètre très variable. Assez souvent ils sont comparables, comme configuration et comme étendue, à une graine de lin ; mais il n'est pas rare d'en rencontrer de plus ténus ou

(1) Plusieurs fois j'ai vu des opacités complètes de ce genre présenter un aspect quelque peu singulier. L'opacité était absolue et masquait complètement les parties situées en arrière de la cornée ; mais cette membrane n'offrait pas moins une sorte de demi-transparence bleuâtre ou même d'un bleu foncé, rappelant l'aspect de l'*œil du poisson*.

inversement de plus étalés. — Comme siège, ils occupent tantôt le pôle cornéal (et inutile de dire combien alors ils sont préjudiciables à la vision), et tantôt la zone moyenne de la membrane ; plus rarement, on les trouve rejetés à la périphérie.

Bien accentués, ils s'aperçoivent aisément, alors surtout qu'ils occupent le pôle cornéal où ils tranchent par leur teinte grisâtre sur le fond noir de la pupille. Mais, quand ils sont légers, presque transparents et restreints d'étendue, de même aussi quand ils affectent les segments périphériques, ils peuvent échapper à l'inspection. On ne les voit pas au premier coup d'œil ; quelquefois même on ne les distingue pas encore à un examen plus attentif, et il est nécessaire de les rechercher par un procédé spécial pour les trouver. Ce procédé, c'est l'examen à la loupe avec l'éclairage oblique.

Précisons bien que cet examen spécial est indispensable dans tous les cas où l'on soupçonne une syphilis héréditaire tardive, et cela alors même que le malade n'accuse aucun trouble visuel. Car, je le répète, les taches cornéales constituent un élément important pour le diagnostic rétrospectif des cas de ce genre, et il est essentiel de ne pas laisser échapper un signe de cette valeur.

Telle se présente en clinique la kératite d'Hutchinson, dont la symptomatologie et l'évolution peuvent être résumées d'une façon schématique dans le tableau suivant :

Trois périodes :

I. Période initiale : cornée ternie et criblée d'un semis de « verre pilé ».

II. Seconde période, dite *d'opacification ;* — beaucoup plus longue que la précédente et constituée par un double processus :

Opacification cornéale ;

Injection vasculaire interstitielle.

A cette période, la cornée prend tel ou tel des aspects suivants : aspect du *verre dépoli ;* — aspect *saumon ;* — aspect *cerise ;* — aspect de *tache hémorrhagique.*

III. Troisième période, constituée :

Ou bien par la *régression* plus ou moins complète des opacités cornéales ;

Ou bien par la persistance de ces opacités sous forme de *leucome*, d'*albugo*, ou plus souvent de *néphélion.*

Mais, à coup sûr, l'exposé qui précède resterait incomplet — et surtout pratiquement incomplet —, si je n'ajoutais actuellement quelques commentaires sur cette effrayante étape de *cécité* complète qui compose ou peut composer une des périodes de la maladie. Je m'explique.

Il se peut que la kératite hérédo-syphilitique n'affecte qu'un œil. Mais ce n'est pas le cas usuel. En général, au contraire, elle est binoculaire.

En général, aussi, elle n'est binoculaire que successivement. Il est exceptionnel, je crois, qu'elle intéresse les deux yeux du même coup, d'emblée.

Elle peut enfin n'intéresser les deux yeux qu'à intervalles assez distants. Mais la règle, ou du moins le fait le plus commun est qu'elle les affecte à échéances assez rapprochées. D'où cette conséquence qu'à un moment donné de la maladie les deux yeux se trouvent simultanément dans la période d'opacification, et que le malade traverse pour un temps plus ou moins long une période de *cécité* et de cécité absolue. Rien de plus commun en l'espèce. Parcourez les observations de syphilis héréditaire tardive, et vous en rencontrerez bon nombre où figure, au chapitre des antécédents morbides, un commémoratif tel que celui-ci : « Le malade a souffert d'ophthalmies chroniques ; il a même été complètement *aveugle*, à tel ou tel âge, pendant quelques semaines ou quelques mois, etc. »

Or, c'est là précisément le point sur lequel je veux appeler votre attention ; car il y a là une situation et des particularités de pratique que je ne dois pas vous laisser ignorer.

Ce n'est pas, certes, un accident de médiocre importance qu'une cécité survenant de la sorte, d'une façon inopinée, sur un enfant ou un adolescent. C'est là bien au contraire et de toute évidence un événement considérable, qui jette l'effroi dans une famille et qui n'est pas sans éveiller les plus légitimes appréhensions dans l'esprit du médecin. Or, telle est précisément la situation qui ne manque jamais de se produire à un moment donné, alors que les deux cornées sont en période d'opacification. On attend bien quelque temps et non sans impatience les résultats de la médication prescrite ; mais, ces résul'ats étant de leur nature lents et parfois très lents, l'inquiétude des familles fait bientôt place à ce qu'on peut sans exagération qualifier de crise d'affolement. C'est alors une véritable panique. Les parents éperdus réclament consultation sur consultation; ils veulent « essayer de tout », comme ils le disent; ils changent coup sur coup de médecins et de traitements; ils perdent la tête positivement, et se laissent entraîner à toutes les aventures thérapeutiques les plus irrationnelles, les plus risquées, au total les plus dangereuses. Eh bien, il importe que le médecin soit prévenu à l'avance de cette situation, pour s'en rendre maître, la dominer et la diriger au grand bénéfice de son malade. Ce ne sera pas trop de toute son autorité pour maintenir le calme dans cette famille agitée, désorientée, et pour persister quand même dans la seule médication qui puisse mener les choses à bien, quoique inefficace en apparence pour l'instant. De la conduite, de l'attitude du médecin, dépend souvent, en pareille circonstance, le sort du malade.

Cette parenthèse accordée aux détails de la pratique, je reprends et achève mon sujet.

Relativement à l'*évolution* des accidents dont il me reste à vous parler, déjà vous connaissez le début particulièrement insidieux de la maladie. Au delà, les symptômes morbides évoluent en général d'une façon progressive et continue, à cela près de quelques exacerbations qui peuvent se produire de temps à autre. Mais ce qu'il y a de plus important à spécifier, c'est l'extrême lenteur avec laquelle procède habituellement la maladie, et c'est aussi, comme conséquence, la longue durée qu'elle affecte.

Cette *durée* n'est pas également répartie entre les diverses périodes. La période de début est la plus courte, et de beaucoup; elle ne dépasse guère deux à trois ou quatre semaines. — La seconde, au contraire, est longue, très longue. Elle se compte par mois. Sa moyenne usuelle peut être évaluée à 3 ou 4 mois, avec un minimum de 2, et un maximum de 5, 6, 7, 8 et 9 mois. — Longue aussi est la dernière étape, celle de résolution. Il faut bien, le plus souvent, 3, 4, 5, 6 mois et plus, pour que la cornée s'éclaircisse.

Additionnons ces trois moyennes, et nous arrivons à une durée totale de 6 à 10 mois, laquelle peut même s'élever à 12, 15 et 18 mois.

Disons que, du reste, cette durée est très inégale suivant les cas, et cela d'après des conditions diverses, telles qu'intensité de symptômes, complications associées, nature de la médication, etc. Hutchinson cite un cas où la cornée s'est éclaircie en deux mois, et Galezowski en relate un autre qui n'a pas duré moins de deux ans.

Ceci m'amène à vous parler des *variétés* que comporte la maladie.

Ces variétés sont de plusieurs genres, à savoir :

I. *Variétés de degré*, c'est-à-dire d'intensité de symptômes. — Celles-ci sont banales et identiques à ce qu'on observe dans tous les états morbides. Il suffira de les signaler.

II. *Variétés de forme*. — Plus intéressantes, parce qu'elles sont relatives à des différences d'ensemble qui impriment à l'affection des physionomies parfois très diverses. Citons spécialement les deux suivantes :

1° Variété à *début aigu* et à *symptômes réactionnels* plus ou moins intenses. — Ici, début identique à celui d'une kératite inflammatoire, à savoir : injection scléro-cornéale, douleurs oculaires et péri-orbitaires, photophobie, larmoiement, etc. ; et, très rapidement, constitution de nébulosités cornéales. En un mot, allure d'une ophthalmie aiguë. — Puis, au delà, décroissance de ces divers phénomènes, et retour au type usuel.

2° Variété de forme contraire, que j'appellerai volontiers *torpide*, où les lésions cornéales se constituent pour ainsi dire à froid, presque en l'absence de tout processus congestif. Peu de vascularisation ; injection cornéale et péricornéale à peine développée ; allure chronique d'un bout à l'autre de la maladie.

Ces deux formes, vous le voyez, présentent de l'une à l'autre un contraste absolu.

III. Variétés *par complications* surajoutées.

Des complications diverses peuvent s'enter sur la kératite. Elles sont constituées surtout par des lésions d'iritis, de sclérite, de choroïdite, de rétinite, etc.

La plus commune est l'iritis, « complication grave, disent avec raison MM. Galezowski et Daguenet (1), parce que, d'abord, elle dénote un caractère particulier de malignité, et, en second lieu, parce que, l'absorption de l'atropine se faisant mal à travers une cornée remplie de produits infiltrés, il peut se former une synéchie postérieure totale, point de départ d'une irido-choroïdite ou d'une irido-cyclite fort redoutable ». — Il faut d'autant plus se méfier de cette complication spéciale qu'il est fort difficile de la surveiller et d'en surprendre le début, en raison des opacités cornéales qui masquent l'iris et la pupille.

D'autres fois, mais ceci est beaucoup plus rare, l'exagération du molimen inflammatoire peut déterminer diverses complications vers la cornée, telles qu'érosions, ulcérations, ramollissement du tissu cornéal et staphylome consécutif.

Le *pronostic* est toujours sérieux, très sérieux même, en raison des reliquats possibles de l'affection, lesquels compromettent à des degrés divers les fonctions visuelles.

Il est bien vrai que nous disposons contre cette variété de kératite d'une thérapeutique assez active pour en conjurer le plus souvent les regrettables conséquences. Il n'est pas moins certain que cette thérapeutique a le droit de revendiquer à son avoir des succès éclatants. A ce point de vue même, besoin est de spécifier à nouveau un fait non moins considérable que surprenant. C'est que le traitement antisyphilitique est susceptible de produire ici des résultats qui tiennent presque du prodige. On l'a vu résoudre et quelquefois même résoudre sans reliquats des opacités cornéales absolues. Très positivement il a guéri des malades pour lesquels on n'eût osé espérer la guérison. Tout médecin qui a traité un certain nombre de kératites hérédo-syphilitiques conserve en souvenir un ou plusieurs cas « éton-

(1) Diagnostic et traitement des affections oculaires.

nants » dans lesquels il a vu, contre son attente, contre toute prévision rationnelle, des opacités cornéales aussi complètes que possible s'éclairer et se dissiper absolument. J'ai dans mes notes une dizaine de faits de ce genre.

Vous voyez que je fais la part belle au traitement. Mais, cela dit, force m'est de reconnaître que les résultats n'en sont pas toujours aussi heureux, ni surtout aussi complètement heureux. Il est nombre de cas qui, en dépit d'une médication énergiquement instituée et convenablement suivie, se montrent plus ou moins rebelles, traînent en longueur, subissent des recrudescences ou des rechutes, et aboutissent finalement à laisser à leur suite des nébulosités cornéales. Tel est également l'avis de MM. de Wecker et Landolt (1), et, je crois pouvoir dire, de la plupart des ophthalmologistes.

Il faut donc se garder de l'optimisme exagéré de certains auteurs pour lesquels l'affection ne comporterait qu'un pronostic relativement bénin, « en raison, disent-ils, de l'intensité d'action thérapeutique dont nous disposons contre elle ». La vérité n'est pas que le traitement spécifique « guérisse toujours » ni même « en général » la kératite hérédo-syphilitique, comme on le répète trop souvent. Ce qui est bien plus conforme aux résultats de la clinique, c'est de dire qu'en certains cas ce traitement exerce sur la maladie, même dans les formes les plus graves, une influence curative des plus puissantes, presque extraordinaire, mais aussi qu'en nombre d'autres il n'aboutit à la résoudre que lentement, péniblement, et souvent même d'une façon plus ou moins incomplète.

Inutile d'ajouter d'ailleurs que le pronostic reste naturellement et forcément subordonné à des conditions multiples et diverses, telles que : forme de la maladie ; — intensité des phénomènes d'opacification ; — siège central ou périphérique des infiltrats ; — complications rétro-cornéales ; — intervention précoce ou tardive de la médication spécifique, etc.

Faut-il rappeler, à ce dernier propos, une opinion avancée

(1) « ... Je suis frappé de constater combien de fois, en dépit du traitement le mieux dirigé, persistent des opacités nécessitant ultérieurement une intervention chirurgicale » (Ouvrage cité, p. 145).

par quelques auteurs ? On a dit qu'il n'y avait que faire en l'espèce du traitement spécifique, l'affection étant de celles qui guérissent seules et qu'on peut abandonner à l'expectation, tout au moins aux soins de l'hygiène. C'est là une assertion téméraire qui ne soutient pas l'examen. Certes il est bien possible que certains cas de kératite hérédo-syphilitique aient guéri « tout seuls », et je veux le croire puisqu'on prétend l'avoir observé. Mais combien a-t-on vu de ces cas ? Dans quelles conditions ces cas se sont-ils produits ? Dans quelle proportion de fréquence se présentent-ils par rapport à ceux qui, loin de guérir « tout seuls », ne guérissent que difficilement et incomplètement, même avec le secours de médications rationnelles et énergiques ? Tout cela, on a omis — et pour cause, sans doute, — de le spécifier. Somme toute, l'observation clinique est aussi contraire que possible à la prétendue « résolution spontanée » de la kératite hérédo-syphilitique, au moins en tant que fait habituel. Et, d'autre part, il faut vraiment fermer les yeux de parti pris à l'évidence pour ne pas être frappé de l'influence curative manifeste, parfois surprenante, qu'exerce le traitement spécifique sur la maladie. Donc, n'insistons pas.

Un dernier élément de pronostic réside dans la possibilité de *rechutes* et de *récidives*.

Les récidives vraies ne sont pas très communes. Cependant on a vu plusieurs fois des sujets être affectés d'une première attaque de kératite, en guérir à des degrés variables, puis être repris d'une seconde invasion de la maladie quelques années plus tard.

Bien autrement fréquentes sont les rechutes. Celles-ci se présentent dans un nombre de cas considérable, et confèrent à la maladie une durée totale plus ou moins longue, singulièrement longue quelquefois, pouvant s'élever à plusieurs années. Deux exemples du genre.

Un de nos malades actuels, hérédo-syphilitique, a commencé à souffrir, vers l'âge de sept ans, d'une kératite interstitielle double, et n'a pas cessé *pendant cinq ans* de rester sujet à une série alternante d'améliorations incomplètes et d'exacerbations inattendues.

Un autre malade, que vous avez pu voir dans nos salles l'année dernière, a été pris à l'âge de treize ans d'une kératite interstitielle double, qui l'a rendu absolument aveugle pendant une dizaine de mois. Or, il n'a été — je ne dirai pas guéri, puisqu'il conserve des taies cornéales — mais délivré des symptômes inflammatoires de l'affection qu'à l'âge de dix-neuf ans. Pendant *sept ans* il a souffert constamment des yeux, courant les hôpitaux et les dispensaires ophthalmologiques, tantôt amélioré d'une façon notable par tel ou tel traitement, et tantôt subissant des recrudescences plus ou moins graves.

La kératite hérédo-syphilitique n'a pas, pour ainsi dire, d'étiologie. Manifestation d'une influence diathésique, elle se produit par le fait seul de cette diathèse, sans avoir besoin d'être incitée par des provocations étrangères. Aussi les diverses causes occasionnelles (telles que refroidissement, humidité, dentition, etc.), qui servent souvent d'excitations à d'autres ophthalmies, paraissent-elles ne jouer aucun rôle dans la genèse des accidents.

Tout naturellement et à l'instar des autres manifestations de la syphilis héréditaire, la kératite hérédo-syphilitique se produit sur les jeunes sujets. On ne l'a pas encore observée, que je sache du moins, au delà de vingt-six ans.

De plus, elle offre une prédilection marquée pour un certain âge. Elle atteint son maximum de fréquence de *huit à quinze ans*, d'après Hutchinson, et de *dix à douze ans*, d'après ma statistique personnelle. Ainsi, sur 98 cas, Hutchinson l'a vue se produire :

De 2 à 5 ans	7	fois.
De 5 à 10 ans	30	—
De 10 à 15 ans	39	—
De 15 à 20 ans	16	—
De 20 à 26 ans	6	—

Pour moi, ma statistique, portant sur 63 cas soigneusement étudiés à ce point de vue, se décompose ainsi :

De 2 à 9 ans........................	27 cas.
De 10 à 12 ans........................	23 —
De 13 à 20 ans........................	13 —

D'après une autre statistique du Dr Parinaud, la kératite hérédo-syphilitique aurait son maximum de fréquence entre sept et dix-huit ans (1).

D'où il suit que l'on peut dire :

Assez commune dans l'enfance, la kératite hérédo-syphilitique devient *particulièrement fréquente vers l'âge de dix à quinze ans*, et beaucoup plus rare au delà.

Ajoutons incidemment, comme détail curieux, qu'elle peut encore se produire, mais cela d'une façon tout à fait exceptionnelle, dans le premier âge, voire *in utero*. Rappelez-vous à ce dernier propos un tout jeune enfant que M. le Dr Parinaud a eu l'amabilité de nous présenter récemment. Cet enfant était né, au dire de sa mère, « avec des yeux déjà très malades », et, dès l'âge de quatre semaines, il présentait une opacification complète des cornées, avec un reflet bleuâtre des plus étranges, rappelant l'œil des poissons.

Signalons enfin ce fait inexplicable, déjà remarqué par nombre d'auteurs, de la fréquence notablement plus considérable qu'affecte l'affection dans le *sexe féminin*.

A ce point de vue, ma statistique se décompose ainsi :

Cas observés sur des sujets du sexe masculin......	37
Cas observés sur des sujets du sexe féminin.......	46 (2)

Le *traitement* de cette affection doit être à la fois général et local.

(1) La kératite interstitielle et la syphilis héréditaire, *Archives gén. de médecine*, 1883, t. II, p. 521.

(2) Quelques auteurs ont abouti à une différence numérique bien autrement marquée. Ainsi, le Dr Parinaud, sur les 32 cas qui composent sa statistique, en a observé 22 sur des filles et 10 seulement sur des garçons.

Le traitement général se compose, bien entendu, de l'administration du mercure et de l'iodure de potassium.

Au début, l'indication formelle est, passez-moi le mot, de faire feu de toutes pièces, c'est-à-dire de prescrire simultanément le mercure et l'iodure, pour enrayer le plus tôt et le plus activement possible l'évolution morbide.

Plus tard, on aura recours au traitement *alterne*, en vue de ménager les forces digestives et de soutenir sans danger d'accoutumance l'action thérapeutique. De la sorte on prescrira :

Pour trois semaines, le mercure ; — pour les trois semaines suivantes, l'iodure ; — puis on reprendra le mercure ; — puis on reviendra à l'iodure ; — et ainsi de suite.

Il va sans dire que, s'il y a lieu, les frictions pourront, devront même être substituées à l'usage interne du mercure.

L'essentiel est que ces deux remèdes soient donnés *à bonnes doses*. Or, vous savez que les frictions mercurielles et l'iodure de potassium constituent deux médications qui sont absolument bien tolérées par les enfants et les adolescents.

L'influence exercée par le traitement spécifique sur la kératite d'Hutchinson n'est plus à démontrer. On doit à ce traitement de nombreux et incontestables succès, et cela même — je ne crains pas de le répéter encore, vu l'intérêt qui s'y rattache — dans des cas très graves, semblant laisser peu d'espoir. De cela vous avez vu tant d'exemples dans nos salles qu'en vérité je crois superflu de vous citer ici à nouveau des observations particulières.

Est-il nécesssaire ou utile de corroborer ce traitement par l'adjonction d'agents toniques ou antiscrofuleux (tels que huile de foie de morue, fer, amers, quinquina, etc.), ainsi que le veulent certains auteurs? Oui ou non, suivant les cas. Oui, si le malade est anémique, débilité, scrofuleux, ou simplement lymphatique, délicat. Non, au cas contraire.

On a beaucoup vanté le traitement antiscrofuleux en l'espèce ; on l'a même déclaré « supérieur comme action » au traitement spécifique et capable de réaliser ce que ne saurait produire ni le mercure, ni l'iodure. Cette opinion, soyez-en sûrs, a son origine dans la confusion qu'on a souvent commise entre les kératites scrofuleuses et la kératite hérédo-syphilitique. Appliquant à des lésions scrofuleuses présumées spécifiques le traitement de la scrofule, on a cru guérir de la sorte des lésions de syphilis. La vérité est que ce traitement ne s'adresse qu'à la constitution des malades, qu'il fait bien au cas où cette constitution est en souffrance, mais qu'à cela près il est loin de posséder l'efficacité plus directe de la médication spécifique (1).

Sans avoir l'importance du traitement général, le traitement local est appelé cependant à rendre de très utiles services.

Sommairement, il consistera en ceci :

1° *Tenir l'œil à l'abri de toute excitation extérieure.* — Pour cela, faire porter au malade des conserves de teinte sombre, entourées de taffetas noir.

2° *Collyre à l'atropine,* en vue de modérer l'irritabilité oculaire, de calmer la photophobie, et de prévenir les conséquences d'une complication d'iritis, complication toujours possible, fréquente même, et le plus souvent inappréciable.

3° Recours à la *chaleur humide*, sous la forme que nous allons dire.

La plupart des ophthalmologistes s'accordent à prescrire ici la chaleur humide dans la visée théorique de provoquer ce qu'ils appellent la « vascularisation cornéale *salutaire* ». Pour eux,

(1) De nombreux témoignages seraient à invoquer ici. Je me bornerai à citer comme spécimens les deux observations suivantes (empruntées à M. le Dr Trousseau), dans lesquelles des kératites hérédo-syphilitiques cédèrent au traitement spécifique (frictions mercurielles et iodure de potassium) avec une rapidité significative, après avoir longtemps et obstinément résisté à l'administration du traitement antiscrofuleux.

Obs. I. (*Sommaire*). — Jeune fille de seize ans, hérédo-syphilitique. — Kératite d'Hutchinson, remontant à neuf mois. — Traitement, depuis le début, par huile de foie de morue, ferrugineux et atropine. — Aucune amélioration. — Prescription du traitement spécifique (frictions et iodure). — Un mois après, cornée presque absolument éclaircie. — Deux mois plus tard, guérison, avec persistance d'un léger leucome excentrique qui ne gêne pas la vision.

Obs. II. (*Sommaire*). — Jeune homme âgé de vingt ans, hérédo-syphilitique. — Kératite d'Hutchinson, datant d'environ onze mois ; infiltration étendue et profonde de la cornée. — Aucune modification ne s'est produite sous l'influence d'un traitement antistrumeux, qui a été mis en usage dès le début des accidents (huile de foie de morue, sirop d'iodure de fer, quinquina, etc.). — Traitement par l'iodure de potassium et les frictions mercurielles. — Neuf semaines plus tard, la guérison est complète.

cette vascularisation serait la condition essentielle, *sine quâ non,* de la guérison. Ce sont, disent-ils, les vaisseaux de nouvelle formation qui peuvent seuls résorber les infiltrats. « Une fois la cornée vascularisée, l'éclaircissement se produit sans qu'on ait besoin d'intervenir autrement » (Panas). Cette pathogénie prêterait peut-être à discussion ; mais n'importe. L'essentiel, c'est que la chaleur humide fasse bien, de quelque façon que ce soit. Or, elle fait bien. Conseillons-la donc, et prescrivons ceci :

Applications sur les yeux de compresses imbibées d'une solution chaude (par exemple, d'une infusion de camomille), à la température d'environ 40°. Ces applications seront prolongées de vingt à vingt-cinq minutes, et répétées quatre, cinq et six fois par jour.

En outre, douches de vapeur sur les yeux. — Trois par jour, en moyenne, d'une durée de dix à quinze, vingt minutes. — Ces douches seront faites avec un vaporisateur approprié, tel que l'appareil de Lourenço.

Voilà ce qu'il faut faire, Messieurs, et rien autre, rien de plus. Voilà ce qu'il faut faire longtemps, avec patience et obstination, sans se laisser entraîner à des interventions d'un autre genre, inutiles presque toujours et souvent même nuisibles.

Se borner à cela est parfois difficile, vu la lenteur des résultats et l'impatience bien naturelle du malade ou surtout des parents du malade. Et cependant il faut s'y borner résolùment, de parti pris, *avec entêtement*, sous peine de se laisser entraîner à la dérive. C'est en pareille circonstance que le médecin a besoin de toute son autorité sur ses clients et de tout son empire sur lui-même pour rester calme et persévérer, en dépit de son insuccès apparent, dans la médication qu'il a instituée. C'est ici surtout qu'il doit être confiant et patient; confiant, parce qu'il a l'expérience d'une telle situation et la prescience du résultat final; patient, parce qu'il sait la maladie longue, très longue, alors même qu'elle doit aboutir à bonne fin.

Tout au plus s'écartera-t-il de cette ligne de conduite en quelques circonstances particulières, à propos d'incidents ou de complications éventuelles. C'est ainsi que parfois il pourra recourir, contre des phénomènes exagérés d'excitation oculaire, à des applications de sangsues à la tempe ou à des révulsifs intestinaux. De même encore, en cas de douleurs vives, il prescrira des onctions calmantes à la belladone ou à la morphine autour de l'orbite, ou même pratiquera quelques injections morphinées, etc. Mais, en tout état de cause, il s'abstiendra de diverses pratiques (qui ne sont cependant que d'un usage trop commun), telles que collyres astringents, collyres révulsifs ou dits révulsifs au sulfate de zinc, au nitrate d'argent, etc., pommades irritantes, pommades caustiques, insufflations de poudres, et tous agents de même ordre, qui n'aboutissent jamais qu'à exaspérer les phénomènes inflammatoires et exagérer la maladie.

Dans une période plus avancée, les indications thérapeutiques deviennent d'un ordre différent. Alors que les phénomènes aigus sont absolument amendés, la persistance possible — et malheureusement trop fréquente — de taches cornéales donne lieu à des tentatives d'une autre genre. Il s'agit de dissiper ces taches cornéales, il s'agit d'éclaircir la cornée. Que faire en ce sens ?

Je crois avoir retiré un bénéfice réel de l'emploi d'une pommade à l'oxyde jaune de mercure (un gramme de ce sel pour dix grammes de vaseline). On insinue deux fois par jour entre les paupières une petite quantité de cette pommade, quantité équivalente environ à une tête d'épingle, et l'on pratique ensuite de légères onctions sur la paupière supérieure de façon à étendre la pommade sur la cornée (1).

On a préconisé bien d'autres méthodes comme favorisant la résorption des infiltrats cornéaux. Citons, par exemple, la paracentèse de la cornée, la sclérotomie, l'iridectomie, la scarification des capillaires péricornéaux, l'abrasion conjonctivale, etc. Ces diverses méthodes, dit-on, auraient pour effet de déterminer l'éclaircissement de la cornée en provoquant la formation de nouveaux vaisseaux autour des exsudats interstitiels, et d'activer ainsi la résolution languissante de ces exsudats. Ce serait

(1) « ...Il est urgent de laver les yeux et surtout le cul-de-sac inférieur de la conjonctive un quart d'heure après l'application de cette pommade » (Trousseau).

sortir de mon sujet, et ce serait de plus excéder les limites de ma compétence, que de vous décrire ces procédés chirurgicaux et d'en instituer la critique. Je me bornerai donc à vous les signaler.

V

Jusqu'ici, Messieurs, je vous ai parlé de toutes choses cliniques, sur lesquelles, à cela près de quelques dissentiments partiels, on est généralement d'accord.

Mais voici venir un autre chapitre de notre sujet qui va soulever bien d'autres divergences. Ce chapitre est celui de l'interprétation à donner aux symptômes et aux lésions qui précèdent, c'est-à-dire à cette kératite des sujets hérédo-syphilitiques.

Qu'est-ce donc que cette kératite? Est-ce là une manifestation syphilitique, et purement, exclusivement syphilitique? N'est-ce pas là au contraire une manifestation indépendante de la syphilis et dérivant d'autres diathèses, d'autres dispositions organiques? Ne pourrait-elle pas plutôt encore constituer une lésion commune, banale, susceptible de relever de causes diverses? Au total, quelle signification lui rattacher ?

Autant de questions délicates, difficiles et très diversement jugées; — questions prématurément résolues par les uns, insolubles pour d'autres, en tout cas ardemment controversées par tout le monde. Essayons de les aborder sans idées préconçues et de les éclairer, s'il est possible, par l'analyse clinique.

Un véritable conflit d'opinions a surgi le jour où le savant médecin dont je vous ai déjà tant de fois parlé, Hutchinson, a tenté de rapporter à la syphilis, et à la syphilis héréditaire exclusivement, la variété de kératite que je viens de vous décrire. Si bien qu'aujourd'hui les divergences multiples qui se sont produites à ce propos réalisent, après s'être classées, *quatre doctrines* adverses. Ces quatre doctrines, je vais les examiner devant vous.

I. — Une première considère la kératite en question comme une « *maladie cachectique* », comme une « *manifestation de misère organique* ».

Bien que produite par un chirurgien éminent, à l'opinion duquel j'attache et nous attachons tous le plus grand prix, M. le professeur Panas (1), cette doctrine me semble inadmissible.

A l'appui de sa manière de voir mon savant collègue et ami invoque les deux considérations suivantes :

1° Presque invariablement, dit-il, les malades affectés de kératite interstitielle sont des individus débiles, décolorés, mal nourris, de constitution languissante, détériorée ;

2° Presque invariablement encore, les malades affectés de cette kératite se recrutent dans la classe pauvre, « qui en est la seule tributaire, ou à peu près ». — « C'est la kératite de la pauvreté », a même écrit un élève de M. Panas, M. le D^r Le Dauphin (2).

Tels ne sont pas les résultats étiologiques auxquels ont abouti de nombreux observateurs ; et ce n'est pas là non plus ce qui ressort pour moi de ma pratique personnelle.

Il se peut bien, certes, qu'on rencontre la kératite interstitielle chez des cachectiques, chez des pauvres, chez des « misérables ». Mais ce n'est là qu'un hasard. On la rencontre aussi bien chez des sujets de tout autre condition organique et de tout autre milieu social. Je l'ai observée plusieurs fois, pour ma seule part, dans la clientèle de ville, c'est-à-dire dans la classe bourgeoise. A l'hôpital même, elle s'observe maintes fois sur des enfants ou des adolescents offrant un état général très différent de la cachexie. A preuve les deux derniers malades que vous avez vus dans nos salles : l'un est un garçon de dix-huit ans, bien musclé, assez gras, et jouissant d'une santé pour le moins moyenne ; — l'autre est un bel enfant de douze ans, un peu petit pour son âge, mais vigoureux, trapu et très bien portant.

Réciproquement, combien ne voyons-nous pas chaque jour — notamment à la consultation de Saint-Louis — d'enfants ou d'adolescents pauvres et cachectiques, mais indemnes de toute kératite dans le présent et le passé ?

(1) V. *Sur la kératite cachectique appelée kératite hérédo-syphilitique*, Bulletins de la Société de chirurgie de Paris, 1871, p. 239.

(2) *De la kératite interstitielle*, Thèses de Paris, 1883.

Donc, la cachexie et la pauvreté n'expliquent rien en l'espèce. A coup sûr, ce sont là deux *prédispositions* possibles, que je suis bien loin de récuser. Mais, à coup sûr aussi, ni l'une ni l'autre ne constitue la cause essentielle, la cause unique de la kératite qui nous occupe actuellement, puisque cette kératite s'observe communément en des conditions opposées, c'est-à-dire chez des sujets de constitution moyenne et n'ayant jamais connu la misère.

II. — Une seconde doctrine fait de la kératite interstitielle une manifestation *scrofuleuse*.

Cette manière de voir a été déjà vivement combattue et je puis dire péremptoirement réfutée par divers médecins, notamment par Hutchinson. Elle ne résiste pas à l'analyse des faits cliniques. De par l'observation, en effet, il est indéniable que la kératite interstitielle se rencontre le plus habituellement sur des sujets qui ne présentent personnellement ni lésions actuelles, ni antécédents de scrofulose, non plus qu'accidents de même genre dans leur lignée ascendante ou collatérale (1).

Je n'ai donc qu'à vous répéter ici, relativement à la scrofule considérée comme cause de la kératite en question, ce que je vous disais à l'instant par rapport à la cachexie, à savoir :

Il est bien possible que la kératite en question se développe parfois sur des sujets scrofuleux ; — et il n'est pas moins vraisemblable qu'elle doive trouver dans la scrofule un facteur adjuvant. Mais, puisqu'elle se développe le plus habituellement sur des sujets non entachés de scrofule, il est impossible de la considérer comme une manifestation d'origine scrofuleuse.

Passons donc, sans plus insister, sur cette seconde doctrine.

(1) Telle est également la conclusion à laquelle aboutit le Dr Parinaud dans son intéressante étude (mémoire cité) sur les rapports de la kératite interstitielle avec la syphilis héréditaire. « ...Selon moi, dit-il, la scrofule n'a sur le développement de cette affection oculaire qu'une influence restreinte, *et peut-être n'en a-t-elle aucune*. N'est-il pas remarquable que, ni dans ma clientèle privée ni à ma clinique, il ne m'ait été possible de découvrir, depuis que je m'occupe de cette question, un seul cas de kératite parenchymateuse nettement imputable à la scrofule, qui, par contre, produit des ulcérations de la cornée, voire des infiltrations interstitielles purulentes ? »

III. — Vient une troisième opinion, produite pour la première fois par Hutchinson, longuement développée par lui dans le beau livre que je vous ai déjà signalé maintes fois, déjà acceptée par nombre de nos confrères, et jouissant surtout au delà de la Manche d'un crédit peu contesté.

Dans cette doctrine, la kératite interstitielle dériverait d'une *influence hérédo-syphilitique,* et en dériverait exclusivement pour les uns ou presque exclusivement pour les autres.

Il faut convenir que cette doctrine a été présentée par Hutchinson avec un rare talent et avec un luxe peu commun de témoignages cliniques. Elle est loin cependant d'avoir convaincu tout le monde, et, parmi nous notamment, elle a rencontré de nombreux adversaires. Je vous ferai grâce des discussions et des polémiques échangées à ce sujet, pour arriver immédiatement à la conclusion qui en dérive ou qui tout au moins me semble en dériver. Cette conclusion, c'est que la doctrine du médecin anglais contient une part de vérité et une part d'erreur.

La part, la grosse part de vérité, la voici :

Il est incontestable que la kératite interstitielle se rencontre chez les hérédo-syphilitiques avec une fréquence assez considérable pour être absolument significative.

C'est là ce dont témoignent, d'abord, les statistiques d'Hutchinson ; — ce dont témoignent d'une façon non moins péremptoire de très nombreuses observations éparses dans divers recueils ; — ce dont témoigne aussi ma statistique personnelle où, sur 212 observations, figurent 88 cas de kératite interstitielle.

Si l'influence hérédo-syphilitique était étrangère à la pathogénie de cette kératite, comment se ferait-il donc qu'on rencontre si communément réunis les trois facteurs de ce qu'on appelle la *triade d'Hutchinson?* C'est-à-dire comment expliquer l'association si fréquente de cette kératite à deux autres éléments morbides, malformations dentaires et troubles de l'ouïe, qui servent d'expressions habituelles à la syphilis héréditaire?

Si l'influence hérédo-syphilitique n'avait rien à voir avec cette kératite, quelle explication donner de la fréquence si particulièrement remarquable de l'affection dans les diverses conditions suivantes : chez les fils de sujets syphilitiques; — chez les sujets à antécédents hérédo-syphilitiques bien manifestes; — chez les sujets à manifestations actuelles de syphilis; — dans les familles où plusieurs enfants ont présenté des accidents spécifiques non douteux, etc., etc. ?

Si l'influence hérédo-syphilitique était indifférente à la production de cette kératite, pourquoi cette kératite serait-elle si commune dans les familles où la polymortalité des jeunes crée un soupçon, presque un témoignage formel de syphilis?

Et de même pour tant d'autres arguments que j'aurais encore à invoquer ici.

Cliniquement, on peut le dire, la kératite interstitielle se rencontre presque toujours dans les mêmes conditions. Les sujets qui en sont affectés « se ressemblent presque tous », ainsi qu'on l'a fort justement remarqué. Sinon toujours, en effet, au moins fort souvent ce sont des sujets jeunes, de teint grisâtre, ayant les dents mal formées, ayant éprouvé divers troubles de l'ouïe, ayant souffert ou souffrant d'affections osseuses, présentant des déformations nasales ou crâniennes, des cicatrices en divers points du corps, etc. Ces sujets, comme l'a très bien dit M. Giraud-Teulon (1), forment en quelque sorte une famille naturelle. Ils se reconnaissent comme on reconnaît les individus d'une famille naturelle en botanique. Une famille naturelle en botanique se révèle d'emblée par certains caractères communs, tels que le port général, le mode d'inflorescence, la forme de la fleur, etc. Eh bien, il en est de même pour les hérédo-syphilitiques affectés de kératite. Ils présentent, eux aussi, des caractères communs, qui font que ces sujets se ressemblent de l'un à l'autre et que l'histoire de l'un est à peu de chose près l'histoire de l'autre.

Cette remarque de M. Giraud-Teulon est absolument juste et prise sur le vif. Or, ne voyez-vous pas que cette communauté de caractères et cette identité d'accidents morbides attestent de toute évidence l'action d'une cause commune? Et cette cause commune, qui se traduit de la sorte par tant de lésions

(1) Communicat. orale. — V. aussi *Bulletins de la Société de chirurgie*, 1871.

ressortissant toutes à la syphilis, quelle pourrait-elle être sinon la syphilis ?

Si patente, toutefois, que soit la relation de cette kératite avec la syphilis héréditaire, elle n'a pas manqué, comme vous le savez déjà par ce qui précède, d'être attaquée de divers côtés et de diverses façons. Je n'ai plus à vous parler des opinions qui ont tenté de l'expliquer par la cachexie ou la scrofule. Mais d'autres objections lui ont été adressées. Citons notamment les deux suivantes :

1° « La kératite, a-t-on dit, qu'une certaine doctrine s'efforce de rattacher à une influence hérédo-syphilitique, a pour caractère de se manifester surtout dans l'adolescence. Or, le propre des accidents hérédo-syphilitiques est de se produire beaucoup plus tôt, dans le tout jeune âge ou à une époque peu distante de la naissance. »

Cette objection ne repose que sur une double erreur. En effet :

D'abord, la kératite ne se manifeste pas que dans l'adolescence. Elle se produit à tous les âges. Ainsi, dans ma statistique personnelle, j'en trouve des cas depuis le premier âge (voire avant la naissance) jusqu'à vingt ans. Il est bien vrai, comme nous l'avons vu, qu'elle offre un maximum de fréquence très accentué de dix à douze ou quinze ans. Mais qu'importe ? N'est-ce pas le propre de toutes les diathèses héréditaires d'attendre l'âge propice à leurs manifestations ? Est-ce que le tubercule et le cancer entrent en action au même âge ? Et même le tubercule ne fait-il pas invasion à des âges très différents suivant qu'il affecte les méninges ou le poumon ?

En second lieu, il est absolument erroné que la syphilis héréditaire se révèle toujours dès le premier âge, et il est bien plus erroné encore qu'elle concentre dans une période voisine de la naissance tous les accidents dont elle est susceptible. C'est précisément à la démonstration de faits contraires qu'est consacrée notre étude actuelle.

Donc, cette première objection n'est pas valable. Voyons la seconde.

2° « Le mercure, dit-on, loin d'être toujours avantageux dans le traitement de la kératite, se montre parfois indifférent ou même nuisible. »

D'abord, répondrai-je, le fait est-il bien démontré? Dans les cas où le mercure est resté inactif ou même a paru nuire, la spécificité d'origine de la kératite était-elle dûment et sûrement établie ?

Puis, admettant même le fait comme avéré, que prouve-t-il au total? Est-ce que le mercure est une panacée qui guérit à coup sûr toutes les manifestations spécifiques? Est-ce que nous ne le voyons pas, en un certain nombre de cas, rester à peu près inerte ou même absolument inactif contre des manifestations dont l'origine syphilitique ne saurait être contestée? La prétendue *infaillibilité* du mercure dans la syphilis est un dogme que contredit l'observation et que, pour ma part, je déclare absolument hérétique.

Enfin, ajouterai-je, si la kératite interstitielle constitue moins, comme nous le verrons bientôt, un accident syphilitique proprement dit qu'un résultat *indirect* de l'influence hérédo-syphilitique, qu'y a-t-il d'étonnant à ce qu'il exerce sur elle une action thérapeutique inférieure à celle qui lui est propre contre les manifestations directes de la diathèse ?

N'insistons donc pas davantage. Car, en vérité, l'évidence est établie. Et concluons sur notre premier point en disant :

Oui, très certainement oui et au-dessus de toute contestation possible, l'influence hérédo-syphilitique réalise fréquemment, très fréquemment, une variété de lésion oculaire dite kératite interstitielle diffuse.

Mais, autre question :

Est-ce que tous les cas de kératite interstitielle dérivent invariablement et exclusivement de la syphilis héréditaire? Est-ce qu'il n'y a de kératite interstitielle que chez les sujets hérédo-syphilitiques ?

Oui, répondent quelques auteurs. Non, dirons-nous avec la presque unanimité des médecins, des chirurgiens, des ophthalmologistes qui ont étudié à fond ce litigieux sujet.

Il est hors de doute, d'abord, qu'on a observé cette kératite dans la syphilis acquise (1). Il est plus incontestable encore qu'on l'a rencontrée en dehors de toute influence spécifique, par exemple comme conséquence du rhumatisme. Des faits de ce genre ont été cités par divers auteurs, avec toutes garanties d'authenticité.

Vainement on a objecté que les cas où l'on n'a pu retrouver l'influence hérédo-syphilitique comme origine de cette kératite devaient être des « cas mal observés », où l'on n'avait pas suffisamment recherché la syphilis héréditaire, où on l'avait méconnue pour des raisons diverses, par exemple en n'ajoutant pas une suffisante créance aux divers signes qui lui servent de témoignages rétrospectifs, etc. Cette raison me touche peu. Que des erreurs de ce genre aient pu être commises, je le crois sans peine. Mais, en fin de compte, il me semble impossible d'admettre que tous les médecins qui ont observé la kératite interstitielle en dehors de la syphilis héréditaire se soient toujours et invariablement mépris. Il n'est pas à croire que des hommes considérables dans la science, des ophthalmologistes des plus compétents, des syphiliographes autorisés, aient tous commis la même faute, c'est-à-dire aient abouti, bien que prévenus, à laisser passer inaperçue la syphilis dans les antécédents de leurs malades.

De sorte qu'en définitive l'existence de kératites interstitielles étiologiquement indépendantes de la syphilis héréditaire s'impose comme un fait démontré par les témoignages les plus compétents.

Conséquence : la troisième opinion que nous venons de discuter, opinion d'après laquelle la kératite interstitielle serait un produit exclusif de l'influence hérédo-syphilitique, est contraire aux données de la clinique et ne saurait être scientifiquement admise.

IV. — S'il en est ainsi, les trois précédentes hypothèses se trouvant écartées, il ne reste plus qu'une opinion à laquelle

(1) V. Galezowski, *Archives d'ophthalmologie*, 1878, p. 302 ; — Parinaud, *Archives génér. de médec.*, 1883, t. II, p. 533 ; — etc.

nous soyons autorisés à nous rallier. Celle-ci, je dois vous l'exposer actuellement, et ce qui précède me permettra d'être bref à son sujet.

Qu'est-ce donc, en somme, que cette kératite ? Présente-t-elle cliniquement ou anatomiquement quelque chose de spécial ? Et quelle idée pouvons-nous en concevoir de par ses symptômes et ses lésions ?

En tant que symptômes, elle n'offre manifestement rien de spécial, rien que ne puisse réaliser un processus morbide d'autre nature.

D'autre part, si nous interrogeons l'anatomie pathologique, nous voyons que la kératite interstitielle consiste essentiellement en ces deux facteurs : opacités et vascularisation de la membrane cornéenne. Or, ces opacités sont simplement constituées par une accumulation de cellules lymphoïdes dans le parenchyme cornéen, cellules à contenu opaque et granulo-graisseux. Et quant à la vascularisation, elle n'est que le résultat de la formation de nouveaux vaisseaux, formation « consécutive à l'irritation déterminée sur les nerfs par l'infiltration morbide de la membrane ».

Eh bien, y a-t-il là quelque chose de spécial et qui appartienne en propre à la syphilis ? Non, de toute évidence.

Et que représente en définitive cet ensemble anatomique ? Rien autre, de l'aveu commun, qu'un *trouble nutritif* initial, avec une période éventuelle de réparation consécutive, dont le facteur actif serait un processus de « vascularisation salutaire ».

Un *trouble nutritif*, ai-je dit. Nous voici donc, ici encore, en face d'un de ces troubles de nutrition, comme nous en avons déjà constaté tant de fois dans l'histoire clinique de la syphilis héréditaire. Voici donc ici, une fois de plus, quelque chose d'analogue à ces curieuses *dystrophies* qui servent d'origine à divers symptômes précédemment étudiés, tels que retard ou insuffisance du développement général, petitesse de taille, infantilisme, arrêts de développement partiel, malformations dentaires (érosions, sillons, microdontisme, amorphisme, etc.), exiguïté des testicules ou des ovaires, etc.

Aussi bien n'aurai-je qu'à vous répéter en l'espèce ce que je vous ai dit déjà plusieurs fois à propos de chacun de ces troubles nutritifs en particulier, à savoir :

Est-il supposable un seul instant que la syphilis ait la spécialité, le privilège exclusif de servir d'origine à des troubles de ce genre? Est-ce que le bon sens clinique ne se refuse pas à considérer une lésion de nature trophique comme l'apanage d'une seule maladie?

Donc, *à priori*, nous sommes rigoureusement conduits à admettre que la kératite interstitielle, lésion *trophique*, peut et doit dériver de causes diverses, et non pas dériver de la syphilis exclusivement.

Et d'autre part, *à posteriori*, l'observation clinique confirme cette induction. Car elle nous apprend — et cela de par des sources diverses — qu'on a vu cette kératite se produire en maintes occasions sous l'influence de causes absolument étrangères à la syphilis, telles que scrofule, lymphatisme, cachexie, rhumatisme, etc. D'après MM. de Wecker et Landolt, par exemple, la kératite interstitielle dériverait *deux fois sur trois* de la syphilis, et une fois sur trois de diverses causes d'autre genre (1).

De là cette conclusion, qui s'impose comme résultat de toutes les discussions précédentes, à savoir :

Que la kératite interstitielle n'est ni une lésion cachectique, ni une lésion scrofuleuse, ni une lésion syphilitique, mais bien une *lésion vulgaire*, *banale*, une simple *lésion de nutrition* que diverses influences morbides sont aptes à réaliser (2).

De ces diverses influences, à la vérité, il en est une qui, plus fréquemment que toutes les autres ou, pour mieux dire encore, plus fréquemment que toutes les autres à la fois, déter-

(1) Ouvrage cité, t. II, p. 143.

(2) J'ai plaisir à constater que cette opinion a déjà fait des prosélytes. Je la trouve reproduite et défendue par plusieurs médecins qui ont étudié avec soin cette question spéciale et dont les travaux seront utilement consultés. — V. notamment : Massaloux-Lamonnerie, *Des manifestations oculaires de la syphilis héréditaire tardive*, Thèses de Paris, 1883 ; — et L. Leleu, *De la kératite interstitielle et de son traitement par les injections sous-cutanées de bichlorure de mercure*, Thèses de Paris, 1884.

mine cette lésion et lui sert d'origine pour ainsi dire habituelle ; c'est l'*influence hérédo-syphilitique*. Et, du reste, rien d'étonnant à cela, étant donné le caractère bien connu de la syphilis héréditaire, qui ne fait pas que développer telle ou telle lésion locale, mais qui de plus s'en prend souvent à tout l'être et se traduit maintes fois par des manifestations qui impliquent un trouble de la nutrition générale. Mais n'importe. Pour être la cause la plus commune de la kératite interstitielle, la syphilis n'en saurait être considérée comme la cause unique, exclusive.

Au total, donc, cette kératite ne se présente en rien avec les caractères d'une lésion spécifique, ne relevant que d'une cause spécifique ; — et il semble, tout au contraire, bien plus légitime, bien plus conforme aux données de la clinique et de l'anatomie, de la considérer simplement comme une *lésion d'ordre commun*, lésion qu'à la vérité s'approprie fréquemment l'hérédo-syphilis (comme elle s'en approprie tant d'autres d'ailleurs), pour en faire une de ses expressions familières.

VI

II. — Iritis.

L'iritis — ceci n'est pas contesté aujourd'hui — constitue une des manifestations de la syphilis héréditaire, et c'est encore Hutchinson à qui nous devons la connaissance de ce fait important. S'il n'a pas été le premier à publier des cas d'iritis en relation avec la syphilis héréditaire, il a été le premier tout au moins à saisir nettement, à étudier avec persévérance et à démontrer d'une façon péremptoire la connexion pathogénique de ce symptôme avec son origine réelle, à savoir l'influence hérédo-syphilitique. Déjà, dès 1863, cet éminent observateur ne relatait pas moins de vingt-trois cas d'iritis développés sur des sujets hérédo-syphilitiques de divers âges, depuis l'âge de six semaines jusqu'à celui de seize mois.

Mais une question différente s'impose à nous pour le sujet spécial que nous avons en vue, et cette question est naturellement la suivante : L'iritis constitue-t-elle également une manifestation possible de syphilis héréditaire *tardive?* En d'autres termes, se produit-elle, peut-elle se produire, en tant que manifestation d'hérédité spécifique, sur des sujets déjà plus ou moins avancés en âge, c'est-à-dire dans la seconde enfance, dans l'adolescence, dans la jeunesse, et au delà ?

Eh bien, nous sommes en mesure aujourd'hui de répondre affirmativement à cette question. Oui, incontestablement oui, l'iritis fait partie des manifestations de la syphilis héréditaire tardive. On l'a observée d'une façon incontestable au delà du premier âge, sur des sujets âgés de trois, six, dix, douze, quinze, vingt-deux, vingt-sept ans.

De cela voici quelques preuves.

Un enfant de quinze ans, affecté d'une maladie d'yeux remontant déjà à huit mois, est conduit à la consultation du Dr Abadie, dont la compétence spéciale vous est bien connue. M. Abadie l'examine et constate une double irido-kératite, ayant abouti déjà, du côté gauche, à une oblitération complète de la pupille. Il recherche la cause de cette affection, et constate, sans parler d'autres symptômes que je passe sous silence, les deux ordres de lésions suivantes qui attirent particulièrement son attention : d'une part, un énorme développement des ganglions sous-maxillaires et préauriculaires; d'autre part, toute une série de petites nodosités sous-cutanées, grosses comme un pois, disséminées un peu partout à la surface du corps. Conduit d'après cela à soupçonner la syphilis, il interroge les parents à ce point de vue, et apprend qu'en effet l'un et l'autre se trouvaient en plein état de syphilis avant la naissance de l'enfant. Sur ces données, il diagnostique une iritis d'ordre hérédo-syphilitique, prescrit le traitement spécifique, et obtient un triple succès, à savoir : résolution des affections oculaires; résorption des nodosités sous-tégumentaires qui, de toute évidence, n'étaient rien autre que des gommes; et, enfin, guérison des engorgements ganglionnaires qui, bien que datant de trois ans, avaient fondu à vue d'œil dès l'institution du traitement spécifique, au point qu'il n'en restait plus traces six semaines plus tard (1). — Notez incidemment, Messieurs, que ces dernières lésions avaient été considérées comme d'origine *scrofuleuse* « par plusieurs médecins en renom », et longtemps traitées sans le moindre bénéfice par les antiscrofuleux (huile de morue, sirop d'iodure de fer, séjour à la mer, etc.). C'est donc toujours, vous le voyez, la même erreur que nous avons à relever dans chacun des chapitres de notre sujet ; toujours cette inévitable confusion avec la scrofule de symptômes dérivant d'une hérédité spécifique.

Une observation de même genre, due à Hutchinson, est relative à une petite fille de dix ans, issue de parents syphilitiques et « portant le masque de l'hérédo-syphilis », quoique restée indemne jusqu'alors de manifestations spécifiques apparentes. Vers dix ans, elle fut affectée presque simultanément d'une triple lésion, à savoir : une ulcération lupiforme qui détruisit le nez ; — une lésion phagédénique de la gorge, qui anéantit la luette, puis le voile palatin tout entier ; — une kérato-iritis double.

J'ai observé en ville et suivi dans ses moindres détails le cas suivant : Un jeune homme contracte la syphilis. Malgré moi, il se marie d'une façon tout à fait prématurée et ne tarde pas (chose prévue) à contagionner sa femme. Surviennent trois grossesses. Les deux premières (résultat non moins prévu) se terminent par des fausses couches. Un an après naît un enfant qui est bientôt criblé de syphilides et qui communique la syphilis à sa nourrice. Traité, il guérit provisoirement. — A cinq ans, il est affecté d'une kératite interstitielle, vue, traitée et guérie par M. le Dr Galezowski. — Un an après, et sans la moindre cause étrangère, il est repris d'une affection oculaire qui, cette fois, se porte sur l'iris. M. Galezowski et moi avons soigneusement étudié cette iritis et n'avons pas hésité à la considérer comme d'origine syphilitique. Au reste, les heureux résultats du traitement n'ont pas tardé à confirmer notre diagnostic.

(1) *Considérations cliniques et thérapeutiques sur la scrofule et la syphilis héréditaire* (Communication à la Société de méd. de Paris. — *Union médicale*, 11 octobre 1883).

D'après les observations contenues dans la science, comme aussi d'après mon expérience personnelle, l'iritis hérédo-syphilitique paraît beaucoup moins fréquente que la kératite interstitielle de même origine. Il faut reconnaître toutefois qu'elle est exposée à passer inaperçue dans un certain nombre de cas, chez les jeunes enfants tout spécialement, et cela soit en raison de la bénignité de ses symptômes, soit alors qu'elle est masquée par une kératite antérieure ou contemporaine.

Nous avons vu qu'elle peut se produire à divers âges. Mais, très certainement, elle est beaucoup plus commune dans l'enfance que dans une période plus avancée. On peut la dire rare au delà de quinze ans, du moins autant qu'il nous est permis d'en juger dans l'état actuel de nos connaissances.

Elle existe seule ou combinée. En d'autres termes, ce qu'on observe est tantôt une iritis pure et simple, et tantôt une iritis associée à d'autres déterminations oculaires de même nature, telles que kératite insterstitielle, choroïdite, etc. — Il n'est pas rare non plus qu'elle succède ou qu'elle prélude à ces autres phlegmasies. Exemple : le dernier cas que je vous citais, où l'enfant fut affecté, à un an de distance, d'une kératite, puis d'une iritis.

L'iritis hérédo-syphilitique débute presque toujours d'une façon remarquablement insidieuse, tant au point de vue des douleurs, qui sont légères ou nulles, que de la vascularisation oculaire en général peu accentuée. Au delà, elle se constitue lentement, avec une teneur froide, tout au plus subaiguë.

Quant aux symptômes qui la caractérisent dans ses périodes ultérieures, ils ne sont autres que ceux des iritis spécifiques. Je vous les ai décrits, à propos de la syphilis acquise, dans une autre série de Conférences (1), et je puis donc m'abstenir de les reproduire ici. Je ne ferai, en conséquence, que vous signaler d'une façon très sommaire les quelques particularités qui impriment à cette iritis hérédo-syphilitique un cachet tant soit peu spécial et contribuent à la différencier des iritis vulgaires.

(1) V. *Leçons cliniques sur la syphilis*, 11e édit., p. 486.

Comme particularités de ce genre, notons surtout les trois suivantes :

1° *Injection en général modérée, légère;* cercle périkératique peu développé. — A coup sûr, il est rare d'observer dans la forme qui nous occupe un degré de vascularisation égal à celui des iritis vulgaires (1). D'une façon générale et réserve faite pour quelques cas exceptionnels, on peut dire que l'iritis hérédo-syphilitique n'a pas le cachet inflammatoire des iritis d'autre nature.

2° *Indolence, tout au moins relative.* — Peu ou même pas de douleurs, voilà ce qu'on observe non pas toujours, mais dans la plupart des cas.

De même, peu ou pas de larmoiement, de photophobie, d'éréthisme oculaire.

Au total, donc, teneur froide ou tout au plus subaiguë de l'affection.

De là cet enseignement, Messieurs, que je recommande à votre attention : Se défier, au point de vue de leur cause originelle, des iritis à début insidieux, à processus indolent, aphlegmasique et *torpide*. Lorsque, sur un enfant ou un adolescent, vous rencontrerez une iritis de cet ordre, qui a débuté sans fracas, qui s'est produite et qui évolue sans grands phénomènes d'acuité, qui n'excite que peu ou pas de douleurs, de larmoiement, de photophobie, qui n'a qu'un cercle périkératique à peine accentué, etc. ; lorsque, dis-je, vous rencontrerez une iritis dont ne se plaignent pas ou dont ne se plaignent guère les malades et qui n'inquiète pas davantage leurs parents, tenez-vous en défiance, et *suspectez la vérole.* Recherchez sur le malade les signes d'une affection héréditaire, interrogez les parents à ce point de vue, et souvent vous trouverez l'hérédité spécifique comme cause d'une telle iritis.

3° *Fréquence de l'obstruction pupillaire par d'abondants exsudats plastiques.* — Contraste curieux, cette iritis à processus inflammatoire si mitigé est parfois remarquable par la surabondance d'un exsudat plastique qui se constitue au niveau

(1) V. Walton, *The Medical Times*, 15 septembre 1877.

de la circonférence interne de l'iris, déborde sur le champ pupillaire et aboutit en certains cas à l'obstruer, à l'oblitérer presque complètement. C'est là un point qui a été spécialement relevé par divers ophthalmologistes et qui m'a vivement frappé plusieurs fois.

Sur les vingt-trois observations qui composent sa statistique, Hutchinson en signale *quinze* (relatives à de jeunes enfants, il est vrai) où l'exsudat irien a été « abondant », et abondant jusqu'à occlure et oblitérer parfois tout l'orifice pupillaire.

Dans son intéressant mémoire sur l'iritis hérédo-syphilitique (1), M. Giraud-Teulon insiste vivement sur le même fait, et dit que, pour lui, le principal symptôme de cette iritis serait un épanchement considérable de lymphe de couleur blanchâtre, jaunâtre ou roussâtre, remplissant l'ouverture pupillaire déformée, et se répandant jusque dans la chambre antérieure.

Mentionnons encore une autre forme plus rare que peut affecter l'iritis hérédo-syphilitique. C'est la *forme gommeuse*, signalée et bien étudiée ces derniers temps par un ophthalmologiste distingué, le Dr Trousseau.

Elle consiste — sans parler des autres symptômes communs de l'iritis — en la production de petits nodules jaunâtres, cerclés d'un liseré brun, granuleux ou hémisphériques de relief, et siégeant le plus souvent soit au voisinage, soit sur le bord même de l'orifice irien.

La qualité gommeuse de ces tumeurs iriennes a été démontrée par l'anatomie pathologique. Elle ressort du reste avec non moins d'évidence de l'influence rapidement résolutive qu'exerce sur elles le traitement spécifique (2).

(1) V. *Bulletins de la Société de chirurgie*, séance du 22 nov. 1871.

(2) Comme complément à la description qui précède, j'emprunterai à un mémoire inédit de M. le Dr Trousseau, qui étudie depuis longtemps les affections oculaires hérédo-syphilitiques avec un soin minutieux, les quelques détails suivants :

« ... Les formes cliniques que peut affecter l'iritis hérédo-syphilitique, soit dans le tout jeune âge, soit dans une période plus ou moins avancée de la vie, sont plus variées qu'on ne le croit généralement. D'après moi, il en existe quatre, bien nettes, à savoir :

1° L'iritis *aiguë ;*

2° L'iritis *chronique*, simple ou compliquée;

3° L'iritis *gommeuse ;*

VII

III. — Ophthalmies profondes.

Étant donnés les deux ordres de lésions qui précèdent, il est facile de prévoir que les membranes profondes de l'œil ne

4° L'iritis *séreuse*, ou *aquo-capsulite* des anciens auteurs.

I. — La première variété est très rare. — Elle est caractérisée par une injection conjonctivale assez considérable, des douleurs ciliaires, de la photophobie, de la déformation pupillaire, et par les autres signes et les autres conséquences des iritis aiguës vulgaires... J'en ai observé un bel exemple sur une fillette de douze ans, manifestement hérédo-syphilitique. Cette enfant présentait un cas typique d'iritis aiguë, d'apparence commune. La lésion, qui ne s'était en rien modifiée sous l'influence des remèdes usuels et du salicylate de soude en particulier, céda rapidement à l'emploi des frictions et de l'iodure de potassium.

II. — La seconde variété est de beaucoup la plus commune. C'est l'iritis typique d'Hutchinson. Le début en est lent, insidieux, et sans réaction. La vascularisation y est faible. Les synéchies s'y forment peu à peu en déformant graduellement la pupille. La douleur y est presque nulle. Si bien que cette forme, souvent méconnue au début, passe quelquefois presque inaperçue de malades inintelligents ou peu soucieux de leur personne... Il se produit ensuite un exsudat en général abondant, blanc, jaune ou rougeâtre, en même temps que l'iris se gonfle et change de couleur... On comprend donc avec quelle facilité cette variété peut aboutir à l'obstruction pupillaire.

Comme règle, la cornée reste intacte. Parfois cependant elle s'affecte et finit par se scléroser.

Cette variété peut exister seule, comme aussi se compliquer de lésions profondes.

III. — La variété gommeuse est assurément rare, mais moins rare qu'on ne le croit en général. Elle deviendrait plus fréquente si elle n'était pas méconnue comme elle l'est le plus souvent... Je suis certain par expérience qu'en nombre de cas les productions gommeuses de l'iris sont prises pour des tubercules ou pour des tumeurs d'autre nature. A preuve, par exemple, un cas très intéressant qui a été relaté par Nettleship et Fox (*Transactions of the Ophth. Soc. of the U.-Kingdom*, vol. I, p. 10), et qui se résume en ceci : Une jeune fille de treize ans fut soumise à l'énucléation d'un œil pour de prétendus tubercules de l'iris. Plus tard, l'autre œil ayant été affecté de granulations semblables à celles qui s'étaient produites sur l'œil enlevé, on eut l'idée de prescrire un traitement mercuriel, et les tumeurs furent guéries.

Les gommes iriennes se présentent sous forme de nodosités jaunâtres, peu nombreuses, parfois entourées d'un liseré brun, siégeant fréquemment au niveau du bord pupillaire et à la partie supéro-interne de l'iris... Elles guérissent rapidement sous l'influence du traitement spécifique, mais en laissant à leur suite une atrophie et un changement de coloration de l'iris.

IV. — La quatrième variété, qui répond à l'aquo-capsulite des anciens ophthalmologistes, est de toutes la plus rare. Hutchinson n'a pu en relater qu'un exemple. Massaloux-Lamonnerie (Thèses de Paris, 1883, obs. VI) en cite un cas qui peut prêter à contestation.

Dans cette variété, la pupille conserve à peu près sa forme normale; mais l'humeur aqueuse devient trouble, louche, et il se fait un dépôt pointillé blanchâtre à la surface de la membrane de Descemet. — Signalons aussi la possibilité de complications glaucomateuses (irido-cyclite). »

doivent pas être plus épargnées par la syphilis héréditaire tardive que la cornée ou l'iris. Cette induction est confirmée par l'expérience.

Et, en effet, l'influence hérédo-syphilitique se traduit assez souvent, dans un âge plus ou moins avancé, par diverses lésions qui portent sur la choroïde, sur la rétine et sur le nerf optique. Le type le plus habituel qu'elle réalise consiste dans l'affection mixte dite *chorio-rétinite*.

Des exemples nombreux de ces ophthalmies profondes d'origine hérédo-syphilitique existent dans la science. Hutchinson en citait déjà une douzaine de cas en 1863. Depuis lors, les observations se sont multipliées, et certains ophthalmologistes, le Dr Trousseau entre autres, vont même jusqu'à prétendre que les affections de ce genre constituent une des manifestations les plus communes de l'hérédo-syphilis tardive. « Si elles paraissent moins communes qu'elles ne le sont en réalité, dit le Dr Trousseau, c'est que, d'une part, elles sont très souvent méconnues comme nature et rapportées à des causes vulgaires; c'est aussi, d'autre part, qu'elles sont fréquemment masquées par des lésions cornéennes ou iriennes soit antérieures, soit concomitantes, qui rendent difficile ou impossible l'examen du fond de l'œil. »

Ces affections, ai-je dit, se produisent à divers âges. Des faits actuellement contenus dans la science, comme de ceux dont je dispose personnellement, il semblerait résulter qu'elles se présentent à l'observation d'une façon plus fréquente chez les sujets déjà un peu âgés que chez les tout jeunes enfants. La plupart des cas, en effet, qui ont été publiés jusqu'à ce jour sont relatifs soit à des enfants de neuf, dix, douze ans, soit à des adolescents, soit même à des jeunes gens de vingt à vingt-cinq ans (Trousseau). Cette particularité toutefois doit encore être réservée.

Quant aux symptômes et aux signes ophthalmoscopiques de ces lésions profondes, il ne semble pas qu'ils soient modifiés par le fait de leur origine héréditaire. Ils sont à peu près identiques à ceux des lésions correspondantes de la syphilis acquise. Je vous renvoie donc sur ce point soit à l'exposé que je vous en ai tracé ailleurs (1), soit bien mieux encore aux descriptions plus techniques des traités d'ophthalmologie.

Toutefois je n'abandonnerai pas ce sujet sans appeler votre attention sur un bel exemple de ces chorio-rétinites de l'hérédo-syphilis tardive, qui va nous être fourni par une malade de nos salles. Vous remarquerez que ce cas est des plus complets et des plus démonstratifs relativement au point spécial dont nous poursuivons ici l'étude, à savoir l'hérédité syphilitique. Chose rare, en effet, nous avons ici sous les yeux les deux sujets de l'observation, à savoir la *mère* et la *fille*, et toutes deux avec les commémoratifs les plus formels sur leur passé pathologique, toutes deux avec les manifestations actuelles les moins sujettes à contestation.

La mère a contracté la syphilis à dix-neuf ans. Elle a été affectée à cette époque, nous dit-elle, de « boutons » à la vulve, puis d'un bubon, d'une roséole, de plaques muqueuses buccales et vulvaires, toutes lésions dont elle a été soignée, à l'hôpital de la Pitié, par M. le Dr Moutard-Martin. — Depuis lors, elle est devenue enceinte trois fois. — Ses deux premières grossesses se sont terminées par la naissance d'enfants syphilitiques, qui ont été couverts d'éruptions, de croûtes, d'ulcérations, etc., et sont morts à trois et quatre mois. — La troisième a donné naissance à notre petite malade actuelle. — Longtemps après, cette femme a été reprise d'accidents tertiaires, sous forme d'ulcérations et de nécroses intra-nasales. Son nez s'est absolument effondré, et c'est à ce propos qu'elle est venue réclamer nos soins ces derniers temps. Aujourd'hui encore vous pouvez la voir dans nos salles, affectée de nécroses multiples des fosses nasales, avec un effroyable ozène symptomatique.

Pour la fille, c'est une enfant de seize ans, petite, chétive, maigre, non développée. Vous ne lui donneriez pas son âge, car elle ne paraît guère avoir plus d'une douzaine d'années. Elle ne mesure comme taille que 1m,42, et ne pèse pas plus de quarante kilos. Ses seins sont à peine développés. Les poils pubiens commencent seulement à se montrer. En un mot, c'est

(1) *Leçons cliniques sur la syphilis*, 2e édit.

encore d'allure une enfant plutôt qu'une jeune fille, bien qu'elle ait commencé à être réglée depuis quelques mois. Si j'ajoute qu'elle se présente avec une petite taie blanche sur l'une des cornées et avec des dents soit atrophiées du sommet, soit couvertes de petites érosions cupuliformes, vous conviendrez avec moi qu'elle réunit les principaux signes de ce qu'on appelle l'habitus ou le facies hérédo-syphilitique.

Au reste, elle n'a pas failli à la destinée que lui présageait l'infection maternelle. Dès l'âge de quatre mois, elle était couverte de « rougeurs » et de « boutons », au sujet desquels un médecin lui prescrivait l'iodure de potassium. — A deux ans, elle était affectée d'une nouvelle éruption « bulleuse », qu'un autre médecin traitait et guérissait par des bains de sublimé. — A dix ans, elle était prise d'une otorrhée abondante et devenait sourde de l'oreille gauche, oreille sur laquelle on constate aujourd'hui la cicatrice très apparente d'une ancienne perforation. — A douze ans, nouveaux accidents, sous forme de deux tumeurs qui s'abcédèrent, suppurèrent longtemps et laissèrent à leur suite des cicatrices fortement déprimées. Vraisemblablement, ces tumeurs ne furent rien autre que des gommes; mais nous manquons de renseignements positifs à leur égard. — A quatorze ans, invasion d'une « kératite », qui affecta l'œil gauche et fut suivie de la petite taie dont nous avons parlé. — Enfin, à seize ans, c'est-à-dire il y a quelques mois, cette jeune fille vient d'être encore affectée de deux nouveaux accidents dont la spécificité ne saurait rester douteuse, à savoir : d'une part, une gomme volumineuse, siégeant dans le creux poplité droit, gomme typique, que l'iodure de potassium n'a pas tardé à résoudre avec une rapidité significative; et, d'autre part, une *chorio-rétinite* gauche, laquelle s'est caractérisée par ses symptômes les plus classiques : troubles fonctionnels très accentués; diminution progressive de l'acuité visuelle; « brouillard permanent devant les yeux »; mouches volantes; lacunes dans le champ visuel; photophobie; puis cécité presque absolue; enfin, à l'examen ophthalmoscopique, état trouble du corps vitré, où nagent de nombreux flocons filamenteux et noirâtres; aspect nuageux de la papille; taches exsudatives multiples et disséminées sur le fond de l'œil, etc., etc. — Aujourd'hui, toutes ces lésions ont subi un notable amendement, mais vous pouvez encore en constater les vestiges d'une façon très apparente.

J'aurais encore, Messieurs, si mon ambition était d'épuiser le sujet, à vous parler de certaines affections de l'œil qu'on a observées chez des malades en puissance de syphilis héréditaire et qu'on a cru pouvoir rattacher à l'influence de la diathèse. Ici prendraient place, par exemple, divers chapitres relatifs à la *rétinite pigmentaire*, à la *cataracte* (1) et notamment à une variété de cataracte dite *zonulaire*, à l'amaurose par *atrophie des nerfs optiques* (2), etc. Il semble bien résulter, en effet, d'observations qui ont été produites ces derniers temps que l'hérédité spécifique n'est pas étrangère à la production de tels ou tels de ces accidents, et je tiens pour certain que, dans un avenir qui n'est peut-être pas très éloigné, quelques-uns d'entre eux pour le moins seront dûment inscrits au bilan de la syphilis héréditaire tardive. Mais les documents dont nous disposons quant à présent à leur égard sont vraiment trop peu nombreux et trop insuffisants, trop sujets à critiques, pour qu'il ne soit pas prématuré d'ouvrir ici une discussion sur ces divers points. Réservons donc ces questions nouvelles, et sachons attendre que le temps nous ait donné sur elles une expérience qui nous fait encore défaut.

VIII

TROUBLES DE L'OUÏE.

Les troubles de l'ouïe n'atteignent pas, certes, dans la syphilis héréditaire tardive, le haut degré de fréquence auquel nous avons vu s'élever les troubles de la vision, et néanmoins ils

(1) V. Bader, *Report on cases of cataract treated by linear extraction* (Ophthalmic Hospital reports, t. II, p. 349.) — Moncorvo, *Contribution à l'étude de la sclérose multiloculaire*, Paris, 1884. — Etc., etc.

(2) V. Hutchinson, *Ouvrage cité*.

font partie de ceux que nous sommes autorisés à considérer comme assez communs.

Je les trouve signalés quarante fois dans les deux cent douze cas qui composent ma statistique ; mais j'estime que ce chiffre est inférieur à leur fréquence réelle, car c'est un fait patent que, dans un grand nombre des cas en question, l'examen des oreilles n'a pas été pratiqué.

Relativement à leur pathogénie, ces troubles se divisent en deux groupes naturels.

Les uns ne sont que *symptomatiques* et *secondaires ;* c'est dire qu'ils succèdent à d'autres lésions dont ils constituent de simples épiphénomènes.

Les autres sont *primitifs*, protopathiques.

Je serai bref sur les premiers, qui ne présentent rien de spécial à notre sujet. Les seconds inversement exigeront de nous une attention particulière.

I. *Troubles symptomatiques* ou *secondaires.* — La réaction exercée sur l'oreille par les affections de la gorge et du naso-pharynx constitue un fait clinique d'une indéniable authenticité.

Chacun sait — et cela est d'observation commune dans la syphilis comme en dehors de la syphilis — que les lésions de l'arrière-gorge sont susceptibles de déterminer sur l'appareil auditif des altérations diverses, mais aboutissant toutes à un même ordre de symptômes : troubles de l'ouïe, cophose, voire parfois surdité complète.

Eh bien, les accidents gutturaux et pharyngés qui dérivent de la syphilis héréditaire, dans la période tardive où nous l'étudions, comportent naturellement les mêmes conséquences. Eux aussi éveillent quelquefois, par l'intermédiaire de la trompe d'Eustache, divers troubles auditifs, troubles dus à une inflammation secondaire, deutéropathique, de l'oreille moyenne.

Cette inflammation ne présente rien de spécial. Elle est ici ce qu'elle est dans tous les cas de même genre. C'est dire qu'elle se traduit en l'espèce par les mêmes lésions et les mêmes symptômes qu'en toute autre circonstance, à savoir :

Cliniquement, par des troubles auditifs d'intensité variable ;

— le plus souvent par une simple diminution de l'ouïe ; — mais quelquefois aussi, dans les cas chroniques, par une obtusion de l'ouïe confinant à la surdité, voire par une surdité plus ou moins complète ;

Anatomiquement, par un état d'épaississement plus ou moins marqué du tympan, qui devient terne, blanchâtre, qui perd son élasticité, qui ne vibre plus que défectueusement sous l'influence des ondes sonores ; — par des adhérences vicieuses entre la muqueuse de la caisse et la face interne du tympan ; — par l'ankylose de la chaîne des osselets ; — par la sclérose possible des fenêtres ronde et ovale, etc., etc.

Combattues de bonne heure par un traitement approprié, notamment par le cathétérisme de la trompe, ces diverses lésions sont curables et susceptibles d'une absolue résolution. Mais, abandonnées à elles-mêmes, elles passent facilement à l'état chronique et deviennent irremédiables, définitives.

Jusqu'ici, rien de spécial, je le répète. En sorte qu'une simple mention suffit aux accidents de ce genre.

Il n'en est plus de même pour le second groupe de troubles auditifs que nous avons maintenant à décrire.

II. *Troubles primitifs, protopathiques.* — Ceux-ci diffèrent des précédents en ce qu'au lieu d'être de simples épiphénomènes vulgaires de lésions spécifiques, ils constituent des manifestations directes et primitives de la maladie.

Ils sont de deux ordres, ou, pour mieux dire, ils se distribuent de la façon la plus naturelle en deux groupes de symptômes très différents.

Les uns consistent en des accidents d'*otite moyenne suppurative ;* — et les autres en une *surdité simple, sans lésions appréciables*, surdité que l'on suppose dépendre d'altérations nerveuses encore indéterminées, et que, par exclusion, on appelle *surdité profonde.*

Venons aux détails.

1° *Accidents d'otite moyenne suppurative.* — L'otite moyenne suppurative est presque exclusivement un accident du premier âge. Elle affecte en général de tout jeunes enfants, c'est-à-dire des enfants de quelques semaines ou de quelques mois. En ce qui concerne les malades que nous avons en vue, elle ne se présente donc le plus souvent qu'à l'état de lésion ancienne, dont les symptômes se prolongent dans une période plus ou moins avancée de la vie.

Elle consiste en ceci : un écoulement purulent de l'oreille moyenne, écoulement qui présente cette singularité exceptionnelle en l'espèce de se produire sans douleurs et de persister sans douleurs.

La scène clinique est des plus simples et se résume ainsi : Un beau jour, un enfant tache son oreiller, et sa mère s'aperçoit non sans étonnement qu'il perd « de l'humeur » par une oreille. Cette humeur, c'est du pus ; et ce pus, chose bizarre, est apparu comme premier et unique témoignage d'un état morbide. Car jusqu'alors rien ne faisait supposer une maladie de l'oreille. L'enfant allait bien ; il ne s'est pas plaint ; il n'a pas crié ; il n'a pas eu d'insomnie, d'agitation ; très sûrement, donc, *il n'a pas souffert* et ne souffre pas encore de l'oreille.

Appelés à ce moment, je suppose, vous examinez ce dont il s'agit et vous constatez ceci : d'abord, que ce pus ne vient pas de l'oreille externe, du conduit auditif externe, qui est sain, qui ne présente notamment aucun signe d'affection eczémateuse ou syphilitique ; — en second lieu, que cette suppuration a son origine dans la caisse, ce dont vous avez la preuve en apercevant à l'examen otoscopique une perforation du tympan, parfois même en voyant du pus sourdre par cette perforation.

Donc, c'est une otite suppurée de la caisse dont cet enfant est affecté.

Voilà le début de l'affection. Voyons maintenant ce qui advient au delà.

De deux choses l'une :

Ou bien l'affection est reconnue, diagnostiquée et soumise à un double traitement général et topique. Dans ce cas, le pronostic est bénin, sauf exceptions rares. L'écoulement persiste encore quelque temps, deux, trois, cinq semaines, puis diminue, se tarit insensiblement et disparaît. Et alors, tout est dit ;

car, en général, aucun trouble fonctionnel, aucune altération notable de l'ouïe ne succède à cette otorrhée passagère. Ce qui lui survit seulement, c'est le vestige de la perforation tympanique, sous forme d'une cicatricule appréciable à l'otoscope. Encore cette cicatricule ne reste-t-elle pas toujours apparente. Ainsi, il est des cas où elle s'efface avec une rapidité surprenante, et s'efface même au point de ne plus pouvoir être distinguée. De cela vous avez eu la preuve tout récemment ici-même, et le fait mérite d'être cité. Un enfant syphilitique, né d'une mère syphilitique, fut affecté sous nos yeux, il y a trois mois environ, d'un écoulement purulent de l'oreille, écoulement qui, comme d'usage, apparut d'une façon brusque, sans avoir été précédé d'aucun phénomène douloureux. A l'examen otoscopique, nous constatâmes le plus facilement du monde une perforation du tympan, étroite, linéaire, mais mesurant bien en longueur trois à quatre millimètres. Traité, l'enfant guérit en quelques semaines. Puis, ces jours derniers, quand nous avons examiné l'oreille derechef, il nous a été impossible, et il a été impossible à M. Hermet, auriste distingué qui nous assistait dans cette recherche, de trouver trace de la perforation, dont nous nous rappelions très bien cependant et le siège et la direction.

Ou bien — seconde alternative — l'affection est négligée, abandonnée à elle-même, ce qui n'est pas rare et même, disons mieux, ce qui est le cas usuel, étant donnée l'absence de douleur qui confère une sécurité trompeuse (1). Et alors qu'arrive-t-il? C'est que l'écoulement persiste, toujours sans douleur, persiste encore en diminuant comme quantité, et finalement aboutit à devenir chronique, permanent. On voit de la sorte des otorrhées se prolonger d'une façon pour ainsi dire indéfinie; on en voit qui, ayant débuté dans le premier âge, subsistent encore

(1) Il se peut même, l'incurie aidant, que l'écoulement qui se produit ainsi par l'oreille (et qui d'ailleurs n'est pas toujours abondant) échappe d'une façon absolue à l'attention des familles. J'ai dans mes notes l'histoire de plusieurs enfants hérédo-syphilitiques chez lesquels nous avons découvert des cicatrices incontestables de perforation du tympan, voire des perforations permanentes de cette membrane, et qui, d'après le dire de leurs parents, « n'avaient jamais présenté le moindre écoulement d'oreille ». De toute évidence, il s'était infailliblement produit sur ces enfants, à un moment donné, un certain degré d'otorrhée purulente ; mais cette otorrhée avait passé complètement inaperçue.

dans l'adolescence. Exemple : Un de nos malades, hérédo-syphilitique, présentait encore à dix-sept ans une otorrhée qui, d'après le dire de sa mère, avait débuté dans les premiers mois de la vie.

Dans les cas de ce genre, des altérations graves ne tardent guère à se produire du côté de la caisse du tympan; et alors, dans un stade plus ou moins avancé, on constate telles ou telles des lésions suivantes : perforation simple ou perforations multiples du tympan ; — destruction partielle ou même destruction complète de cette membrane ; si bien que, comme sur l'un de nos malades (1), l'œil pénètre directement et facilement dans la caisse du tympan, dont la muqueuse apparaît hyperémiée, tomenteuse, tuméfiée, et tapissée d'une couche de pus ; — disparition de la chaîne des osselets, etc., etc. — Quelquefois cependant le tympan échappe à la destruction dans ces otorrhées chroniques, et même les pertes de substance qu'il a subies peuvent être remplacées soit par une cicatrice blanchâtre, comme calcaire d'aspect, soit par une véritable membrane de néoformation. C'est ainsi que, sur le dernier malade dont je viens de vous parler, deux anciennes perforations étaient comblées par des néo-membranes de ce genre disposées en infundibulum, lesquelles témoignaient bien manifestement des efforts tentés par l'organisme pour reconstituer l'intégrité du tympan.

En tout cas, il va sans dire que ces otorrhées plus ou moins durables et, *à fortiori*, ces otorrhées chroniques compromettent gravement les fonctions auditives. Elles commencent par émousser l'acuité de l'ouïe, puis aboutissent à déterminer divers degrés de cophose, voire la surdité absolue.

Telle est en quelques mots, envisagée seulement dans ses symptômes les plus essentiels, l'otite moyenne suppurative que nous observons souvent chez nos malades hérédo-syphilitiques.

Eh bien, cette otite présente-t-elle quelque chose de spécial, ou tout au moins quelque particularité qui soit de nature à en faire suspecter l'origine spéciale ? Oui certes. Et ce qui la signale à

(1) Observation publiée par le Dr Barthélemy, chef de clinique de la Faculté. (*Annales de dermatologie et de syphiligraphie*, IIe série, t. IV, p. 437.)

l'attention, ce qui lui imprime immédiatement un cachet *suspect*, au point de vue qui nous touche, c'est précisément le fait sur lequel je viens d'insister près de vous, à savoir l'*explosion indolente et subite* de ce catarrhe purulent de l'oreille, de ce catarrhe aigu (ou pseudo-aigu, pour mieux dire) qui s'établit soudainement d'un jour à l'autre, et cela sans aucun des symptômes réactionnels ou douloureux qui constituent le cortège usuel des catarrhes aigus de l'oreille. Pas de fièvre, pas de réaction générale, pas de troubles locaux, et surtout — remarquez bien ceci, Messieurs, — *pas de douleurs !* Pas de douleurs, alors que l'otite de la caisse a pour habitude dans ses formes aiguës, dans ses formes qui aboutissent, comme ici, à un abcès, de s'accompagner de douleurs vives, très vives, et même — ce n'est pas assez dire — de douleurs extraordinairement violentes, déchirantes, atroces, épouvantables parfois, qui jettent les malades dans un état d'angoisse inexprimable, qui provoquent du délire en quelques cas, qui peuvent même donner le change pour des états de congestion encéphalique ou de méningite, etc. Et, en effet, la douleur, comme chacun le sait, est un symptôme prédominant des inflammations suppuratives et aiguës de la caisse. Or, ici, rien de semblable, avec une suppuration qui cependant se constitue ou tout au moins *semble* se constituer à brève échéance et qui a les apparences — je ne dis rien de plus — d'une modalité aiguë. Ici, du pus se forme dans la caisse, et ce pus, un beau jour, se décharge au dehors, sans que l'enfant ait présenté au préalable le moindre symptôme morbide, sans qu'il ait jeté un cri, sans qu'il ait manifesté la moindre souffrance. Notons d'ailleurs que la scène est exactement la même, alors qu'elle se produit sur des sujets plus âgés, c'est-à-dire sur des sujets qui peuvent rendre compte de leurs sensations et qui déposent dans le même sens. De sorte que l'otite qui se manifeste en pareil cas est bien sûrement et positivement une otite suppurative *indolore* (1).

(1) Cette curieuse *indolence* des otites suppuratives de la syphilis héréditaire a été remarquée de même par plusieurs observateurs et ressort d'une foule de faits publiés dans divers recueils.

Voir, comme exemple, l'excellent travail du Dr G. Jégu, *De la syphilis de l'oreille*, thèses de Paris, 1884.

Au point de vue diagnostique, c'est précisément, je le répète, ce caractère négatif, absence de douleur, qui prend en l'espèce un intérêt de premier rang. A coup sûr l'invasion soudaine d'une otite suppurative de la caisse sans symptômes prémonitoires ou concomitants, sans réaction et surtout sans douleur, offre un contraste signalé avec ce qui est d'observation usuelle dans les otites purulentes, et ce contraste est bien fait pour imprimer à l'ensemble morbide une allure exceptionnelle, non moins que pour éveiller l'attention du clinicien.

Donc, toutes les fois que sur un enfant, un adolescent, un jeune homme, nous verrons se manifester *sans douleur* une otite purulente de la caisse, ce seul fait devra exciter un soupçon dans notre esprit et diriger nos recherches étiologiques dans le sens d'une influence hérédo-syphilitique. Je ne veux pas dire assurément que l'influence hérédo-syphilitique soit la seule cause d'otites de ce genre; mais ce que je prétends, c'est, d'une part, que le propre de cette influence est de réaliser la variété d'otite en question, et, d'autre part, qu'elle la réalise plus souvent à elle seule, sous la forme précédemment décrite, que n'importe quel autre facteur morbide.

Et j'ajouterai comme confirmation : En plusieurs cas, ce symptôme spécial, cette otite indolente de la caisse nous a mis sur la piste d'une hérédité syphilitique que ne laissait soupçonner aucune autre manifestation. Plusieurs fois, en d'autres termes, il nous est arrivé de soupçonner une syphilis héréditaire de par ce seul symptôme, de la rechercher, et de la découvrir.

2° *Surdité profonde, surdité « hérédo-syphilitique » proprement dite.* — La seconde manifestation qu'est susceptible d'éveiller vers l'organe auditif l'influence de la syphilis héréditaire se présente avec des caractères cliniques absolument différents.

D'abord, à l'inverse de la précédente, qui affecte de préférence les enfants en bas âge, elle ne se rencontre le plus habituellement que dans une période plus avancée de la vie, à savoir dans la seconde enfance, dans l'adolescence, voire parfois sur des jeunes gens.

En second lieu, elle constitue une scène symptomatologique tout à fait spéciale, comme vous allez le voir.

Ce en quoi elle consiste est ceci, sommairement :

Une surdité qui s'établit sans le cortège des otites ordinaires, notamment sans lésions susceptibles de l'expliquer ; — qui s'annonce brusquement et se confirme avec une rapidité insolite, surprenante, extraordinaire ; — qui atteint à très brève échéance une intensité considérable ; — et qui le plus habituellement persiste à l'état définitif, en se montrant rebelle à toute intervention de l'art.

Comment se présente la scène ? Je la copie sur nature, d'après une de mes observations.

Un enfant ou un adolescent commence à entendre mal d'une oreille. De jour en jour — ceci est à la lettre —, de jour en jour il entend de moins en moins bien. Puis, en quelques semaines, en un mois, en deux mois, il n'entend plus rien de cette oreille. — Alors, entr'acte plus ou moins long (nous en étudierons la durée dans un instant), pendant lequel les choses restent en l'état. — Puis, l'autre oreille, indemne jusqu'alors, se prend à son tour; l'ouïe décline et s'émousse de ce côté, et cela avec la même rapidité que pour l'autre; bientôt elle s'éteint, et voilà le malade absolument sourd.

Cependant, quelque phénomène d'un autre ordre vient-il s'ajouter à l'invasion et à la constitution de cette singulière surdité? Pas le moindre. D'abord, état général restant absolument placide et indifférent à ce qui se passe du côté de l'oreille ; pas de fièvre, pas de réaction, pas de troubles sympathiques. Localement, d'autre part, nul symptôme, soit prémonitoire, soit contemporain, et notamment pas de douleurs, pas d'écoulement par les oreilles. En un mot, rien autre que le trouble fonctionnel grave qui aboutit de la sorte à la perte de l'ouïe.

En face d'un événement de ce genre, naturellement on s'inquiète, on s'alarme. Que s'est-il donc passé ? Qu'est-ce que cela veut dire? De quoi s'agit-il? On examine cette oreille ou ces oreilles, et l'on n'y trouve rien d'anormal, tout au moins rien qui puisse expliquer un trouble de cette importance, c'est-à-dire une surdité vraie, souvent complète et absolue.

Alors, bien entendu, interviennent des médications diverses, voire des traitements de tout genre. Mais (sauf exceptions bien rares) tout ce qu'on fait n'aboutit à aucun résultat favorable. Les choses demeurent en l'état, sans modifications appréciables. Bref, la surdité persiste.

Et au delà, et dans un avenir plus éloigné ? Au delà et à tout jamais, le malade reste sourd, et sourd d'une façon définitive, irremédiable.

Tel est le schéma de la scène, au moins dans les cas typiques et dégagés d'incidents accessoires.

Or, quoi de plus étrange, Messieurs, qu'un fait de ce genre ? Voilà, en somme, une surdité qui débute brusquement et sans cause sur un sujet bien portant, qui ne s'accompagne d'aucun trouble, qui progresse, s'accomplit et se confirme avec une rapidité singulière, qui ne s'explique par aucune lésion, qui résiste à tous remèdes, et qui persiste à l'état d'infirmité définitive. En vérité, c'est là quelque chose de bien extraordinaire.

Eh bien, si extraordinaire que cela soit, cela est. Ainsi que l'a dit Hutchinson, c'est là un fait clinique qui s'impose. Et j'ajouterai à mon tour : Non seulement, en ce qui concerne la syphilis héréditaire, c'est là un fait hors de discussion aujourd'hui, formellement authentique et attesté par des observations nombreuses ; mais, de plus, ce fait n'est pas exclusif à la syphilis héréditaire, car on l'observe également dans la syphilis acquise, ainsi que je l'établirai dans un des chapitres complémentaires de cet exposé.

Pour l'instant, ne parlons que de nos malades hérédo-syphilitiques et disons que, chez eux, la production d'une surdité de cet ordre, répondant au programme que je viens de tracer, a été déjà constatée et signalée par une foule d'observateurs, notamment par Hutchinson (1), Toynbee et Hinton (2), Jones (3),

(1) Ouvrage cité, trad. du Dr Hermet. — Articles nombreux dans divers recueils périodiques (*The Lancet*, *The medical Times*, etc.).

(2) *The diseases of the ear*, trad. franç., Paris, 1874.

(3) *Deafness in hereditary syphilis* (*Med. and surg. Reporter*, 1877).

Field (1), Sexton (2), Kipp (3), Pierce (4), Lavergne et Perrin (5), Hermet (6), Bruncher (7), Jégu (8), etc.

Pour ma part, je vous en ai montré nombre d'exemples ces dernières années sur des malades du service. Aujourd'hui même je puis vous en présenter un spécimen aussi typique que possible. Le voici.

Voyez ce jeune homme. Il a dix-sept ans, et il offre les apparences d'une santé moyenne. Son histoire — que je puis vous raconter devant lui, car il n'en entendra pas un seul mot — se résume en ceci. Il est né d'un père sain, mais d'une mère syphilitique, laquelle avait déjà eu un premier enfant syphilitique et mort de syphilis, avec du pemphigus sur les pieds et sur les mains, des ulcérations aux lèvres et à l'anus, etc. — Trois semaines après sa naissance, il a été couvert d'éruptions et d'ulcérations qui ont été vues, diagnostiquées en tant que lésions d'hérédo-syphilis, traitées et guéries ici même par notre savant et vénéré collègue, M. le Dr Lailler. Les antécédents spécifiques de ce malade sont donc aussi formels et aussi authentiques que possible.

Au reste, n'aurions-nous pas ces commémoratifs que l'hérédo-syphilis n'en serait pas moins patente chez ce jeune homme ; car il présente au grand complet ce que je vous ai décrit sous le nom de *triade d'Hutchinson*, à savoir :

1° D'une part, *malformations dentaires :* échancrure semi-lunaire des incisives médianes supérieures ; sillons, amincissement et atrophie du bord libre de plusieurs dents, etc. ;

2° D'autre part, lésion oculaire de type classique, sous forme d'une *kératite interstitielle* de l'œil gauche ;

3° Enfin, *surdité bilatérale.*

(1) *The medical Times*, 1877, t. I, p. 167.

(2) *Deafness and syphilis*, 1879.

(3) *Transactions of the Amer. Otological Soc.*, 1880. — Anal. dans la *Revue des Sciences méd.*, t. XIX.

(4) Congrès de Londres, 1881. — *Annales des maladies de l'oreille et du larynx*, t. VII, p. 218.

(5) *Annales de dermat. et de syphil.*, IIe série, t. IV, 1883, p. 442.

(6) *Annales de dermat. et de syphil.*, IIe série, t. V, p. 281. — Même recueil, t. VI, p. 148.

(7) *Essai sur les lésions de l'appareil auditif dans la syphilis congénitale et acquise*, thèses de Nancy, 1883.

(8) *De la syphilis de l'oreille*, thèses de Paris, 1884.

Ce dernier symptôme est celui qui nous intéresse pour l'instant. Or, comment et dans quel laps de temps ce jeune homme est-il devenu sourd ?

Pour l'oreille gauche, nous n'en savons rien, faute de renseignements ; car le malade ne sait pas lui-même depuis quand il a perdu cette oreille. Mais pour la droite, c'est une autre affaire. Le malade nous dit (et sa mère confirme son récit) qu'il y a cinq ou six semaines « il entendait encore *parfaitement bien* de cette oreille ». Il y a un mois environ, il s'est aperçu que l'ouïe faiblissait de ce côté ; il a commencé à « entendre mal, confusément » ; il perdait une partie de la conversation ; il « faisait répéter souvent ce qu'on lui disait, etc. ». Il ne s'est pas inquiété de cela, pensant « que cela passerait tout seul », que « c'était l'effet d'un coup d'air », etc. Puis, le trouble auditif s'est rapidement accentué. Bref, un mois plus tard, le malade était sourd, complètement sourd. Et aujourd'hui encore, en dépit du traitement énergique auquel nous l'avons soumis, il reste sourd à un degré considérable et presque extraordinaire. Il n'entend absolument rien, même quand on lui vocifère à l'oreille, même quand on a recours au cornet acoustique. Nous ne pouvons communiquer avec lui que par le secours de l'écriture. Aussi le voyez-vous, même en ce moment, avec une ardoise à la main, dans l'attente d'une question que nous pourrions avoir à lui poser.

Or, l'invasion de cette surdité singulière s'est-elle accompagnée de quelques symptômes généraux ou locaux? Pas le moins du monde. Interrogez ce jeune homme, qui est intelligent et qui répondra à toutes vos questions. Il vous dira ceci, textuellement : « que cette surdité lui est venue sans qu'il s'en doute ; qu'il n'a jamais été malade ; qu'il n'a jamais éprouvé dans ses oreilles la moindre douleur ; que ses oreilles n'ont jamais coulé ; qu'il n'a rien ressenti, rien remarqué qui soit de nature à lui expliquer son mal actuel, etc. ». Depuis quelque temps seulement il accuse deux symptômes sur lesquels nous reviendrons en temps et lieu, à savoir : des bruits musicaux dans son oreille droite, et, de temps à autre, quelques étourdissements.

D'autre part, examinons cette oreille droite. Qu'y trouvons-nous? Rien. Peut-être le tympan semble-t-il un peu épaissi, mais ce n'est là qu'une particularité minime, sans importance, qui ne saurait en rien rendre compte de troubles auditifs de cette intensité et de cette évolution singulière (1).

Quant à la connexion pathogénique qui relie cette surdité spéciale à l'influence hérédo-syphilitique, elle est patente, indéniable. Elle ressort, en effet, de très nombreuses observations où l'on a vu se produire une surdité de cet ordre sur des sujets issus de parents syphilitiques, comme aussi sur des sujets offrant tels ou tels antécédents, tels ou tels accidents actuels, tels ou tels stigmates de syphilis héréditaire (notamment affections oculaires, affections osseuses, lésions gommeuses, malformations dentaires, etc., etc.). On l'a vue se produire également, particularité non moins significative, sur plusieurs enfants d'une même famille entachée de syphilis. De même, on l'a signalée plus d'une fois en relation avec cette curieuse polymortalité des jeunes, si éminemment révélatrice d'une infection syphilitique des parents, etc., etc.

De sorte que, sans contestation possible, on peut dire aujourd'hui que *cette surdité spéciale constitue une des conséquences possibles de l'infection hérédo-syphilitique.*

Bien qu'authentique et des plus curieux à coup sûr, Messieurs, ce fait est encore peu connu du public médical. Il n'est guère sorti du cercle de la spécialité, si je puis ainsi parler. Et la preuve, c'est que, s'il a trouvé place dans les ouvrages de syphiliographie et d'otologie, vainement vous en chercheriez mention dans les traités contemporains de médecine générale. J'ai donc le devoir d'insister près de vous avec détails sur cette partie absolument neuve de notre sujet.

Essayons de préciser la caractéristique de cette surdité spéciale.

(1) Cette observation a été relatée *in extenso* par deux de mes internes et amis, les Drs Fernand Lavergne et Louis Perrin (*Annales de dermat. et de syphiligr.*, IIe série. 1883, t. IV).

Pour abréger et pour classer plus sûrement en vos souvenirs les particularités qui vont suivre, je procéderai dogmatiquement et dirai :

La caractéristique de cette surdité se trouve comprise dans les divers attributs suivants :

1° C'est une surdité très habituellement *bilatérale.*

Presque toujours elle envahit les deux oreilles, et cela, tantôt d'une façon simultanée ou presque simultanée, tantôt successivement et avec un stade intermédiaire plus ou moins long, qui peut atteindre plusieurs années.

2° C'est une surdité à *début brusque, inattendu, non motivé.*

Elle apparaît en pleine santé, d'un jour à l'autre, sans être annoncée par quoi que ce soit, sans être incitée par la moindre cause incidente.

3° C'est une surdité qui se produit *à froid* (passez-moi l'expression), c'est-à-dire sans la moindre réaction générale ou locale.

Elle débute et évolue sans fièvre, aussi bien que sans éréthisme local. Notons spécialement qu'elle n'est précédée ni accompagnée d'aucune douleur, non plus que d'aucun écoulement d'oreille.

4° Caractère bien autrement distinctif : c'est une surdité *très rapidement progressive.*

Légère à son début, elle s'accroît immédiatement. Ses progrès sont, on peut le dire, *précipités.* Si bien qu'à très courte échéance, dans l'espace de quelques mois, voire de quelques semaines, elle se confirme à l'état d'infirmité. C'est là, je le répète, ce qui est étrange, presque extraordinaire ; c'est là ce qui confère à cette surdité hérédo-syphilitique une allure presque spéciale.

5° C'est une surdité susceptible d'atteindre et atteignant presque toujours, dans le bref délai que je viens de préciser, une *intensité considérable.*

Un trait commun à la presque totalité des cas observés jusqu'à ce jour, c'est le haut degré auquel s'élève en l'espèce le trouble des facultés auditives. Il ne s'agit pas ici de malades aboutissant à une simple diminution de l'ouïe, voire à une dysécée moyenne. Il s'agit de malades qui perdent absolument l'ouïe, qui deviennent *sourds* dans la stricte acception du terme, qui n'entendent plus, par exemple, un seul mot d'une conversation ordinaire, ou même qui n'entendent plus rien du tout, quelle que soit l'intensité, l'acuité ou la tonalité du bruit qu'on produit au voisinage de leurs oreilles. Rappelez-vous le petit malade que je vous présentais à l'instant et qui est sourd à ne pas entendre (il en a fait l'expérience) soit le bruit du tambour, soit celui d'un exercice à feu.

Complétons immédiatement ce qui a trait à ces troubles auditifs par les quelques détails suivants.

Cette surdité s'accompagne souvent de la perception de certains *bruits subjectifs*. Les malades se plaignent, en dépit de l'extinction de leurs facultés auditives, d'entendre des bourdonnements, des bruissements singuliers, des sifflements aigus, etc., qui les fatiguent, les agacent, les énervent, « qui les assourdiraient, disent-ils, s'ils n'étaient déjà sourds ». Beaucoup ont des illusions auditives à timbre musical, qu'ils comparent à des sons de cloches, à des musiques d'orchestre, à des chants d'oiseaux, etc.

Ces mêmes malades sont, de plus, fréquemment sujets à des *vertiges*, à des *étourdissements* très passagers, qui ne durent qu'une seconde, qui « passent comme l'éclair », disent-ils, tous phénomènes du reste communs à nombre d'affections de l'ouïe.

6° C'est une surdité *sans lésions* ou tout au moins sans lésions appréciables à l'examen otoscopique.

Explorez l'oreille externe, le tympan, la trompe d'Eustache chez les malades ainsi affectés, vous ne trouverez rien qui motive cette surdité. Le hasard pourra bien faire que vous constatiez, sur le tympan par exemple, quelques vestiges d'otite moyenne, voire quelques cicatrices, etc. Mais ce ne sont là, très manifestement, que des *lésions de coïncidence*, lésions qui n'ont rien à voir avec les troubles auditifs actuels, qui n'en fournissent pas la raison, qui sont absolument hors de proportion avec une surdité de cet ordre, de cette évolution, de cette intensité, etc. Il n'est pas à en tenir compte, et, au total, cette surdité reste sans explication de par l'examen extérieur.

7° C'est enfin une *surdité éminemment rebelle, persistante, et presque toujours définitive.*

On a bien dit qu'en intervenant d'une façon énergique au début ou dans une période jeune encore de l'affection, il y avait possibilité d'enrayer et d'amender les accidents. Quelques observations semblent déposer en ce sens. Mais, bien malheureusement, ce ne doit être là, suivant toute apparence, qu'un résultat fort exceptionnel, car l'expérience commune témoigne en sens contraire. Pour ma part, je n'ai jamais eu jusqu'à ce jour que des insuccès dans les cas de ce genre, et des insuccès absolus. Vainement ai-je mis en œuvre, avec mon confrère et ami le Dr Hermet, qui a bien voulu m'assister de sa compétence spéciale, tous les moyens connus, rationnels ou autres, dont dispose la thérapeutique; je ne suis jamais parvenu à enrayer cette surdité spéciale, encore moins à l'atténuer dans une mesure quelconque. J'ai conscience, notamment, d'avoir épuisé contre elle tout ce dont est capable le traitement spécifique, sans avoir obtenu le moindre résultat favorable. Dans un cas même où je suis intervenu à une époque peu distante du début des accidents, je n'ai pas été plus heureux (1).

Tel est au reste le sentiment général. En tout cas, ce qui ne souffre pas contradiction, ce qui ressort en toute évidence de l'observation clinique, est ceci : alors que cette surdité est complète et confirmée, le traitement spécifique, même institué à doses énormes, n'exerce pas sur elle la plus minime influence. En cela, du reste, il ne diffère pas de n'importe quel autre traitement; car, de toutes les nombreuses et diverses méthodes thérapeutiques qui ont été mises en usage jusqu'à ce jour, aucune n'a réussi, je ne dirai pas à guérir les malades, mais à modifier dans une proportion appréciable l'état des facultés auditives.

(1) J'arrive donc à peu près exactement aujourd'hui à la conclusion que formulait Hutchinson il y a une vingtaine d'années : « ... Dans la plupart des cas, *malgré les remèdes spécifiques employés dès le début*, l'ouïe a été totalement perdue ».

De même, M. Hermet, qui s'occupe depuis longtemps de cette question spéciale, dit en propres termes « qu'aucune médication ne lui a donné jusqu'à ce jour le moindre résultat satisfaisant ».

Jones conclut même à l'inutilité absolue de toute tentative thérapeutique « alors que la surdité est extrême et accompagnée de bruits musicaux, alors surtout que le malade présente les malformations dentaires hérédo-syphilitiques ou des signes de kératite interstitielle soit récente, soit ancienne, etc. » (*Arch. of derm.*, 1878).

Il serait donc superflu d'insister sur le pronostic de cette surdité spéciale. C'est là, vous le voyez de reste, une affection très grave, affreusement grave, puisqu'elle aboutit presque infailliblement, même en dépit des secours de l'art, à compromettre ou éteindre une grande fonction, une des fonctions indispensables à la vie sociale, puisqu'elle crée dès le jeune âge une *infirmité* majeure, et une infirmité permanente, définitive.

Qu'est-ce donc que cette surdité hérédo-syphilitique, d'allure comme d'évolution si surprenante, et de terminaison si lamentable? Quelle en est la nature? quelles en sont les lésions?

Cela, Messieurs, disons-le immédiatement, nous l'ignorons d'une façon absolue. Et nous l'ignorons *faute d'autopsies*. On a bien pratiqué sans doute quelques examens nécroscopiques d'oreilles affectées de la sorte; mais ces examens ont été incomplets, insuffisants. Impossible d'en rien conclure. Tout reste à faire en l'espèce.

Au lieu de pièces à conviction, je n'aurai donc que des raisonnements et des hypothèses à vous présenter sur la question, ce qui me permettra d'être bref.

Il semble bien certain, tout d'abord, que cette surdité n'a pas sa raison d'être dans telles ou telles lésions des organes transmetteurs (tympan, caisse, chaîne des osselets et trompe d'Eustache). Et cela pour les deux raisons suivantes : parce que, d'une part, on a constaté maintes fois sur les malades dont il s'agit l'intégrité de ces divers organes; et parce que, d'autre part, dans les cas où l'on a rencontré quelques lésions intéressant ces organes, ces lésions étaient manifestement incapables d'expliquer une surdité de ce genre, de cette évolution et de cette intensité (1).

(1) Disons toutefois qu'un de nos distingués confrères, le Dr Boucheron, ne serait pas éloigné de rattacher la surdité hérédo-syphilitique au groupe de ces curieuses variétés de surdité *par compression* qu'il a signalées récemment et auxquelles il a donné le nom de surdités par *otopiésis* (de οὖς, ὠτός, oreille, et πίεσις, compression).

On connaît l'ingénieuse théorie de l'auteur, théorie basée du reste sur un ensemble d'expériences et de faits cliniques. D'après lui, toute oblitération de la trompe d'Eustache aurait pour effet de déterminer dans la caisse ce qu'il appelle le *vide aérien*, par résorption de l'air qui s'y trouve contenu. De là, comme conséquences se commandant de l'une à l'autre : refoulement violent exercé par la pression atmosphérique sur la membrane du tympan; transmis-

Donc, si elle n'est pas périphérique, la lésion qui sert d'origine à cette surdité doit être *profonde*, c'est-à-dire résider en quelque point au delà de l'oreille moyenne. Mais où la localiser, où la supposer à priori? Nous voici en pleines ténèbres, et nous allons marcher à l'aventure.

Cette lésion, faut-il la placer dans le labyrinthe, en raison de certains de ses symptômes qui font partie du cortège usuel des affections labyrinthiques? Faut-il la considérer comme une névrite, intéressant soit les extrémités terminales du nerf acoustique, soit le tronc même du nerf? Produite par Hutchinson (1), cette dernière interprétation repose certes sur des données plausibles et rationnelles. Mais elle implique, pour répondre à la bilatéralité habituelle des troubles auditifs, une symétrie de lésions qui, pour être rigoureusement possible, n'en serait pas moins difficile à concevoir.

sion de cette compression, par l'intermédiaire de la chaîne des osselets, au liquide labyrinthique et aux extrémités terminales du nerf; — et alors, comme résultats de cette compression, troubles pathologiques aussi multiples que divers (bourdonnements, cophose, vertiges, etc.); — finalement, si cette compression devient permanente, altérations variées du nerf, pouvant aller jusqu'à la dégénérescence et l'atrophie; d'où, naturellement, surdité complète et irremédiable.

« Or, étant donnée la fréquence non contestable des ulcérations pharyngées chez les sujets hérédo-syphilitiques, il est à croire, dit M. Boucheron, que ces lésions doivent en maintes circonstances déterminer l'obstruction des trompes et devenir par ce mécanisme l'origine de surdités otopiésiques ». (*Communication orale*).

J'incline à penser, en effet, que telle peut être la cause de certaines surdités dans la syphilis héréditaire. C'est là un fait à étudier. Mais cette pathogénie me paraît inapplicable à l'ordre de cas dont il est question ici, et cela pour la simple raison qu'il n'existe pas dans ces cas d'oblitération de la trompe. Je veux bien que, dans un certain nombre d'observations, on n'ait pas accordé une attention suffisante à l'état de la trompe; mais il en est d'autres où l'on s'en est soigneusement inquiété et dans lesquelles, très certainement, il n'existait rien de morbide de ce côté, surtout rien de comparable à une oblitération susceptible de déterminer des accidents d'otopiésis.

Quoi qu'il en soit, les faits énoncés par M. Boucheron ne comportent pas moins, au point de vue des affections syphilitiques de l'oreille, un intérêt réel et un enseignement pratique. Il est hors de doute, en effet, que certaines surdités soit de la syphilis héréditaire soit de la syphilis acquise doivent se produire par le mécanisme de l'otopiésis ou, si l'on n'admet pas cette théorie, par le fait d'une obstruction de la trompe. C'est donc un devoir pour nous de toujours rechercher cette cause, de la rechercher *avec plus de soin qu'on ne l'a fait jusqu'à présent*, afin que les malades puissent bénéficier du traitement spécial qui relève d'une lésion de ce genre.

(1) « ... Ma conviction est, dit Hutchinson, que cette surdité a son origine dans une altération des nerfs auditifs, soit sur leur trajet, soit à leur terminaison dans le labyrinthe. C'est là un fait analogue à celui de la rétinite syphilitique et de l'atrophie blanche des nerfs optiques ». (*Ouvrage cité.*)

Est-il plus logique de croire à une lésion profonde intéressant les centres nerveux, et de supposer, avec Kipp (1) que cette lésion doit affecter le plancher du quatrième ventricule, d'où émergent les nerfs acoutisques? Une telle hypothèse rendrait compte à la vérité et de la bilatéralité presque constante des troubles fonctionnels et de leur invasion souvent simultanée d'un côté à l'autre. Mais ce n'est encore là qu'une hypothèse.

En fin de compte, je le répète, nous nous agitons dans le vide. Nous ne savons rien des raisons anatomiques qui président à la genèse du symptôme en question, voilà l'exacte vérité. Signalons donc simplement cette lacune de nos connaissances, sans rien préjuger des révélations que nous fera l'avenir.

Une dernière question se présente à discuter.

La forme de surdité que nous venons de décrire est-elle spéciale aux sujets hérédo-syphilitiques?

Hutchinson l'avait présentée comme telle, et son opinion n'avait pas jusqu'alors rencontré de contradicteur. Or, des faits d'observation plus récente sont venus nous apprendre qu'un mode identique de surdité peut être réalisé par la syphilis en dehors de toute influence héréditaire, et cela dans des conditions diverses. Ainsi :

1° Une surdité de même ordre, exactement *identique* à celle de la syphilis héréditaire, s'observe parfois dans le *tabes* d'origine syphilitique. Cette surdité, je vous l'ai longuement décrite dans une de mes conférences de l'année dernière (2), et je n'aurai en conséquence qu'à vous rappeler sommairement les principaux caractères que nous lui avons reconnus.

« La surdité tabétique, vous disais-je, est éminemment remarquable par certaines particularités importantes, presque caractéristiques, au nombre desquelles il convient de citer surtout les cinq suivantes :

(1) *Transactions of the American Otological Society* (*Analyse dans les Annales de dermat. et de syphil.*, IVe série, t. III. p. 136.)

(2) V. *Leçons sur la période præataxique du tabes d'origine syphilitique*, Paris, 1885.

1° Ses *progrès rapides,* étonnamment rapides en certains cas

2° Sa tendance à la *bilatéralité ;*

3° Son *intensité* extrême ;

4° Son *incurabilité* habituelle ;

5° Sa production *en dehors de toutes lésions* appréciables pendant la vie.

Or, n'est-ce pas là, trait pour trait, l'ensemble des caractères que vient de nous présenter la surdité de nos sujets hérédo-syphilitiques? En vérité, l'identité est formelle, absolue. De part et d'autre, mêmes symptômes, même évolution, même absence de lésions appréciables, même terminaison, etc.. Quelle conclusion tirer de là, si ce n'est que la surdité hérédo-syphilitique est rigoureusement assimilable à celle du tabes et n'en saurait être cliniquement distinguée?

2° Au cours de la syphilis acquise et indépendamment de tout phénomène de tabes, on a vu se produire des troubles auditifs reproduisant de la façon la plus exacte le tableau de la surdité profonde des hérédo-syphilitiques, telle que je viens de la décrire. C'est là un fait rare, assurément, et même plus que rare, exceptionnel, dirai-je. Mais enfin c'est là un fait qui s'est rencontré quelquefois. Nous en avons un exemple actuellement dans nos salles, sur une jeune femme syphilitique devenue presque subitement sourde il y a quelques mois. L'histoire de cette malade est des plus simples et se résume en ceci :

A la suite d'un violent accès de céphalée (qui malheureusement ne fut pas combattu par un traitement approprié), la malade se trouva prise subitement d'une hémiplégie faciale, qui, paraît-il, ne fut que passagère. Bientôt après, elle éprouva des bourdonnements, des bruissements dans les oreilles; puis elle s'aperçut qu'elle entendait mal d'une oreille. L'autre oreille s'affecta quelques semaines plus tard, et, à dater de ce moment, l'audition s'affaiblit avec une rapidité *extraordinaire.* « D'heure en heure, nous dit cette femme, j'entendais de moins en moins ». Bref, dans l'espace d'une semaine, la malade aboutit à devenir sourde, absolument sourde, au point de ne plus percevoir un seul mot d'une conversation ordinaire, voire un seul bruit, quelque intense qu'il fût.

Or, notez que cette surdité fit invasion sans la moindre cause appréciable, au cours d'une santé parfaite, sur une femme jeune, bien constituée, et indemne (la syphilis exceptée) de toute diathèse. Notez de plus qu'elle se produisit sans aucune lésion soit de l'oreille, soit de la gorge, soit des trompes. De sorte qu'elle se présenta, somme toute, et se présente encore actuellement avec tous les caractères que nous avons reconnus à la surdité hérédo-syphilitique, à savoir : début brusque et inopiné ; — progrès rapides, extraordinairement rapides même ; — intensité extrême des troubles fonctionnels ; — absence de toute lésion, etc. Enfin, ajoutez à cela un dernier caractère qui n'est que trop évident aujourd'hui, je veux parler de la résistance au traitement et de l'incurabilité plus que probable de ces troubles auditifs (car voici plusieurs mois que nous traitons cette femme sans le moindre succès), et vous aurez tout un ensemble symptomatologique reproduisant trait pour trait ce que je vous ai décrit dans ce paragraphe sous le nom de surdité profonde des hérédo-syphilitiques.

Donc, vous le voyez, Messieurs, l'influence hérédo-syphilitique n'a pas le monopole de cette forme si curieuse de surdité, que réalise aussi parfois la syphilis acquise. Cela, à vrai dire, on pouvait bien le préjuger théoriquement ; car la syphilis héréditaire ne saurait avoir d'autres accidents propres que ceux qui relèvent d'un trouble ou d'un arrêt du développement. Mais la démonstration du fait restait à fournir, et c'est en cela que les derniers résultats dont je viens de vous entretenir vous paraîtront, je l'espère, dignes d'un réel intérêt.

IX

SURDI-MUTITÉ.

Avant d'abandonner ce sujet, je dois encore une mention à une conséquence possible des troubles auditifs que nous venons d'étudier.

Cette conséquence, c'est la *surdi-mutité*.

Alors que les troubles en question viennent à se produire dans une période jeune de la vie, avec l'intensité excessive qui en constitue la caractéristique usuelle, ils peuvent devenir l'origine, la cause efficiente d'un symptôme deutéropathique, qui n'est rien autre que le mutisme. On n'a affaire tout d'abord qu'à des enfants sourds. Bientôt et par un enchaînement fatal, ces enfants deviennent des sourds-muets.

N'en doutez pas, Messieurs, *la syphilis héréditaire fait nombre de sourds-muets.*

Un médecin étranger, Dalby, qui a étudié cette question spéciale, formule en propres termes la proposition suivante, qui, je dois le dire, ne saurait encore être acceptée que sous bénéfice d'inventaire : « Après la scarlatine, c'est la syphilis héréditaire qui est la cause la plus commune de la surdi-mutité chez les enfants qui sont nés avec de bonnes oreilles » (1).

A l'appui de cette assertion Dalby invoque nombre de cas où il a observé, dit-il, la surdi-mutité soit chez des enfants issus de parents syphilitiques, soit en coexistence avec les malformations dentaires et les lésions cornéales qui constituent les stigmates usuels de l'hérédo-syphilis. Et, pour lui, la cause de cette surdi-mutité d'origine hérédo-syphilitique résiderait non pas dans des lésions de la caisse, mais dans « une affection du système nerveux », affection qui n'est autre que cette forme de surdité spéciale dont je vous ai entretenus précédemment et à laquelle nous avons donné, faute de mieux, la dénomination provisoire de « surdité profonde ».

Rien d'étonnant, du reste, à ce que la syphilis héréditaire serve parfois d'origine à la surdi-mutité. Elle ne lui sert ainsi d'origine que par l'intermédiaire des troubles auditifs qui constituent une de ses manifestations propres. Or c'est là une conséquence d'ordre général. Chacun sait, en effet, que toute cophose complète, survenant dans l'enfance, peut aboutir à la surdité, et cela par un mécanisme des plus simples que voici, en deux mots : l'enfant, n'entendant plus, ne se sert plus qu'avec répugnance du langage articulé ; peu à peu il se désha-

(1) V. *The Lancet*, 10 février 1877.

bitue de parler ; comme conséquence, il oublie les mots qu'il avait appris ; bientôt il ne parle presque plus ; finalement il ne parle plus du tout ; bref, il devient muet parce qu'il a été prématurément sourd.

En dépit de son importance, en dépit de l'intérêt spécial qui s'y rattache, ce sujet a été négligé et laissé dans l'ombre jusqu'à ce jour. Je manque de documents pour l'étudier dans ses détails, et dois me borner bien à regret à vous le signaler d'une façon toute sommaire.

X

AFFECTIONS OSSEUSES.

Les lésions osseuses constituent un ordre de manifestations des plus communes dans la syphilis héréditaire tardive.

D'après ma statistique, elles prennent place au second rang parmi les manifestations de cet ordre, immédiatement après les affections oculaires. Ainsi, sur les 212 cas qui la composent, je n'en trouve pas moins de 82 où il est fait mention de lésions osseuses de divers genres.

D'où cette proportion approximative : 38 cas de lésions osseuses pour 100 cas de syphilis héréditaire tardive. Proportion trop considérable et trop significative à coup sûr pour avoir besoin du moindre commentaire.

D'autre part, j'ajouterai que, par leur importance en tant que lésions et en tant que symptômes, ces manifestations de l'hérédité spécifique sur le système osseux composent un chapitre majeur du sujet que nous étudions.

Et cependant ce sont là des affections encore peu connues, bien peu connues. Pourquoi cela, et comment a-t-on pu si longtemps prendre le change sur l'origine réelle d'affections de ce genre, tout à la fois si communes et si sérieuses, parfois même si graves ? C'est que de nos jours seulement on commence à se familiariser avec cette idée jusqu'ici proscrite et taxée d'hérésie pathologique, à savoir, que l'hérédité syphilitique est susceptible de produire des manifestations à longue échéance. C'est que jusqu'à ces derniers temps l'esprit de système bannissait du cadre nosologique la possibilité d'accidents syphilitiques venant à se produire au delà de la première enfance comme conséquences d'une contamination héréditaire. C'est qu'on s'obstinait et que nombre de nos confrères s'obstinent encore à considérer les lésions osseuses de la syphilis héréditaire tardive comme des accidents de *scrofule*, sans parler même des cas (plus rares, à la vérité) où l'on s'est efforcé de les rattacher à une influence rhumatismale, voire à des causes traumatiques ou purement accidentelles.

Heureusement nous n'en sommes plus là. L'évidence clinique s'est enfin dégagée des idées préconçues et des objections systématiques. La vérité s'est fait jour. Bref, une observation patiente et prolongée a mis hors de doute ce fait majeur, que *nombre de lésions osseuses qui se produisent au cours de la seconde enfance, de l'adolescence ou de la jeunesse, relèvent étiologiquement d'une influence hérédo-syphilitique.*

Les preuves cliniques à l'appui de cette proposition abondent et surabondent. Elles sont constituées par toute une série de cas des plus authentiques, où l'on a vu diverses lésions osseuses se manifester sur des sujets issus de parents syphilitiques ; — sur des sujets préalablement ou simultanément affectés pour leur compte de tels ou tels accidents de nature incontestablement spécifique ; — sur des sujets ayant des frères et des sœurs également infectés de syphilis ; — sur des sujets offrant l'habitus, la physionomie, les malformations dentaires, les stigmates divers de l'hérédo-syphilis ; — sur des sujets appartenant à des familles où l'influence hérédo-syphilitique s'était traduite par cette curieuse polymortalité des jeunes dont je vous ai tant de fois parlé, etc., etc. Et, de plus, comme contre-épreuve, comme témoignage démonstratif de la spécificité syphilitique, on a vu maintes fois ces lésions, longtemps rebelles à l'action des traitements vulgaires, guérir sous l'influence du traitement spécifique, et guérir dans de telles conditions, avec une rapidité si particulièrement significative, qu'en récuser le caractère syphilitique eût été en propres termes fermer les yeux à l'évidence et renier la lumière.

Telles seront, comme spécimens, les quelques observations suivantes.

Une jeune fille, née d'un père syphilitique, commence par éprouver, vers l'âge de douze ans, des douleurs ostéocopes, avec tuméfaction des tibias. A dix-huit ans, elle est affectée (sans parler d'ulcérations profondes occupant un mollet) de diverses lésions osseuses : hyperostoses des côtes, des clavicules et d'un radius. Ces lésions sont prises tout d'abord pour des manifestations de scrofule et longtemps traitées par la médication antiscrofuleuse avec un insuccès absolu. Intervient enfin le traitement antisyphilitique. Tout aussitôt amélioration notable, puis guérison rapide (1).

Second cas, qu'à des titres divers je recommande à votre attention : Une femme contracte la syphilis d'un nourrisson syphilitique. On lui conseille (ceci est textuel) « d'avoir des enfants pour se débarrasser de sa maladie ». Elle obéit scrupuleusement à cette prescription singulière et devient enceinte quatre fois en cinq ans. Résultats de ces quatre grossesses : Pour la première, enfant mort-né ; — pour la seconde, enfant qui meurt en naissant ; — pour la troisième, enfant qui meurt « pendant qu'on le mène à l'église pour le baptiser » ; — et enfin, pour la quatrième, enfant vivant. Ce dernier naît petit, malingre, et présente peu de temps après une éruption sur laquelle on n'a pu obtenir de renseignements précis. S'agissait-il d'une éruption syphilitique ? on ne sait. Quoi qu'il en soit, cet enfant grandit et s'élève sans encombre, j'entends sans rien qui ait trait à la syphilis. Devenu jeune homme, il est pris, à l'âge de *vingt-six ans*, d'une céphalalgie constante, à exacerbations nocturnes, puis de douleurs ostéocopes, pongitives et profondes, dans les tibias. Ces os bientôt se tuméfient d'une façon inquiétante. Le voici alors consultant à ce propos un grand nombre de médecins, qui presque tous (remarquez bien ceci, Messieurs,

(1) Observation empruntée à Laschkewitz (*Arch. für Dermatologie und Syphilis*, 1878).

car rien n'est instructif comme une erreur) rapportent ces lésions osseuses à une influence *rhumatismale*. Il subit en ce sens une série de traitements par divers remèdes, notamment par le salicylate de soude, les alcalins, etc.; il va même faire deux saisons à Aix-les-Bains, station justement renommée pour ses vertus antirhumatismales. Tout cela reste sans effet. Bien au contraire, les douleurs augmentent, les tuméfactions s'accroissent, et l'hyperostose du tibia gauche « atteint le volume d'une orange ». La céphalée devient continue. De plus, l'état général s'affecte; la santé périclite; des symptômes de dépérissement se manifestent.

A ce moment, le malade a la bonne fortune de rencontrer enfin deux médecins perspicaces, MM. les Drs Horan et Augagneur, qui soupçonnent une cause spécifique à ces curieux accidents et prescrivent l'iodure de potassium. Coup de théâtre. La céphalalgie disparaît « comme par enchantement »; l'hyperostose du tibia gauche diminue, et celle du droit s'évanouit. — On interrompt le traitement; les douleurs reparaissent. — On le reprend; elles disparaissent de nouveau. — Finalement, l'énorme hyperostose du tibia gauche diminue des deux tiers, en même temps que l'état général devient excellent et que la restauration de la santé se traduit par une augmentation de poids de 6 kilogrammes (1).

De même, une belle observation d'Hutchinson est relative à un jeune sujet qui, fils de parents syphilitiques, frère de plusieurs enfants ou syphilitiques ou morts en bas âge, commence par présenter une kérato-iritis grave, puis, de onze à vingt et un ans, est affecté d'une série de lésions osseuses de divers sièges (hyperostoses des humérus, des fémurs, des tibias, des péronés, d'un cubitus, etc.), et finit par succomber à des lésions viscérales d'ordre spécifique (2).

Une petite fille (dont je vous ai déjà parlé précédemment comme spécimen presque exagéré de ce curieux infantilisme qui constitue une des modalités des dégénérescences hérédo-

(1) V. Augagneur, *Étude sur la syphilis héréditaire tardive*, Paris, 1879, p. 40.

(2) *Illustrations of clinical surgery*, Londres, 1878.

syphilitiques) naît d'un père et d'une mère infectés de syphilis. Dès son enfance elle présente divers accidents spécifiques. — Plus tard, vers sept ans, elle est affectée d'une kératite interstitielle et d'une syphilide ulcéreuse de la gorge. — A douze ans elle commence à souffrir de lésions osseuses multiples, à savoir, hyperostoses volumineuses des tibias, de l'humérus et du cubitus droits. Le traitement spécifique amende ces accidents, mais laisse subsister de grosses intumescences des tibias. — Trois mois après, poussée nouvelle d'hyperostoses de même genre vers l'humérus gauche et les extrémités du radius et du cubitus droits. Derechef, guérison, mais incomplète, obtenue par l'iodure de potassium. — On interrompt le traitement. Presque aussitôt, recrudescence aiguë de toutes les lésions osseuses ; hyperostoses considérables se reproduisant sur les cubitus et le tibia droit. Puis, complication, sur ce dernier os, d'une périostite gommeuse ; suppuration ; ouverture de l'abcès ; phagédénisme envahissant les bords de l'ulcération ; dénudation et nécrose d'une large lamelle du tibia. — Finalement guérison, par un traitement mixte très énergique (frictions mercurielles, associées à de fortes doses d'iodure de potassium).

Dernier exemple. — Il y a quelques mois nous avions dans nos salles un jeune homme de vingt-huit ans, issu de parents syphilitiques et n'ayant guère cessé depuis son enfance d'être persécuté par la syphilis. Or, au nombre des accidents multiples et graves dont il a été affecté figuraient de nombreuses lésions intéressant le système osseux, à savoir : vers l'âge de cinq ans, ostéo-arthrite des deux coudes, très grave et ayant laissé de curieuses déformations dont je vous entretiendrai bientôt ; — à douze ans, hyperostose volumineuse d'un tibia ; — à quinze ans, lésions des fosses nasales et du palais, suivies de nécroses multiples et d'éboulement du nez ; — plus tard encore, nécrose de l'arcade dentaire supérieure, etc.

De tels faits, sans parler de tant et tant d'autres que j'y pourrais joindre, sont absolument probants. Acceptons donc comme démontré que des lésions osseuses peuvent dériver à divers âges, depuis l'enfance jusqu'à l'âge adulte, d'une influence syphilitique héréditaire.

C'est l'étude de ces lésions qui va nous occuper actuellement.

PREMIER POINT. — *A quel âge de la vie s'observent les lésions osseuses qui dérivent d'une influence hérédo-syphilitique?*

D'après les observations dont je dispose, je suis conduit à répondre à cette question de la façon suivante :

1° Ces lésions peuvent s'observer et ont été observées d'une façon bien authentique depuis l'âge de trois ans jusqu'à celui de vingt-huit ans.

Je possède, en effet, ou j'ai emprunté à divers auteurs toute une série d'observations dans lesquelles des lésions de cet ordre se sont produites à diverses échéances entre les deux termes que je viens de signaler.

Ces lésions pourraient-elles se produire plus tard encore, c'est-à-dire dans un âge plus avancé de la vie? Cela, je l'ignore. Je serais bien tenté de me prononcer pour l'affirmative, de par les données de l'analogie; mais je n'y suis pas autorisé par les faits que j'ai en main.

2° Ces lésions sont loin de présenter un égal degré de fréquence aux divers âges compris dans les termes extrêmes de la période sus-énoncée. Ainsi :

90 cas de lésions osseuses que me fournissent mes observations se répartissent de la façon suivante :

De 3 à 5 ans	5	cas
De 5 à 12 ans	54	—
De 13 à 19 ans	24	—
De 19 à 28 ans	7	—

Ce qui permet de dire ceci :

1° Ces lésions sont peu communes jusqu'à la cinquième année ;

2° Elles s'élèvent d'emblée à leur *maximum de fréquence* au cours de la sixième année et conservent ce maximum jusqu'à douze ans ;

3° Elles sont de moitié moins fréquentes environ de treize à dix-neuf ans ;

4° Elles deviennent tout à fait rares de vingt à vingt-huit ans.

SECOND POINT. — *Sous quelles formes cliniques se présentent ces lésions?*

Elles offrent des formes cliniques variées, qui cependant peuvent être rattachées à trois grands types. Ce sont :

Ou bien des **OSTÉO-PÉRIOSTITES**, c'est-à-dire des ostéites compliquées d'une inflammation connexe du périoste ;

Ou bien des **LÉSIONS GOMMEUSES OSTÉO-PÉRIOSTIQUES**, c'est-à-dire des productions gommeuses intéressant l'os et le périoste ;

Ou bien des **OSTÉO-MYÉLITES GOMMEUSES**, c'est-à-dire des lésions gommeuses développées au sein de la moelle des os.

Ces trois types ne sont pas également fréquents, tant s'en faut. Les ostéo-périostites constituent la forme commune par excellence, celle qu'on peut dire habituelle. Les lésions gommeuses sont notablement plus rares.

Commençons par les premières.

I. — OSTÉO-PÉRIOSTITES.

Pour une double raison, raison de fréquence et d'importance clinique, les ostéo-périostites constituent la partie majeure du sujet que nous avons à étudier.

Leur symptomatologie, vous le prévoyez bien, n'est autre que celle des ostéo-périostites de tout genre, au moins comme qualité de symptômes. C'est qu'en effet la spécificité d'origine ne saurait ajouter un symptôme particulier à l'expression morbide d'une lésion commune; elle ne fait qu'en modifier les symptômes usuels d'une certaine façon appropriée à son génie propre.

Donc, à l'instar de toutes les ostéo-périostites, celles de la syphilis héréditaire tardive se traduisent par l'ensemble classique que voici, sommairement : douleurs osseuses ; — troubles fonctionnels divers, dérivant de ces douleurs ; — tuméfaction du segment d'os affecté ; — déformation de l'os au point affecté, etc., etc. Mais elles modifient suivant leur essence propre ces divers symptômes communs, et c'est là, comme nous le verrons, ce qui leur imprime une physionomie quelque peu spéciale, que je vais essayer de caractériser à grands traits.

Au préalable, voyons quels sièges, c'est-à-dire *quels os* elles affectent de préférence. Ce premier point va nous offrir d'emblée quelques particularités intéressantes.

Dépouillant, à ce point de vue spécial, les observations de ma statistique, je trouve que ces lésions ont intéressé les divers os suivants avec la fréquence relative que voici :

Tibia	91	fois
Cubitus	22	—
Radius	15	—
Humérus	12	—
Fémur	8	—
Péroné	4	—
Clavicule	5	—
Os du crâne	16	—
Os divers (côtes, métacarpe, orteils, doigts, maxillaires, omoplate, rachis)	20	—

(Je laisse de côté, dans cette statistique, les os de la face qui forment une série à part, en ce qu'ils ne sont ou ne semblent être intéressés le plus souvent que d'une façon consécutive, deutéropathique, c'est-à-dire par le fait et à la suite de lésions primitives des tissus tégumentaires. Nous en parlerons dans un chapitre spécial.)

D'où il suit, comme résultats principaux :

1° Que *les os longs*, c'est-à-dire les os des membres, *sont affectés par la syphilis héréditaire tardive avec une énorme supériorité de fréquence*, relativement aux os courts et aux os plats ;

2° Que, parmi les os des membres, il en est un qui, par excellence, constitue pour la syphilis héréditaire tardive ce qu'on peut appeler un véritable siège d'élection. Cet os, c'est *le tibia*, le tibia qui, *à lui seul, est affecté plus souvent que tous les autres os des membres, voire réunis.*

Cette sorte de prédilection de l'hérédo-syphilis pour le tibia est à coup sûr une particularité éminemment curieuse et très digne de remarque. Veuillez la noter en vos souvenirs, Messieurs, car nous aurons à en tirer parti pour un diagnostic différentiel que nous agiterons plus tard, celui des lésions osseuses de la syphilis héréditaire et des lésions osseuses de la scrofule.

3° Qu'après le tibia, mais à longue distance, prennent place au second rang dans cette même statistique les os de l'avant-bras et les os du crâne;

4° Qu'au troisième rang figurent l'humérus et le fémur.

De cette même statistique ressort encore un fait des plus intéressants. C'est la *multiplicité habituelle*, sur un même sujet, des lésions osseuses dérivant de la syphilis héréditaire. Jugez-en par les chiffres que voici :

Pour 69 sujets affectés de lésions osseuses hérédo-syphilitiques, je trouve 193 lésions de divers os; ce qui équivaut à une moyenne de deux ou trois lésions osseuses pour chaque malade.

Mais, comme la nature ne procède pas par moyennes, examinons les choses de plus près, et voyons ce qu'elle fait réellement.

Si nombreuses que soient les variétés en l'espèce, elles peuvent cependant être catégorisées sous trois chefs, de la façon suivante :

1° Il est possible qu'un seul os soit affecté. Exemple : Un de nos malades, fils d'une mère syphilitique, présenta, à dix-neuf ans et d'une façon presque simultanée, deux lésions manifestement spécifiques, constituées l'une par une volumineuse hyperostose tibiale, et l'autre par une syphilide gommeuse de la jambe.

Sans être rares, les cas de ce premier ordre sont moins communs, et de beaucoup, que ceux du groupe dont nous allons parler.

2° Ce qu'il y a de plus fréquent en l'espèce, c'est que *plusieurs os* soient affectés sur un même sujet, et cela soit simultanément, soit successivement et à échéances d'ailleurs très variables.

Plusieurs os, ai-je dit. Précisons. Deux, trois ou quatre os intéressés à la fois, voilà ce qu'on observe le plus communément.

Mon collègue et ami le professeur Lannelongue, qui a publié sur le sujet dont nous parlons un mémoire des plus intéressants, véritable petit chef-d'œuvre d'observation et d'analyse clinique, est arrivé sur ce point aux mêmes résultats que moi. Il a trouvé que, sur les jeunes malades observés par lui, tous présentaient au moins *deux* lésions osseuses, et la plupart un nombre plus considérable, c'est-à-dire *trois*, *quatre* et *cinq* (1).

Ce même fait se trouve d'ailleurs confirmé par une foule d'observations empruntées à diverses sources, où l'on voit des malades hérédo-syphilitiques affectés de *plusieurs* lésions osseuses soit contemporaines, soit successives. Inutile de citer des exemples à ce propos.

3° Enfin, il est des cas où la multiplicité des os affectés s'élève à un chiffre supérieur et vraiment considérable, c'est-à-dire où l'on constate sur un même malade jusqu'à *six*, *sept*, *huit*, *dix* lésions osseuses, voire davantage encore.

C'est ainsi que, sur un malade de Furneaux Jordan, il existait *neuf* hyperostoses crâniennes, variant comme dimensions entre le volume d'une demi-noix et la moitié d'une petite pomme. Deux siégeaient sur le frontal et sept autres étaient éparses sous les cheveux (2).

Un petit malade de M. Lannelongue a présenté, de cinq à onze ans, des hyperostoses des tibias, des péronés, des cubitus, des humérus et d'un fémur. Total : *neuf* lésions osseuses, neuf os affectés (3).

(1) *Sur quelques cas de syphilis tertiaire congénitale*, *Bulletins de la Soc. de chirurgie de Paris*, 1881, t. VII, p. 370.

(2) V. *The medical Times*, 1861, t. I, p. 646.

(3) Mémoire cité.

Dans une observation d'Hutchinson nous trouvons, sur un même sujet, des lésions d'un coude, des hyperostoses des humérus, des cubitus, des radius, des fémurs, des tibias, des péronés. Total : *douze* lésions osseuses pour un seul malade (1).

Cette multiplicité habituelle de lésions comporte un corollaire, à savoir : la *symétrie fréquente* de ces mêmes lésions.

Très souvent deux os homologues se trouvent affectés par la syphilis héréditaire tardive. De cela voici la preuve :

Sur 75 cas de lésions tibiales j'en trouve 47 où les deux tibias étaient intéressés, contre 28 seulement où l'un des tibias était resté indemne.

Et de même pour les autres os des membres.

Dernier détail topographique, celui-ci des plus intéressants.

Ce sont les os longs, vous ai-je dit, sur lesquels la syphilis héréditaire tardive porte le plus souvent son action. Or, sur ces os, est-il un point qu'elle affecte plus spécialement ? Oui, et cela même est fort curieux.

Les lésions osseuses de la syphilis héréditaire tardive ont sur les membres un véritable siège de prédilection. Le plus souvent elles se localisent vers l'*extrémité terminale de la diaphyse*. Elles paraissent naître aux environs de ce qu'on appelle le *bulbe de l'os*, c'est-à-dire du segment qui sert d'union entre la diaphyse et l'épiphyse, segment qui constitue, comme chacun le sait, le foyer de croissance de l'os et qui conséquemment se trouve le siège, à l'âge de la croissance générale, d'une suractivité nutritive (2).

Issu de ce point, le processus inflammatoire et néoplasique diffuse ensuite le long de la diaphyse et s'y étend sur une hauteur variable.

(1) *Illustrations of clinical surgery*, Londres, 1878.

(2) Ce fait se trouve également signalé dans le remarquable travail de M. le Dr Berne sur les *Manifestations osseuses précoces et tardives de la syphilis héréditaire* (Thèses de Paris, 1884).

Telle est la règle, ou plutôt, pour nous garder de la moindre exagération, tel est le fait le plus habituel. Toutefois, rien d'absolu à cet égard. Ainsi il n'est pas rare que des ostéo-périostites se produisent soit sur le corps même de la diaphyse, soit encore (mais ceci moins communément) sur les épiphyses.

Après ces données premières, j'arrive au caractère majeur de ces lésions, à celui qui contribue principalement à leur imprimer une physionomie propre, particulière.

Les ostéites que réalise la syphilis héréditaire tardive sont surtout remarquables par ce fait qu'elles constituent des ostéites *productives*, comme on dit en langage technique, des ostéites *hyperostosantes*.

C'est qu'en effet le processus dont elles dérivent est spécialement fécond en productions néoplasiques, susceptibles de s'organiser et de constituer une substance osseuse de nouvelle formation. Ce sont, passez-moi le mot, des ostéites *qui font de l'os*, et qui en font abondamment, surabondamment, de façon qu'à un moment donné elles deviennent de véritables *hyperostoses* ou, en autres termes, des hypertrophies osseuses affectant un segment plus ou moins considérable de l'os.

De là une double conséquence, au point de vue clinique : conséquence de volume, c'est-à-dire augmentation de l'os comme dimensions ; — conséquence de configuration, c'est-à-dire modifications imprimées à la forme, à l'aspect physiologique de l'os.

Ces deux points réclament toute notre attention.

I. — Ainsi, relativement au premier, je répète que, comme fait habituel, les ostéites de la syphilis héréditaire tardive aboutissent à une augmentation de volume très notable, très accentuée, de l'os ou des os sur lesquels elles se développent. Alors qu'elles ont acquis leur croissance, elles constituent, au sens strict du mot, des *hyperostoses*, et des hyperostoses qu'on peut sans exagération qualifier de l'épithète de *massives*. D'une part, en effet, elles intéressent presque toujours une étendue importante de la diaphyse, par exemple un tiers ou la moitié de sa hauteur, si ce n'est même davantage ; et, d'autre part, elles créent là un excès de volume qui dépasse de beaucoup ce qu'il est usuel d'observer à la suite d'ostéites d'autre nature.

En un mot, elles trouvent une caractéristique non pas absolue, assurément, mais relative tout au moins, dans ce fait qu'elles constituent des hyperostoses particulièrement volumineuses.

Rien de plus commun, par exemple, que de trouver le tibia fortement épaissi et hypertrophié dans un segment de sa diaphyse mesurant 8, 10, 12, et même 15, 20 centimètres de hauteur. De plus, comme épaisseur, il n'est pas d'exagération à dire que ces lésions peuvent aller jusqu'à doubler le diamètre transverse du même os. A preuve cette belle pièce qu'a bien voulu me prêter M. Lannelongue et sur laquelle vous voyez une hyperostose considérable de toute la moitié inférieure du tibia (1). De même, dans une observation de M. Duncan Bulkley, il est dit en propres termes qu'un tibia for-

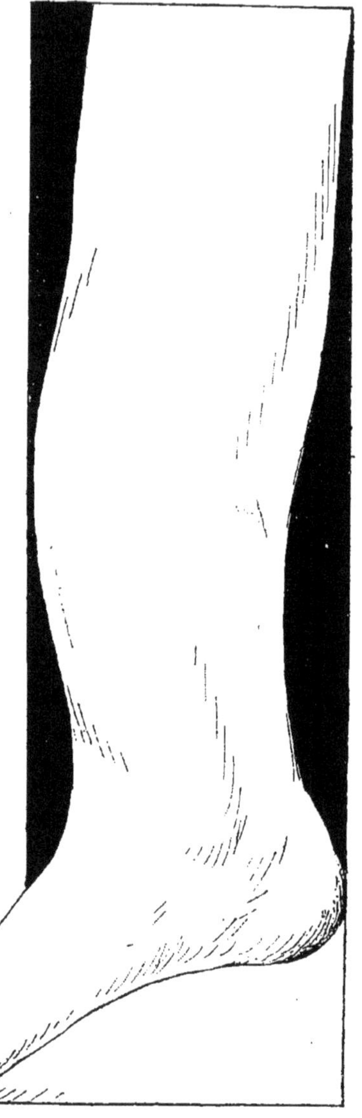

Fig. 24. — Hyperostose massive du tibia sur un sujet hérédo-syphilitique.

(1) Pièce en cire, moulée par M. Jumelin et faisant partie de la collection de M. le professeur Lannelongue.

tement hyperostosé était « deux fois plus gros qu'à l'état normal ».

Enfin, dans un cas, le seul de ce genre à la vérité que j'aie rencontré jusqu'à ce jour, une hyperostose massive occupait *tout le tibia*, de l'une à l'autre de ses épiphyses.

Ce qui se produit au tibia s'observe également (mais à un degré moindre en général) sur d'autres os. Ainsi, il n'est pas rare de trouver le cubitus fortement hyperostosé en forme de fuseau. — De même, sur une de mes petites malades âgée de quatorze ans, les deux tiers inférieurs d'un humérus étaient plus que doublés de volume. — De même encore, au crâne, on rencontre quelquefois des tuméfactions osseuses hémisphériques du volume d'une moitié d'abricot, d'une demi-noix, voire d'un demi-citron.

Plusieurs os peuvent être affectés de la sorte. Sur un de mes malades, deux hyperostoses massives occupaient le radius et le cubitus d'un avant-bras à des hauteurs inégales, en déformant le membre de la plus étrange façon (voy. fig. 25). — Une intéressante observation d'Hutchinson (1) nous montre toute une série d'hyperostoses, au nombre de *douze*, développées sur un jeune garçon hérédo-syphilitique. Or, trois de ces hyperostoses qui affectaient le membre supérieur droit lui imprimaient un excès de volume considérable, et cela depuis le tiers supérieur de l'avant-bras jusqu'au niveau des insertions deltoïdiennes (voy. fig. 26).

On a même rencontré (mais ceci n'est plus qu'exceptionnel) des hyperostoses d'un volume bien supérieur. Rappelez-vous, par exemple, une observation précitée du Dr Augagneur où l'un des tibias formait une tumeur « grosse comme une orange ». De même, Hutchinson relate un cas où, sur un enfant, une tuméfaction circonscrite du fémur avait pris « le volume du poing d'un adulte » ; et il ajoute, avec toute raison, que des lésions de ce genre peuvent facilement, par le fait même d'une telle exagération de volume, donner le change pour des tumeurs malignes.

(1) V. Planche IX, *Illustrations of clinical surgery*, Londres, 1878.

II. — Il va sans dire que ces hyperostoses massives modifient la *forme* des os qu'elles affectent, et cela d'une façon proportionnelle à leur volume. Quant aux variétés de configuration qui en résultent, elles échappent vraiment à toute description. Je ne puis, sur ce point, que me borner à des indications générales en vous disant ceci : L'os qui vient à présenter une lésion de cet ordre se modifie plus ou moins comme aspect extérieur, comme relief, comme direction apparente, comme courbure, etc. Il est bosselé, noueux, renflé, difforme, etc., au total absolument *irrégulier* sur un segment plus ou moins étendu. Est-il affecté principalement sur sa diaphyse, il prend une forme dite « *en fuseau* ». Au contraire, il semble renflé « *en massue* », alors que la lésion porte sur l'une de ses extrémités.

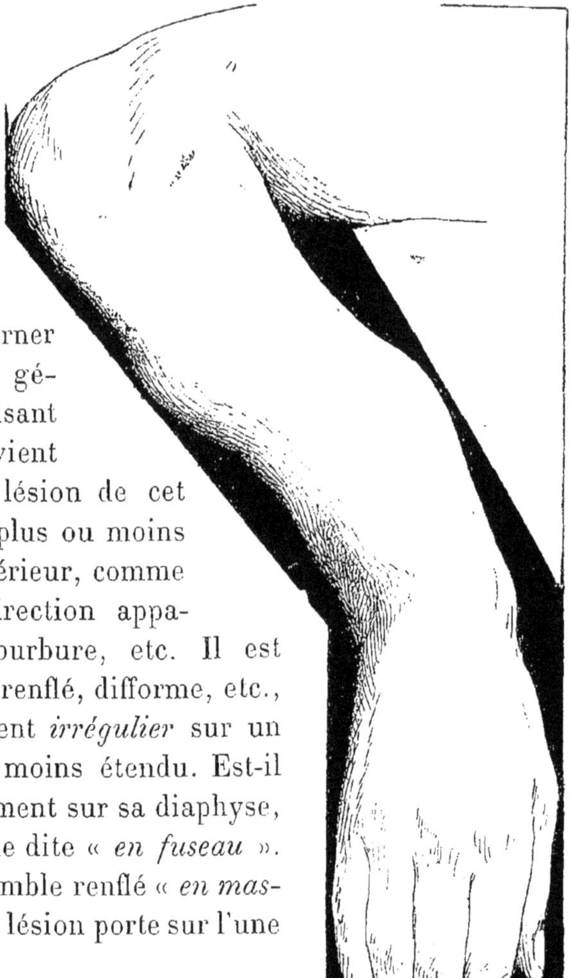

Fig. 25. — Hyperostoses du radius et du cubitus sur un sujet hérédo-syphilitique.

Mais c'est au *tibia* surtout que ces déformations sont à la fois importantes et curieuses. Très souvent elles se présentent là avec diverses particularités qui impriment à la lésion une physionomie tout à fait particulière, et dont la principale consiste en une *incurvation arciforme* de l'os *à convexité antérieure*.

Précisons.

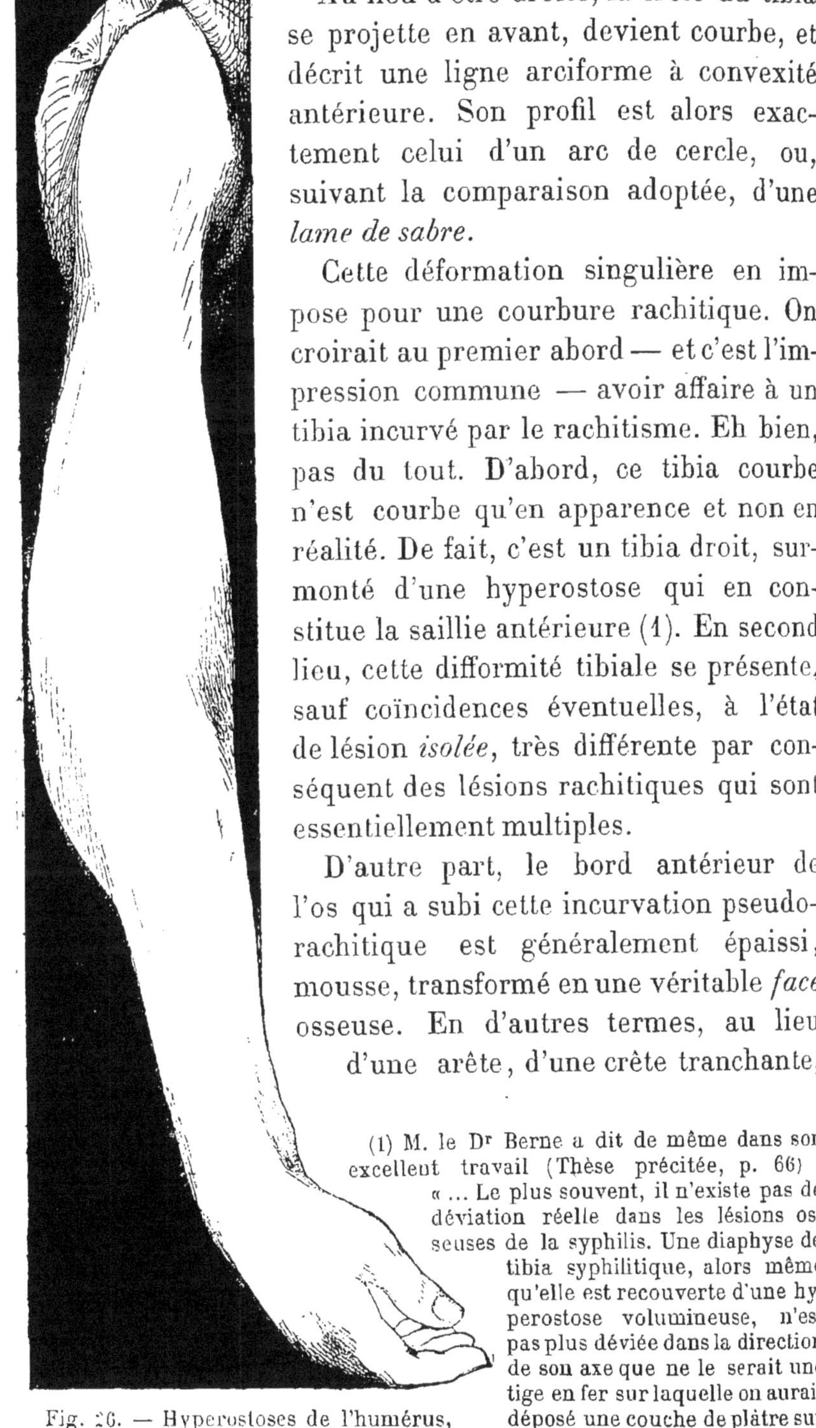

Fig. 26. — Hyperostoses de l'humérus, du cubitus et du radius.

Au lieu d'être droite, la crête du tibia se projette en avant, devient courbe, et décrit une ligne arciforme à convexité antérieure. Son profil est alors exactement celui d'un arc de cercle, ou, suivant la comparaison adoptée, d'une *lame de sabre.*

Cette déformation singulière en impose pour une courbure rachitique. On croirait au premier abord — et c'est l'impression commune — avoir affaire à un tibia incurvé par le rachitisme. Eh bien, pas du tout. D'abord, ce tibia courbe n'est courbe qu'en apparence et non en réalité. De fait, c'est un tibia droit, surmonté d'une hyperostose qui en constitue la saillie antérieure (1). En second lieu, cette difformité tibiale se présente, sauf coïncidences éventuelles, à l'état de lésion *isolée*, très différente par conséquent des lésions rachitiques qui sont essentiellement multiples.

D'autre part, le bord antérieur de l'os qui a subi cette incurvation pseudo-rachitique est généralement épaissi, mousse, transformé en une véritable *face* osseuse. En d'autres termes, au lieu d'une arête, d'une crête tranchante,

(1) M. le Dr Berne a dit de même dans son excellent travail (Thèse précitée, p. 66) : « ... Le plus souvent, il n'existe pas de déviation réelle dans les lésions osseuses de la syphilis. Une diaphyse de tibia syphilitique, alors même qu'elle est recouverte d'une hyperostose volumineuse, n'est pas plus déviée dans la direction de son axe que ne le serait une tige en fer sur laquelle on aurait déposé une couche de plâtre sur l'une de ses faces, etc... »

le tibia offre en avant une surface plane, épaisse, et, de plus,

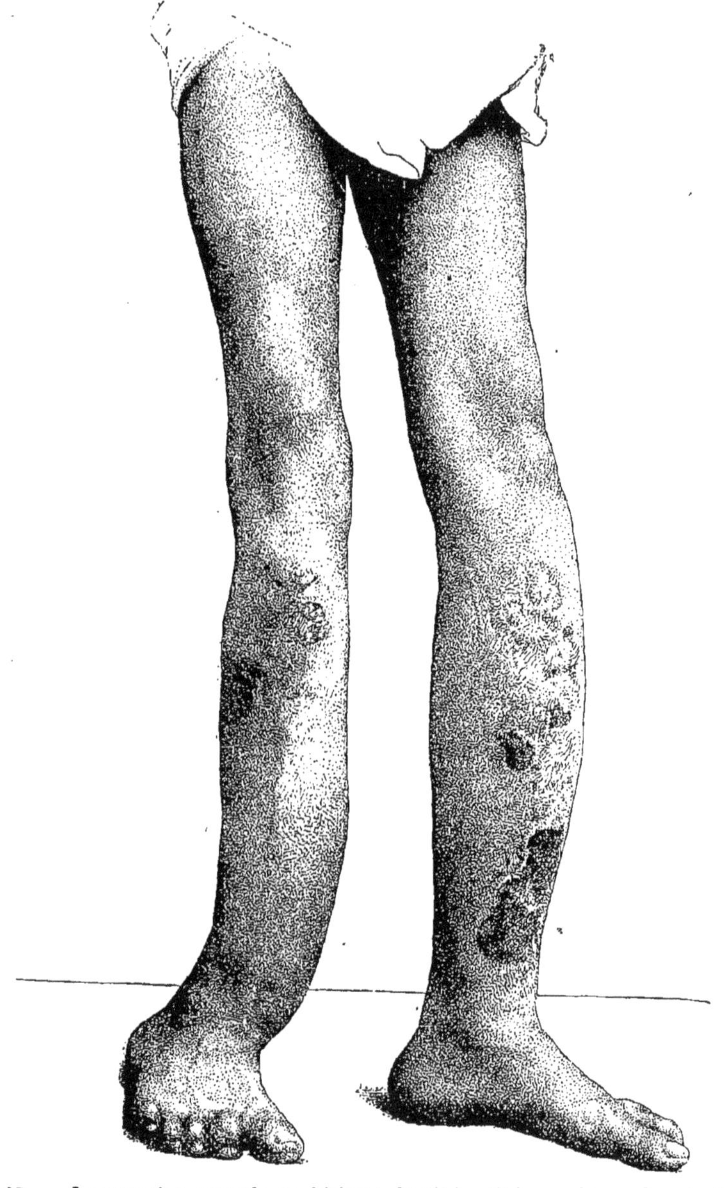

Fig. 27. — Incurvation pseudo-rachitique du tibia (tibia *en lame de sabre*) (1).

souvent inégale, noueuse, bosselée par places ou semée de petites nodosités grenues, irrégulières.

(1) Empruntée à la collection de mon collègue et ami le Dr Cazin, médecin de l'hôpital de Berck-sur-Mer.

Ajoutons que la saillie antérieure de cette hyperostose tibiale imprime au membre l'apparence d'un aplatissement latéral. On dirait que ce membre a été comprimé d'un côté à l'autre et qu'il traduit encore cette compression par un aplatissement transverse.

Or, de ce double fait (aplatissement transverse et incurvation arciforme) il résulte que le tibia ainsi déformé prend une certaine ressemblance (ressemblance bien grossière, à la vérité) avec la conformation d'ensemble d'une lame de sabre. Vous reconnaissez là ce *tibia en lame de sabre* dont je vous ai déjà parlé dans l'un des chapitres qui précèdent, et dont il a été si fréquemment question ces derniers temps. Au surplus, les deux photographies suivantes (fig. 27 et 28) vous rappelleront mieux que tout commentaire les caractères objectifs de cette déformation.

Ce type singulier de tibia pseudo-rachitique, de tibia qui semble incurvé quand il reste droit, et qui semble aplati quand il conserve ses diamètres normaux, je n'oserais encore — vu la nouveauté du sujet — vous le donner comme caractéristique en l'espèce, c'est-à-dire comme appartenant en propre à la syphilis héréditaire. Toujours est-il que jusqu'à ce jour je ne l'ai observé, avec les attributs précis dont l'énumération vient de nous occuper, que sur des sujets hérédo-syphilitiques. Je n'en dis pas plus pour l'instant, une conclusion plus formelle devant encore être différée.

Telles sont les lésions quant à l'aspect extérieur. Un mot maintenant sur les symptômes qui les accompagnent et, en premier lieu, sur les *douleurs* qu'elles provoquent.

A coup sûr, les ostéo-périostites de la syphilis héréditaire tardive sont ce qu'on peut appeler des lésions *douloureuses*. Mais elles ne sont pas également douloureuses à toutes leurs périodes et dans toutes leurs formes. Je m'explique.

D'abord, chose curieuse, elles sont souvent douloureuses *avant de naître*, j'entends avant d'être appréciables cliniquement, avant de se révéler par des signes matériels et tangibles. Si bien qu'alors elles semblent avoir une période prémonitoire exclusivement caractérisée par des douleurs sans lésions, par ce qu'on appelait autrefois des douleurs ostéocopes. C'est là ce dont témoignent nombre d'observations où l'on trouve consigné ceci : « qu'avant de présenter telle ou telle lésion osseuse, les malades (enfants ou adolescents pour la plupart) ont traversé une période plus ou moins longue de souffrances vagues du système osseux ; — qu'ils avaient « *les os sensibles* » ; — qu'ils étaient tourmentés par de fréquentes et parfois très vives douleurs, ayant leur origine manifeste dans les os, mais difficilement localisables comme siège précis et d'ailleurs souvent mobiles. C'étaient là, ajoute-t-on encore dans ces mêmes observations, des douleurs se produisant par accès, apparaissant et disparaissant sans cause appréciable, subissant en général une exaspération marquée pendant la nuit et déterminant de la sorte des insomnies fréquentes, etc. ».

Je le répète avec intention, parce que ce phénomène est majeur en l'espèce, les *douleurs osseuses*

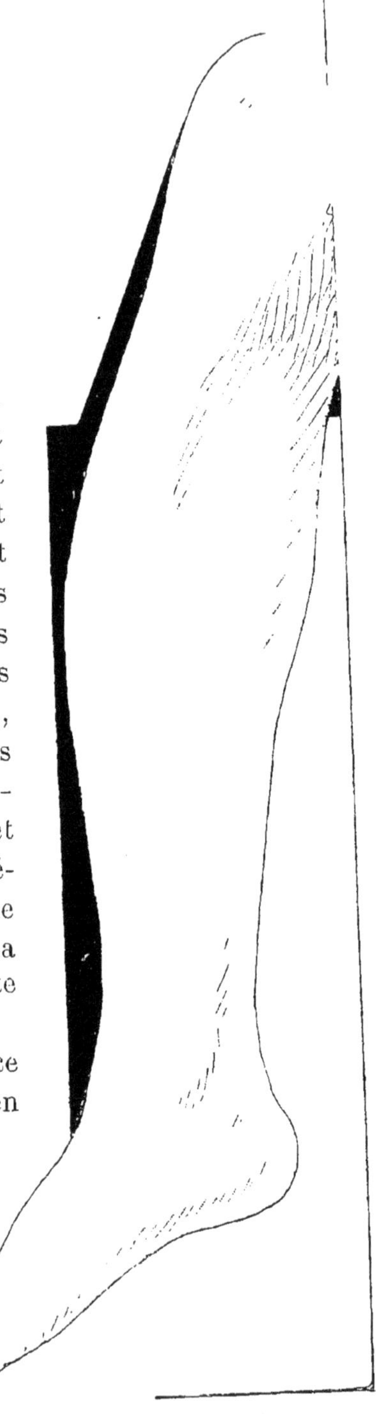

Fig. 28 (1).

(1) Figure reproduite d'après la photographie d'un malade de nos salles (musée de l'hôpital Saint-Louis, collect. partic. de l'auteur).
V. Thèse de Berne où se trouvent reproduites deux photographies de cette même déformation singulière du tibia.

sans lésions constituent un symptôme fréquent chez les hérédo-syphilitiques. J'ai dans mes notes plus d'une quinzaine d'observations personnelles où des mères m'ont raconté « que leurs enfants étaient souvent réveillés la nuit par des douleurs de ce genre, douleurs profondes et manifestement osseuses de par les sensations accusées par les petits malades et de par le siège indiqué, douleurs néanmoins ne s'accompagnant de rien de visible, de rien de tangible, de rien d'appréciable, même pour la main d'un médecin ». — En quelques cas ces douleurs sont remarquables par leur acuité ; elles arrachent des pleurs, des cris ; elles créent une véritable scène d'angoisse. — Il n'est pas rare enfin qu'elles se répètent d'une façon régulièrement périodique, c'est-à-dire plusieurs nuits de suite et vers la même heure. On a même vu des crises périodiques de ce genre se prolonger des semaines et des mois, avec ou sans intermissions.

Notons au passage que, dans les cas de ce genre, l'absence d'une localisation encore appréciable a été plusieurs fois l'occasion d'erreurs diagnostiques, en conduisant à rechercher l'origine de ces douleurs en dehors du squelette. Que de fois, par exemple, n'a-t-on pas rapporté vaguement de telles douleurs à des névralgies et, plus souvent encore, au rhumatisme! On en faisait même autrefois une sorte de rhumatisme particulier sous le nom de *rheuma venereum*.

Plus tard, quand la lésion osseuse apparaît et se développe, que deviennent ces douleurs?

Elles persistent. Elles sont surtout vives et aiguës au début même de la lésion. Elles se prolongent au delà pendant toute sa période de croissance.

Du reste, elles se traduisent toujours sous la même forme de douleurs spontanées, se produisant par accès, et sujettes à des exacerbations nocturnes bien marquées, etc. Mais, en outre, elles se compliquent à cette époque d'un phénomène nouveau que voici. Au niveau de son segment affecté, l'os malade devient d'une sensibilité très vive à la pression. On ne peut le toucher, l'explorer, l'effleurer, sans déterminer une souffrance aiguë, excessive parfois, que suffit même à éveiller en quelques circonstances le simple poids des draps ou le frôlement des vêtements.

Puis, lorsque la poussée inflammatoire s'est apaisée, lorsque surtout l'hyperostose s'est constituée, cet éréthisme douloureux diminue à son tour. Les douleurs perdent leur caractère d'acuité, se calment, deviennent sourdes, tolérables. Finalement, elles disparaissent, tout en restant sujettes quelquefois à des réveils inattendus et le plus souvent inexplicables.

Il va sans dire que ces douleurs ont pour conséquences naturelles divers troubles symptomatiques qui sont proportionnels à leur intensité et parallèles à leur évolution, tels que : troubles moteurs, gêne des mouvements, difficulté ou impossibilité de la marche quand les lésions occupent les membres inférieurs, nécessité du repos, voire d'un repos assidu, prolongé, etc. ; — agitation, insomnie, fatigue, état nerveux ; — parfois même réaction sur les fonctions digestives (diminution d'appétit, symptômes dyspeptiques) et sur l'état général (pâleur, anémie, amaigrissement, etc., etc.).

Il va sans dire également qu'il existe des variétés nombreuses, même opposées, dans l'intensité de ces divers symptômes, et cela suivant le degré, le siège, la forme de la phlegmasie ostéo-périostique. Ainsi, à ne parler que des termes extrêmes, il est des cas où les douleurs sont véritablement suraiguës, excessives, déchirantes ; et il en est d'autres, inversement, où elles ne sont jamais que médiocres, tolérables et passagères. Ce dernier ordre de cas répond à ce qu'on pourrait appeler les *formes torpides* de la maladie, formes dans lesquelles l'hyperostose se constitue d'une façon lente, sourde, insidieuse, dépourvue de réaction et, au total, presque latente. J'ai dans mes notes, par exemple, l'histoire d'un enfant hérédo-syphilitique qui, affecté d'une hyperostose fémorale assez volumineuse, n'en a jamais souffert véritablement. « De temps à autre, me disait sa mère, il se plaignait de sa cuisse, mais cela n'a jamais été assez fort ni pour l'aliter, ni pour l'arrêter dans ses jeux. Parfois encore on le voyait boiter et comme traîner sa jambe malade ; mais c'était tout, et rien autre, rien de plus sérieux, comme douleur notamment, ne s'est jamais manifesté sur lui. »

Cela dit sur les symptômes, venons maintenant à l'évolution.

Cette évolution est éminemment variable selon les cas, c'est-à-dire suivant les aboutissants ultimes de la lésion. Et ici se présentent deux ordres de cas qui demandent à être envisagés séparément.

I. — Alors que l'ostéo-périostite aboutit à l'ostéo-périostose pure et simple, l'évolution se complète en deux stades de la façon suivante :

1° Un stade de croissance, de développement de la lésion, sous forme d'ostéo-périostite ;

2° Un stade d'état définitif, sous forme d'hyperostose accomplie.

Le premier est celui où l'hypergenèse inflammatoire prépare et constitue l'hyperostose. Celui-ci est toujours assez long comme durée, surtout par opposition avec l'allure aiguë et rapide qu'affectent en général les ostéo-périostites vulgaires, non spécifiques. Mais il y a des degrés nombreux dans cette lenteur (au moins relative) d'évolution. Ainsi :

Tantôt le processus morbide affecte une *forme subaiguë;* et alors il ne faut guère plus de trois, quatre ou cinq mois pour que l'ostéo-périostite ait atteint son apogée et constitué l'hyperostose terminale.

Et tantôt l'évolution revêt une *forme chronique*, voire éminemment chronique. Tels sont les cas où la tuméfaction de l'os se fait d'une façon pour ainsi dire insensible, très lentement progressive, souvent même interrompue de temps à autre par de véritables stades d'accalmie, auxquels succèdent des reprises, des poussées nouvelles, toujours également lentes comme développement. C'est de la sorte que certaines ostéo-périostites spécifiques mettent plusieurs années à envahir une diaphyse. On rencontre des malades chez lesquels une hyperostose de la diaphyse tibiale, par exemple, ne s'est constituée par poussées successives qu'en deux, trois ou quatre ans.

Avec l'hyperostose constituée commence le second stade. Que devient alors la lésion? Rien de plus simple. L'hyperostose reste ce qu'elle est. Elle persiste sous la forme acquise, avec le volume acquis, à l'état de lésion définitive et immobile, sans modifications ultérieures. L'apaisement des douleurs est le seul symptôme qui caractérise cette période.

Somme toute, les malades restent alors avec un ou plusieurs os tuméfiés, déformés à des degrés divers ; mais ils n'en souffrent plus, et alors ils ne s'en inquiètent plus, à moins toutefois que ces lésions ne laissent à leur suite quelque gêne mécanique dans les mouvements, ce qui n'est du reste qu'une exception assez rare.

Ils ne s'en inquiètent plus, ai-je dit. Je puis même ajouter (et cela a son intérêt, comme vous allez le voir) que, le temps aidant, ils finissent par *oublier* ces lésions, à ce point qu'ils n'en parlent pas à leur médecin, alors que plus tard ils viennent réclamer ses soins pour quelque autre symptôme. Deux exemples :

Consulté pour un enfant hérédo-syphilitique, à propos d'une ostéo-périostite d'un cubitus, M. Lannelongue découvrit sur lui par hasard — ou plutôt grâce à un examen attentif et complet — une hyperostose fusiforme du fémur. Or, l'enfant ne se plaignait en rien de cette dernière lésion, et ses parents n'avaient nullement songé à appeler l'attention de M. Lannelongue sur cet antécédent si majeur en l'espèce. Pourquoi cela? Parce que c'était là, pour eux, un mal passé, périmé, oublié, qui ne faisait plus souffrir l'enfant et dont en conséquence on ne tenait plus compte.

De même, le Dr Ripoll, consulté par un jeune homme de vingt-deux ans au sujet d'une périostose du tibia gauche, retrouva sur lui une autre périostose du tibia droit, lésion dont le malade ne lui parlait pas, toujours pour la même raison qu'il n'en souffrait plus.

Et que de cas du même genre n'aurais-je pas à citer pour ma seule part!

De là pour nous, Messieurs, la confirmation d'une règle de conduite que bien des fois déjà j'ai signalée à votre attention et qui retrouve naturellement sa place ici. Cette règle est la suivante : Étant donné un malade sur lequel nous suspectons une syphilis héréditaire, ne jamais négliger de procéder à l'examen, à l'inventaire de son squelette, os par os, et cela sans nous laisser détourner de cet examen soit par l'absence de renseignements relatifs à une lésion osseuse antérieure, soit même par les dénégations qui peuvent nous être opposées à ce sujet. Car il est possible que d'un tel examen ressorte la constatation d'une lésion osseuse ancienne méconnue, ignorée ou même oubliée ; et je n'ai pas à dire quel peut être en l'espèce l'intérêt diagnostique d'un pareil antécédent.

II. — Voilà pour les cas simples, heureusement aussi les plus communs. Mais les choses ne se passent pas toujours ainsi, et il est une autre forme de la maladie dans laquelle le processus inflammatoire aboutit à une terminaison plus sérieuse. Cette forme, pour la spécifier immédiatement, c'est l'*ostéo-périostite suppurative*, suivie de *nécrose*.

Quels symptômes la caractérisent?

Ici encore rien que de banal, rien qui ne s'observe d'une façon identique dans les ostéo-périostites suppuratives d'autre nature. D'abord, mêmes symptômes initiaux que dans la forme précédente, à savoir : tuméfaction et déformation de l'os, avec crises douloureuses très accentuées, exacerbantes, apparaissant surtout la nuit, etc. ; — puis, à un moment donné, constitution d'un abcès sous-périostique ; et alors, téguments rougissant sur un point de la tumeur, s'endolorissant, s'œdématiant ; bientôt après, collection manifeste, doublement accusée et par une saillie nouvelle des tissus et par une fluctuation qui, d'abord obscure et profonde, devient bientôt irrécusable ; — finalement, ouverture de cet abcès et issue d'une certaine quantité de liquide purulent.

Cette évacuation de la tumeur n'est pas une terminaison, loin de là ; c'est au contraire le début d'une nouvelle période éminemment chronique, pendant laquelle l'ouverture du foyer, dégénérée en fistule, continue à déverser au dehors une légère quantité de pus. Les choses restent alors en l'état un temps plus ou moins long, des mois au minimum, des années le plus souvent. Et pourquoi cette persistance de la suppuration et de la fistule ? C'est qu'une lésion profonde, une *nécrose*, existe au fond du foyer. En effet, introduisez un stylet dans la fistule, vous rencontrerez un segment d'os dénudé.

Cette dernière scène, vous le voyez, est celle de toute lésion osseuse suppurative et nécrosique. Elle ne présente, elle non plus, rien de spécial. Aussi n'ai-je fait que l'esquisser à grands traits, et me bornerai-je à la compléter, au moins en ce qu'elle offre de plus essentiel, par les quelques détails suivants.

Les abcès qui dérivent des ostéopathies de cet ordre sont en général peu volumineux. Ils s'étalent en nappe à la surface de l'os et ne s'écartent guère du point où ils sont nés. Quelquefois cependant ils sont assez considérables, et ils peuvent alors constituer des poches migratrices qui fusent sous les aponévroses à une certaine distance de leur point d'origine. C'est ainsi que dans un cas de M. Lannelongue, où les lésions furent surprises en pleine voie d'évolution (le malade étant mort d'une affection intercurrente suraiguë), on trouva, d'une part, une caverne osseuse creusée dans l'épiphyse supérieure d'un tibia, et, d'autre part, un abcès volumineux qui se prolongeait en forme de boudin jusqu'à la face externe du genou.

Quant aux *nécroses* qui résultent de ces mêmes ostéopathies, elles ont pour caractère habituel d'être limitées, circonscrites et superficielles. Elles sont, au total, remarquablement *partielles*, eu égard à l'étendue de la lésion osseuse dont elles dérivent.

Et, en effet, lorsqu'une de ces ostéo-périostites spécifiques aboutit à un processus de nécrose, cette nécrose, bien loin d'envahir tout le segment osseux malade, se limite d'habitude à une portion de ce segment, voire à une portion restreinte assez souvent. De sorte que le séquestre est toujours ou presque toujours *circonscrit*, et ne présente qu'une relation de contraste avec l'étendue de la lésion totale. La lésion totale, par exemple, peut intéresser une notable partie de l'os, comme un tiers ou une moitié d'une diaphyse, toute une diaphyse même quelquefois, tandis que la nécrose reste limitée à une lamelle osseuse superficielle, comparable comme étendue à une pièce de 1 ou de 5 francs.

Je donne mes soins en ce moment à une jeune enfant âgée de quatorze ans, hérédo-syphilitique, qui a été affectée de plusieurs ostéo-périostites, au nombre de quatre, sur les humérus, un fémur et un tibia. Trois de ces lésions ont abouti à constituer des hyperostoses que le traitement spécifique a enrayées dans leur marche ; mais l'une d'elles, celle du tibia, a déterminé une nécrose. Or cette nécrose a produit un séquestre superficiel ne dépassant guère l'étendue de 6 à 8 centimètres carrés, tandis que l'hyperostose qui lui sert de base est massive, considérable, et affecte au moins les deux tiers de la diaphyse.

De sorte que, d'une façon générale et réserve faite pour quelques cas exceptionnels, on peut dire ceci :

Les ostéo-périostites de la syphilis héréditaire tardive ne sont pas, en général tout au moins, des lésions qui aboutissent à des nécroses d'étendue corrélative à celle du segment d'os affecté ; ce sont au contraire des lésions qui aboutissent à l'hyperostose pour la presque totalité de leur étendue, mais qui d'habitude ne déterminent de nécroses que sur une portion toujours limitée de leur superficie.

En autres termes, la nécrose n'est le plus habituellement pour ces ostéo-périostites qu'un épiphénomène *partiel* et relativement minime, eu égard aux proportions et à l'importance de la lésion totale.

Je le répète en terminant, la forme morbide que nous venons de décrire est assez rare, surtout par rapport à la précédente. Elle n'en est pas moins curieuse et importante au point de vue clinique, et cela en raison surtout des erreurs auxquelles elle expose.

Il est certain, en effet, que des ostéo-périostites de ce genre, se présentant avec l'ensemble morbide d'une phlegmasie aiguë ou subaiguë, avec abcès, fistule et nécrose, peuvent facilement donner le change et faire croire à des lésions osseuses d'un ordre absolument différent. C'est donc là, comme l'a fort bien dit M. Lannelongue, « *une forme aiguë trompeuse* », se rapprochant singulièrement, comme expressions morbides, des ostéo-périostites ordinaires, non spécifiques, et les simulant même quelquefois au point de n'en pouvoir être distinguée que par les commémoratifs et les données étiologiques.

Conservons en souvenir, Messieurs, cette forme spéciale des ostéo-périostites hérédo-syphilitiques, et concluons en disant :

Que, si l'influence hérédo-syphilitique a pour habitude de produire des ostéo-périostites de forme subaiguë ou chronique, dont l'hyperostose simple est l'aboutissant ordinaire, il n'est pas impossible qu'elle s'écarte de son type usuel pour déterminer des ostéo-périostites de forme plus aiguë, susceptibles d'aboutir à suppuration, avec *nécrose partielle* du segment d'os affecté.

II. — Ostéo-périostites gommeuses.

Les ostéo-périostites dont nous venons de parler constituent l'ordre de manifestations osseuses que réalise le plus souvent la syphilis héréditaire tardive.

Ce n'est que dans un nombre de cas infiniment plus restreint que cette même influence se traduit par des lésions d'un autre ordre, à savoir par des productions gommeuses affectant le périoste ou le tissu même des os. Ces dernières lésions doivent nous occuper actuellement.

Je pourrai être bref à leur sujet, car elles ne se différencient en rien de ce qu'elles sont dans la syphilis acquise.

Au point de vue anatomique, elles consistent sommairement en ceci : épaississement plus ou moins considérable du périoste, qu'on trouve infiltré à profusion d'éléments cellulaires, décollé de la surface osseuse dans toute l'étendue de la lésion, mais y adhérant au contraire très fortement à la périphérie ; — au-dessous de lui, production d'un tissu de nouvelle formation, tissu également composé d'éléments cellulaires, et tissu variable de consistance et de couleur suivant la période où en est arrivée la lésion, c'est-à-dire tantôt lardacé, grisâtre ou gris jaunâtre, tantôt mollasse, caséeux et franchement jaune, quelquefois encore diffluent, gélatiniforme et visqueux; — surface osseuse correspondante présentant des signes manifestes d'ostéite, creusée de dépressions et d'anfractuosités alvéolaires, lesquelles sont pénétrées par ce même tissu gommeux, et généralement aussi encadrée par une aréole dure de saillies ostéophytiques.

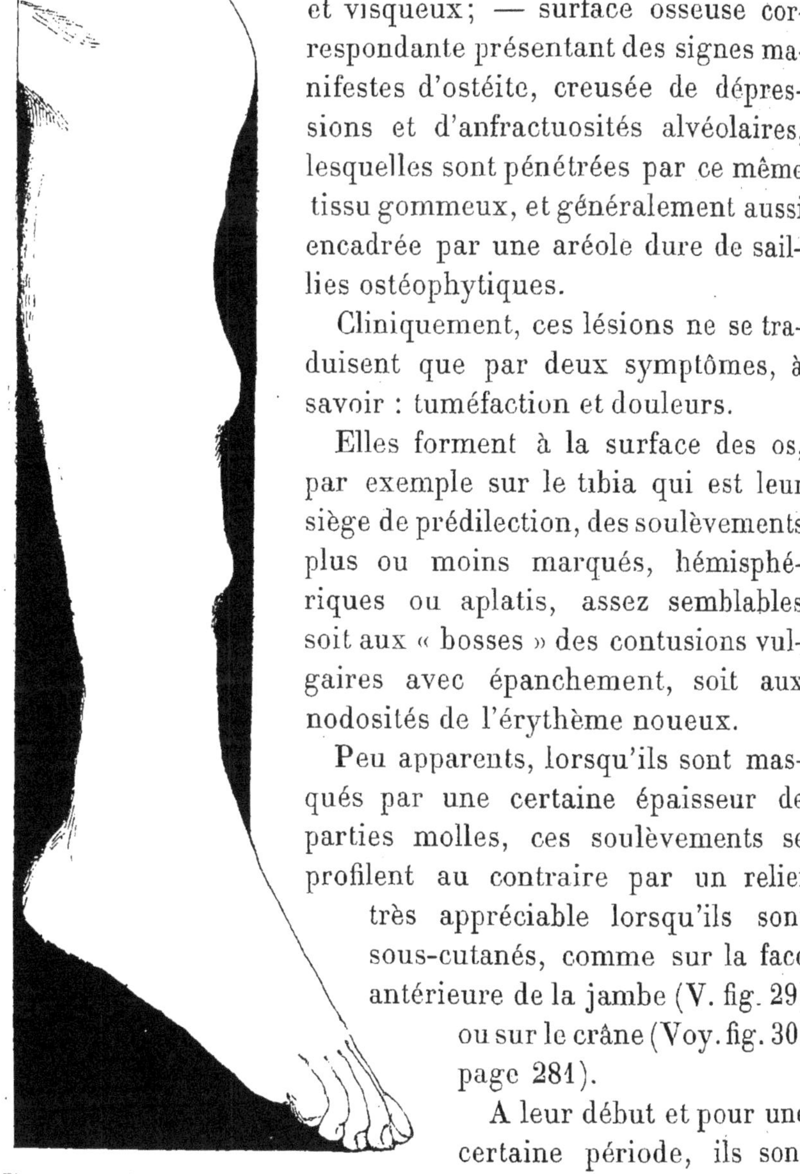
Fig. 29. — Ostéo-périostite gommeuse du tibia, sur un sujet affecté de syphilis héréditaire.

Cliniquement, ces lésions ne se traduisent que par deux symptômes, à savoir : tuméfaction et douleurs.

Elles forment à la surface des os, par exemple sur le tibia qui est leur siège de prédilection, des soulèvements plus ou moins marqués, hémisphériques ou aplatis, assez semblables soit aux « bosses » des contusions vulgaires avec épanchement, soit aux nodosités de l'érythème noueux.

Peu apparents, lorsqu'ils sont masqués par une certaine épaisseur de parties molles, ces soulèvements se profilent au contraire par un relief très appréciable lorsqu'ils sont sous-cutanés, comme sur la face antérieure de la jambe (V. fig. 29) ou sur le crâne (Voy. fig. 30, page 281).

A leur début et pour une certaine période, ils sont fermes et consistants, sans présenter toutefois une dureté véritablement osseuse. Plus tard ils deviennent pâteux, mollasses, demi fluctuants, puis aboutissent à fournir une fluctuation aussi nette que celle d'un abcès.

A l'origine, ils sont indépendants de la peau qu'on peut déplacer et faire glisser à leur surface ; mais, dans une époque ultérieure, ils lui adhèrent, font corps et se confondent avec elle.

Au point de vue du volume définitif qu'elles peuvent acquérir quand leur croissance est accomplie, ces lésions présentent des variétés considérables. Il en est qui restent petites et comparables à une groseille, à un noyau de cerise. D'autres ont le volume d'une amande, d'une moitié de prune ou d'abricot. D'autres enfin atteignent comme relief les proportions d'une moitié de pêche, ou bien s'étalent irrégulièrement dans une étendue de 6, 8, 10, 15 centimètres carrés et au delà.

Mais ce qui est plus curieux et bien autrement digne de mention, ce sont les variétés dont sont susceptibles ces lésions eu égard aux phénomènes douloureux qui les accompagnent. Parfois elles déterminent, surtout à l'époque de leur développement initial, des crises de douleurs aiguës, tout à fait comparables à celles que nous avons décrites précédemment à propos des ostéo-périostites. Et, d'autres fois, elles naissent et s'accroissent, je n'oserais dire d'une façon absolument latente, mais sans douleurs bien accentuées non plus que très durables. Il est même des cas (et j'en pourrais citer plusieurs pour ma part) où, affectant une marche lente et presque chronique, elles restent longtemps ignorées des malades.

Traitées à temps et énergiquement, ces ostéo-périostites gommeuses peuvent se résorber et disparaître. Souvent alors elles laissent à leur suite une *dépression osseuse* facilement appréciable par le toucher. Au crâne, par exemple, il est assez commun de constater (même à simple vue quelquefois) de véritables « enfoncements » de la voûte osseuse consécutivement à la guérison de ces lésions. On dirait qu'une rondelle d'os a été détruite à ce niveau. Et ce n'est pas là une simple illusion ; car ces dépressions crâniennes sont bien réellement constituées, comme le démontre l'examen nécroscopique, par des pertes de substance du tissu osseux, par des entamures profondes de ce tissu, ayant détruit tout ou partie de la table externe, voire du diploé, voire (mais ceci beaucoup plus rarement) de la table interne, et réalisé, dans ce dernier cas, une perforation complète du crâne.

Non traitées au contraire, ces gommes ostéo-périostiques se ramollissent lentement, s'ouvrent à leur sommet, s'ulcèrent excentriquement, et aboutissent à créer à ciel ouvert de larges plaies offrant l'aspect classique des ulcères gommeux. C'est dire que ces ulcérations sont creusées au sein de tissus engorgés et durs, encadrées par une aréole d'un rouge foncé, découpées à pic, avec des bords adhérents et nettement entaillés, etc.; c'est dire aussi qu'elles offrent le fond typique des lésions gommeuses, fond inégal, alvéolaire, raviné, jaune, bourbillonneux. Au-dessous d'elles, l'os se présente généralement volumineux et hyperostosé sur un segment plus ou moins étendu; et, de plus, sa surface est manifestement le siège d'altérations nécrosiques, comme le démontre l'exploration au stylet.

Et, en effet, le terme nécessaire, l'aboutissant fatal de ces ostéo-périostites gommeuses, alors qu'elles ne sont pas enrayées dans leur évolution par le traitement spécifique, c'est la *nécrose*. Seulement cette nécrose est très variable d'étendue et d'importance suivant les cas. Le plus souvent elle se limite à la portion la plus superficielle de l'os. Elle détache alors un copeau de l'os, si vous me permettez l'expression; elle se borne à en éliminer un feuillet. D'où le nom de nécrose *feuilletée* qu'on lui a donné quelquefois. — En certains cas, cependant, elle devient plus profonde, pénètre plus avant, et affecte une épaisseur variable du parenchyme osseux. Nous venons de voir, par exemple, qu'à la voûte du crâne elle détermine parfois des perforations complètes, absolues.

Un spécimen typique de ces lésions vous est offert aujourd'hui même par un malade de nos salles. Né d'une mère syphilitique, ce malade, actuellement âgé de dix-sept ans, a été affecté l'année dernière d'une ostéo-périostite gommeuse d'un tibia. Non traitée, cette lésion a suivi exactement la marche que je vous indiquais à l'instant, et a fini par déterminer sur la face antérieure de la jambe une vaste ulcération du plus mauvais aspect, creuse, ravinée, bourbillonneuse, etc. Au-dessous d'elle on sentait le tibia fortement hyperostosé, et, de plus, des portions osseuses dénudées, noirâtres, apparaissaient çà et là au fond de ce hideux ulcère. Les choses en étaient là, quand le ma-

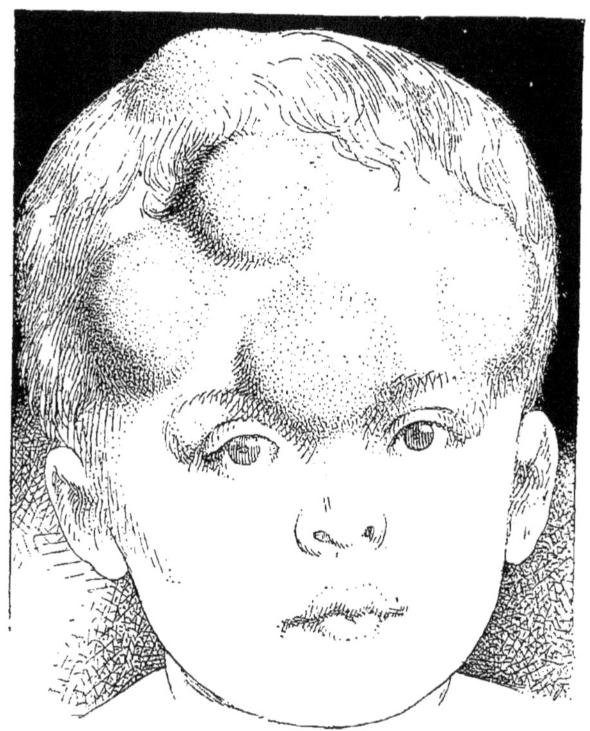

Fig. 30. — Ostéo-périostites gommeuses du crâne.

lade s'est présenté à nous il y a deux mois. Or, voyez ce qu'a produit sur lui la médication spécifique dans ce court espace de temps. L'ulcération est guérie aujourd'hui; le tibia est diminué de volume; et il ne reste plus de la lésion que quelques îlots de tissu osseux nécrosé. Enfin cette nécrose est manifestement superficielle et s'éliminera bientôt sans accidents (1).

De même, Coupland a relaté l'observation d'une jeune

(1) Cette prévision s'est réalisée. Les fragments superficiels de la nécrose se sont détachés quelques mois plus tard, et le malade a quitté l'hôpital en bon état.

fille hérédo-syphilitique qui (sans parler d'autres accidents) fut affectée d'ostéo-périostites gommeuses multiples. A l'autopsie on trouva plusieurs foyers gommeux isolés, ayant leur origine manifeste dans le périoste. Au niveau de l'une de ces gommes le tissu osseux était nécrosé superficiellement. Deux autres lésions semblables existaient sur les os du crâne (1).

Enfin, laissez-moi encore vous présenter un bel exemple de ces lésions, dû à M. Lannelongue.

A l'autopsie d'un enfant hérédo-syphilitique on trouva toute une série de lésions gommeuses affectant les os du crâne, un humérus, un fémur, le poumon, etc. Le crâne notamment était le siège d'ostéo-périostites gommeuses multiples, à diverses étapes de développement. Il en était littéralement criblé. Ainsi, sur le frontal, on en comptait au moins six, à savoir : une première, formant une grosse bosse qui s'étendait de l'une à l'autre des arcades orbitaires et ne mesurait pas moins de 4 centimètres en longueur, avec un relief de 2 centimètres et demi ; — une seconde, sur le côté droit, avait la forme et le volume d'une forte datte ; — deux autres pouvaient être comparées à des moitiés de prune, etc. — Toutes ces tumeurs étaient constituées par des néoformations gommeuses qui soulevaient le périoste épaissi et pénétraient le tissu osseux. En outre, les os du crâne étaient semés de toute une série d'excavations, de géodes anfractueuses, pénétrant plus ou moins profondément dans leur épaisseur et tapissées de tissu gommeux.

III. — Ostéomyélites gommeuses.

Un troisième ordre de lésions consiste dans la production de lésions gommeuses à l'intérieur même des os, au sein de la moelle osseuse.

Ces lésions, qui constituent ce qu'on appelle l'*ostéomyélite gommeuse*, ont été rencontrées plusieurs fois comme manifestations de la syphilis héréditaire tardive.

(1) *The medical Times*, 1880, p. 135.

On les a observées sur divers os : l'humérus, le fémur, le tibia, les os du crâne, etc.

Comme exemple typique, je ne saurais mieux faire que de vous montrer ces deux belles aquarelles qui proviennent de la collection de M. Lannelongue et qui représentent des gommes développées sur un enfant hérédo-syphilitique au centre même du canal médullaire de l'humérus (Voy. fig. 31) et du fémur.

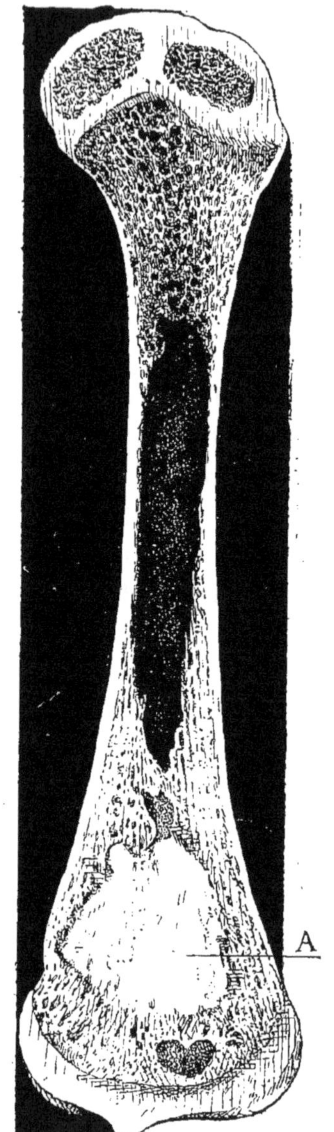

Fig. 31.

Une coupe faite sur chacun de ces os montre très nettement le canal médullaire absolument comblé dans une certaine étendue par une tumeur solide, dont la belle couleur jaune tranche étrangement sur la teinte rouge des parties voisines. Cette tumeur est une gomme en dégénérescence caséeuse. — Comme d'usage, il s'est produit au pourtour de chacune de ces gommes des couches osseuses de nouvelle formation qui ont déterminé un renflement fusiforme de l'os à ce niveau (1).

XI

Si je devais, Messieurs, poursuivre et compléter l'histoire clinique de ces lésions osseuses, il me faudrait encore lui consacrer ici plusieurs chapitres. Mais je

(1) Voici la description textuelle de ces lésions, empruntée à l'observation qu'a bien voulu me communiquer M. Lannelongue.

«... L'humérus gauche présente, dans la moitié inférieure de sa diaphyse, un dois et j'entends me restreindre à ce qui intéresse exclusivement le sujet spécial que nous avons en vue. Sacrifiant donc nombre de points qui constitueraient un complément naturel à ce qui précède (1), je ne ferai plus que vous signaler deux particularités cliniques que leur intérêt m'interdit de passer sous silence.

renflement fusiforme qui en double l'épaisseur. Ce renflement s'arrête brusquement en bas, un peu au-dessus de l'épiphyse. Sa surface est assez unie... En pratiquant une coupe longitudinale de l'os, on trouve à ce niveau l'aspect suivant : Au centre, large surface jaune, ayant la forme d'un quadrilatère irrégulier et plus étendu dans le sens de la longueur que transversalement. Cette surface correspond à la portion centrale de l'os, qui est infiltrée d'une matière jaunâtre et grumeleuse.

« ... Le foyer gommeux se compose de substance osseuse infiltrée par la matière jaune précédemment décrite. En certains points de sa périphérie il commence à se séparer des portions osseuses ambiantes. Le tissu osseux se présente là avec sa consistance normale sur quelques points ; en d'autres points, il semble détruit... Cette lésion est manifestement constituée par une *ostéomyélite gommeuse*, etc...

« Le fémur gauche offre un léger renflement de la diaphyse, dans son quart inférieur. Ce renflement est fusiforme, mais plus accentué à la face postérieure de l'os.

« ... En faisant une coupe, on trouve à ce niveau (c'est-à-dire à l'extrémité du canal médullaire et 3 centimètres au-dessus du cartilage de conjugaison) une lésion identique à celle de l'humérus, mais moins avancée de développement. Il existe là, dans le canal médullaire, un noyau jaunâtre, olivaire. Le centre en est absolument jaune et plus consistant que le tissu médullaire. Plus extérieurement se rencontre une zone blanchâtre, molle, qui se continue avec une couche de moelle décolorée et d'aspect gélatineux... Au niveau de la tache jaune, le tissu osseux a disparu... Ici, en un mot, l'altération consiste encore en une *gomme* parfaitement accentuée, bien circonscrite, et à la première période de son évolution... Comme pour l'humérus, des couches osseuses de nouvelle formation se sont constituées dans le tissu compacte en regard de cette gomme du canal médullaire... Le reste du fémur est sain, etc., etc. »

(1) Je signalerai comme telles les deux particularités suivantes, qui offrent à coup sûr un réel intérêt clinique.

I. — On a observé quelquefois, sous l'influence des ostéo-périostites hérédo-syphilitiques, un *allongement*, un excès de croissance en longueur des os affectés. — Je n'ai pas encore rencontré, pour ma part, de cas de ce genre, mais j'en connais plusieurs exemples relatés par divers auteurs.

II. — Inversement, on a vu des ostéopathies hérédo-syphilitiques avoir pour conséquence la *résorption* complète de portions osseuses plus ou moins considérables, d'où le *raccourcissement* des parties affectées.

W. Taylor (*Syphilitic lesions of the osseous system in infants and young children*, New-York, 1875) cite un cas observé sur un enfant de neuf ans, hérédo-syphilitique, chez lequel l'index droit était réduit à un « *tronçon* de doigt », ne dépassant pas en longueur la première phalange du médius correspondant. Cet énorme raccourcissement était la conséquence de lésions osseuses spécifiques qui avaient déterminé une résorption de toute la première phalange, d'un tiers de la seconde, et d'un tiers du deuxième métacarpien. — Sur ce même enfant, l'extrémité du petit doigt se trouvait de niveau avec l'articulation de la première phalange de l'annulaire ; et, ici encore, le raccourcissement était le résultat de la disparition complète d'une moitié du métacarpien correspondant.

I. — On a vu les ostéo-périostites de la syphilis héréditaire tardive déterminer à leur suite, dans le membre qu'elles affectent, soit des lésions d'*atrophie musculaire* localisée, soit même un véritable *arrêt de développement local.*

Ainsi, sur un jeune enfant de douze ans, qui portait depuis plusieurs années des hyperostoses volumineuses sur les cubitus et les radius, M. Lannelongue a constaté une atrophie notable des masses musculaires des deux avant-bras.

Le même observateur a rencontré une atrophie semblable des masses musculaires sur l'avant-bras d'un enfant de huit ans, atrophie manifestement déterminée par une hyperostose cubitale affectant l'os dans son quart supérieur et rendant impossible l'extension complète du coude.

Un exemple de même genre, mais plus complexe, nous est offert par un malade de nos salles, dont j'ai déjà eu l'occasion de vous parler précédemment (1). Ce malade, âgé de vingt-huit ans, qui n'a guère cessé depuis sa naissance jusqu'à ce jour d'être poursuivi par des manifestations de syphilis héréditaire aussi multiples que variées, a été affecté, vers l'âge de cinq ans, d'ostéo-périostites du membre supérieur droit, lesquelles ont laissé à leur suite des hyperostoses et des ostéophytes que vous pouvez encore constater aujourd'hui. Ces lésions se sont compliquées à leur tour d'arthropathies du coude et de l'épaule. Finalement et comme conséquence, les mouvements du coude et plus spécialement ceux de l'articulation radio-humérale ont été gravement compromis et sont restés diminués d'amplitude. Or, voyez et étudiez ce membre droit. D'une part, il est moins vigoureux que son congénère, et les reliefs musculaires y sont notablement moindres. D'autre part, ce membre est *plus court* que l'autre, et plus court *de six centimètres*, ce qui est énorme, à coup sûr. L'humérus gauche mesure en longueur quatre centimètres et demi de moins que l'humérus droit. Donc le membre droit a subi dans toutes ses parties constitutives (muscles et os principalement) un véritable *arrêt de développement.* Il n'est pas arrivé à sa croissance normale. Et nul doute

(1) Voy. p. 17 et 152.

que cette insuffisance de développement n'ait eu son origine dans les ostéo-périostites qui se sont produites au cours de l'enfance et les troubles fonctionnels qu'elles ont entraînés à leur suite (1).

II. — En second lieu, les lésions osseuses de la syphilis héréditaire peuvent être, chose curieuse, l'origine et la raison de *fractures spontanées*.

Hutchinson, par exemple, a relaté l'observation d'une jeune fille de dix-sept ans qui se fractura le fémur sans provocation traumatique d'aucun genre, sans choc, sans chute, sans violence. Elle était debout, ne faisant aucun effort, quand son fémur se brisa sous elle. Or, au point même où se fit cette fracture, existait une nodosité considérable de l'os, une véritable hyperostose d'origine hérédo-syphilitique (2).

De même, un enfant de quatre ans, affecté, entre autres lésions de syphilis héréditaire, d'une ostéo-périostite de la mâchoire, se fractura spontanément cette mâchoire, sans la moindre cause traumatique. Quelque temps après il fut emporté par la diphthérie. On rechercha à l'autopsie la raison de cette singulière fracture, et on la découvrit sous forme d'un abcès osseux qui s'était creusé une cavité dans la branche du maxillaire, au niveau même où se produisit la fracture (3).

XII

Mais j'ai hâte d'en finir avec ces détails symptomatologiques pour arriver au chapitre capital de notre sujet actuel, à savoir : le *diagnostic différentiel* des lésions osseuses hérédo-syphilitiques et des ostéopathies diverses avec lesquelles elles peuvent être confondues.

Inutile de vous signaler l'importance et l'intérêt pratique d'un

(1) V. page 153, où se trouve reproduite *in extenso* la description de ces diverses particularités.
(2) *The medical Times*, 29 mars 1879, p. 348.
(3) Observation de M. Lannelongue (Mémoire cité).

tel diagnostic. Nous sommes ici de toute évidence en face de lésions majeures, qui comportent des éventualités des plus sérieuses. De plus, nous avons affaire ici à des lésions qui engagent à fond la responsabilité du médecin, en ce qu'il dépend de lui de les guérir ou de ne pas les guérir, suivant qu'il en aura reconnu ou méconnu la véritable nature.

Donc, étudions cette question diagnostique dans tous les détails qu'elle comporte et avec tout le soin qu'elle réclame.

Tout d'abord, de quels éléments disposons-nous en l'espèce pour instituer le diagnostic de ces lésions ?

Ces éléments sont de deux ordres, à savoir :

1° Particularités cliniques que peuvent présenter ces ostéopathies de la syphilis héréditaire tardive ;

2° Renseignements tirés de l'examen du malade, de ses antécédents morbides, de l'état de santé de ses ascendants et de ses collatéraux, etc.

Précisons.

I. — L'étude clinique qui précède nous a montré que les lésions osseuses de la syphilis héréditaire tardive présentent un certain nombre de caractères qui, sans être en rien pathognomoniques, ne laissent pas cependant de conférer à ces lésions une allure quelque peu spéciale, voire parfois une physionomie particulière, propre. Ces caractères, que les nécessités d'une description méthodique nous ont forcé de laisser épars jusqu'ici, réunissons-les actuellement, groupons-les, pour mieux les apprécier d'ensemble. Ce sont les suivants :

1° *Prédilection de l'hérédo-syphilis tardive pour les os longs*, c'est-à-dire pour les os des membres ; — et *prédilection plus spéciale encore pour le tibia*, qui est ici un véritable siège d'élection, puisqu'à lui seul il se trouve affecté plus souvent que tous les autres os des membres, voire réunis.

2° Sur ces mêmes os, localisation habituelle des lésions sur un siège spécial, à savoir l'*extrémité terminale de la diaphyse*, *le bulbe de l'os*, d'où elles diffusent ensuite sur les parties voisines.

3° *Multiplicité* habituelle de ces lésions sur un même sujet. — D'où, comme corollaire, *symétrie* fréquente de ces mêmes lésions.

4° Type le plus commun de ces lésions constitué par des *ostéo-périostites subaiguës* ou *chroniques*, qui aboutissent plus tard à des *hyperostoses* notablement volumineuses, voire massives en certains cas.

5° De là, modifications plus ou moins accentuées et parfois considérables dans la *forme* de l'os affecté.

Comme exemple, déformation typique et presque pathognomonique du tibia, qui semble s'incurver en avant et s'aplatir latéralement (tibia dit *en lame de sabre*).

6° Particularité parfois significative de *douleurs ostéocopes* à violentes *exaspérations nocturnes ;* — douleurs qui, détail curieux, peuvent préluder, pour une période plus ou moins longue, à la constitution apparente de la lésion et qui, en tout cas, se continuent dans une étape ultérieure.

A coup sûr, voilà un ensemble de signes importants, tous tirés de la modalité clinique des lésions, et voilà un ensemble sinon suffisant à attester la spécificité d'origine de ces lésions, tout au moins éminemment propre à la faire suspecter, à donner l'éveil à son propos, à diriger l'observateur (et tout est là en l'espèce) vers la recherche d'une cause spécifique.

II. — Joignez à cela un autre groupe d'indications diagnostiques que je me bornerai à énoncer ici, parce que, d'une part, je vous en ai parlé bien souvent, et que, d'autre part, les indications de ce genre n'offrent rien de spécial au sujet actuel. Ce sont toutes celles sur lesquelles repose le diagnostic de l'hérédo-syphilis et qui peuvent ressortir soit de l'état actuel du malade et de la coïncidence d'autres manifestations spécifiques, soit des antécédents morbides où peut être relevé quelque symptôme d'ordre manifestement syphilitique, soit de l'enquête instituée sur la famille.

Réunissez toutes ces données diverses, et dites-moi si un tel ensemble ne constitue pas un faisceau d'éléments diagnostiques des plus précis, des plus significatifs, des plus formels. Est-il en vérité beaucoup d'états morbides qui se présentent au médecin avec un aussi riche cortège d'éléments séméiologiques?

Aussi bien semble-t-il *a priori* que ces lésions osseuses de la syphilis héréditaire tardive n'étaient guère faites pour passer inaperçues. Et cependant elles ont été méconnues d'une façon que je puis dire séculaire, à ce point qu'il faut arriver jusqu'à l'époque contemporaine pour constater les premiers efforts tentés en vue de les distinguer, de les séparer du chaos où elles restaient confondues pêle-mêle avec tant d'autres affections du système osseux. Bien plus, de nos jours même elles sont loin d'avoir pris place dans ce qu'on appelle la science classique. A preuve tant et tant d'erreurs journellement commises à leur sujet. Pour vous en convaincre, lisez quelques-unes des observations originales qui leur sont relatives, et vous y trouverez ceci le plus souvent : que ces lésions, dans tel ou tel cas particulier, ont été tout d'abord méconnues comme nature par divers médecins, rapportées au rhumatisme, à la scrofule, au traumatisme, à la croissance, etc., et longtemps traitées sans succès, jusqu'au jour où un médecin plus clairvoyant, moins asservi que ses prédécesseurs au joug de la science convenue, a suspecté enfin la nature spécifique de ces lésions, a prescrit le traitement spécifique et a guéri son malade. Que d'exemples du même genre n'aurais-je pas à citer pour ma seule part !

Or, pourquoi ces erreurs ? Comment des lésions qui, je le répète, présentent une caractéristique à la fois si simple et si positive, ont-elles pu si longtemps rester méconnues, et pourquoi de nos jours même sont-elles si rarement rapportées à leur véritable origine ? Il n'est à cela qu'une raison, croyez-le, Messieurs; et cette raison, c'est la prévention routinière qui domine les esprits à l'égard de la syphilis héréditaire tardive. On ne croit pas, on ne veut pas croire — et cela parce que nos devanciers ne l'ont pas cru — que l'influence hérédo-syphilitique puisse se prolonger dans la seconde enfance, l'adolescence et l'âge mûr. Si bien qu'étant donnée une lésion osseuse au delà du premier âge, on n'admet pas *a priori* qu'elle puisse avoir son origine dans une hérédité spécifique. Conséquemment, on ne recherche pas la syphilis dans les antécédents héréditaires du malade ; on ne songe même pas à la faire intervenir comme cause possible de l'affection. On préfère trouver la raison des accidents dans une cause banale quelconque, telle que le lymphatisme, le froid, le rhumatisme, « cette providence des étiologistes aux abois », comme l'appelait dernièrement un de nos collègues ; ou même on se résigne à laisser ces accidents inexpliqués comme origine, plutôt que de rompre avec la tradition et les idées préconçues.

Les preuves à l'appui de ce que je viens de dire, je n'aurais pas à les chercher bien loin. Mais ne nous attardons pas à des citations particulières, non plus qu'à des récriminations inutiles contre des errements dont la science fera bientôt justice, et venons de suite au cœur du sujet. Ce qui nous importe, c'est de savoir, d'une part, quelles affections ont servi le plus souvent d'origine aux erreurs que nous venons de signaler, et, d'autre part, comment ces erreurs peuvent être évitées dans l'avenir. Ces deux points vont nous occuper actuellement.

I. — *Lésions de traumatisme.* — Quelques observations témoignent que des affections osseuses dérivant d'une influence hérédo-syphilitique ont pu être prises pour des lésions de traumatisme.

Et, en effet, il est bien certain que ces deux ordres d'affections osseuses, si différentes qu'elles soient d'origine et de nature, ne sont pas sans présenter quelques analogies de symptômes. Chacun sait qu'une contusion violente d'un os peut déterminer ce qu'on appelle une *exostose traumatique* ou même, dans un degré supérieur comme gravité, une ostéo-périostite susceptible d'aboutir à suppuration et de déterminer une nécrose partielle.

Mais, cela admis, que de signes se présentent aussitôt pour différencier ces lésions traumatiques des affections propres à l'hérédo-syphilis tardive !

D'abord, ces lésions traumatiques ont une histoire, une étiologie précise au double point de vue topographique et chronologique, c'est-à-dire un coup reçu en tel point, à telle date, ayant été suivi de tels ou tels accidents, etc.

Puis, est-ce qu'elles offrent l'ensemble symptomatologique que nous avons décrit chez nos malades? Est-ce qu'elles ont, comme les ostéopathies de l'hérédo-syphilis, une période prodromique de douleurs ostéocopes violentes? Est-ce qu'elles s'accompagnent, comme elles, de douleurs de ce genre à exacerbations nocturnes si typiques? Est-ce qu'elles aboutissent, comme elles, à des hyperostoses massives et déformantes? Est-ce qu'elles affectent les mêmes sièges, la même évolution, la même durée? Est-ce qu'elles sont également multiples? Etc., etc.

De sorte qu'il suffit vraiment, sauf exceptions éventuelles et conditions toutes particulières, d'un interrogatoire précis et d'un examen de quelques minutes pour différencier à coup sûr une lésion osseuse d'origine traumatique d'une affection spécifique héréditaire.

J'ai dû vous signaler comme possible l'erreur en question, puisqu'elle a été commise; mais je n'insisterai pas davantage sur un diagnostic différentiel de ce genre.

II. — *Exostoses de croissance.* — Une méprise diagnostique aurait bien autrement son excuse dans les cas dont nous allons parler.

Il n'est pas très rare qu'à l'époque de l'adolescence, alors que tous les systèmes organiques sont en état de suractivité nutritive pour subvenir aux besoins de la croissance, des intumescences osseuses se développent sur divers points du squelette. Ces productions morbides, qui dérivent de l'exagération et de l'aberration d'un processus physiologique normal, constituent ce qu'on a appelé tour à tour des « apophyses anormales », des « exostoses essentielles ou symétriques », des « ostéophytes », ou, d'après l'expression consacrée de nos jours, des « exostoses de croissance ou de développement ».

Or, plusieurs fois on a pris pour des ostéomes de ce genre des lésions osseuses de syphilis héréditaire tardive.

Il n'est pas à nier que les exostoses de croissance se rapprochent de ces dernières par quelques caractères importants. Ainsi, comme celles-ci, elles se produisent habituellement de douze à vingt ans; — comme celles-ci, elles affectent presque toujours les os longs, notamment le fémur, le tibia, l'humérus, les os de l'avant-bras, etc.; — comme celles-ci, elles sont tantôt uniques et tantôt multiples, voire parfois singulièrement multiples (1); — comme celles-ci enfin, elles sont souvent symétriques, etc., etc.

Mais, en revanche, elles se distinguent par tout un ensemble de signes majeurs, notamment par les quatre suivants :

I. — D'abord, elles ont un siège — ou tout au moins un siège d'origine (2) — presque exclusif. C'est le *point de jonction de l'épiphyse avec la diaphyse,* au niveau de ce qu'on appelle le cartilage de conjugaison. Ajoutons que le plus souvent elles restent limitées en ce point.

Sans doute les ostéo-périostites de la syphilis héréditaire affectent, elles aussi, le plus habituellement ce même siège comme point de départ, ainsi que nous l'avons vu par ce qui précède; mais elles le débordent bientôt pour diffuser sur la diaphyse et constituer des hyperostoses *diaphysaires.* — Il n'est pas rare d'ailleurs que d'emblée elles occupent la diaphyse.

II. — Les exostoses de développement ont une *croissance excessivement lente,* bien plus lente que ne l'est celle des lésions syphilitiques.

III. — Elles ont aussi une *croissance indolente,* absolument indolente. Elles naissent et se développent suivant un mode qu'on peut qualifier de *latent.* Si bien que le malade s'en aperçoit par hasard, alors qu'elles sont déjà plus ou moins grosses; si bien même que parfois il en ignore l'existence et ne l'apprend que d'un médecin qui, consulté pour autre chose, les découvre et les lui montre.

Elles peuvent bien aussi devenir douloureuses; mais quand

(1) Un seul exemple. J. Paget a relaté le cas d'un enfant qui portait symétriquement des exostoses de ce genre sur l'omoplate, l'humérus, le radius, le péroné, le tibia, la cinquième et la sixième côte, etc...

(2) Je fais cette restriction pour tenir compte d'une juste remarque qu'a présentée M. Heydenreich : « Il est à remarquer, dit-il, que ces exostoses ne sont pas toujours situées au niveau même du cartilage épiphysaire. Si elles ont pris naissance sur la portion de ce dernier qui confine à l'épiphyse, leur situation ne change point à mesure que l'os s'accroît. Le contraire a lieu, si elles émanent de la portion du cartilage épiphysaire qui avoisine la diaphyse. Dans ce cas, au fur et à mesure que se forment de nouvelles couches osseuses, le point d'où part l'exostose s'éloigne progressivement du cartilage de conjugaison et arrive à siéger en fin de compte sur la diaphyse même de l'os. » (*Dictionn. encyclopédique des sciences médicales*, t. XVIII, 2e série, p. 208.)

et comment? Postérieurement à leur croissance, alors qu'elles ont acquis un certain volume et que, du fait même de ce volume, elles arrivent à refouler, déplacer, comprimer des organes voisins.

Est-il rien de semblable avec les ostéo-périostites syphilitiques, qui, elles, sont douloureuses avant de naître, douloureuses pendant leur développement, et qui, tout au contraire, deviennent indolentes quand elles sont adultes, quand elles sont confirmées à l'état d'hyperostoses permanentes, définitives?

Ainsi, d'un côté, absence de douleurs, ou douleurs seulement consécutives à la période d'accroissement; — et, de l'autre, douleurs ostéocopes, vives, intenses, avant et pendant la période de croissance; puis disparition de ces douleurs dans une étape avancée.

Enfin, pas d'exaspérations nocturnes des douleurs avec les exostoses de croissance.

Voilà, à coup sûr, un groupe d'excellents signes dont le diagnostic tirera un utile parti.

IV. — Que de différences aussi dans la *forme* des lésions!

Sans doute l'exostose de croissance est susceptible de configurations diverses. Mais, quelque variété qu'elle affecte, qu'elle soit, par exemple, sessile ou pédiculée, elle se rapproche toujours plus ou moins de ce qu'on appelle une apophyse osseuse. C'est une sorte de bourgeon surajouté à l'os, une sorte de production parasitaire, si je puis m'exprimer ainsi; en un mot, c'est un *ostéophyte*, comme physionomie générale, et l'on a l'impression qu'on pourrait cueillir, détacher cet ostéophyte, comme on détache un bourgeon d'un rameau. Tout au contraire, l'exostose syphilitique est constituée par une tuméfaction de tout un segment de l'os. L'exostose syphilitique, c'est l'os même hypertrophié en surface ou d'ensemble sur une certaine étendue; et l'on a le sentiment que la production morbide qui s'est établie de la sorte sur la diaphyse fait corps avec l'os, dont on ne saurait la séparer.

Ces quatre signes (sans parler d'autres encore que j'y pourrais adjoindre) établissent entre les ostéo-périostites de la syphilis héréditaire et les exostoses de croissance des dissemblances formelles, qui permettront toujours d'en établir sûrement le diagnostic différentiel.

III. — *Rhumatisme.* — Bien plus souvent le rhumatisme a été invoqué comme origine des lésions qui nous occupent. Et vraiment vous auriez été surpris comme moi qu'il manquât ici à l'appel. Le rhumatisme, en effet, a l'habitude de figurer partout, et bien rares sont les chapitres étiologiques où il ne vienne prendre place. Il doit ce don d'ubiquité à sa qualité de cause essentiellement banale, qu'il est toujours loisible d'invoquer à propos de n'importe quel trouble morbide. Quel être humain n'a jamais eu quelques douleurs? Qui de nous n'a pas été exposé à des influences alternantes de température, à des refroidissements, à des « courants d'air », à l'humidité, etc.? Qui de nous n'a pas dans sa famille quelque ascendant ou quelque collatéral affecté de rhumatisme? De sorte qu'à tout propos, aussi bien que sans propos d'ailleurs, on peut invoquer l'influence pathogénique des causes dites rhumatismales. A parler net, on a tellement de nos jours usé et abusé du rhumatisme en tant que facteur étiologique, qu'il est devenu une véritable boîte de Pandore, d'où semblent sortir tous les maux qui affligent l'humanité.

En l'espèce, il a joué ici son rôle; et, si le temps me le permettait, j'aurais à vous citer nombre d'observations où des ostéopériostites dûment et incontestablement syphilitiques ont été considérées comme des lésions de provenance rhumatismale. A preuve, par exemple, un malade dont je vous ai parlé précédemment et qui, affecté de maux de tête chroniques, de douleurs ostéocopes et d'une double hyperostose tibiale, fut regardé longtemps comme un rhumatisant affligé de manifestations rhumatismales, longtemps traité sans le moindre soulagement par les anti-rhumatismaux, envoyé deux fois à Aix-les-Bains avec le même insuccès, puis guéri presque subitement le jour où deux de nos collègues plus clairvoyants mirent la syphilis en cause et prescrivirent un traitement antisyphilitique.

Eh bien, disons-le catégoriquement, le rhumatisme n'a rien à voir avec les manifestations qui nous occupent. Il est incapable de produire des affections osseuses *identiques* comme symptômes, comme lésions et comme aboutissants possibles (suppuration, nécrose, etc.), à celles que je vous ai décrites chez nos malades. Et cela, il ne sera pas besoin d'une longue discussion pour vous en convaincre.

D'abord, de l'aveu commun, le rhumatisme exerce surtout son influence sur les articulations. De plus, quand il affecte les os, le plus souvent il les affecte coïncidemment avec des arthrites. Or, les articulations ne sont pas en cause chez nos malades, sauf en quelques formes spéciales dont nous parlerons en temps et lieu. Les affections osseuses qui nous ont occupés jusqu'ici sont et restent, dans l'énorme majorité des cas, absolument exemptes de toutes complications articulaires.

En second lieu, le rhumatisme osseux, surtout dans ses formes graves (les seules comparables aux lésions de nos malades), est une affection de l'âge mûr. Tout au contraire les ostéo-périostites de l'hérédo-syphilis s'observent sur des sujets jeunes, sur des adolescents, sur des enfants.

Le rhumatisme, dit-on, est capable de produire des ostéo-périostites subaiguës ou aiguës qui peuvent parfois laisser à leur suite un certain degré de gonflement osseux. Certes oui; mais ce qu'il produit en général comme phénomènes de ce genre, ce sont des ostéo-périostites légères, fugaces, simplement fluxionnaires le plus souvent, et non susceptibles (sauf exceptions très rares) d'aboutir, comme celles de la syphilis, soit à des périostoses plus ou moins considérables, soit à des hyperostoses massives et persistantes, soit à la suppuration, à la nécrose, etc. (1).

Je sais bien qu'il a été question, ces derniers temps, de certaines formes de rhumatisme auxquelles on a donné les noms de « *rhumatisme ostéo-hypertrophique* ou d'*hyperostose rhumatismale primitive* (2), et dans lesquelles « le tissu osseux,

(1) V. Gosselin, article *Os* du Nouveau Dictionnaire de méd. et de chir. pratiques, t. XXV, p. 333.

Lannelongue, *De l'ostéomyélite aiguë pendant la croissance*, 1879.

Ollier, Encyclopédie internationale de chirurgie, t. IV.

Reynier et Legendre, *Contribution à l'étiologie de certaines périostites, périostomyélites et ostéo-myélites*, Arch. gén. de médecine, 1885, t. II.

(2) Consulter à ce sujet l'intéressant mémoire publié par mon collègue et ami le Dr Féréol (*Sur le rhumatisme ostéo-hypertrophique des diaphyses et des os plats*, France médicale, 9 juin 1877).

affecté dans le sens de l'ostéite aiguë ou chronique, subirait des hypertrophies considérables, parfois monstrueuses ». Loin de moi l'intention de récuser l'authenticité de ces formes étranges, qui d'ailleurs ne nous sont encore que très imparfaitement connues. Mais ce que je puis affirmer, c'est que de telles formes sont à coup sûr rares, très rares, et resteront à l'état d'exceptions dans l'histoire du rhumatisme (1).

Je conclus donc en disant ceci : Imputer au rhumatisme des lésions identiques ou comparables à celles des lésions que réalise l'hérédo-syphilis, c'est-à-dire des ostéo-périostites aboutissant soit à des hyperostoses massives avec déformations osseuses plus ou moins considérables, soit à des suppurations et des nécroses, c'est commettre une hérésie clinique, en imputant à une cause morbide des effets qu'elle n'est pas susceptible de produire.

IV. — *Scrofule.* — Nous arrivons, Messieurs, au point le plus difficile, le plus délicat, le plus controversé, de la question qui nous occupe actuellement.

C'est qu'en effet nous allons nous heurter ici à des idées reçues, à des doctrines traditionnelles. Jugez-en.

Jusqu'à nos jours les affections osseuses que je viens de vous décrire en tant que lésions spécifiques, en tant que lésions dérivant d'une influence syphilitique héréditaire, n'ont été considérées qu'au titre de manifestations *scrofuleuses*. On en faisait purement et simplement des accidents de scrofule. Alors même qu'on les trouvait développées sur des sujets issus de parents notoirement syphilitiques, on en faisait encore des accidents

(1) Telle est également l'opinion de mon distingué collègue, M. le Dr Besnier, qui a étudié avec tant de soin, comme chacun le sait, toutes les questions afférentes au rhumatisme.

« N'ayant trouvé, dit-il, ni dans les travaux antérieurement publiés, ni dans mes propres observations, rien qui permît d'affirmer la nature réelle de diverses ostéo-périostites de cause douteuse et vaguement rapportées au rhumatisme, je n'ai pas cru devoir leur consacrer un chapitre spécial dans mon article *Rhumatisme* du Dictionnaire encyclopédique. Les faits qui ont été rapportés depuis lors n'ont pas changé ma manière de voir. En dehors des lésions ostéo-périostiques articulaires ou péri-articulaires, il ne faut, selon moi, accepter que sous bénéfice d'un inventaire sérieux et prolongé les observations qui ont trait à des altérations dites rhumatismales de la diaphyse ou du corps des os. » (Note communiquée.)

de scrofule, en disant : « C'est là de la scrofule dérivant de la syphilis », ou bien : « C'est là de la syphilis transformée en scrofule ».

A la vérité, un illustre médecin de cet hôpital, Bazin, essaya de réagir contre ces préjugés traditionnels. Il répétait à satiété « que les diathèses ne se transforment pas, et que c'est une grande erreur de croire que la syphilis peut jamais se métamorphoser en scrofule ». Bien plus, et ceci concerne plus spécialement notre sujet, en plusieurs passages de ses belles *Leçons sur la scrofule*, il spécifia nettement que, pour lui, « certaines lésions osseuses, la nécrose notamment, qu'on a l'habitude de rapporter à la scrofule, ne sont en réalité que des accidents de syphilis héréditaire (1). » Cette idée, malheureusement, cette idée nouvelle et si profondément clinique, il ne fit que l'énoncer d'une façon presque incidente au cours de son enseignement, sans la mettre en relief, sans l'entourer de preuves ; si bien qu'elle ne fut pas remarquée comme elle eût mérité de l'être et passa presque inaperçue.

Au total, après comme avant ce grand observateur et en dépit de lui, les vieilles erreurs persistèrent et la tradition suivit son cours. On continua et l'on continue encore à « métamorphoser en scrofule », suivant l'expression de Bazin, nombre d'accidents de syphilis héréditaire, les accidents osseux tout particulièrement. Aujourd'hui le pli est pris, l'habitude est acquise ; et tout ce qui, chez un enfant ou un adolescent, sévit sur un os (le traumatisme seul excepté) est rapporté *ipso facto* à la scrofule ; tout ce qui intéresse un os en de telles conditions, c'est, ce doit être, ce ne peut être que de la scrofule. Voilà les idées en faveur.

Vainement à notre tour protestons-nous, en disant : « Mais au nombre de ces multiples affections osseuses que l'on englobe pêle-mêle dans le cadre de la scrofule, il en est qui n'appartiennent pas à la scrofule ; il en est qui diffèrent anatomiquement et cliniquement des véritables ostéopathies scrofuleuses ; il en est qu'on observe sur des sujets qui n'ont rien de scrofuleux

(1) V. *Leçons théoriques sur la scrofule*, 2e édit., p. 396, 399, etc.

et qui sont, d'autre part, entachés d'une tare hérédo-syphilitique; il en est qui résistent opiniâtrément et absolument à la médication antiscrofuleuse, pour guérir sous l'influence de la médication antisyphilitique avec une rapidité significative, etc.; il en est, en un mot, qui sont manifestement *syphilitiques* et non pas scrofuleuses, etc., etc. ». A cela on nous répond que « nous méconnaissons la scrofule, que c'est pour nous un parti pris d'en finir avec la scrofule, que *nous voyons partout la vérole* (c'est là l'argument suprême), que la mode est aux empiétements de la vérole, et qu'il faut se défier des innovations de la mode, etc., etc. ». — Somme toute, on ne nous croit pas; la tradition reste inébranlable, et les ostéopathies hérédo-syphilitiques continuent comme devant à passer pour scrofuleuses.

Il est difficile de refouler un courant d'idées et de faire répudier à une génération médicale les idées avec lesquelles elle a été élevée. C'est là cependant ce que je vais tenter, soutenu que je suis dans cette tâche par la conviction que j'ai puisée dans mes observations personnelles et celles de quelques-uns de mes collègues, de mon savant ami M. Lannelongue tout particulièrement.

Précisons bien le débat.

Comme point de départ, un fait s'impose, brutal, irrécusable: c'est que fréquemment, très fréquemment, il se produit des lésions osseuses sur des sujets, enfants ou adolescents, issus de souche syphilitique, c'est-à-dire nés de parents syphilitiques.

Or, que sont ces lésions? Voilà le point en litige.

Deux interprétations se présentent. Pour les uns, ces lésions sont de nature *scrofuleuse*. Pour les autres (et je n'ai pas à vous dire si je suis du nombre), ces lésions sont de nature *syphilitique*.

De ces deux interprétations laquelle est la bonne? Tel est le problème à résoudre.

Or, pour le résoudre, je n'ai qu'un moyen. C'est de mettre en parallèle sous vos yeux, d'une part, ce que fait la scrofule quand elle affecte le système osseux, et, d'autre part, ce que fait la vérole sur le même système, puis de comparer et de chercher à quel type se rattachent les lésions que nous avons en vue. De ce parallèle devra jaillir la lumière, c'est-à-dire la solution à laquelle vous aspirez comme moi.

Procédons de la sorte.

Pour cela, nous allons avoir à examiner d'une façon comparative ces deux ordres de lésions, en les étudiant tour à tour au point de vue :

1° De leurs localisations habituelles;

2° De leur modalité anatomique;

3° De leur modalité clinique;

4° De l'influence exercée sur elles par les divers agents thérapeutiques;

5° Du terrain sur lequel elles se développent.

I. — *Localisations.* — Pas de discussion possible sur les localisations préférées de la syphilis osseuse. De par l'expérience, de par les diverses statistiques dont je dispose, les trois propositions suivantes peuvent être données comme formelles :

1° La syphilis porte son action de préférence sur les *os longs*, bien plus souvent que sur les os courts ou les os plats;

2° Quand elle affecte les os longs, c'est sur leur *diaphyse* qu'elle porte son action, et cela bien plus souvent que sur leur épiphyse;

3° De tous les os, c'est le *tibia* qu'elle affecte le plus souvent.

D'autre part, il n'est pas moins avéré que la scrofule se porte de préférence :

1° Sur les *os courts;* — assez souvent aussi sur les os plats;

2° Sur les *épiphyses des os longs.*

Où la voyons-nous, en effet, sévir le plus souvent? Sur les vertèbres, où elle crée le mal de Pott (1); — sur l'os malaire,

(1) Le temps n'est pas éloigné de nous où toutes les lésions osseuses aboutissant au mal de Pott étaient invariablement et exclusivement rapportées à la scrofulo-tuberculose. Aujourd'hui la science a marché, et l'on sait que, d'une façon générale, il est une part à faire à la syphilis dans la pathogénie de cette affection. (V. Verneuil, *Du mal de Pott syphilitique*, Gaz. des hôpitaux, 1879; — A. Fournier, *Un cas de mal de Pott d'origine syphilitique*, Annales de dermat. et de syphiligr., 1881; — etc., etc.)

Mais quel rôle, en particulier, joue la syphilis *héréditaire* dans la production de ce mal de Pott d'origine spécifique? C'est là un point qu'il serait impossible qui est presque un siège de prédilection pour elle (Rappelez-vous combien il est fréquent de rencontrer des sujets scrofuleux présentant au-dessous de la paupière inférieure « une cicatrice enfoncée, adhérente, bridée, signe manifeste d'une carie du malaire » [Bazin]) ; — sur les petits os des extrémités (os du tarse, par exemple) ; — sur le rocher ; — sur les côtes, le sternum, l'omoplate, le bassin, etc.

Quant à la prédilection singulière de la scrofule pour les épiphyses des os longs, elle ressort en toute évidence de ce fait que la tumeur blanche est une lésion foncièrement et essentiellement scrofuleuse.

Ainsi donc, en premier lieu, différences très marquées entre la scrofule et la syphilis au point de vue de leurs localisations habituelles. Chacune de ces deux maladies a ses préférences comme siège de lésions, et les préférences de l'une ne sont pas celles de l'autre.

II. — *Modalité anatomique.* — Ici les différences vont être bien autrement saillantes et s'élever jusqu'à des caractères d'essence morbide, de nature intime.

Par quel ordre de lésions se traduit le plus souvent l'influence de la syphilis sur le système osseux ?

Par telle ou telle des deux formes pathologiques que voici :

de préciser dans l'état actuel de nos connaissances et que je n'ai osé aborder ici pour ma part, faute d'un nombre suffisant de documents authentiques.

On a bien dit que « la carie des vertèbres survenant dans l'âge adulte est le plus souvent, sinon toujours, le résultat d'une infection syphilitique héréditaire » (Furneaux Jordan). Mais je ne vois pas que cette affirmation hardie ait reçu de sanction, c'est-à-dire ait été légitimée par une statistique imposante d'observations cliniques.

Quant à moi, voici mon bilan sur la question. Je crois avoir observé quatre cas de mal de Pott dérivant d'une infection héréditaire, sur des enfants âgés de 4 à 11 ans. Dans ces quatre cas, en effet, j'ai eu affaire à des enfants *non scrofuleux* et chez lesquels divers signes ou divers commémoratifs paraissaient bien attester une hérédité spécifique. Mais je n'ai pu, dans aucun de ces cas, remonter jusqu'aux ascendants pour rechercher sur eux la syphilis ou tout au moins en obtenir l'aveu. De sorte que force m'est de donner ces quatre cas pour ce qu'ils valent, à savoir pour des cas simplement *probables*, mais non positifs, de mal de Pott dérivant d'une infection hérédo-syphilitique.

Somme toute, la question du *Mal de Pott hérédo-syphilitique* ne fait qu'apparaître dans la science et sans doute attendra longtemps encore sa solution définitive.

1° Ou bien, comme forme commune, usuelle, des ostéo-périostites subaiguës ou chroniques, qui aboutissent à des hyperostoses et à des hyperostoses généralement volumineuses, massives, déformantes. Ce sont là, vous ai-je dit, des ostéo-périostites éminemment productives, proliférantes, qui « font de l'os », qui font de l'os en excès, surabondamment ;

2° Ou bien, forme beaucoup plus rare, des ostéo-périostites plus aiguës, plus inflammatoires, qui aboutissent tout à la fois et à l'hyperostose et à la suppuration, à la nécrose.

D'autre part, en quoi consistent les lésions osseuses de la scrofule ?

En ceci : 1° imprégnation de la substance osseuse par une néoplasie spéciale, virulente, *microbique*, dite tubercule ; — 2° production consécutive d'une ostéite raréfiante, dite carie.

C'est le *tubercule* qui est la lésion initiale et la lésion constante de toutes les ostéopathies de la scrofule, ainsi que l'ont démontré de nombreuses recherches récentes. Ouvrez un os scrofuleux, vous y trouverez toujours le tubercule. Examinez soit les tissus fongueux qui entourent une ostéite scrofuleuse, soit les trajets fistuleux qui déversent au dehors la suppuration d'une ostéite scrofuleuse, et dans les uns comme dans les autres vous trouverez encore le tubercule. Examinez de même les fongosités intra-articulaires d'une tumeur blanche, vous y trouverez encore le tubercule. Toujours et partout le tubercule ; c'est la loi.

Le tubercule est l'essence même des lésions osseuses de la scrofule. La qualité tuberculeuse de ces lésions est actuellement indéniable et ressort d'un triple témoignage. Ainsi : 1° quelquefois les tubercules s'y découvrent à l'œil nu (1) ; — 2° d'autres fois, sans être évidents à l'examen macroscopique, ils y sont révélés de la façon la plus péremptoire par le microscope ; — 3° toujours ils y sont démontrés par un critérium plus fidèle encore et non sujet à erreur, l'*inoculation*. Oui, l'inoculation ; et de cela voici la preuve. En injectant à

(1) Voir les belles planches annexées au livre de M. le Professeur Lannelongue sur les *Abcès froids et la tuberculose osseuse*, Paris, 1881.

des animaux (par un procédé quelconque, peu importe) la matière même des ostéopathies scrofuleuses, on détermine sur eux la tuberculose, tout comme si on leur eût injecté la matière d'un poumon tuberculeux. Des expériences de ce genre ont été faites par de nombreux observateurs (Max Schuller, Volkmann, Huter, Kœnig, Kiener et Poulet, Lannelongue, etc.); elles sont aujourd'hui irréfragables (1).

Est-ce assez dire si la scrofule se distingue et se sépare absolument de la syphilis par la modalité anatomique et l'essence même de ses lésions ?

III. — *Modalité clinique.* — Au point de vue clinique, des différences non moins tranchées établissent un contraste absolu entre les deux types morbides dont nous poursuivons le parallèle. Relevons seulement les principales.

1° Un symptôme presque constant des ostéopathies syphilitiques consiste en ces *douleurs ostéocopes* dont chacun connaît les caractères : douleurs vives, parfois très vives, dénonçant leur origine rien que par le fait de leur acuité singulière ; — douleurs à exacerbations nocturnes souvent très accentuées ; — douleurs préludant à la constitution apparente des lésions, se continuant dans leur période d'état, sujettes à de fréquentes récidives, etc.

Avec la scrofule, rien qui ressemble à cela ; rien autre que des douleurs le plus habituellement sourdes et obscures, non comparables aux précédentes comme acuité, non exaspérées par l'influence nocturne, non durables, etc. ; — quelquefois même, absence presque complète de symptômes douloureux.

2° Dans la syphilis, constitution rapide, en l'espace de quelques mois tout au plus, d'une *tumeur osseuse*, et d'une « tumeur » dans toute l'acception du mot, c'est-à-dire d'une lésion qui hypertrophie l'os et qui le déforme par le fait seul de son excès de volume. Au total, hyperostose déformante, comme type le plus usuel de lésion. — D'autre part, au voisinage de

(1) V. Lannelongue, ouvrage cité.
Charles Nélaton, *Le tubercule dans les affections chirurgicales* (Thèse pour l'agrégation, 1883).

cette hyperostose, état d'intégrité absolue des tissus périphériques (peau, tissu cellulaire, etc.).

Dans la scrofule, pas d'hypertrophie semblable de l'os malade. Cet os se tuméfie bien, à coup sûr, mais dans des proportions bien inférieures (réserve faite pour une forme spéciale, le spina ventosa), et ajoutons, à un autre point de vue, d'une façon bien plus lente.

De plus, les tuméfactions qui se produisent au niveau des lésions osseuses de la scrofule sont bien moins le fait de l'excès de volume subi par l'os malade que de la participation des parties molles à l'ensemble morbide. Elles sont constituées pour les deux tiers de leur masse, approximativement, par les tissus périphériques œdémateux, infiltrés, empâtés, convertis en productions fongueuses, etc.

Explorez une lésion osseuse de syphilis, vous la sentirez *sous le doigt*, pour ainsi dire, et vous aurez l'impression que la tumeur, toute la tumeur est constituée par un os hypertrophié. — Palpez de même une lésion de scrofule, vous sentirez vos doigts séparés de l'os par une épaisseur notable de parties molles, et vous aurez l'impression que cet os ne figure que pour une faible partie dans le volume total de la tumeur.

3° D'une façon générale on peut dire : les affections osseuses de la syphilis sont à peine phlegmasiques et rarement suppuratives, tandis que celles de la scrofule sont constamment inflammatoires et pyogéniques.

Les exostoses et les hyperostoses, qui constituent la forme la plus commune des ostéopathies de la vérole, succèdent à des ostéo-périostites où le processus inflammatoire est toujours atténué, mitigé, presque obscur, latent même quelquefois, et ne s'élève jamais jusqu'à la pyogenèse. C'est seulement dans certaines formes beaucoup plus rares que la syphilis déroge à son type usuel, en déterminant des ostéo-périostites plus aiguës, suppuratives et nécrosiques.

Dans la scrofule, le processus phlegmasique, sans atteindre cependant un degré bien notable d'acuité, est notablement plus accentué, plus durable, et aboutit constamment à suppuration. Voyez une ostéite scrofuleuse; elle s'accuse toujours par un certain ensemble inflammatoire : rougeur foncée, violacée, des tissus ; certaine élévation de température locale ; empâtement, turgescence œdémateuse des parties molles ; puis, constitution d'un foyer purulent ; ultérieurement, suppuration ossifluente, etc. Cette physionomie est très différente à coup sûr de celle qu'affectent usuellement les ostéomes de la syphilis.

4° La scrofule a pour aboutissant la *carie* ; — la syphilis a pour aboutissant la *nécrose*.

Les ostéopathies scrofuleuses se détruisent par raréfaction chronique de leur tissu. Si bien que le stylet pénètre dans leur parenchyme, « en donnant la sensation d'un corps dur qui entrerait dans du sable ou du bois pourri. » (Bazin.) Si bien encore qu'elles entretiennent des suppurations interminables, séro-sanieuses, chargées de concrétions tuberculeuses et de détritus osseux.

Les ostéo-périostites de la syphilis se terminent, non par carie, mais par mortification partielle des hyperostoses qu'elles ont constituées. De sorte que le stylet se heurte sur leur séquestre comme sur un corps résistant et dur, sans le pénétrer. De sorte aussi que leur séquestre s'élimine souvent en bloc, d'une seule pièce, et cela dans un temps plus ou moins long, variable suivant des conditions locales très diverses, mais généralement très inférieur à l'interminable durée d'élimination parcellaire d'une carie (1).

(1) Ce paragraphe est presque littéralement emprunté à Bazin. Dans ses *Leçons sur la scrofule*, cet éminent observateur insiste à maintes reprises sur cette idée que « la carie est une terminaison de la scrofule, tandis que la nécrose est une lésion d'ordre syphilitique ». Exemples :

« Dans la plupart des cas, dit-il, la nécrose est une affection de nature syphilitique — et le plus souvent une manifestation de *syphilis héréditaire* — ; ce qui explique pourquoi l'on se trouve généralement mieux, dans son traitement, de l'iodure de potassium que de l'huile de morue ». (*Ouvrage cité*, p. 300).

Et ailleurs (p. 397) :

« La véritable nécrose n'est pas pour nous une affection scrofuleuse, mais une lésion traumatique ou bien une lésion de nature syphilitique... Je sais que l'on observe souvent la nécrose spontanée sur de jeunes sujets, et beaucoup sont admis dans nos salles comme atteints de scrofule osseuse ; mais, dans l'immense majorité des cas, il n'y a pas sur eux d'antécédents scrofuleux, et, *chez un grand nombre, j'ai pu me convaincre, par des renseignements exacts, que leurs parents avaient été atteints de syphilis*. La nécrose, dans ces cas, n'est qu'une syphilis héréditaire ; et très probablement ce sont des faits de cette nature qui auront fait croire à la transformation de la syphilis en scrofule par voie d'hérédité. »

5° Les affections osseuses de la syphilis ne retentissent guère sur l'état général que par l'intermédiaire de leurs douleurs et des troubles sympathiques que peuvent éveiller ces douleurs (insomnie, agitation, troubles de l'appétit, etc.). A cela près, elles restent des lésions locales, qui n'altèrent et ne compromettent en rien la santé. Il est tout à fait rare, par exemple, qu'elles créent un danger par l'abondance ou la durée de leur suppuration. On ne meurt ni d'une exostose ni de plusieurs exostoses, à moins qu'elles ne réagissent par voisinage sur un organe essentiel à la vie.

Tout au contraire, les affections osseuses de la scrofule sont souvent graves par elles-mêmes. Elles sont graves pour des raisons multiples, à savoir : en raison de leur tendance pyogénique, de la transformation fongueuse qu'elles impriment aux tissus mous périphériques, de leur chronicité habituelle, de l'alitement prolongé auquel elles condamnent parfois les malades, de leurs complications fréquentes (abcès migrateurs, fusées purulentes, décollements, etc.). Aussi aboutissent-elles en nombre de cas à une détérioration progressive de l'économie, à l'épuisement des forces, à des troubles nutritifs sérieux, à l'amaigrissement, l'hecticité, la cachexie et la mort. On meurt souvent par le fait de lésions osseuses ou de tumeurs blanches dérivant de la scrofule. Pour vous édifier à ce sujet, s'il en était besoin, vous n'auriez qu'à feuilleter quelques volumes des *Bulletins de la Société anatomique.*

Le tableau de la cachexie par épuisement, par suppuration prolongée, se rencontre à tout moment dans l'histoire de la scrofule osseuse. Il est incomparablement plus rare dans les lésions osseuses d'origine syphilitique.

IV. — *Influences thérapeutiques.* — Ici, différences formelles, considérables, énormes, entre les deux groupes de lésions dont nous poursuivons le parallèle.

S'il est un fait incontestable, patent, démontré par l'expérience de chaque jour, c'est l'action énergiquement répressive et curative qu'exerce sur les lésions osseuses de la syphilis le traitement spécifique, notamment l'iodure de potassium. On citerait par milliers les observations où l'on a vu des malades affectés de lésions osseuses, qui, après avoir été longtemps traités sans succès par diverses médications d'ordre commun, ont été immédiatement soulagés, puis rapidement guéris, guéris « comme par enchantement », dès qu'on a soupçonné la nature syphilitique de ces lésions et prescrit contre elles le traitement spécifique, l'iodure de potassium tout particulièrement.

L'iodure, on peut le dire, exerce sur les déterminations osseuses de la syphilis une action doublement remarquable et significative par l'*intensité* et la *rapidité* de ses effets curatifs. Il soulage parfois du jour au lendemain. Il réduit de volume, il résout, il fond des tumeurs osseuses, dont la disparition est un fait clinique presque invraisemblable. C'est à ce point qu'en l'espèce il constitue un véritable critérium de spécificité syphilitique ; on l'appelle une « pierre de touche ».

Eh bien, que fait ce même remède quand il est prescrit contre des affections osseuses qui dérivent de la scrofule ? Rien, ou, tout au plus, bien peu de chose. On a prétendu qu'il n'était pas absolument inefficace dans la scrofule ; on a dit qu'il y avait « un certain bénéfice » à en attendre dans le traitement des ostéites strumeuses. Ne chicanons pas sur les maigres vertus qu'on veut bien lui accorder, mais disons à notre tour qu'en tout cas il y a un véritable abîme entre ce que réalise l'iodure dans la syphilis et ce qu'il produit dans la scrofule relativement aux affections osseuses, comme aussi du reste relativement aux autres déterminations des deux maladies. Dans la syphilis, effets merveilleux, immédiats, colossaux, stupéfiants. Dans la scrofule, effets minimes, lents, obscurs, presque douteux, certainement nuls le plus souvent.

V. — *Terrain.* — En dernier lieu, si nous venons, pour achever ce parallèle, à mettre en regard non plus les lésions, mais le terrain des lésions, si je puis ainsi parler, c'est-à-dire les individus, les malades, nous constatons, comme vous allez le voir, un contraste non moins frappant.

Les ostéites scrofuleuses ont un terrain naturel, non moins que spécial. Elles se développent et ne se développent que sur des individus entachés d'une tare *sui generis*, la tare scrofuleuse. Elles se développent sur des individus offrant une constitution, un tempérament, une physionomie, un habitus général que vous connaissez de reste et que je n'ai pas à décrire ; — sur des individus issus ou collatéraux de sujets scrofuleux ou tuberculeux ; — sur des individus à antécédents personnels toujours plus ou moins suspects, si ce n'est même composant déjà un véritable dossier de scrofulo-tuberculose, etc.

Au contraire, les manifestations osseuses de la syphilis n'ont pas de terrain spécial. Elles se développent sur tout terrain, *quel qu'il soit*, pourvu que ce dit terrain ait été ensemencé par le germe de la syphilis.

Telles sont, Messieurs, envisagées à grands traits et seulement dans leurs caractères principaux, les affections osseuses de la syphilis et de la scrofule.

Eh bien, maintenant, revenons à notre point de départ, c'est-à-dire à la question qui a motivé le parallèle précédent. Il s'agissait, vous vous le rappelez, de juger un différend, de déterminer si les lésions osseuses qui se produisent sur les sujets hérédo-syphilitiques sont des manifestations de syphilis ou des manifestations de scrofule. Nous les tenions, nous, pour syphilitiques; mais d'autres les prétendaient scrofuleuses. De quel côté est l'interprétation vraie? Nous avons en main actuellement les pièces du procès ; nous venons de spécifier les éléments de la solution à donner au problème. Car, au nom de la plus vulgaire et de la plus stricte logique, les affections en litige devront être considérées comme syphilitiques ou comme scrofuleuses suivant qu'elles comporteront le type, les caractères usuels des ostéopathies de la syphilis ou bien des ostéopathies de la scrofule. Reste à déterminer une simple question de fait pour trancher le débat.

Cette question, examinons-la actuellement aux divers points de vue qu'elle comporte.

1° Est-ce que les lésions osseuses qui se produisent sur les sujets hérédo-syphilitiques affectent les localisations préférées de la scrofule, c'est-à-dire les os courts et les épiphyses des os longs ? Pas du tout. Bien au contraire, elles se portent de préférence, exactement comme les ostéopathies de la syphilis, sur les *os longs*, sur la *diaphyse des os longs*, et tout particulièrement sur le *tibia.*

2° Au point de vue anatomique, est-ce qu'elles sont constituées, comme les affections osseuses de la scrofule, par une infiltration tuberculeuse du parenchyme osseux? — Pas le moins du monde. Jamais on n'y rencontre le tubercule. Elles se traduisent simplement (à ne parler que de leur forme la plus commune) par des ostéo-périostites qui aboutissent à des *hyperostoses massives et déformantes;* et c'est là encore un caractère qui les rapproche des ostéopathies propres à la syphilis.

3° Au point de vue clinique, est-ce que, comme les affections osseuses de la scrofule, elles ont pour attributs d'être peu douloureuses ou même presque indolentes; — inflammatoires et pyogéniques; — compliquées de dégénérescences fongueuses des parties molles avoisinantes? — Est-ce que, comme dans la scrofule, elles aboutissent à la carie? — Est-ce que, comme dans la scrofule, elles créent des accidents locaux susceptibles de retentir sur l'état général et de menacer la vie?

Aucunement. Ce sont des caractères précisément opposés qu'elles affectent, et ces caractères les rapprochent des affections osseuses de la syphilis. Ainsi :

Comme celles-ci, elles sont remarquables par des *douleurs* intenses, très vives parfois, très prolongées, et subissant de l'influence nocturne une exaspération singulière;

Comme celles-ci, elles créent des tumeurs exclusivement ou presque exclusivement constituées par une *hypertrophie massive de l'os*, sans participation ni dégénérescence des parties molles;

Comme celles-ci, elles sont *rarement inflammatoires*, et *plus rarement encore pyogéniques;*

Comme celles-ci, elles ont pour aboutissant la *nécrose*, dans les cas où elles se terminent par suppuration;

Comme celles-ci, enfin, elles sont presque toujours *exemptes de complications locales graves*, susceptibles de retentir sur l'état général et de menacer la vie par épuisement, par cachexie progressive.

4° Est-ce qu'à l'instar des affections osseuses de la scrofule, elles sont peu sensibles à l'action du traitement spécifique et de l'iodure de potassium tout particulièrement? Bien au contraire! Le traitement spécifique, l'iodure notamment, exerce sur elles l'action puissante, énergique, surprenante, qui lui est habituelle alors qu'il est prescrit contre des ostéopathies de nature syphilitique. Il en soulage toujours et avec une rapidité significative les symptômes douloureux; il en résout et guérit souvent les intumescences hyperostosiques.

5° Enfin, est-ce qu'à l'instar des affections osseuses de la scrofule, elles ne se produisent que sur un terrain préparé, c'est-à-dire sur des sujets héréditairement ou personnellement scrofuleux? Pas le moins du monde. Elles germent sur tout terrain, à la condition que ce terrain ait reçu une semence de syphilis. Et même un fait majeur, capital en l'espèce, s'impose ici à l'attention; c'est que les malades chez lesquels on observe les ostéopathies en question présentent tous ce caractère commun d'être *en état de syphilis héréditaire*. Ce sont *tous* des hérédo-syphilitiques, comme l'attestent leurs antécédents, l'examen de leur personne, l'enquête sur leurs ascendants ou sur les autres enfants de la même famille, etc.

En un mot et comme résumé de toute la discussion qui précède, les lésions osseuses qui se présentent si souvent à l'observation chez les sujets hérédo-syphilitiques diffèrent à tous égards des affections osseuses de la scrofule et se rapprochent à tous égards des affections osseuses de la syphilis. Elles diffèrent des unes et se rapprochent des autres au quintuple point de vue du siège, de la modalité anatomique, des symptômes, des influences thérapeutiques auxquelles elles obéissent, du terrain sur lequel elles se développent, etc.

Quelle conclusion tirer de là?

Il n'est, au nom de la logique et du bon sens, qu'une conclusion possible à déduire du parallèle que nous venons d'instituer. C'est que ces lésions sont de toute évidence des manifestations de nature syphilitique, c'est-à-dire des manifestations de *syphilis héréditaire*, et, vu l'âge plus ou moins avancé où elles se produisent, des manifestations de syphilis héréditaire *tardive*.

Telle est la démonstration que je voulais établir et qui me paraît ressortir en toute évidence des faits d'observation clinique.

XIII

MALFORMATIONS ET DÉFORMATIONS PELVIENNES.

Je n'abandonnerai pas le sujet qui précède sans vous signaler encore une conséquence possible des lésions osseuses que nous venons d'étudier.

Cette conséquence, découverte et bien étudiée par mon distingué collègue et ami le Dr Pinard, consiste dans une *viciation du bassin* qu'on observe parfois chez les femmes hérédo-syphilitiques et qui, tout naturellement, devient cause d'accidents variés de *dystocie*.

Déjà M. le Dr Pinard a réuni une nombreuse collection de cas — qu'il se propose de publier prochainement — où des malformations diverses du bassin lui ont paru devoir être rattachées à une influence hérédo-syphilitique. Laissons-lui la parole.

« Depuis l'époque, dit-il, où les travaux de Parrot, de Lannelongue et de Fournier sont venus démontrer l'influence de la syphilis héréditaire sur le développement et les altérations consécutives du squelette, je me suis attaché à rechercher si certaines déformations pelviennes jusqu'alors exclusivement imputées au rachitisme ne pouvaient pas relever de la même influence. Et, d'autre part, j'ai engagé un de mes anciens élèves, le Dr Emile Turquet, à rechercher de son côté si, chez les enfants manifestement entachés de syphilis héréditaire, le bassin offrait quelque chose d'anormal. Or, de cette double étude il a ressorti ce qui suit :

« Pour ma part, j'ai été conduit à constater que, sur les femmes présentant des stigmates non douteux de syphilis héréditaire, le bassin était assez fréquemment *vicié*..... D'ailleurs, les anomalies du bassin que j'ai constatées dans ces conditions n'offrent pas de caractéristique spéciale. Tantôt j'ai observé le *bassin plat* et *symétrique*, comme dans les malformations dérivant de la pseudo-ostéomalacie. Et tantôt j'ai rencontré des bassins à diamètres antéro-postérieurs normaux, mais à *dia-*

mètres obliques ou transverses rétrécis, et rétrécis par le fait *d'exostoses* unilatérales ou bilatérales, etc., etc. » (1).

De son côté, M. le Dr Turquet a déduit de ses intéressantes recherches sur le bassin infantile (2) les conclusions suivantes :

« L'influence hérédo-syphilitique se traduit sur le bassin de deux façons que voici : D'une part elle produit le plus souvent un *rétrécissement* plus ou moins notable des dimensions *transversales* du bassin ; — d'autre part, elle détermine un *arrêt de développement* ou une infériorité dans le développement du bassin. »

Les deux ordres de résultats énoncés par MM. Pinard et Turquet se confirment réciproquement et ne sauraient laisser de doutes sur les malformations ou les déformations pelviennes qui peuvent résulter de l'influence hérédo-syphilitique.

XIV

AFFECTIONS ARTICULAIRES.

Comme autre annexe à l'important chapitre des affections osseuses qui nous a longtemps occupés, je vous dirai quelques mots des arthropathies qui s'observent dans la syphilis héréditaire tardive.

A dessein je viens d'employer ce mot d'*annexe*. C'est qu'en effet ici, comme dans la syphilis acquise, les arthropathies ne sont guère que des épiphénomènes de lésions osseuses des épiphyses ou d'autres lésions juxta-articulaires.

Entreprendre aujourd'hui une description didactique des affections articulaires que peut réaliser la syphilis héréditaire tardive serait faire œuvre stérile et prématurée, vu le petit nombre de documents précis, authentiques, absolument irréfutables, dont nous disposons encore. Je me bornerai donc, sans viser à une classification actuellement impossible, à vous énumérer les principales formes morbides que nous avons constatées sur nos malades.

(1) Note communiquée.

(2) *Du bassin infantile considéré au point de vue de la forme du détroit supérieur et du rapport de ses diamètres* (Thèses de Paris, 1884).

I. — Une première forme est constituée par un simple trouble fonctionnel, trouble inappréciable pour le médecin et perçu seulement par le malade, à savoir : une sensibilité douloureuse d'une ou de plusieurs articulations.

Qu'est-ce au juste que cette sensibilité douloureuse articulaire? Quels tissus affecte-t-elle exactement? Nous ne saurions le dire. Aussi qualifierons-nous cette forme morbide du seul nom que notre ignorance de sa nature intime permette de lui appliquer, à savoir du nom d'*arthralgie*.

Ce qu'on observe est ceci : Un enfant se plaint de douleurs qu'il localise dans une jointure, le genou, je suppose. Ces douleurs le prennent par accès, surviennent sans cause, durent un certain temps (pendant lequel l'exercice et la marche sont à peine tolérés ou même impossibles), puis se dissipent sans raison plus appréciable, pour reparaître à intervalles absolument irréguliers. — Elles sont variables d'intensité, tantôt sourdes et supportables, tantôt vives et aiguës. — Souvent elles font invasion la nuit ou subissent de la nuit une exacerbation marquée. — Du reste, à l'examen de la jointure, rien d'anormal : pas de tuméfaction, pas de déformation, pas de rougeur tégumentaire, pas d'épanchement synovial; intégrité des mouvements; et même, le plus habituellement, pas de sensibilité morbide à la pression. — De même, pas de fièvre, et absence de tout trouble général. Au moment où il souffre, l'enfant peut bien présenter quelques accidents de réaction nerveuse ; mais, dès l'accès passé, il se trouve aussitôt rétabli. Parfois même les douleurs ne sont pas assez intenses pour l'aliter.

Naturellement, ces arthralgies ne présentent rien de spécial en tant que phénomènes morbides. Tout au plus leurs exacerbations nocturnes pourraient-elles les rendre quelque peu suspectes. Aussi le diagnostic s'égare-t-il le plus souvent. Deux erreurs sont ici communes, presque habituelles, et demandent à être signalées.

Dans la plupart des cas — et que d'observations à l'appui n'aurais-je pas à citer ! — ces arthralgies de la syphilis héréditaire tardive sont prises ou bien pour des *douleurs rhumatismales* ou bien pour des *douleurs de croissance*.

Inutile de dire si elles résistent aux diverses médications instituées sur une fausse interprétation de leur nature. Tout au contraire elles trouvent un spécifique, un véritable spécifique, au sens strict du mot, dans l'iodure de potassium. C'est merveille de voir l'action exercée sur elles par ce puissant remède. Elles sont immédiatement soulagées, amendées par lui, puis guéries à brève échéance. De cela voici un exemple, entre plusieurs autres semblables que j'aurais à produire.

Un enfant de huit ans est pris, sans fièvre, sans état général concomitant, de vives douleurs articulaires, à exacerbations nocturnes bien accentuées. Connaissant ses antécédents d'hérédité spécifique, mon regretté collègue Archambault prescrit l'iodure de potassium. Immédiatement ces douleurs se calment et « guérissent comme par enchantement ». S'agissait-il bien là d'arthralgies syphilitiques ? Comment en douter devant le rapide et significatif succès de l'iodure? Comment en douter, alors que ce même enfant fut affecté, quatre ans plus tard, d'exostoses tibiales et métatarsiennes dont l'iodure fit également prompte justice ?

II. — Une seconde forme est constituée par des arthropathies avec lésions, avec altérations matérielles se produisant dans les jointures.

Celles-ci diffèrent à peine, au point de vue clinique, de ce qu'elles sont dans la syphilis acquise, ce qui me permettra d'être bref à leur sujet. On en distingue trois variétés :

1° La première représente en apparence une *hydarthrose* simple, de forme chronique. Elle offre les symptômes, l'allure générale et l'évolution d'une hydarthrose. Mais, en examinant les choses de plus près, on ne tarde pas à constater que cette hydarthrose ne fait en réalité que masquer des tuméfactions osseuses dont elle ne constitue en réalité qu'un épiphénomène, une conséquence (1).

(1) Je dois dire toutefois qu'on a signalé la possibilité d'hydarthroses *essentielles* en tant que manifestations d'hérédo-syphilis.

Ces derniers jours (au moment où je corrige les épreuves de ce volume), le Dr Clutton a publié un intéressant mémoire sur une certaine forme de *syno-*

Nous avons dans le service, actuellement, un bel exemple du genre, qui fera l'office d'une description. Voyez le jeune garçon couché au n° 22 de la salle Saint-Louis. Vous le connaissez déjà, car plusieurs des manifestations multiples qu'il présente nous ont occupés précédemment. Or, entre autres accidents d'hérédité spécifique, il a été affecté, ces derniers mois, de deux hydarthroses occupant les genoux. A première vue, on croirait qu'il ne s'agit ici que de deux hydarthroses vulgaires. Mais palpez les genoux avec attention, et vous ne tarderez pas à percevoir des hyperostoses notables des deux fémurs, encore sensibles à la pression sur quelques points. La douleur éveillée en ces points contraste avec l'indolence absolue du reste de l'article. Il reste donc peu douteux qu'en l'espèce ces hydarthroses ne soient que secondaires, c'est-à-dire symptomatiques des lésions osseuses, de la même façon que certains épanchements de la vaginale ne sont parfois que de simples épiphénomènes de lésions testiculaires.

Les lésions osseuses qui déterminent les hydarthroses en question ne sont pas toujours aussi grossièrement évidentes que chez notre malade. Il suffit parfois d'altérations circonscrites d'une épiphyse, de périostites épiphysaires très limitées, se produisant au voisinage d'une synoviale articulaire, pour provoquer

vite symétrique des genoux qui, d'après lui, serait particulière aux sujets affectés de syphilis héréditaire.

Cette synovite, au dire de l'auteur, se traduirait exclusivement par une sorte d'hydarthrose essentielle, absolument indépendante de toute affection osseuse.

Elle aurait pour caractères principaux : 1° d'affecter *symétriquement* les deux genoux; — 2° d'être insidieuse comme début et *aphlegmasique* comme développement ; — d'être *indolente;* — d'évoluer d'une façon *chronique;* — d'être bien plus accessible à l'action du traitement antisyphilitique qu'aux médications vulgaires de l'hydarthrose (repos, compression, etc.).

L'auteur a observé cette forme de synovite symétrique des genoux sur onze enfants, âgés de huit à quinze ans, et présentant tous des signes peu douteux d'infection syphilitique héréditaire (*Symmetrical synovitis of the Knee in hereditary syphilis*, The Lancet, 27 fév. 1886, p. 391).

J'avoue n'avoir pas encore observé, pour ma part, de cas identiques à ceux que vient de publier le Dr Clutton ; mais je n'estime pas moins que les faits relatés par lui paraissent bien observés et peu susceptibles d'une interprétation différente de celle qu'il leur a donnée.

La synovite symétrique des genoux, indépendante de toute affection osseuse, est donc une manifestation qui désormais doit s'imposer à nos recherches chez les sujets entachés d'hérédo-syphilis.

une fluxion hypercrinique plus ou moins considérable dans une jointure. Si bien que l'affection originelle et principale est souvent ici masquée par l'affection secondaire et accessoire. On voit la grosse lésion, l'hydarthrose, et l'on risque, sauf à un examen minutieux, de ne pas voir la lésion véritable, à savoir la lésion osseuse qui, de fait, est beaucoup moins apparente.

2° Une seconde variété consiste dans cette forme curieuse d'arthropathie que j'ai décrite de vieille date et que plusieurs de mes élèves ont également décrite sous le nom de *pseudo-tumeur blanche syphilitique*.

Ici, aspect général de la tumeur blanche, comme tuméfaction et déformation globuleuse de l'article; mais tumeur constituée presque exclusivement par des *hyperostoses massives des épiphyses* et très accessoirement par un certain degré d'épanchement synovial ou d'épaississement des tissus fibreux péri-articulaires.

En outre, contrairement à ce qui est d'observation commune dans la tumeur blanche, intégrité des téguments, qui ne sont ni rouges, ni chauds, ni empâtés, ni œdémateux; — nulle tendance aux complications phlegmasiques et moins encore à la suppuration.

A l'exploration, pas de sensation de fongosités mollasses, se déprimant sous le doigt, quelquefois même pseudo-fluctuantes; rien autre qu'une sensation de *dureté osseuse*, presque immédiatement *sous-cutanée;* — pas de douleurs notables à la pression; au contraire, indolence de la tumeur, ou douleurs spontanées du genre de celles que réalisent les affections osseuses spécifiques (1).

De là, conséquemment, pas d'incapacité fonctionnelle ni d'im-

(1) V. Dureuil, *Contribution à l'étude des pseudo-tumeurs blanches syphilitiques* (Thèses de Paris 1880).

Méricamp, *Thèse citée*, 1882.

Ranguedat, *Des arthropathies dans la syphilis héréditaire* (Thèses de Paris, 1883).

Cette même forme a été bien étudiée, sous le nom d'*ostéo-arthropathie hyperostosique*, par M. le Dr Léon Defontaine (*De la syphilis articulaire*, Thèses de Paris, 1882).

mobilisation de la jointure ; pas d'attitude fixe et obligatoire, pas de rétraction musculaire, etc., comme dans la véritable tumeur blanche ; — inversement, mouvements conservés, gênés sans doute et limités, ne se produisant qu'avec quelques craquements articulaires, mais peu ou pas douloureux. Si bien, somme toute, que la jointure conserve une grande partie de ses fonctions, à ce point, par exemple, qu'avec une lésion de ce genre intéressant le genou les malades peuvent encore marcher, voire courir quelquefois.

Finalement, pas de symptômes généraux (sauf coïncidences, bien entendu), ou, pour mieux dire, pas de réaction générale dérivant de la lésion, notamment pas d'accidents de suppuration chronique, de fièvre vespérine, d'amaigrissement, d'épuisement cachectique, etc.

Au total, vous le voyez, Messieurs, par cette esquisse très sommaire des caractères cliniques de la lésion, ce que nous appelons pseudo-tumeur blanche syphilitique n'est rien autre qu'une hyperostose épiphysaire massive, retentissant sur la jointure à la façon de la plupart des affections épiphysaires, et se compliquant d'un certain degré de synovite ou de périarthrite. Si nous conservons à cette variété de lésion le nom de *pseudo-tumeur blanche*, c'est que ce nom nous paraît avoir le double avantage *pratique* de signaler à l'attention l'erreur souvent commise sur les affections de ce genre, et d'en contenir du même coup la réfutation.

Et, en effet, tout l'intérêt de cette lésion réside précisément dans les méprises auxquelles elle donne lieu, méprises fréquentes, je vous l'assure, et méprises déplorables en ce qu'elles égarent la thérapeutique et privent les malades de la seule médication qui pourrait leur être utile. J'ai regret à le dire, mais je dois le dire, la pseudo-tumeur blanche syphilitique est très souvent prise pour ce qu'elle n'est pas, à savoir pour une tumeur blanche véritable, d'essence scrofulo-tuberculeuse. A la consultation de l'hôpital Saint-Louis, nous voyons quantité d'enfants ou d'adolescents qui nous sont adressés comme « scrofuleux », comme affectés de « tumeurs blanches », et qui ne sont en réalité que des hérédo-syphilitiques affectés d'hyperostoses épiphysaires avec retentissement sur la jointure. Je tiens de mon ami M. Lannelongue que le même fait est également des plus communs à la consultation de l'hôpital Trousseau.

Au surplus, écoutez l'histoire d'un de nos malades. Le jeune garçon de douze ans, qui occupe actuellement dans nos salles le lit 23 de la salle Saint-Louis, nous a été adressé avec le diagnostic écrit de « tumeur blanche tibio-tarsienne » et avec recommandation expresse de le faire admettre « dans le service des scrofuleux ». Or, après examen, qu'avons-nous reconnu sur lui? Comme lésion, une hyperostose de l'extrémité inférieure du tibia, avec léger degré de synovite symptomatique ; et, comme cause de cette lésion, une hérédo-syphilis incontestable. En deux mots, voici les faits.

Cet enfant est né d'un père sûrement syphilitique et d'une mère chez qui la syphilis peut être considérée comme probable sans être démontrée. Dans le premier âge, il a été affecté de divers accidents très vraisemblablement spécifiques. Puis, il y a quelques mois, il a commencé à souffrir de la jambe droite. Cette jambe s'est tuméfiée dans ses parties inférieures ; l'articulation s'est alors « gonflée », nous dit-on, et bientôt les mouvements sont devenus douloureux. L'enfant, nous raconte sa mère, ne marchait plus qu'avec peine ; de temps en temps il boitait, ou bien « tirait sa jambe, la traînait ». Par instants, ajoute-t-elle, « il ne pouvait plus poser le pied à terre, et criait quand on lui enlevait sa bottine ». On le mit au lit, et on le maintint couché pendant plusieurs mois. On lui administra tour à tour de l'huile de foie de morue, du vin antiscorbutique, du vin de gentiane, du sirop d'iodure de fer, etc., etc., tous médicaments, vous le voyez, dirigés en vue d'une affection scrofuleuse. Mais ni le repos prolongé, ni ces divers remèdes ne modifièrent la situation. Loin de là. La jambe continua à gonfler et devint énorme. Alors on se décida à nous amener le petit malade.

Or, ce que nous avons trouvé sur lui ne ressemblait que par le volume et la déformation du membre à une tumeur blanche. Ce qui, en effet, constituait cette tumeur, c'était une hyperostose considérable de l'épiphyse tibiale et de la malléole externe, avec un léger degré d'épanchement articulaire et d'épaississement des tissus fibreux périphériques. Mais quant aux mouvements de l'article, ils étaient libres et se produisaient même sans craquements. D'autre part, pas le moindre vestige de rougeur à la peau, ni d'empâtement, ni de fongosités, etc. Enfin, nulle altération de l'état général, etc. De sorte que nous avons exclu la possibilité d'une tumeur blanche scrofuleuse et conclu, d'après les commémoratifs, à une *pseudo-tumeur blanche hérédo-syphilitique*. Quant au traitement, inutile de vous dire quel il a été ; vous pouvez en apprécier aujourd'hui les heureux et significatifs résultats.

Cette variété de lésion a des sièges qu'elle affecte avec une préférence marquée. Dans l'hérédo-syphilis, c'est au *genou* qu'on l'observe le plus souvent. Viennent ensuite deux articulations où il n'est pas rare de la rencontrer, à savoir : la tibio-tarsienne et l'huméro-cubitale.

3° La troisième variété dont il me reste à vous entretenir, variété dite *Arthropathie déformante*, a pour attribut spécial une particularité anatomo-pathologique des plus intéressantes, comme vous allez le voir.

Ce qui la caractérise et ce qui lui a valu le nom qu'elle porte (nom qui, soit dit incidemment, est loin d'être parfait), c'est la *déformation épiphysaire* avec laquelle elle coïncide. Cette déformation est d'autant plus frappante qu'elle est absolument irrégulière, étrange, bizarre, parfois même extraordinaire.

Ce qui se produit ici, en effet, ce n'est plus, comme dans la variété précédente, une hyperostose massive qui, dans son irrégularité morbide, conserve cependant une certaine régularité de configuration générale, mais bien une sorte de *végétation ostéophytique* de l'épiphyse, végétation qui bourgeonne à l'aventure, en donnant naissance à des saillies, des mamelons, des apophyses osseuses, dont la situation, le volume et la forme sont susceptibles de toutes les bizarreries possibles. De là, naturellement, des anomalies d'aspect, des originalités et même des excentricités de configuration, qui constituent la caractéristique dominante de cette variété.

Les ostéophytes qui se développent de la sorte sur les épiphyses, et cela soit au voisinage, soit au niveau même des surfaces articulaires, constituent ou peuvent constituer des obstacles matériels à l'exercice des mouvements. D'autre part, ils ne laissent pas de réagir sur la synoviale, les cartilages, les ligaments, et de créer des lésions secondaires dont l'anatomie pathologique reste encore indéterminée. Toujours est-il que, d'une façon ou d'une autre, ces arthropathies déformantes deviennent en nombre de cas l'origine de troubles fonctionnels importants, à savoir : craquements articulaires, difficultés et limitation de certains mouvements, attitudes vicieuses, parfois même ankylose dans une attitude normale ou anormale, etc. Il n'est même pas impossible — et nous en avons cité un cas précédemment (1) — que, se produisant dans le jeune âge, elles entraînent à leur suite, comme conséquence de l'abolition complète ou relative de certains mouvements, soit des lésions d'*atrophie musculaire localisée,* soit même un défaut de développement, un *arrêt de croissance* dans le membre affecté.

Comme exemple du genre, je vous rappellerai un malade dont je vous ai déjà parlé plusieurs fois et qui, entre autres manifestations d'hérédo-syphilis, a présenté, vers l'âge de cinq ans, des affections ostéo-articulaires des deux coudes et d'une épaule. Ces affections — dont le début est fort lointain, puisque le malade est actuellement âgé de vingt-huit ans — ont laissé traces de leur passage sous forme de gros ostéophytes articulaires ou péri-articulaires et sous forme, aussi, de lésions analogues à celles de l'arthrite sèche. Les jointures qui en sont le siège restent naturellement déformées d'une façon plus ou moins bizarre, avec des altérations diverses dans leurs mouvements. Prenons celle du coude comme exemple. Elle va nous offrir un type de ces curieuses arthropathies déformantes.

Le coude droit de notre malade est absolument *informe.* Au premier abord, on le croirait affecté d'une ancienne luxation

(1) Voyez page 152.

non réduite. Et, en effet, il présente en arrière une grosse saillie qui ressemble à l'olécrâne. Eh bien, cette saillie n'est nullement l'olécrâne luxé; c'est la tête du radius, mais la tête du radius surmontée d'un ostéophyte conoïde, qui ne mesure pas moins de deux centimètres en longueur sur un centimètre et demi d'épaisseur. — Ce n'est pas tout. Au-dessus de la tête radiale, vous rencontrez encore un autre ostéophyte de même forme, un peu plus petit que le premier, mais plus étalé et plus large de base. Et, enfin, un troisième ostéophyte, non moins volumineux, occupe l'extrémité inférieure de l'humérus, au niveau et un peu au-dessus de l'épitrochlée (1).

Ces végétations osseuses n'ont pas fait qu'altérer la forme extérieure de l'articulation; elles en ont aussi affecté les surfaces intérieures, ce dont témoignent les *craquements* intenses qu'on provoque aussitôt, dès qu'on imprime à l'avant-bras quelques mouvements de flexion ou d'extension sur le bras.

En outre, elles ont déterminé des troubles fonctionnels majeurs. Aussi, l'extension de l'avant-bras sur le bras ne se fait que d'une façon très incomplète. Les mouvements de pronation et de supination sont devenus impossibles, et il y a *ankylose* réelle du membre dans une position intermédiaire entre la pronation et la supination.

Enfin, comme conséquence de ces troubles qui datent du jeune âge, le membre correspondant a subi un véritable *arrêt de croissance*. Il est moins vigoureusement musclé et plus court de *six* centimètres que le membre du côté opposé. Je ne fais qu'énoncer ces derniers détails dont j'ai déjà eu l'occasion de vous entretenir précédemment (2).

Telles sont, d'une façon à coup sûr très abrégée, les arthro-

(1) On trouvera la description complète de ce cas curieux dans la thèse déjà citée du Dr Méricamp (p. 84).

Un cas analogue au précédent a été relaté par M. le Dr Duménil (de Rouen). Il est également relatif à une arthropathie déformante du coude, observée sur un sujet affecté de syphilis héréditaire (V. Gressent, *Des manifestations tardives de la syphilis héréditaire*, Thèses de Paris, 1874, n° 233).

(2) Voir page 153.

pathies qui peuvent résulter, à étapes plus ou moins tardives, de l'influence hérédo-syphilitique.

Je le répète, parce que je ne saurais trop le répéter, ces arthropathies sont particulièrement intéressantes au point de vue pratique en ce qu'elles peuvent facilement donner le change pour des affections articulaires d'autre nature. Jusqu'à nos jours elles ont été à peine signalées et sont restées presque toujours confondues soit avec des lésions d'origine scrofuleuse, soit avec des lésions rhumatismales, soit même avec des « accidents de croissance ». Conservons ces erreurs en souvenir, messieurs, pour nous en garder nous-mêmes, et fixons bien dans notre esprit l'enseignement qui résulte de ce qui précède, à savoir :

Qu'étant donnée, sur un enfant ou un adolescent, une arthropathie qui n'est pas catégoriquement expliquée par une influence morbide évidente, accidentelle ou constitutionnelle, il y a toujours lieu de songer à la syphilis héréditaire comme cause possible de cette arthropathie et de la faire intervenir au nombre des facteurs étiologiques susceptibles de rendre compte d'une telle lésion.

XV

MANIFESTATIONS CUTANÉES.

C'est un fait commun que la syphilis héréditaire se traduise d'une façon plus ou moins tardive par des lésions intéressant la peau.

Je ne trouve pas moins de 56 exemples de ce genre sur les 212 cas qui composent ma statistique.

Établissons tout d'abord l'authenticité du fait par quelques observations, presque prises au hasard.

I. — Cazenave relate un cas qu'il a observé dans le service de Biett, sur un jeune homme âgé de vingt-sept ans, qui présentait un vaste lupus de la face. Les joues, dit-il, la bouche, le menton, le nez, étaient convertis en une nappe lupeuse, rouge, toute semée de tubercules et de croûtes. Le nez était aminci, comme usé par la maladie, et la cloison perforée. Le malade déclarait n'avoir jamais éprouvé le moindre accident syphilitique; mais il savait que son père avait été affecté de syphilis. Sur ce renseignement, Biett se décida, après avoir mis en usage diverses médications vulgaires sans le moindre succès, à tenter le traitement spécifique et prescrivit le proto-iodure mercuriel. Au bout d'*un mois*, cet énorme lupus — qui n'était rien autre, ajoute l'observateur, qu'un *lupus syphilitique d'origine héréditaire* — fut absolument guéri (1).

II. — L'année dernière, un confrère de la ville nous adressait ici une jeune enfant de douze ans, horriblement défigurée par une lésion de la lèvre inférieure. Cette lèvre, au moins quadruplée de volume, représentait une sorte de gros boudin transversal, rouge, dur, inégal, mamelonné, en partie couvert de croûtes, en partie semé d'ulcérations profondes et du plus mauvais aspect.

J'avoue qu'au premier aspect, avant tout interrogatoire, je restai plus que perplexe, ne sachant trop ce à quoi j'avais affaire. Était-ce là une lésion syphilitique? Était-ce là un lupus hypertrophique, ou même, en dépit de l'âge, un cancer? Je n'aurais vraiment osé me prononcer de par les seuls caractères objectifs, et telle fut également l'impression de mes collègues de cet hôpital auxquels je ne manquai pas de montrer tout aussitôt cette intéressante lésion.

Mais, après hésitation du premier moment, j'examinai l'enfant en détail, et bientôt mes doutes furent dissipés. Et, en effet, indépendamment de la lésion de la lèvre, je ne tardai pas à découvrir sur la petite malade plusieurs signes non équivoques de syphilis héréditaire, notamment les vestiges d'une kératite interstitielle de date encore assez récente. D'autre part, interrogée sur ses antécédents, la mère de l'enfant nous raconta, sans trop se faire prier, qu'elle avait été affectée de la syphilis, qu'elle avait reçu cette syphilis de son mari dès les premiers temps de son mariage, et qu'enfin elle avait eu six grossesses qui (je ne

(1) Cazenave, *Traité des syphilides*, 1843, p. 546.

vous ferai pas grâce de cette particularité si caractéristique, que je vous ai signalée tant de fois) s'étaient terminées de la façon suivante :

La première, par un accouchement avant terme, avec enfant mort-né ;

La seconde, par la naissance d'un enfant syphilitique, mort de syphilis à l'âge de deux mois ;

La troisième, par la naissance de l'enfant que nous avions dans nos salles ;

La quatrième, par la naissance d'un enfant qui avait été affecté, à l'âge de quelques mois, d'accidents syphilitiques ;

Les deux dernières, enfin, par la naissance d'enfants réputés sains.

Nous en savions assez, d'après cela, pour être édifiés sur la nature de la lésion de notre malade. De toute évidence, il ne pouvait s'agir que d'une lésion gommeuse à tendance phagédénique. En conséquence, le traitement antisyphilitique fut aussitôt prescrit, et une guérison plus que rapide vint témoigner de l'exactitude du diagnostic.

III. — Autre fait, et celui-ci des plus curieux, des plus instructifs, parce qu'il va nous présenter, prise sur le vif, toute la scène pratique qui se déroule usuellement en pareil cas, avec les erreurs de diagnostic et de traitement qui y sont si communes, comme aussi avec le succès subit, étonnant, avec le véritable *coup de théâtre* qui succède à l'institution d'un diagnostic correct et d'un traitement approprié.

Une jeune fille de *vingt-trois ans* (remarquez l'âge tout d'abord) était affectée de vieille date d'une lésion cutanée de l'avant-bras, considérée comme un lupus scrofuleux. Son médecin ordinaire — très certainement après beaucoup d'essais thérapeutiques sans résultats — se décide à en finir avec ce lupus par une cautérisation au fer rouge. Mais il ne veut pas assumer sur lui seul la responsabilité de l'opération, et il s'adresse à un confrère éminent, le Dr Duncan Bulkley, pour avoir son avis sur l'opportunité d'une intervention de ce genre. Le Dr Duncan Bulkley examine la lésion et suspecte une erreur diagnostique. Peut-être bien, pense-t-il, cette lésion serait-elle d'origine syphilitique. Il dirige alors ses investigations en ce sens, et découvre sur la malade toute une série de particularités qui le confirment dans son opinion, à savoir :

1° *Infantilisme* très accentué. Cette jeune fille n'a ni la taille, ni le développement de son âge. Agée de vingt-trois ans, elle en paraît onze à treize tout au plus.

2° *Malformation du frontal.* Le front est « carré », proéminent de chaque côté, en même temps que déprimé sur la ligne médiane.

3° *Malformations dentaires*, d'ordres divers : échancrure semi-lunaire des incisives moyennes supérieures ; — amorphisme et microdontisme de plusieurs dents ; — canines « en chevilles » ; — dents espacées, à disposition irrégulière, etc.

Il interroge alors la mère, qui avoue « une affection vénérienne antérieure, avec éruptions cutanées ». N'aurait-il pas d'ailleurs obtenu cet aveu, que son diagnostic eût été fixé en l'espèce par l'effroyable et significatif renseignement que voici : Depuis son « affection vénérienne », cette femme est devenue enceinte onze fois, et, sur ces onze grossesses, *dix se sont terminées par la naissance d'enfants morts.*

Sur ces données diagnostiques, le Dr Duncan Bulkley ajourne la cautérisation projetée et la remplace par l'administration du sublimé et de l'iodure de potassium. Deux mois après, le prétendu lupus était absolument guéri (1).

Conclusion : De toute évidence et au-dessus de toute contestation possible, le dit lupus n'était rien autre qu'une *syphilide lupiforme d'origine héréditaire.*

IV. — Même ordre de lésions dans les divers cas suivants, qui se sont déroulés sous nos yeux ces derniers temps et que je me bornerai en conséquence à vous rappeler d'une façon toute sommaire :

Obs. I. — Petite fille de douze ans, née de père et mère syphilitiques. — Malformations dentaires (érosions en cupule ; incisives médianes supérieures en tournevis). — Polyléthalité des jeunes dans la famille (6 enfants mort-nés sur 10 grossesses). — Exostose maxillaire. — A douze ans, *syphilide*

(1) V. Duncan-Bulkley, *Two cases of very late hereditary syphilis*, Arch. of Dermatology, avril 1878, p. 123.

gommeuse ulcérée de la lèvre supérieure. — Traitement spécifique. — Guérison très rapide.

Obs. II. — Petite fille de douze ans, née de père et mère syphilitiques, mais n'ayant présenté aucun accident de syphilis dans le jeune âge. — Arrêt général du développement physique ; infantilisme ; taille ridiculement petite ; atrophie et rabougrissement de tout l'être. — A sept ans, kératite interstitielle. — A douze ans, lésions osseuses (hyperostoses multiples). — A treize ans, énorme *syphilide gommeuse à tendance phagédénique*, siégeant sur la face antérieure d'une jambe. — Traitement spécifique ; guérison.

Obs. III. — Jeune homme de dix-neuf ans, né d'une mère contaminée par un nourrisson syphilitique. — Accidents cutanés dans l'enfance, ayant laissé des cicatrices lombo-fessières. — Malformations dentaires. — Défaut de développement ; petitesse de taille, etc. — A dix-neuf ans, hyperostose tibiale et *lésion gommeuse profonde* siégeant sur une jambe. — Traitement spécifique. — Guérison très rapide.

Je pourrais, Messieurs, multiplier les citations de ce genre. Mais en voilà assez, je suppose, pour que vous soyez édifiés. Nous en rencontrerons bien d'autres d'ailleurs au cours de l'exposé qui va suivre.

J'ajouterai même que ces lésions cutanées d'origine hérédo-syphilitique doivent être beaucoup plus communes qu'on ne le croit généralement. Indépendamment des faits publiés relativement à cet ordre de lésions, il en existe certes un bien plus grand nombre d'inédits. De cela j'ai eu la preuve en causant de ce sujet avec mes confrères. Maintes fois, en effet, dans ces conversations familières et souvent si instructives qu'échangent les médecins entre eux, j'ai reçu communication de très curieuses observations presque toutes calquées sur le même type et se résumant en ceci : « Un enfant ou un jeune homme était affecté depuis de longues années d'une lésion cutanée *que l'on considérait comme un lupus ;* — nombre de traitements des plus divers, généraux et locaux, avaient été tour à tour prescrits en pure perte ; — puis, un beau jour, sur des aveux tardifs (tardifs ou tardivement provoqués) du père ou de la mère, on a prescrit le traitement antisyphilitique ; — et alors, *coup de théâtre*, changement à vue. Absolument rebelle jusqu'alors, la lésion s'est mise à guérir soudainement, puis s'est cicatrisée en quelques semaines. »

Eh bien, que penser, Messieurs, de ces prétendus *lupus* qui ont guéri de la sorte, d'une façon « presque miraculeuse », qui tout à coup « se sont mis à guérir comme par enchantement » sous l'influence du traitement spécifique? Ce qu'il faut en penser, c'est qu'il s'agissait là purement et simplement de *syphilides lupiformes*, qui, réfractaires et incurables tant qu'on en avait méconnu la nature, ont cédé au seul traitement qui leur convenait le jour où l'erreur diagnostique qui les entretenait a été rectifiée, le jour où le traitement de la syphilis leur a été enfin appliqué.

L'étude clinique de ces lésions va nous occuper actuellement.

XVI

I. — A quel *âge* se produisent ces lésions?

Je les trouve échelonnées dans ma statistique de l'âge de quatre ans à celui de vingt-huit ans (1), sans prédominance notablement marquée pour telle ou telle période.

Disons cependant qu'elles paraissent offrir une certaine supériorité de fréquence *de dix à dix-neuf ans*. Mais il nous faudrait, pour affirmer ce fait d'une façon bien certaine, un nombre d'observations bien autrement considérable que celui dont nous disposons actuellement.

II. — En quoi consistent les accidents de ce groupe en tant que *forme clinique ?*

En des lésions cutanées d'ordre absolument *tertiaire*. Toutes les observations vraiment sérieuses et probantes concordent sur ce point. Je sais bien qu'on a parlé de lésions d'ordre secondaire s'étant produites plus ou moins tardivement comme manifestations de syphilis héréditaire. Mais les quelques faits qu'on a cités à ce propos restent isolés et sont bien loin de présenter les garanties cliniques propres à établir la conviction. Je me garderai

(1) Je ne tiens pas compte ici d'un certain nombre de cas où j'ai vu se produire des lésions de ce genre dans un âge plus avancé (par exemple, à 29, 30, 31, 40, 43, 57 ans), parce que, dans ces divers cas, l'origine hérédo-syphilitique de telles lésions, bien que rendue *probable* par divers antécédents ou divers signes rétrospectifs, n'a pu être absolument démontrée par le critérium indispensable en matière aussi délicate, à savoir par l'enquête sur les ascendants.

de porter sur eux un jugement définitif; mais j'ai grande tendance pour l'instant à les considérer soit comme des erreurs d'observation, soit comme des cas où, par divergence de nomenclature, les symptômes observés ont reçu des étiquettes différentes de celles que nous leur aurions appliquées.

Invariablement, on peut le dire, les manifestations que réalise à la peau la syphilis héréditaire tardive sont des lésions profondes, néoplasiques, importantes, graves, de l'ordre de celles qu'on observe dans les étapes avancées de la syphilis acquise. Ce sont, en un mot, des lésions tertiaires. Précisons mieux encore : ce sont des *syphilides tuberculeuses* ou *gommeuses*.

Ces syphilides se présentent sous l'une ou l'autre des deux formes dont elles sont susceptibles, à savoir : la *forme sèche* ou la *forme ulcéreuse*.

Il va sans dire, du reste, que ces deux formes ne sont souvent que deux étapes sucessives d'une même lésion, et que, par conséquent, on les trouve fréquemment associées, soit en divers points sur le même sujet, soit sur une même région.

Je ne prendrai pas prétexte du sujet spécial dont nous poursuivons l'étude pour vous refaire ici l'histoire intégrale de cet ordre d'accidents, dont je vous ai longuement parlé dans une autre série de conférences. D'autant qu'en l'espèce je n'aurais aucun trait bien saillant à ajouter au tableau que je vous en ai tracé, les syphilides que réalise à long terme l'influence hérédo-syphilitique étant identiques, à cela près de quelques particularités sans importance, à celles qui dérivent de la syphilis acquise. Je me bornerai donc à vous rappeler très sommairement les caractères principaux de ces lésions.

A quelque variété qu'elles appartiennent, les dermatoses de la syphilis héréditaire tardive reconnaissent pour élément primordial, constitutif, essentiel, ce qu'on appelle le *tubercule*, c'est-à-dire une néoformation intradermique, constituée par une prolifération surabondante d'éléments cellulaires, de jeunes cellules déposées au sein d'une gangue interstitielle amorphe. Ce sont, en un mot, de véritables *gommes cutanées*.

Ce tubercule, cette gomme cutanée, constitue une petite tumeur, enchâssée plus ou moins profondément dans la peau, et faisant à la surface des téguments un léger relief convexe, parfois hémisphérique. Il se présente généralement sous forme d'un nodule globuleux, sphéroïde ou irrégulièrement sphéroïde, de volume naturellement variable suivant son âge et son degré de développement, mais comparable en moyenne, dans sa période adulte, à une grosse tête d'épingle, à un petit pois, voire parfois à une groseille ou un noyau de cerise.

C'est donc une *tumeur*, dans l'acception stricte du mot, et une tumeur solide, résistante sous le doigt, toujours plus ou moins dure.

A sa surface, les téguments distendus présentent une coloration d'un rouge sombre, rappelant le plus habituellement la teinte dite « maigre de jambon ». — Souvent aussi, au sommet de cette petite tumeur, l'épiderme aminci et altéré se crevasse, se soulève et se détache sous forme de squames légères.

Dans une période plus avancée, ce tubercule subit ou peut subir l'évolution propre à tous les produits d'infiltration gommeuse, c'est-à-dire aboutir à la dégénérescence granulo-graisseuse. Il se ramollit alors, puis s'ulcère, et évacue par voie de nécrobiose interstitielle le tissu même qui le constituait.

Tel est l'élément initial ou ce qu'on appelle en langage dermatologique la lésion élémentaire de cet ordre de syphilides.

Mais cet élément n'est presque jamais isolé, tel que nous venons de le décrire. Il n'est que partie d'un tout, si je puis ainsi parler, et ce tout se compose d'un nombre plus ou moins considérable de tubercules de même genre réunis en groupe, en bouquet, tantôt épars et quelque peu distants sur une région donnée, tantôt au contraire confluents et rapprochés les uns des autres, souvent même presque contigus, voire contigus au point de se fusionner et de se confondre. — Il n'est pas rare, non plus, dans ce dernier cas, que le territoire cutané sur lequel se fait un dépôt confluent de ces tubercules subisse une sorte d'*infiltration en nappe* par des éléments histologiques de même nature ; si bien que l'ensemble de la lésion se présente alors sous forme d'un placard de téguments hyperplasiés, placard simplement semé ou surtout bordé de nodosités tuberculeuses.

Il est possible que les tubercules qui composent un groupe éruptif soient simplement disposés les uns à côté des autres sans coordination particulière, à la façon des grains d'une grappe de raisin (syphilide tuberculeuse *racemiformis* d'Alibert). Mais plus souvent ils réalisent certains modes de groupement régulier, systématique, qui les signalent immédiatement à l'attention et en dénoncent la spécificité d'origine. Ainsi :

1° Quelquefois ils forment un cercle complet (je dis un cercle et non pas une circonférence), c'est-à-dire qu'ils sont groupés, condensés dans une surface absolument arrondie de contour et criblée dans toute son aire de nodosités tuberculeuses.

2° Bien plus souvent (et ceci constitue le type à la fois le plus commun et le plus formellement révélateur de la spécificité syphilitique), ils constituent seulement, comme configuration d'ensemble, un *segment de cercle*, c'est-à-dire un demi-anneau, un croissant, un fer à cheval.

3° Dans une forme beaucoup plus rare, ils dessinent une véritable circonférence, dont le centre reste sain (syphilide tuberculeuse *annulaire*).

L'*étendue* de ces groupes éruptifs comporte naturellement des variétés nombreuses et importantes.

Dans les cas les plus habituels, ils peuvent être comparés comme proportions de surface à une pièce de cinq francs en argent ou à la paume de la main.

Mais il n'est pas rare qu'ils soient beaucoup plus étalés et qu'ils couvrent par exemple toute une région de la face, telle que le nez, une joue, le menton, le front, etc.

Quelquefois même ils dépassent ces limites. On en voit qui mesurent l'étendue d'une main ou des deux mains. Et c'est bien autre chose encore quand ils revêtent la *forme serpigineuse*. Dans ce cas, ils peuvent atteindre la hauteur de tout un membre, labourer toute la face, serpenter autour du tronc, etc.

Quelques exemples :

I. — Sur un jeune homme hérédo-syphilitique, que nous avions dans nos salles l'année dernière, la face tout entière était recouverte, comme par un masque, d'énormes placards lupiformes. — Un cas de même genre exactement est cité par Cazenave.

II. — Un de nos malades actuels présente les restes d'énormes syphilides phagédéniques qui ont serpenté sur les deux bras, et cela dans toute leur hauteur, avec une largeur variable de 5 à 10 et 12 centimètres.

III. — Sur une petite malade de neuf ans, citée par Cazenave, une syphilide tuberculeuse en anneaux s'était répandue sur de nombreux départements du corps. Après avoir débuté par le ventre, l'éruption s'était propagée aux deux tiers inférieurs de la région dorsale, sur les régions lombaire et sacrée, sur une partie des fesses, sur la face postérieure des cuisses, et enfin sur les parties latérales du thorax.

IV. — Une de nos malades actuelles, âgée de dix-huit ans, présente un type bien autrement étendu de syphilide serpigineuse. Cette jeune fille, née de parents syphilitiques, a été affectée, dès ses premières années, de divers accidents d'hérédo-syphilis. Entre autres manifestations de cet ordre, il s'est produit sur elle, vers l'âge de trois ans, une syphilide tuberculo-ulcéreuse qui persiste encore aujourd'hui ou qui, pour mieux dire, persistait encore il y a quelques jours, après *quinze ans de durée*, et que vient de guérir très rapidement le traitement spécifique. Or, cette syphilide, née sur les fesses, s'est propagée aux deux membres inférieurs qu'elle a parcourus et labourés *dans toute leur étendue*, des fesses aux malléoles, et cela sur une largeur moyenne de 10 à 20 centimètres environ. Les monstrueuses cicatrices qu'a laissées cette lésion permettent d'en apprécier encore et l'étendue et le trajet serpigineux.

Des variétés d'un autre genre sont relatives au *nombre* de ces groupes éruptifs.

Il se peut que l'éruption ait des foyers multiples, voire confluents (comme dans l'un des cas précités). Mais ce n'est là qu'un fait assez rare, et même exceptionnel relativement. Bien plus souvent on n'a affaire qu'à un petit nombre de ces foyers, deux ou trois par exemple, et même à un seul pour la plupart des cas. Ainsi, d'après ma statistique personnelle, les éruptions à foyer unique sont de beaucoup les plus communes, et cela dans la proportion de 5 sur 6.

La question de *siège* présente ici un réel intérêt. Les quelques chiffres suivants ne sauraient laisser de doutes à ce sujet.

Sur 53 observations où la syphilis héréditaire tardive s'est traduite par des lésions cutanées, je trouve que ces lésions siégeaient :

Sur le visage	28	fois.
Sur le cuir chevelu	1	—
Sur la jambe	27	—
Sur la cuisse	5	—
Au pied	2	—
Sur le bras	5	—
Sur l'avant-bras	4	—
Aux mains	3	—
Sur le tronc	6	—
Sur le cou	1	—
Sur le sein	1	—
Sur les fesses	3	—
A la verge	4	—
A la vulve	3	—
Au pourtour de l'anus	1	—

D'où il ressort :

1° Que, d'abord, ces lésions peuvent siéger à peu près *partout;*

2° Mais qu'elles n'affectent les différentes régions du corps qu'avec un degré très inégal de fréquence. Ainsi, il est des départements cutanés (bras, cuisses, extrémités des membres, cou, sein, etc.) où elles sont plus ou moins rares; tandis qu'inversement il en est d'autres qu'elles affectent avec une préférence marquée et qui constituent pour elles de véritables *sièges d'élection ;*

3° Qu'il est même deux départements cutanés qui peuvent être qualifiés de *sièges d'élection* pour les dermatoses de la syphilis héréditaire tardive, à savoir :

1° Le visage ;

2° La jambe.

Jugez-en par les chiffres qui précèdent. Sur cinquante-trois cas il en est vingt-huit où ces lésions ont porté sur la face, et vingt-sept où elles ont affecté la jambe.

Quelques détails complémentaires.

A la jambe, ces lésions occupent presque toujours, chose curieuse, la *région antérieure*. Elles sont infiniment plus rares sur la face postérieure du membre, c'est-à-dire au niveau et aux environs du mollet. Pourquoi cela? Certes, je ne saurais le dire; mais le fait n'en est pas moins authentique, et, sans l'expliquer, je le constate.

De même, toutes les régions de la face ne sont pas également exposées à devenir le substratum de ces lésions. Il en est une qu'elles préfèrent à toute autre, c'est le nez. *Le nez est leur victime de prédilection.* Dans les vingt-huit cas de ma statistique où elles affectaient le visage, dix-huit fois elles intéressaient le nez, et l'intéressaient gravement, je puis le dire à l'avance.

Donc :

C'est la face que la syphilis héréditaire tardive affecte de préférence à toute autre région du corps ; — et, à la face, c'est le nez sur lequel elle porte ses ravages avec une préférence non moins marquée.

Je serai bref, et pour cause, sur la symptomatologie de ces lésions. Car ce sont, pour ainsi dire, des *lésions sans symptômes.* Tout est ici, cliniquement, dans l'aspect objectif, dans les altérations anatomiques des parties affectées. En dehors de l'aspect objectif, presque aucun trouble ne se présente à relever pour le médecin. Insistons toutefois, à titre négatif, sur cette curieuse absence de troubles fonctionnels, de réaction locale ou générale et surtout de douleurs.

Ces lésions sont étonnamment indolentes pendant toute leur évolution. D'abord, elles naissent insidieusement, sans que rien, sans qu'aucune douleur notamment en révèle l'invasion. — Au delà, elles continuent à se développer dans le même silence et toujours sans douleurs. — Au delà encore, ou bien elles s'atrophient et disparaissent, ou bien, ce qui est beaucoup plus fréquent, elles s'ulcèrent et se détruisent, et cela sans troubles fonctionnels (autres que ceux, bien entendu, qui peuvent dériver des délabrements ou des mutilations d'organes), et cela sans réaction, et cela sans douleurs. Ce sont donc là, comme on l'a dit, des *lésions à froid* par excellence, ou, je répète le mot, des lésions sans symptômes.

Ceci nous explique un fait de pratique, à savoir : pourquoi il est si fréquent que les malades affectés de ces lésions n'arrivent à nous qu'à une époque où elles sont déjà accomplies, c'est-à-dire où elles ont produit les dégâts, les mutilations, les destructions qu'elles peuvent produire. On ne s'en est pas inquiété, voilà le fait; et l'on ne s'en est pas inquiété *parce qu'elles ne faisaient pas souffrir*, parce que l'absence de symptômes, l'absence de douleurs notamment, semblait aux malades comme à leur entourage une garantie de bénignité. C'est là, vous vous le rappelez, ce que nous disait la mère d'un jeune garçon qu'on nous présenta, ces derniers temps, avec le nez à moitié détruit. Comme nous faisions reproche à cette femme d'avoir attendu si longtemps avant de venir à nous et d'avoir de la sorte laissé se produire des lésions désormais irréparables, elle nous répondit simplement ceci : « Que voulez-vous? L'enfant ne s'en plaignait pas, n'en souffrait pas. Comme cela ne lui faisait pas de mal, j'ai cru que ce n'était pas grave; j'ai cru que cela s'en irait comme c'était venu, etc. ». Donc, vous le voyez, messieurs, l'indolence même de ces lésions en fait le danger, par la sécurité qu'elle inspire.

Venons à l'évolution.

Après un début insidieux et pour ainsi dire latent, la lésion continue à progresser d'une façon sourde et lente, et toujours sans réaction, et toujours sans douleur. Les tubercules s'accentuent, s'arrondissent ou s'étalent, s'indurent, en même temps qu'à leur niveau les téguments prennent une teinte foncée, d'un rouge brun rappelant, suivant la comparaison consacrée, la teinte du « maigre de jambon ». Dès lors la forme sèche de la syphilide tuberculeuse se trouve constituée.

Cette forme peut-elle être stable et devenir permanente, j'entends ne pas aboutir à l'ulcération? Oui, certes. Ainsi, comme exemple, je vous rappellerai le cas de cette jeune fille que j'avais traitée dans sa première enfance pour divers accidents hérédo-syphilitiques, et que je retrouvai, à l'âge de quinze ans, affectée d'une *syphilide tuberculeuse sèche* des mains. Cette syphilide était constituée par un grand cercle de tubercules occupant toute la face palmaire des mains, tubercules lenticulaires, aplatis, très durs, presque *cornés*, et recouverts d'une desquamation lamelleuse. Des lésions de même nature, mais plus étalées, siégeaient sur les sillons et la pulpe des doigts. L'éruption datait déjà de six mois quand je la vis pour la première fois, et avait certainement acquis son apogée comme sa forme définitive.

Mais ce n'est là qu'un cas rare. On peut même, je crois, déclarer exceptionnelles dans la syphilis héréditaire tardive les formes de dermatoses qui restent sèches pendant toute leur durée et qui disparaissent par résorption interstitielle, par atrophie.

Au contraire, la forme usuelle en l'espèce est celle qui, primitivement constituée par des tubercules secs ou par une infiltration en nappe des téguments, aboutit plus tard à des destructions suppuratives et des ulcérations profondes. C'est, en un mot, la forme de syphilides cutanées dite *tuberculo-ulcéreuse* ou *gommeuse*, ou bien encore, en raison des croûtes qui la revêtent fréquemment, *tuberculo-crustacée.*

En d'autres termes, les dermatoses qui dérivent de la syphilis héréditaire tardive ont pour caractères habituels de se développer à l'origine sous forme d'infiltration cutanée à surface primitivement intacte, puis, dans une étape ultérieure, de dégénérer en ulcérations tégumentaires, ulcérations qui se présentent alors avec tous les attributs objectifs de l'*ulcère gommeux.*

Ces attributs, vous les connaissez par les exemples multiples qui passent ici quotidiennement sous vos yeux. Très sommairement je vous rappellerai qu'ils consistent en ceci : Entamure nettement entaillée au sein de tissus durs et manifestement infiltrés ; — ulcération toujours profonde, comprenant tout ou partie de l'épaisseur du derme, pénétrant même souvent les tissus sous-jacents ; — bords de cette ulcération nettement découpés, « taillés à pic », suivant l'expression convenue, et parfois presque aussi verticaux que s'ils avaient été incisés au bistouri ; — d'autre part, bords adhérents (et non pas décollés, flottants, comme le sont le plus habituellement ceux des ulcérations scrofuleuses) ; — aréole d'un rouge sombre servant de cadre à la lésion ; — fond de l'ulcère inégal, semé de dépressions, étagé, raviné, et surtout (caractère majeur en l'espèce) recouvert soit en totalité, soit par îlots, par un enduit jaune, fortement adhérent, crémeux, *bourbillonneux*. Cet enduit bourbillonneux, vous savez quel il est ; c'est le tissu même de la gomme en voie d'élimination; c'est la gomme elle-même sphacélée, nécrosée. Rien d'étonnant en conséquence à ce qu'il constitue l'attribut essentiel, pathognomonique, de ces lésions gommeuses.

En somme l'aspect le plus habituel sous lequel se présentent dans la pratique les déterminations cutanées de la syphilis héréditaire tardive est celui de lésions tuberculeuses en voie d'ulcération, si ce n'est même déjà complètement ulcérées. Aussi ces lésions sont-elles souvent prises pour des lupus et traitées comme des lupus, ainsi que j'ai déjà eu l'occasion de vous en citer divers exemples.

La marche de ces lésions est différente suivant leurs diverses périodes, à savoir :

Toujours assez lente dans la période initiale (celle d'infiltration), c'est-à-dire se comptant par semaines, voire atteignant quelques mois ; — relativement rapide, comme étape de désagrégation et d'ulcération; — absolument incertaine et variable, comme étape de réparation. Ainsi, l'ulcère gommeux se cicatrise parfois (le cas est rare, il est vrai) à assez brève échéance, alors qu'il n'est pas entretenu par des irritations surajoutées; — bien plus souvent, au contraire, il traîne en longueur et ne se répare que péniblement avec une grande lenteur; — souvent encore, il s'accroît périphériquement, par infiltration gommeuse envahissant de proche en proche les bords de la lésion; — quelquefois, enfin, il progresse de la sorte d'une façon pour ainsi dire indéfinie, chronique en tout cas, en affectant la marche du phagédénisme excentrique ou, plus fréquemment, du phagédénisme serpigineux.

Ce sont donc là, au total, des lésions d'évolution assez longue, à l'instar de toutes les lésions gommeuses. Il s'en faut cependant que leur marche et leur durée aient rien de comparable à la marche et la durée du lupus scrofuleux. Celui-ci est le type par excellence des affections *torpides*, à développement lent et chronique. Il est lent et chronique à ce point qu'il semble parfois immobile pendant un laps de temps considérable. Pour être lente aussi d'évolution, surtout dans son premier stade, la syphilide tuberculeuse n'en offre pas moins une marche générale bien plus hâtive, infiniment plus hâtive; elle fait en un mois par exemple ce que ferait le lupus en un an.

Disons même qu'en certains cas, qui sont loin d'être rares, elle se départit de ses habitudes froides et lentes pour envahir et détruire à bref délai des départements plus ou moins étendus de surfaces tégumentaires. On a vu de la sorte les ailes du nez être infiltrées, ulcérées, perforées et anéanties dans l'espace de quelques semaines, par une syphilide tuberculeuse. De même, sur un de mes petits malades, une infiltration gommeuse considérable envahit toute la lèvre supérieure dans l'espace de « trois à quatre semaines » et s'ulcéra hâtivement, si bien qu'à l'époque où l'enfant nous fut amené pour la première fois des destructions irréparables s'étaient déjà produites.

Ainsi, en résumé : évolution lente en général, mais infiniment plus hâtive que celle des affections scrofuleuses correspondantes; — et, de plus, possibilité d'une évolution rapide, presque aiguë en certains cas; telle est la marche usuelle des lésions qui nous occupent.

Enfin, venons aux modes de terminaison.

Les formes sèches aboutissent à la résorption interstitielle et l'atrophie des tissus sans ulcération. Ce sont là des formes rares; n'en parlons que pour les signaler à leur place.

Les formes usuelles, celles qui tendent à l'ulcération des tissus, n'ont que deux modes de terminaison, à savoir :

Ou bien la *résolution*, alors que le traitement intervient assez à temps pour prévenir l'ulcération;

Ou bien la *cicatrisation*. Mais la cicatrisation à quel prix? Au prix de la *destruction* des parties affectées. Tel est, en effet, le caractère essentiel, constitutif, de ces lésions. Ce sont des lésions éminemment désorganisatrices, destructives. Les tissus qu'elles affectent sont condamnés *à mort*, si l'art ne les sauve à temps par une intervention suffisamment hâtive et suffisamment énergique.

Aussi vous concevez quelles sont ou quelles peuvent être en définitive les conséquences de ces lésions. Ces conséquences sont :

Soit, dans les cas les plus simples et les plus heureux, des cicatrices, mais des cicatrices profondes, déprimées, creuses, irrégulières, souvent froncées, bridées, et presque toujours plus ou moins étendues ;

Soit des pertes de substance, des entamures, des mutilations ou même des destructions intégrales, bref des anéantissements d'organes.

Exemples divers.

Un de nos malades actuels présente toute la face antérieure d'une jambe convertie en une cicatrice monstrueuse, qui part du genou pour aboutir aux malléoles, cicatrice déprimée, bridée en plusieurs points, extrêmement tendue sur d'autres, fortement pigmentée à sa périphérie. C'est là cependant un cas bénin, surtout en raison du siège de la cicatrice. Mais en voici d'autres à conséquences plus lamentables.

Une malade de Dowse fut affectée à dix ans, par le fait d'une syphilis héréditaire, d'une syphilide tuberculo-ulcéreuse qui lui détruisit tout le bout du nez.

Sur une petite fille de ma clientèle, une bonne moitié de la lèvre supérieure fut détruite par une syphilide de même forme.

Un malade de Lewin fut affecté à quatorze ans d'ulcérations phagédéniques du visage, qui aboutirent à une destruction considérable du nez et de la lèvre supérieure.

Dans un cas cité par Celso Pellizzari, un jeune garçon, hérédo-syphilitique, eut toute la lèvre supérieure rongée dans sa partie moyenne par une « gomme destructive »; si bien que l'énorme brèche entaillée de la sorte dans les parties molles laissait à découvert une large portion de l'arcade dentaire, avec une série de dents qui présentaient les « altérations caractéristiques » de l'hérédo-syphilis (1).

Un malade que vous avez eu longtemps sous les yeux, l'année dernière, avait la presque totalité du visage convertie en un masque cicatriciel. Son nez était absolument difforme, et mutilé dans sa moitié inférieure. En outre, une de ses narines ou, pour

(1) La photographie de ce cas intéressant se trouve reproduite dans le livre du Dr Jullien (*Traité pratique des maladies vénériennes*, 2e édit., p. 1102).

mieux dire, l'orifice qui avait remplacé une de ses narines était tellement atrésié qu'on pouvait à peine y introduire la tête d'une épingle.

Sur un malade d'Hutchinson, le nez avait été détruit en totalité par une syphilide tuberculeuse.

Une jeune fille de dix-huit ans était affectée depuis quatre ans d'une syphilide serpigineuse du visage; de sorte qu'à l'époque où elle consulta le Dr Atkinson (à qui nous devons cette intéressante observation), toute l'étendue de la face était constituée ou par des cicatrices ou par des croûtes ou par des ulcérations.

Voici le texte même de l'auteur :

« Tout le visage, dit Atkinson, n'était qu'un mélange de cicatrices, de croûtes et d'ulcères ; — le front était un vaste ulcère ; — les paupières étaient à moitié détruites, si bien que les yeux, mis à découvert, se présentaient rouges et enflammés, avec des cornées nuageuses; — les ailes du nez étaient aplaties, la cloison détruite, et les narines atrésiées, réduites à deux petits trous du diamètre d'une tête d'épingle; — les joues étaient couvertes de cicatrices ; — la bouche rétrécie, distordue; — sur le menton s'étalaient de larges ulcères, etc., etc. (1). »

Et de même pour tant et tant d'autres cas que je pourrais citer, relatifs à des destructions partielles ou totales du nez, des lèvres, des paupières, à des distorsions, des difformités, des atrésies cicatricielles, etc.

Bref, ces lésions sont pour le visage, qui en est le tributaire habituel, l'origine de toutes les laideurs imaginables, depuis la simple cicatrice jusqu'à la mutilation, depuis le disgracieux jusqu'à l'horrible. Elles sont un des facteurs de ces facies affreux, monstrueux, épouvantables, dont Saint-Louis est l'asile et le refuge, dont l'horreur finit par nous échapper, blasés que nous sommes sur les tristes spectacles de ce genre, mais qui impressionnent si vivement les visiteurs accidentels de cet hôpital. Inutile d'ajouter qu'elles constituent les malades affligés de la sorte à l'état de véritables parias dans la société.

(1) V. *The American Journal of the medical sciences*, 1879.

Voilà, Messieurs, quelles sont les conséquences possibles de ces lésions ; voilà ce que peut réaliser, à l'instar de la syphilis acquise ou du lupus, la syphilis héréditaire tardive, et ce qu'elle ne réalise que trop souvent.

XVII

Après ces généralités à coup sûr très succinctes, je m'empresse d'aborder le chapitre majeur du sujet actuel, le chapitre pratique par excellence, celui du diagnostic différentiel.

Tout est ici dans le diagnostic. Car, de deux choses l'une : Ou bien ces lésions seront reconnues pour ce qu'elles sont, et alors elles seront facilement et promptement guéries par le seul traitement qui leur convienne ; — ou bien, elles seront méconnues en tant que lésions syphilitiques, rapportées à telle ou telle autre origine, et vous savez quel sera le résultat d'une erreur de ce genre.

Comme exemple, un bon ou un mauvais diagnostic pourra, en l'espèce, aboutir à ceci : la conservation ou la perte du nez, la sauvegarde du visage ou l'horreur permanente et définitive de la physionomie. Et de cela vous préjugez, sans que j'aie besoin de vous les dire, les conséquences extra-médicales, sociales, morales ou autres. Que devient, que peut devenir un jeune homme ou, *à fortiori*, une jeune fille qui restera défigurée, affligée pour le restant de ses jours d'une difformité grotesque ou repoussante, d'une de ces laideurs, de ces monstruosités que je viens de vous décrire ? Son avenir social, son avenir professionnel, son avenir moral se trouvent du même coup compromis, anéantis, ensevelis dans le même naufrage. Qui acceptera ces monstres comme époux ou comme femmes? Quelle carrière leur sera ouverte ? Et que de vexations, d'amertumes, d'humiliations les attendent, alors, par exemple, qu'une école ou un atelier leur fermera ses portes, alors qu'on reculera devant leur société ou devant leur amitié, comme on reculait jadis devant la main du lépreux !

C'est donc un devoir pour le médecin que de s'efforcer à

reconnaître ces lésions à l'origine, pour en conjurer les néfastes conséquences. Que faire en vue de cela? C'est, d'abord, d'avoir nettement présent à l'esprit l'ensemble séméiologique qui permettra de dépister le caractère spécifique de ces dermatoses; c'est, en second lieu, d'avoir une notion précise des erreurs à éviter en pareille occurrence. Or, ces erreurs sont les deux suivantes : 1° Appliquer à ces lésions un traitement autre que le seul dont elles puissent bénéficier ; — 2° leur appliquer le traitement opportun, mais à doses insuffisantes, à doses inférieures à ce qui est nécessaire pour en obtenir un résultat heureux, c'est-à-dire pour enrayer la marche des accidents.

Mais assez de généralités. Abordons de front le problème à résoudre.

Ce dont il s'agit, c'est de reconnaître ces lésions en tant que lésions de syphilis, c'est-à-dire de les différencier de lésions d'autre nature dont elles peuvent emprunter le masque, la physionomie objective.

Or, est-il en l'espèce plusieurs affections susceptibles de donner le change? Non. Il n'en est que d'un seul ordre, qu'à l'avance vous avez nommées, à savoir : les *affections scrofuleuses*, les diverses variétés du *lupus*. Mais celles-ci, à la vérité, sont de nature à créer des embarras sérieux, voire des difficultés considérables.

Et, en effet, parcourez les observations de syphilis héréditaire tardive à manifestations cutanées, en recherchant pour votre édification personnelle (et cette recherche ne laissera pas d'être instructive, je vous en réponds) quelles erreurs ont été commises relativement aux manifestations de cet ordre. Invariablement vous constaterez que, dans les cas où une erreur a été faite sur ces lésions, elle a toujours consisté en ceci : On a pris ces lésions pour des accidents scrofuleux, *pour des lupus*. Toujours on a cru au lupus, alors qu'il s'agissait d'une syphilide tuberculeuse, lupiforme.

De même, voyez ce qui se produit ici. Chaque fois qu'un malade entaché ou simplement suspect de syphilis héréditaire entre dans nos salles avec des lésions cutanées, quel est le diagnostic différentiel que nous agitons toujours, que nous discutons toujours entre nous ? Invariablement nous mettons en parallèle la syphilis et la scrofule comme origines possibles de ces accidents.

La scrofule, le lupus, voilà l'écueil diagnostique en l'espèce, voilà l'ordre de manifestations morbides dont il s'agit de différencier les dermatoses lupiformes de la syphilis héréditaire tardive. C'est là l'inévitable problème, c'est là l'éternelle question qui s'impose.

Or, ne vous y trompez pas, Messieurs, le diagnostic différentiel du lupus et des syphilides tuberculeuses qui ressortissent à notre sujet est un des plus difficiles de la pathologie. Non seulement c'est un diagnostic difficile pour les médecins peu versés ou non spécialement versés dans les études de dermatologie et de syphiliographie, mais c'est un diagnostic *difficile pour tout le monde*, je ne crains pas de le dire, voire pour les plus experts, pour les dermatologistes et les syphiliographes de profession. C'est là un de ces diagnostics qui s'impose journellement à nous, médecins de Saint-Louis, et qui cependant nous embarrasse presque toujours, qui en tout cas nous trouve toujours défiants et perplexes. Je dirai même plus, c'est que les médecins les plus habitués aux diagnostics de ce genre sont souvent ceux qui, en pareille matière, se montrent les plus réservés et les plus circonspects, et cela parce qu'ils ont notion de difficultés et de causes d'erreur qui sont inconnues à de moins expérimentés.

Mais venons au fait, et mettons en parallèle les différentes dermatoses que peut réaliser la syphilis héréditaire tardive.

I. — Voici d'abord, je suppose, une syphilide tuberculeuse et un lupus tuberculeux, l'une et l'autre de forme sèche. Essayons de les distinguer.

Au premier abord, impossible de ne pas subir l'impression que voici. Nous cherchons des différences, et nous ne trouvons que des ressemblances, des analogies, si ce n'est même des identités objectives, entre les deux lésions. De part et d'autre, en effet, nous constatons ceci : une éruption tuberculeuse, sur un fond rouge et infiltré ; — des tubercules de volume et de configuration à peu près identiques ; — des tubercules groupés, agglomérés d'une façon à peu près semblable, voire tout à fait semblable, etc. C'est à désespérer, semble-t-il, de différencier jamais deux affections similaires à ce degré.

Insistons cependant. Examinons les choses de plus près, et il ne sera pas impossible que nous parvenions à relever certaines différences qui ne nous avaient pas frappés tout d'abord, à savoir par exemple :

1° *Différence de couleur.* — La syphilide tuberculeuse se présente toujours avec une coloration d'un rouge sombre, d'un rouge brun foncé ; — les tubercules du lupus offrent au contraire une teinte d'un rouge plus clair, d'un rouge jaunâtre, quelquefois demi-transparent, et rappelant l'aspect particulier de certains sucres d'orge qui sont à la fois jaunes et rouges. Cette teinte *sucre d'orge* est connue de tous les dermatologistes. Bien accentuée, elle dénonce presque sûrement le lupus.

2° *Différence de consistance.* — Le tubercule syphilitique est ferme sous le doigt, *dur* au toucher. Il ne se laisse pas déprimer, aplatir ; il ne « s'écrase pas sous la pression », comme on dit en langage technique. — Le tubercule lupeux semble moins plein, moins « rempli » ; il est *mollasse* ; il s'affaisse sous le doigt.

Ces deux différences, surtout quand elles sont bien accusées, comportent certes une réelle valeur diagnostique.

II. — Venons aux formes ulcéreuses. Ici encore, au premier coup d'œil, les ressemblances objectives l'emportent de beaucoup, à coup sûr, sur les dissemblances. Cependant une analyse minutieuse permet quelquefois de relever entre les deux affections telles ou telles différences tirées des cinq caractères suivants :

1° *Coloration de l'aréole.* — L'aréole qui encadre la syphilide tuberculeuse ulcérée est toujours d'un *rouge sombre*, d'un rouge foncé, pigmentaire. On a comparé cette teinte à celle du jambon vieilli, sec, racorni. — L'aréole des scrofulides est d'un rouge plus clair ou quelquefois même d'un rouge teinté de bleu. Ce reflet *bleuâtre* de l'aréole scrofuleuse ne se rencontre, à vrai dire, que dans un nombre de cas assez limité ; mais lorsqu'il existe (et vous le verrez reproduit sur une belle pièce exposée au Musée de notre hôpital), il est frappant et presque caractéristique.

2° *Constitution et aspect des croûtes.* — Les croûtes qui revêtent parfois les ulcérations syphilitiques sont quelque peu différentes de celles des lésions scrofuleuses.

A savoir :

I. — Elles sont plus homogènes, plus compactes, plus denses, plus dures, que celles des scrofulides ;

II. — Elles sont souvent constituées par des stratifications manifestes, qui leur donnent l'aspect de l'écaille d'huître (croûtes dites *ostréacées*) ; disposition qu'on n'observe pas, au moins au même degré, dans le lupus ;

III. — Elles ont une couleur plus foncée que la teinte habituelle des croûtes scrofuleuses. Souvent elles sont presque noires. — Parfois encore elles offrent un reflet brun verdâtre, rappelant la couleur de certains bronzes antiques.

3° *État des bords.* — Meilleur signe que les précédents, et susceptible de fournir en nombre de cas de très utiles données séméiologiques. Ainsi :

DANS LES LÉSIONS SYPHILITIQUES :	DANS LE LUPUS ULCÉRÉ :
Bords toujours *accentués*, bien apparents, élevés, faisant relief ;	Bords moins accentués, plats, minces, souvent réduits à une simple circonférence ulcéreuse, sans relief ;
Bords *durs*, engorgés, infiltrés ;	Bords *mous*, non engorgés, flasques ;
Bords nettement entaillés, coupés *à pic* ;	Bords non entaillés à pic, mousses, amincis ;
Bords *adhérents*, non décollés.	Bords souvent *décollés*, minés à leur face inférieure, quelquefois même flottants.

4° *État du fond.* — C'est le fond tout naturellement qui constitue les particularités les plus essentielles de la physionomie des lésions ; aussi est-ce lui que consultera le plus fructueusement l'observateur, pour y chercher les éléments de son diagnostic.

Le fond des ulcérations tertiaires de la syphilis est en général remarquable par le triple caractère que voici :

I. — Il est *creux*, profond, déprimé, notablement déprimé au-dessous du niveau des parties voisines ;

II. — Il est inégal, irrégulier, *anfractueux*, semé de petites dépressions alvéolaires, raviné même et comme « étagé » quelquefois ;

III. — Et surtout il est *bourbillonneux;* c'est-à-dire que tantôt il est revêtu sur toute sa surface d'un enduit jaunâtre ou gris jaunâtre, crémeux ou lardacé, adhérent, demi-solide, qui n'est autre (comme je vous le disais précédemment) que le tissu tuberculeux ou gommeux sphacélé, nécrosé ; — et tantôt il est simplement semé çà et là, par îlots, de petits débris semblables, derniers restes de bourbillon non encore éliminés. — C'est là, vous le savez, le caractère par excellence des ulcères gommeux de la syphilis.

Avec le lupus, au contraire, caractères éminemment différents. Ainsi :

I. — Ulcérations en général moins profondes, moins excavées, moins évidées, se tenant presque au niveau des parties ambiantes, quelquefois même dépassant ce niveau, exhaussées, saillantes, exubérantes ;

II. — Ulcérations à fond rougeâtre ou rosé, offrant souvent une teinte identique à celle des bourgeons charnus, une teinte d'un rouge « louable », à ce point qu'on se croirait en présence d'une plaie simple et bénigne, ne demandant qu'à se cicatriser à bref délai ; — d'autres fois, ulcérations à fond d'un rose pâle, semblable à la teinte des plaies atoniques ; — d'autres fois encore, ulcérations à fond lisse et uni, se recouvrant d'une sorte de vernis vitreux et pseudo-cicatriciel qui fait croire à un début de réparation, mais qui se détache, se décolle sous l'effleurement du doigt, à la façon d'une couche non adhérente de collodion ;

III. — Parfois encore (mais ceci n'est plus spécial qu'à certaines variétés du lupus), ulcération constituée par une lésion bourgeonnante, végétante, par un véritable bouquet de granulations papilliformes, mûriformes, rappelant l'aspect du chou-fleur ou de la framboise (*Lupus frambœsioïdes*).

Cette dernière variété nous intéresse d'une façon spéciale en ce qu'elle s'observe souvent sur le nez qu'elle déforme de la plus étrange façon, en lui communiquant un excès de volume plus ou moins considérable. Recouverte parfois d'une croûte noire, elle simule assez bien au premier aspect une lésion syphilitique. Mais il suffit de détacher cette croûte pour mettre à découvert le *chou-fleur lupeux*. Or, jamais les lésions syphilitiques ne se présentent sous cet aspect.

5° *Configuration d'ensemble de la lésion.* — Non pas toujours, mais assez fréquemment, les ulcérations de la syphilis sont remarquables par leur configuration méthodique. Elles se présentent alors sous tel ou tel des trois types suivants :

Le *type orbiculaire*, où elles dessinent un cercle complet, plus ou moins régulier, quelquefois absolument régulier et, pour ainsi dire, fait au compas.

Le *type en croissant*, beaucoup plus commun, où elles figurent un segment de circonférence, un arc de cercle, un demi-anneau, une demi-lune, etc.

Le type *en ondulations serpentines*, qui est celui des formes extensives et serpigineuses.

Inversement, les ulcérations du lupus sont beaucoup plus irrégulières et variées comme configuration générale. Elles peuvent bien quelquefois affecter une forme plus ou moins circinée, mais il semble que ce soit là un hasard pour elles. Somme toute, elles sont *moins méthodiques* de forme que les syphilides, moins assujetties à un type réglé, systématique.

Un exemple va vous montrer quel utile parti le diagnostic peut tirer de ce dernier signe.

Une jeune fille de dix-neuf ans entre dans nos salles, il y a de cela quelques années, pour une lésion tuberculo-croûteuse de la lèvre supérieure. Je commets la faute de prendre cette lésion pour un lupus. A ma décharge laissez-moi vous dire qu'à cette époque il n'était guère question encore de la syphilis héréditaire tardive, et que nombre d'erreurs de ce genre devaient sans doute se commettre et passer inaperçues. Quoi qu'il en soit, je traite la malade par la méthode des scarifications, méthode alors nouvelle et en pleine période de faveur ici-même. Je réussis, ce qui, par parenthèse, démontre que la scarification ne guérit pas seulement le lupus et pourrait à la rigueur guérir aussi les syphilides. Rien d'étonnant à cela, au surplus, car la scarification n'est, à tout prendre, qu'une destruction. Mais passons.

Or, deux ans plus tard, cette jeune fille revient à nous, avec une lésion identique ayant récidivé sur le siège même de la précédente. Mais, cette fois, la lésion offre une configuration qui nous frappe. Elle est limitée inférieurement par un demi-cercle parfait, géométrique de forme, fait au compas. D'après cela, je soupçonne la syphilis. Je recherche la syphilis et ne la trouve pas sur la malade, il est vrai, mais je la trouve sur ses parents. J'administre le traitement spécifique, et le prétendu lupus s'évanouit comme par enchantement.

Donc, dans ce cas, c'est la configuration de la lésion qui m'a permis de rectifier mon erreur première; c'est elle qui m'a ouvert la piste du diagnostic correct.

Tels sont, Messieurs, les principaux signes que nous fournit l'étude objective des lésions et qui composent ce qu'abréviativement nous appelons le *diagnostic objectif*.

Eh bien, que penser de ces divers signes? Que valent-ils au total et quelle confiance leur accorder?

Rien de plus juste à en dire, me semble-t-il, que ceci : Les signes en question sont à la fois *excellents* et *insuffisants*.

Ils sont excellents, parce qu'ils sont cliniques et empruntés aux éléments qui constituent le facies propre des lésions. La preuve en est dans ce fait qu'il suffit souvent d'un coup d'œil à un médecin expérimenté pour reconnaître sûrement soit une syphilide, soit un lupus, de la même façon qu'il suffit d'un coup d'œil pour reconnaître un visage familier.

D'autre part, je les ai taxés d'insuffisants, et cela pour deux raisons : parce que, d'abord, ils n'ont rien de constant, et parce qu'en second lieu ils n'ont rien d'absolu comme signification diagnostique.

De sorte qu'après avoir laborieusement édifié le diagnostic différentiel qui précède, je pourrais actuellement — passez-moi l'expression — le démolir pièce à pièce, en prenant à part chacun des signes qui le composent et en démontrant que ce signe est sujet à faire défaut et que, de plus, il ne comporte rien de pathognomonique en soi, rien de réellement et sûrement distinctif. Jugez-en, au surplus, par les quelques exemples suivants.

Les syphilides tuberculeuses sèches, vous ai-je dit, se distinguent par une teinte d'un rouge foncé, sombre, d'un rouge jambon, tandis que le lupus de même forme se caractérise par une coloration d'un rouge plus clair, d'un rouge jaunâtre, connue sous le nom de teinte sucre d'orge. Or, notez d'abord qu'il ne s'agit là que d'une nuance (le mot est ici plus que jamais en situation). Puis, est-ce que ces deux teintes sont constantes et invariables pour chacun des deux types morbides en question? Pas le moins du monde. Ainsi, il est des lupus *foncés*, qui prennent exactement la teinte des syphilides, comme vous pourrez le voir sur plusieurs pièces de notre musée. En tout cas, pas de fond sérieux à faire sur un tel signe ; et, de toute évidence, ce n'est pas sur une simple différence de coloration que peut reposer un diagnostic aussi important, aussi pratique que celui dont nous parlons actuellement.

De même, il est bien certain que des croûtes brunes, noirâtres ou d'un vert foncé, caractérisent en général les syphilides, tandis que la scrofule, généralement aussi, se reconnaît à des croûtes d'un ton plus clair. Mais cela encore n'a rien d'absolu, et il ne faudrait pas aller bien loin, il ne faudrait qu'aller aux vitrines de notre musée pour trouver, d'une part, des syphilides à croûtes claires et, d'autre part, des scrofulides à croûtes foncées. Encore un signe infidèle, en conséquence.

Prenons un autre signe à coup sûr bien meilleur que les deux précédents, à savoir : l'état des bords. Est-ce que les syphilides ont toujours ces bords nets, verticaux, à pans abrupts et adhérents, etc., que je me suis attaché à vous décrire ? Est-ce que toujours les scrofulides se distinguent inversement par des bords plats, décollés et flottants ? Non encore. Ainsi l'on trouve parfois la circonférence d'une gomme syphilitique minée par un processus sous-cutané qui en décolle les bords excentriquement.

Dernier exemple. Un excellent signe est souvent fourni en faveur de la syphilis par la configuration circinée des ulcérations. Mais ici encore rien de constant, rien de pathognomonique. Car, d'une part, il est des syphilides qui n'affectent pas le mode circiné ; et, d'autre part, il est des lupus à disposition plus ou moins arrondie.

Et ainsi de suite.

Si bien qu'en définitive les divers signes objectifs que nous venons d'étudier sont tout à la fois, je le répète encore, excellents et insuffisants.

Et j'ajouterai maintenant que, de par expérience, ils restent insuffisants dans la plupart des cas. J'en appelle à vos souvenirs sur ce point. Que de fois n'avez-vous pas vu tel ou tel médecin de cet hôpital rester en défaut devant des cas de ce genre, alors qu'avant tout interrogatoire il s'efforçait d'en établir le diagnostic *de visu?* Que de fois ensemble n'avons-nous pas examiné longuement, analysé avec minutie, détaillé la physionomie de telles lésions pour y rechercher quelque élément distinctif, puis renoncé de guerre lasse à établir un diagnostic différentiel d'après les seuls caractères d'objectivité? Et que de fois enfin n'avez-vous pas été témoins d'erreurs qui, commises d'abord de par les données objectives, ont été redressées ensuite par les données du diagnostic rationnel?

Aussi bien, messieurs, convient-il de n'accorder au diagnostic objectif que la valeur *restreinte* qu'il comporte réellement. Certes les signes dont il se compose sont bons, authentiques, indiscutables, indiscutés; certes il faut toujours les rechercher, les étudier et en tenir un large compte. Mais il faut savoir aussi qu'ils *peuvent manquer* et qu'ils *peuvent tromper.*

Donc le médecin, tout en s'aidant, en s'éclairant des données de l'objectivité, ne devra jamais limiter son diagnostic à ce seul ordre de signes. D'autres éléments séméiologiques, d'un caractère plus sérieux et plus positif, s'imposent à ses recherches. Ceux-ci composent le *diagnostic rationnel* dont il me reste à vous parler.

Ce que j'appelle le diagnostic rationnel des lésions qui nous occupent repose sur une série de considérations très diverses, n'ayant entre elles qu'un trait commun, celui de dériver d'éléments autres que les caractères d'objectivité.

Ces considérations peuvent être rangées sous les cinq chefs suivants :

1° Caractères de l'évolution morbide;

2° Indications relevant d'autres accidents contemporains;

3° Antécédents morbides ;

4° Examen de la personne du malade;

5° Enquête sur les ascendants et les collatéraux.

Quelques mots sur chacun de ces chapitres divers.

1° *Caractères de l'évolution morbide.* — Ici je n'ai qu'à vous rappeler en deux mots ce que je vous disais dans l'un des paragraphes précédents.

Le lupus est une affection éminemment torpide, lente comme développement, lente comme progression, étonnamment chronique.

Bien que lente aussi d'évolution, la syphilide tuberculeuse a cependant une allure bien plus hâtive. Elle fait en quelques mois, voire parfois en un mois, ce que le lupus fait en un an ou plus.

Application de cette donnée.

Voici, je suppose, une lésion qui a dévoré toute une partie du nez, et, renseignements pris, cette destruction s'est opérée en trois ou quatre mois. Qu'est-ce cela, syphilis ou scrofule? Eh bien, le seul fait de cette évolution rapide (trois ou quatre mois) constitue une présomption (et une présomption presque voisine de la certitude) en faveur de l'origine syphilitique de la lésion.

Inversement, cette autre lésion a détruit le nez dans l'espace de quatre, cinq, sept, dix ans ; elle a procédé lentement, sourdement, d'une façon ultra-chronique. Quelle induction tirer de cette seule donnée d'évolution? Celle-ci : que la scrofule très certainement, et non la syphilis, a servi d'origine à l'affection.

Incidemment, laissez-moi vous dire que la scrofule et la

syphilis, qui s'attaquent au nez si fréquemment, ne le détruisent pas de la même façon, tant s'en faut. La scrofule l'*use*, littéralement, le corrode par parcelles, molécule à molécule, et elle y met le temps et elle y met beaucoup de temps. La syphilis au contraire le détruit par blocs, « par gros morceaux », et elle va vite en besogne.

Autre particularité d'évolution.

La scrofule se cantonne volontiers sur un point, par exemple sur un département de la face, dont elle ne sort pas, où elle se confine des années entières, 5, 6, 8, 10 ans et plus. — La syphilis est *moins casanière*, passez-moi l'expression. Elle ne s'éternise pas, comme la scrofule, sur un même point ; elle passe de ce point à un autre, puis de cet autre à un troisième, et ainsi de suite. En un mot, elle est plus ou moins rapidement *migratrice*.

Exemple : Une malade d'Atkinson (celle dont je vous ai parlé précédemment) eut, dans l'espace de quatre ans, la figure absolument labourée et dévorée par une syphilide tuberculeuse. Eh bien, cette syphilide accomplit ses ravages en se portant successivement de la lèvre supérieure au nez, du nez à la cloison et aux joues ; puis de là elle envahit les paupières et le front ; et de là encore elle immigra sur le menton, sans parler même d'autres lésions qui, d'une façon contemporaine, ravageaient le palais, le voile du palais, les fosses nasales, le pharynx, etc.

2° *Indications relevant d'autres accidents contemporains.* — Un diagnostic litigieux de lésion cutanée peut quelquefois être éclairé par la coïncidence d'autres accidents de tel ou tel autre siège.

Voici, je suppose, une dermatose de nature incertaine. Est-ce une syphilide, est-ce un lupus ? Vous n'arrivez pas, de par les signes objectifs, à être fixé sur ce point. Mais, coïncidemment avec cette dermatose, vous constatez soit une tumeur blanche ou des écrouelles cervicales, soit une exostose ou quelque autre manifestation patente de syphilis. Est-ce que cette découverte n'est pas un trait de lumière ? Est-ce qu'indirectement elle ne fait pas le diagnostic de la lésion cutanée, au moins en toute probabilité et réserves faites pour la possibilité peu probable d'une coïncidence, c'est-à-dire d'un cumul de diathèses?

Mais, direz-vous peut-être, cette pluralité d'accidents de divers sièges sur un même malade et à même terme n'est qu'une éventualité. Sans doute. Mais c'est une éventualité assez fréquente et dont le diagnostic trouve souvent l'occasion de tirer profit.

Exemples.

Dans un cas, j'ai été immédiatement fixé sur la qualité d'une éruption douteuse de la face par la coïncidence d'une kératite interstitielle aussi typique que possible. — Dans un autre cas, dont vous avez été témoins récemment, nous n'osions mettre une étiquette sur une ulcération de la lèvre supérieure, lorsque la découverte d'une exostose tibiale incontestablement syphilitique est venue dissiper nos incertitudes. — Et, sur ces deux malades, le succès rapide du traitement vérifia la justesse du diagnostic.

Voyez encore comment nous avons été conduits à suspecter la nature syphilitique de l'effroyable phagédénisme génital que présente le malade actuellement couché au n° 25 de la salle Saint-Louis.

Ce malade nous était adressé avec le diagnostic suivant : « *Chancre simple phagédénique*, ayant déjà détruit la moitié de la verge. » Et il faut dire que l'aspect objectif de la lésion semblait de nature à légitimer ce diagnostic.

Mais, en examinant le malade d'une façon plus complète qu'on ne l'avait sans doute fait jusqu'alors, nous découvrîmes sur lui deux lésions manifestement syphilitiques, à savoir : une exostose pariétale et une périostose gommeuse du sternum. Mon attention fut aussitôt en éveil. Est-ce que par hasard, me demandai-je, la lésion de la verge ne serait pas, elle aussi, d'origine syphilitique? Je poursuivis mes investigations en ce sens et ne tardai pas à constater d'autres signes que je passe ici sous silence parce que vous les connaissez, mais d'après lesquels l'hérédité syphilitique était amplement démontrée chez ce malade. D'après ces données, j'instituai le traitement antisyphilitique, et le phagédénisme de la verge, rebelle depuis neuf mois à diverses médications, se prit immédiatement à s'amender et à guérir avec une rapidité que je puis dire démonstrative.

3° *Antécédents morbides.* — Avec cette considération nous arrivons à l'ordre des signes qui constituent les éléments les plus cliniques, les plus sérieux et les plus positifs du diagnostic différentiel que nous étudions, et cela parce qu'ils sont empruntés non pas à une circonstance éventuelle ou passagère, mais à tout un passé pathologique, à tout un ensemble morbide.

Il est de toute évidence en effet que, si vous découvrez sur votre malade des antécédents non douteux de scrofule, il y a toute présomption pour que la lésion actuelle dérive de la même diathèse.

A fortiori, la qualité syphilitique de cette lésion serait-elle infiniment probable, si vous trouviez dans le passé du malade des commémoratifs avérés de syphilis héréditaire.

Les antécédents morbides sont donc, en l'espèce, une des bases essentielles du diagnostic. — Mais voici qui vaut mieux encore.

4° *Examen de la personne du malade.* — C'est l'examen de la personne du malade qui fournit au diagnostic ses éléments les plus sûrs et les plus décisifs. Ces éléments, en effet, sont de l'ordre de ceux qu'il est toujours loisible de consulter à fond et sur lesquels il n'est pas d'erreur possible, comme sur de simples renseignements d'anamnèse; ce sont là, pour ainsi dire, des documents que le médecin a sous les yeux, et il dépend de lui d'en tirer les indications qu'ils contiennent.

La notion du terrain peut éclairer, doit éclairer sur la qualité de la graine. Donc, étudions le terrain.

Voici un malade affecté d'une lésion douteuse, qui peut bien être un lupus, mais qui peut bien aussi être une syphilide. Voyons ce qu'est le malade, ce qu'il est comme constitution, comme tempérament, comme santé ; voyons s'il présente les attributs ou les stigmates de quelque diathèse, telle que scrofule ou syphilis tout particulièrement. Car ces notions tirées de l'individu même sont essentiellement de nature à fournir des présomptions de la plus haute valeur sur la *qualité* de la lésion actuelle.

Avons-nous affaire, par exemple, à un sujet dûment scrofuleux, scrofuleux de par sa physionomie, son habitus, le glandage cervical, les écrouelles péri-maxillaires, et tous ces autres signes qui sont de notion commune? Il y a toute probabilité, disons mieux, il y a quasi-certitude en faveur de l'essence *scrofuleuse* de la lésion en litige.

Inversement, si le malade, d'une part, ne présente rien qui ait trait à la scrofule, et si, d'autre part, nous constatons sur lui quelques-unes de ces particularités que nous avons signalées précédemment comme pouvant servir de signes révélateurs d'une hérédité syphilitique, la scrofule est mise hors de cause, et la *syphilis* reste seule comme origine plus que probable des accidents. En d'autres termes, il y a toutes chances, dans ce cas, pour que la lésion soit une syphilide et non pas un lupus.

Ici encore inutile d'insister ; car tout cela ne constitue que des vérités banales et non sujettes à contestation. Si banales qu'elles soient cependant, gardez-vous de croire qu'elles n'aient pas été quelquefois méconnues.

La question d'*âge,* qui ressortit à ce paragraphe, appelle une remarque.

Vous trouverez écrit ceci dans tous vos livres : « L'âge constitue un élément de diagnostic différentiel entre le lupus et les syphilides tuberculeuses, lupiformes. Le lupus, en effet, est une maladie de l'enfance, de l'adolescence et de la jeunesse. La syphilide tuberculeuse, au contraire, est une maladie de l'âge adulte. »

Absolument juste pour la grande généralité des cas, cette proposition, notez-le bien, est absolument fausse pour les cas spéciaux qui nous occupent en ce moment. Et vous allez me comprendre.

Il est bien vrai que le plus habituellement la syphilide tuberculeuse est une affection de l'âge mûr. Mais pourquoi ? Parce que le plus habituellement la syphilis est une maladie qui se gagne de vingt à trente ans, et que la syphilide tuberculeuse, affection essentiellement tertiaire, peut ne se produire que dix, quinze ou vingt ans plus tard, par conséquent dans l'âge adulte, c'est-à-dire à un âge très différent de celui où le lupus fait son apparition usuelle.

Mais, dans la syphilis héréditaire, un accident qui se produit dix, quinze ou vingt ans après la contamination, est un accident qui apparaît à dix, quinze ou vingt ans d'âge, par conséquent dans l'enfance, l'adolescence ou la jeunesse, c'est-à-dire exactement à l'âge où apparaît d'habitude le lupus.

Il y a donc, pour les sujets qui nous occupent actuellement, *parité d'âge* pour l'invasion usuelle de l'une et l'autre affection. Et se fier à la considération d'âge — comme on l'a fait en plus d'un cas — pour établir en l'espèce un diagnostic différentiel entre le lupus et la syphilide tuberculeuse, serait courir précisément au-devant de l'erreur, de la confusion que toute cette étude a pour objectif de conjurer.

5° *Enquête sur les ascendants et les collatéraux.* — Lorsqu'elle sera possible, cette enquête constituera un véritable critérium diagnostique.

Car, si la syphilis se trouve attestée chez les ascendants et les autres enfants de la même famille, la qualité syphilitique de la lésion en litige devient par cela seul presque absolument certaine, réserves toujours faites pour la possibilité de coïncidences morbides; — comme, inversement, l'absence de la syphilis et l'existence de la scrofule dans la famille du malade dirigeront non moins sûrement le diagnostic dans le sens du lupus.

Telles sont, messieurs, les cinq données principales qui composent ce que nous avons appelé le diagnostic *rationnel,* par opposition à celles qui constituent le diagnostic *objectif* et dont nous avons parlé en premier lieu.

Est-il besoin maintenant d'instituer un parallèle entre ces diverses données diagnostiques, pour en établir la valeur relative ? Nullement, car il est manifeste que les signes tirés de la constitution, de la personne même du malade, des antécédents morbides, de l'hérédité, etc., offrent des garanties bien supérieures à celles qui peuvent être empruntées à de simples apparences objectives, éminemment variables, infidèles, et d'ailleurs souvent trompeuses. Disons donc, sans insister, que les indications fournies par le diagnostic rationnel sont infiniment plus précises, plus formelles et plus sûres que celles du diagnostic objectif.

Allons-nous de là conclure qu'il faille sacrifier ces dernières et n'en tenir aucun compte? Pas le moins du monde. Pour les avoir longuement étudiées dans ce qui précède, nous savons qu'elles ont une valeur réelle, indéniable, que parfois même elles sont « excellentes », avons-nous dit, en révélant d'emblée la nature de la lésion. Donc, profitons-en dans la mesure où elles peuvent nous servir. Deux ordres de signes se présentent à nous comme moyens de résoudre un diagnostic difficile; subordonnons l'un à l'autre comme importance relative, je le veux bien; mais en pratique ayons le bon esprit de mettre à contribution les services que l'un et l'autre peuvent nous rendre.

Un dernier point. — Il n'est pas impossible que, même après avoir scrupuleusement interrogé les deux ordres de signes en question, même après avoir étudié malade et lésion de la façon la plus minutieuse, le médecin n'aboutisse pas à un diagnostic certain. Ce cas n'est même pas rare, surtout dans la pratique hospitalière où l'on est souvent privé de documents sur la santé antérieure du jeune malade, sur sa famille, sur ses collatéraux, etc. Or, que faire en pareille occurrence?

Ici, tout le monde est d'accord. Ce qu'il faut faire, c'est mettre en œuvre le traitement spécifique, c'est tenter empiriquement le traitement de la syphilis.

Pourquoi? Parce que de deux choses l'une : ou bien ce traitement tombera à faux, ou bien il tombera juste.

Mettons qu'il tombe à faux. Eh bien, il sera inutile, voilà tout, mais inoffensif en même temps qu'inutile. L'iodure de potassium ne nuit pas au lupus; et quant au mercure, dont on a de folles peurs, j'affirme par expérience que, prudemment et temporairement administré, il ne causera non plus aucun préjudice.

Seconde alternative : le traitement, au contraire, tombera juste. Oh ! alors il fera merveille ; il modifiera la lésion à bref délai, il la guérira. De cela, je vous ai cité maints exemples dans ce qui précède, et vous devez maintenant être édifiés sur ce point.

L'action du traitement spécifique est tellement démontrée en pareil cas qu'elle constitue un facteur diagnostique. Tenter à tout hasard le traitement de la syphilis dans des conditions de ce genre, cela s'appelle « faire un *diagnostic thérapeutique* ».

Donc, c'est le traitement spécifique qu'en cas de doute il faut prescrire et toujours prescrire.

Et, de plus, j'ajouterai que ce traitement, il faut le prescrire *illico* et *largâ manû*, c'est-à-dire séance tenante, sans délai, sans tergiversations, et à doses immédiatement élevées, énergiques, voire violentes. Car il faut *frapper vite* et *fort* dans l'ordre de cas que nous venons d'étudier, et cela pour ne pas laisser le temps aux lésions gommeuses de miner et de détruire irréparablement les tissus.

Des malades, par exemple, dont on eût pu sauvegarder le visage en obéissant aux préceptes que je viens de spécifier, ont été défigurés et ont abouti à telle ou telle de ces difformités, de ces laideurs, de ces mutilations, de ces monstruosités dont je vous ai parlé précédemment, parce qu'on s'est départi vis-à-vis d'eux de la ligne de conduite qui est impérieusement indiquée en pareil cas. Ou bien, croyant à la scrofule sans en avoir une certitude absolue, on n'a pas tenté le traitement de la syphilis ; — ou bien, croyant à la syphilis, on n'a pas prescrit d'emblée un traitement assez énergique pour couper court aux accidents (et que d'exemples de ce genre, en particulier, n'ai-je pas dans mes notes !) ; — ou bien on est intervenu trop tard, après des essais divers, des hésitations, des tâtonnements, etc. Ce sont là autant de *fautes* contre la science et contre l'art. Gardons-nous et gardons nos malades des déplorables conséquences auxquelles de telles fautes peuvent aboutir.

XVIII

AFFECTIONS DES MUQUEUSES.

Les lésions que nous venons d'étudier à la peau ont leurs analogues, leurs pendants, sur les muqueuses, ou plutôt sur certaines muqueuses.

Les muqueuses où la syphilis héréditaire tardive porte le plus souvent son action sont par ordre de fréquence :

En première ligne, celles de la gorge et du nez ;

Plus rarement, celles de la bouche et du larynx ;

Plus rarement encore, et de beaucoup, celles des organes génitaux.

Quant aux lésions que l'influence hérédo-syphilitique réalise sur ces diverses muqueuses, elles sont la copie fidèle de celles que produit sur les mêmes points la syphilis acquise. Cela me permettra donc d'être bref sur la partie purement symptomatologique du sujet.

Parlons d'abord des lésions nasales, qui font une suite naturelle au chapitre précédent.

XIX

LÉSIONS NASALES.

Les lésions de la muqueuse nasale et celles qui, consécutivement à ces dernières, affectent le squelette nasal, sont des accidents d'une notable fréquence chez nos malades.

Ainsi, sur les 212 cas qui composent ma statistique, j'en trouve 26 qui sont relatifs à des manifestations de ce genre.

C'est là, au reste, un fait connu. Tous les médecins qui ont étudié la question s'accordent à reconnaître la singulière prédilection qu'affecte la syphilis héréditaire pour la région nasale. A n'en citer qu'un seul, le Dr E. Spillmann, qui a longtemps observé la syphilis en Algérie, déclare avoir été vivement frappé de la fréquence des lésions du nez dans la syphilis héréditaire. « Chez les Arabes, dit-il, rien n'est plus fréquent que de voir la syphilis héréditaire survenir à l'âge de l'adolescence ; et, chose remarquable, l'accident qui détermine l'Arabe à venir demander des soins au médecin français est presque toujours une syphilide ulcéreuse du nez, accompagnée de syphilides tuberculeuses siégeant sur les épaules et sur les bras (1). »

L'importance de ces lésions est considérable. Elle réside surtout, vous l'avez compris à l'avance, dans les conséquences auxquelles elles peuvent aboutir, auxquelles elles n'aboutissent que trop souvent, et dont les deux principales sont les suivantes :

L'une, temporaire, quoique parfois longtemps durable, consiste en une infirmité répugnante, odieuse, atroce, connue sous les noms d'*ozène* ou de *punaisie ;*

L'autre, permanente, définitive, résulte de destructions possibles du squelette nasal, destructions qui constituent des lésions de deux sièges, à savoir :

1° *Effondrement du nez*, avec les diverses variétés de déformation que comporte cet accident ;

2° Perforation du plancher des fosses nasales, ou, plus simplement, *perforation palatine.*

Que de telles lésions puissent dériver d'une influence hérédo-syphilitique, cela n'est plus à mettre en question actuellement. Des observations nombreuses et non moins authentiques que nombreuses en témoigneraient au besoin. Laissez-moi, comme exemple, vous citer les deux suivantes.

Un jeune garçon, d'une quinzaine d'années, m'est amené par sa mère, et du premier coup d'œil je reconnais sur lui un de ces effondrements du nez qui sont presque caractéristiques de la syphilis. Ce que la mère me demande, ce n'est pas de le guérir de cette difformité qu'elle sait irréparable, mais bien de le délivrer d'une « odeur abominable » qui l'afflige depuis plu-

(1) *Dictionnaire encyclopédique des sciences médicales*, article NEZ, p. 40.

sieurs années et qui l'a fait exclure non seulement de toutes les écoles, mais de tous les ateliers d'apprentissage où l'on a essayé de le placer depuis lors.

Je n'ai pas de peine à reconnaître le pourquoi de cet ozène, car un stylet introduit dans les fosses nasales me fait constater aussitôt plusieurs foyers étendus de nécrose.

Or, l'histoire de cet enfant était des plus claires et des plus complètes au point de vue spécial qui nous intéresse. La voici, en deux mots.

Il est né d'un père et d'une mère syphilitiques. Dès sa première enfance il a été affecté de divers accidents que plusieurs médecins ont tour à tour jugés syphilitiques et traités comme tels avec succès. — Plus tard, il a été sujet à des *maux d'yeux* prolongés, chroniques, qui lui ont laissé une *taie* sur l'œil gauche. — Il est devenu *sourd* d'une *oreille* vers cinq ou six ans, et cela d'une façon très rapide. — Il présente des *malformations dentaires*, notamment une belle échancrure en demi-lune des incisives médianes supérieures. — Enfin, c'est vers l'âge de sept ans qu'il a commencé à être affecté, me dit sa mère, d'une sorte de *rhume de cerveau*, qui a toujours duré depuis lors. Deux ou trois ans plus tard, il a perdu « de petits os » qui sont sortis par les narines, et l'on s'est aperçu alors qu'il avait la cloison perforée. Puis, quelque temps après, son nez s'est affaissé vers sa racine « exactement (c'est toujours la mère qui parle) comme si on le lui avait écrasé d'un coup de marteau ». Déjà, vers cette époque, l'enfant répandait par le nez une odeur fétide, qui incommodait tout son entourage ; mais cette odeur n'a fait que s'accroître à dater de ce moment et elle est devenue telle qu'on ne pouvait plus séjourner dans sa chambre et qu'on l'a renvoyé de sa petite école, puis d'une autre, puis d'une autre encore, puis de divers ateliers. « Ses petits camarades, ajoute tristement la mère, ne veulent même plus jouer avec lui, tant il sent mauvais. Et le matin, quand on entre dans sa chambre, c'est à tomber à la renverse, etc., etc. »

Est-il à espérer jamais, je le répète, une observation plus complète et plus probante que celle-là? Rien n'y manque, ni les antécédents de famille, ni les antécédents personnels du jeune malade, ni le diagnostic des accidents antérieurs, ni même, pour quelques-uns de ces accidents, le contrôle thérapeutique.

Autre exemple : Une jeune fille présente, à dix-huit ans, des ulcérations nasales et des lésions osseuses du nez. On rapporte ces accidents à la scrofule (remarquez bien ceci, Messieurs, car c'est là l'erreur commune, habituelle, presque constante, en pareille occurrence), et pendant longtemps on soumet la malade au traitement antiscrofuleux avec l'insuccès le plus absolu. Si bien que, vers vingt ans, une ulcération nouvelle se forme à la lèvre supérieure. On consulte alors le Dr Maclaren (auquel j'emprunte cette observation). Notre confrère pratique un examen attentif, et constate, indépendamment de la lésion récente, des nécroses multiples des fosses nasales, affectant la cloison, le vomer, les cornets, l'ethmoïde, et ayant déterminé déjà une perforation du palais osseux. Guidé par divers indices, il croit reconnaître un caractère spécifique à cet ensemble morbide. Il ouvre une enquête en ce sens et obtient la confirmation de ses soupçons. D'après cela, il prescrit l'iodure de potassium. Résultat : en moins d'une semaine, modification absolument significative de l'ulcération de la lèvre ; un mois plus tard, cicatrisation (1).

Ces lésions des fosses nasales sont susceptibles de localisations diverses, qui, naturellement, en modifient les symptômes, la physionomie et les conséquences ultérieures.

Ainsi, suivant les régions où elles se produisent, elles ont ou elles n'ont pas de symptomatologie objective. En d'autres termes, il est des points où on les voit, où on peut suivre leur développement, leurs progrès, analyser leurs particularités cliniques ; et il en est d'autres où elles se dérobent presque complètement, voire absolument à l'examen.

Parlons de celles du premier ordre tout d'abord.

I. — Celles-ci représentent sur les narines, la muqueuse des ailes du nez et de la cloison, les syphilides tuberculeuses et tuberculo-ulcéreuses du tégument cutané. Elles sont consti-

(1) V. *Edinburgh med. Journal*, février 1883, p. 732.

tuées par de petits soulèvements muqueux tubériformes, quelquefois nodulaires et hémisphériques de relief, plus souvent irréguliers, grenus, ou formant des plateaux papuleux. Généralement multiples et agminées, elles figurent de la sorte un groupe de lésions excoriatives ou ulcéreuses, soit incomplètement recouvertes de croûtes, soit à vif et enflammées, irritées par de continuels attouchements et de fréquentes égratignures. Quand elles sont un peu confluentes et voisines de l'orifice nasal, il n'est pas rare de trouver les narines sinon obstruées, au moins encombrées de croûtes jaunâtres, brunes ou noirâtres, que les malades arrachent constamment avec leurs ongles, mais qui se reproduisent incessamment.

Sous cette forme, elles donnent lieu à de fréquentes erreurs, ou, pour mieux dire, elles donnent lieu fréquemment à une seule et même erreur. On les prend pour des « gourmes », pour des eczémas strumeux, pour des impétigos strumeux. J'ai dans mes notes plus de dix exemples de méprises de ce genre et de méprises qui ont coûté aux malades une partie de leur nez. Comme spécimen à vous laisser en souvenir, je vous citerai le cas suivant :

Une jeune fille de douze ans était affectée depuis onze mois d'un prétendu eczéma scrofuleux des narines. Vainement depuis ce temps on avait mis en œuvre tout l'arsenal usuel du traitement antiscrofuleux ; vainement aussi on avait envoyé la malade faire une longue station à une eau chlorurée sodique, en vue de modifier la soi-disant diathèse scrofuleuse. La lésion n'avait fait que persister et s'accroître, en détruisant même une aile du nez. De guerre lasse, on se décida alors à consulter un de nos confrères qui suspecta une erreur de diagnostic, conclut à la syphilis et me fit l'honneur de me mander en consultation. Renseignements pris, nous avions affaire de toute évidence à une hérédo-syphilis, attestée et par les antécédents de famille et par divers accidents antérieurs qu'avait éprouvés la petite malade dans son enfance. Inutile de dire que le traitement spécifique fut aussitôt prescrit, et inutile d'ajouter qu'en trois semaines il fit ce que n'avait pas fait le traitement antiscrofuleux en onze mois, c'est-à-dire guérit la lésion du nez. Donc, au lieu d'un eczéma scrofuleux, c'était une syphilide et une syphilide d'origine héréditaire dont était affectée cette enfant.

Vous allez m'accuser, Messieurs, de vous répéter toujours la même chose, car voilà bien des fois déjà que je vous signale des erreurs de ce genre. Mais que voulez-vous? C'est là le fond, l'essence même du sujet que nous traitons. L'histoire de la syphilis héréditaire tardive est, pour une large part, l'histoire des erreurs qui ont assimilé autrefois à la scrofule, englobé dans la scrofule nombre d'accidents qui ressortissent à la syphilis (1). Donc presque invariablement, à chacun des paragraphes qui composeront cet exposé, nous retrouverons cette perpétuelle méprise de lésions syphilitiques indûment inscrites à l'avoir de la scrofule, et chaque fois j'aurai le devoir, comme actuellement, de la surprendre sur le fait et de vous la dénoncer, quitte à vous paraître ressasser toujours la même antienne. Mais poursuivons.

Non traitées par la seule médication qui leur convienne, ces lésions spécifiques de la muqueuse nasale suivent la marche usuelle des syphilides tuberculeuses de la peau et aboutissent à des conséquences identiques. Destructives d'essence, elles créent des ulcérations, des entamures profondes de tissus ; elles mettent à nu des parois osseuses ou cartilagineuses ; finalement elles constituent des pertes de substance, des mutilations, des perforations, etc.

C'est ainsi, par exemple, qu'un de leurs résultats les plus communs consiste dans la *perforation de la cloison* du nez. Rien n'est plus fréquent que de constater chez nos hérédo-syphilitiques des pertes de substance du septum médian des fosses nasales, constituant de véritables lucarnes de communication d'une fosse nasale à celle du côté opposé.

Ces perforations occupent le plus souvent le cartilage de la cloison. Souvent aussi elles se prolongent plus en arrière, en affectant le vomer dans une étendue variable.

(1) V. l'excellente thèse du Dr Chaboux (*De certaines lésions de la région naso-pharyngienne que l'on doit rattacher à la syphilis*, Paris, 1875), où se trouvent produites ces mêmes idées, d'après l'enseignement du Dr Horand (de Lyon).

Il en existe de toutes formes et de tous diamètres. Quelquefois la perforation se restreint à la dimension d'une lentille ou d'une pièce de vingt centimes. D'autres fois elle atteint les proportions d'une amande, d'un noyau d'abricot, etc. Plus rarement elle dépasse cette étendue, comme dans les cas où l'on trouve la cloison presque absolument détruite, voire détruite sans qu'il en reste vestige.

De même que dans la syphilis acquise, ces perforations se produisent et persistent *sans douleur* comme sans troubles physiologiques, à ce point qu'elles sont le plus souvent *ignorées* des malades. Vous surprendrez fort la plupart de vos malades en leur apprenant qu'ils ont la cloison de leur nez perforée de part en part.

Rien de plus simple d'ailleurs, vous le savez, que de constater ces perforations. D'abord, on les aperçoit le plus souvent du premier coup d'œil, quand on prend la peine de les rechercher. Si on ne les voit pas, l'exploration au stylet les révélera facilement. Mieux encore, mettez en œuvre le procédé suivant: Dirigez obliquement un jet de lumière dans l'une des narines, puis regardez la cloison par la narine opposée. La moindre perforation se traduira aussitôt sous forme d'une lucarne lumineuse.

En d'autres circonstances, la destruction porte sur l'*aile du nez*, qu'elle entame de dedans en dehors. Comme résultat final, ce qu'on observe alors consiste en une échancrure latérale qui se fait aux dépens de l'aile du nez, et cela sur une hauteur variable. Quelquefois toute l'aile est anéantie, et, dans ce cas, le nez se trouve largement ouvert sur l'une de ses faces.

D'autres fois, c'est la *sous-cloison* qui paie son tribut. Elle est minée, corrodée, détruite partiellement ou en totalité ; et alors les deux narines se réunissent, se fusionnent en une seule ouverture triangulaire, large et béante, qui représente exactement un triangle isocèle à base postérieure. En même temps, ce qui subsiste de la pointe du nez figure une languette recourbée et crochue, qui rappelle assez bien la forme d'un *bec de perroquet*.

Il est possible, enfin, que la cloison, la sous-cloison et l'une des deux ailes du nez ou même les deux ailes soient affectées successivement et mutilées à des degrés variables. Nous avons eu ici un exemple du genre sur un jeune garçon qui avait perdu toute l'extrémité inférieure du nez, si bien que ce nez, tronqué obliquement, présentait le plus étrange aspect.

Voilà pour les lésions accessibles à la vue, c'est-à-dire pour celles qui occupent l'extrémité nasale. Venons maintenant aux lésions profondes.

II. — Celles-ci sont particulièrement remarquables, au point de vue clinique, par les deux caractères suivants :

1° Insidiosité de développement ;

2° Évolution bizarre, à préludes insignifiants et à conséquences des plus graves, conséquences se démasquant tout à coup, de la façon la plus inattendue, comme vous allez le voir.

Ces lésions, tout d'abord, s'établissent dans les fosses nasales le plus insidieusement du monde, sans douleur, sans troubles locaux, sans réaction locale. Si bien que, pour un temps plus ou moins long, elles restent *latentes*, elles passent inaperçues ou, pour mieux dire, non perçues, non senties, non remarquées. Avec elles, en effet, pas de symptômes objectifs. Rien qui puisse être apprécié par le malade ou par son entourage. Tout se passe au loin, si je puis ainsi dire, tout se passe hors de la vue ; et ce qui se passe consiste en quelques phénomènes qui peuvent bien avoir pour le médecin une signification alarmante, mais qui restent incompris des gens du monde. En sorte que ces lésions, je le répète, ont une première période presque toujours méconnue.

Cette première période, en effet, ne se traduit guère que par les symptômes suivants : Coryza, de forme sourde, indolore, et chronique ; — phénomènes d'obstruction nasale, à savoir : enchifrènement ; gêne plus ou moins notable pour le passage de l'air par les fosses nasales ; respiration se faisant surtout par la bouche ; bouche béante pendant le sommeil, etc. : — mouchage de matières séro-purulentes, quelquefois striées de sang ; — diminution, obtusion de l'odorat, etc.

Et c'est tout, au moins en général.

De tels phénomènes, qui ne dépassent guère ceux d'un rhume de cerveau vulgaire, qui même n'en ont pas l'acuité initiale, ne sont guère faits, vous en conviendrez, pour alarmer les malades. Si bien que d'ordinaire on laisse aller les choses, sans songer à consulter un médecin ; si bien même que le médecin, quand il est consulté d'aventure à ce propos, peut facilement prendre le change sur la qualité et la gravité des accidents qui se préparent, s'il n'a pas notion des antécédents. Il croira, par exemple, soit à un coryza vulgaire entretenu par des influences extérieures ou par un vice organique, soit plus souvent — (encore et toujours la même erreur) — à un coryza chronique d'origine scrofuleuse.

Quoi qu'il en soit, les choses restent ainsi en l'état pour un certain temps, plusieurs mois au minimum, et même davantage.

Puis entre en scène un symptôme nouveau. Le malade se met à répandre autour de lui une *mauvaise odeur*, et cette odeur provient, à n'en pas douter, de son haleine nasale ; elle « sort du nez ». Elle est légère d'abord, fadasse, simplement désagréable. Bientôt elle devient plus intense, forte, fétide, et d'une fétidité souverainement répugnante, rappelant l'odeur du « poisson gâté » ou de matières animales en décomposition ; c'est une odeur « de pourriture », suivant l'expression familière aux parents ou à l'entourage du malade.

Ah ! alors, on s'inquiète. On va consulter un médecin. Mais il est trop tard. Car, en recherchant la raison de cet ozène à l'aide d'un stylet introduit dans les fosses nasales, le médecin découvre quelque chose qui déjà *n'est plus à guérir ;* il découvre une *nécrose*, c'est-à-dire un résultat acquis et définitif, une mort locale, un sphacèle osseux qui n'a plus qu'une chose à faire, se détacher des parties vivantes et tomber.

Et quelle est cette nécrose ? Quels os intéresse-t-elle ? Ici, nombreuses variétés comme siège et comme étendue de lésions.

D'abord, les os le plus habituellement affectés en pareil cas sont : les cornets, le vomer et l'ethmoïde (dans sa lame perpendiculaire ou dans ses masses latérales). — Moins souvent la lésion intéresse les os propres du nez, ou la portion du maxillaire qui constitue le plancher des fosses nasales. — Beaucoup plus rarement encore elle atteint l'apophyse montante du maxillaire.

Parfois la nécrose est limitée, circonscrite par exemple aux proportions d'une lentille ou d'une amande. — En d'autres cas, elle est plus étendue, bien plus étendue, et intéresse tout un os, voire plusieurs os voisins. — Il est même des malades sur lesquels on trouve de larges départements des fosses nasales absolument dénudés, et alors le stylet se heurte de tous côtés à des parois osseuses dépourvues de tégument muqueux, à peu près comme s'il était promené dans les fosses nasales d'un squelette.

Quand les choses en sont là, ce qui suit n'est plus que l'ensemble des symptômes vulgaires qui composent l'évolution de toute nécrose nasale, à savoir : suppuration éliminatrice s'établissant autour des parties frappées de mort ; d'où jetage nasal permanent ; — de temps à autre, issue de séquestres qui sont expulsés par le mouchage ou qui quelquefois, tombant dans le pharynx, sont rejetés par expuition ; — tout naturellement, persistance de l'ozène pendant toute cette période, jusqu'à élimination complète des séquestres, ce qui est toujours fort long, ce qui se mesure non par mois, mais par années ; — et enfin, comme aboutissant ultime, destructions plus ou moins étendues du squelette nasal, avec les conséquences diverses qui peuvent en résulter (perforation, effondrement du nez, difformités variables, etc.).

Ainsi donc, vous le voyez, Messieurs, deux périodes bien distinctes composent cet ensemble morbide :

L'une, la première, qui ne s'atteste par rien de grave, rien de sérieux, qui n'éveille pas d'inquiétudes, qui ne fait en rien suspecter aux malades l'imminence d'accidents sérieux ;

Et l'autre, la seconde, qui se révèle tout à coup par l'entrée en scène d'un symptôme odieux, révoltant, l'ozène, puis qui aboutit à des destructions des parois nasales, d'où peuvent dériver des difformités irréparables pour le visage.

Aussi bien les malades ou, à leur défaut (quand ils sont trop jeunes), les parents des malades sont-ils toujours incroyablement *surpris* — et aussi surpris qu'affligés, ce qui n'est pas peu dire — de cette invasion soudaine d'accidents graves, survenant à la suite de légers symptômes ou méconnus ou incompris. Une infirmité dégoûtante comme l'ozène, un effondrement du nez, ou une perforation du palais, succédant à un « simple rhume de cerveau », voilà ce qui les étonne, voilà ce qu'ils ne s'expliquent pas, et ce qui sert de thème invariable à leurs tardives doléances.

En pratique, la scène est toujours la même, et pour y avoir assisté bien des fois, je puis vous la reproduire fidèlement copiée sur nature. En deux mots, la voici.

Des parents désolés, navrés, vous amènent leur enfant, dont le nez vient de s'effondrer, je suppose, et qui d'un jour à l'autre s'est trouvé défiguré. « C'est incroyable, inimaginable, vous disent-ils; notre enfant *n'avait rien* il y a quelques jours encore, et le voici aujourd'hui difforme, défiguré ! Son nez s'est affaissé comme vous le voyez, et cela s'est produit tout d'un coup, sans propos, au moment où nous nous y attendions le moins. » — Mais, répliquez-vous, votre enfant devait déjà depuis un certain temps exhaler une mauvaise odeur par le nez ? — Cela est vrai, et cela même nous contrariait fort. Mais, comme l'enfant était bien portant, comme il ne souffrait pas, comme il ne se plaignait de rien, nous ne nous sommes pas inquiétés de cette odeur. Nous pensions que cela se passerait tout seul, avec l'âge, avec la croissance, avec les règles, etc... — Mais, ajoutez-vous encore, avant même l'apparition de cette odeur, votre enfant devait avoir le nez obstrué, dormir la bouche ouverte, se moucher souvent, moucher du sang, etc. — « Tout cela est encore vrai, Monsieur le docteur, mais nous pensions que l'enfant était enrhumé du cerveau, simplement, et puis tout cela était *si peu de chose !* »

Si peu de chose ! Voilà bien le mot de la situation, en ce qu'il résume le contraste étonnant qui différencie les deux phases de la maladie, à savoir, je le répète encore : une première phase à symptômes légers, bénins, insignifiants ou équivoques pour le moins, en tout cas presque toujours incompris; — et une seconde à lésions graves, importantes, irréparables, désolantes, qui paraissent s'être rapidement, voire subitement accomplies.

Ces lésions, quelles sont-elles donc? Déjà vous les connaissez sommairement par ce qui précède, et quelques détails seulement me restent à ajouter sur leur siège, leur étendue, leur mécanisme, les troubles fonctionnels qui en dérivent.

Disons d'abord que, fort heureusement, toutes les lésions nasales n'aboutissent pas à des difformités nasales, et cela pour des raisons très simples que vous allez facilement comprendre.

D'une part, ces lésions peuvent être minimes d'étendue, superficielles, et non susceptibles en conséquence d'entraîner une déformation. D'autre part et surtout, certaines d'entre elles, en raison même de leur siège, restent forcément indifférentes à ce que j'appellerai, si vous me passez le mot, l'architecture nasale. Exemples : les cornets détruits par une nécrose font une place vide dans le nez, et rien de plus ; — la destruction des masses latérales de l'ethmoïde n'aboutit non plus à rien de sérieux ; — la perforation de la cloison cartilagineuse ou osseuse crée une fenêtre ouverte entre les deux fosses nasales, mais qu'importe ? Il n'est pas à cela grand dommage ; etc., etc.

Au contraire, que l'os intéressé et anéanti soit un os qui sert de charpente, de pilier, d'étai aux parties molles extérieures, ou bien qui sépare la cavité nasale de la cavité buccale, oh ! alors c'est une autre affaire. Car ce pilier venant à faire défaut, il arrivera aux parties molles qu'il soutient ce qui arrive à un toit dont la charpente se dérobe ; car, ce septum venant à s'ouvrir, une communication se trouvera établie entre les fosses nasales et la bouche.

Précisons.

Trois types de délabrements servent de conséquences usuelles aux lésions qui nous occupent. Je dois d'autant plus les signaler à votre attention que tous trois comportent un véritable cachet de spécificité. Ce sont :

1° L'effondrement de la base du nez ;

2° L'affaissement et le recul de la portion inférieure du nez ;

3° Les perforations palatines.

Quelques mots sur chacun de ces types.

1° *Effondrement de la base du nez.* — La base du nez est formée et soutenue par les os propres du nez. Or, lorsque ces os, frappés de nécrose, viennent à s'éliminer, avec eux la charpente du nez disparaît à ce niveau. Privées de support, les parties molles s'affaissent alors, *s'effondrent* littéralement, à la façon — je reprends la comparaison que je faisais tout à l'heure — d'un toit qui fléchit et s'éboule quand sa charpente cède et se dérobe sous lui. Il se produit donc, dans ces conditions, un véritable affaissement de la racine du nez, immédiatement au-dessous de l'épine du frontal, et cet affaissement se traduit par un méplat, par une excavation, comme si le nez avait été écrasé à sa base par un coup de marteau (Voy. fig. 2, page 40).

Ce n'est pas tout. En s'enfonçant dans le vide qui s'est fait sous eux, les téguments de la base du nez tiraillent et entraînent le segment inférieur du nez. Ce segment inférieur bascule alors de bas en haut, si bien que la pointe du nez se relève, *se retrousse*, suivant l'expression consacrée, et que les narines passent de leur direction horizontale habituelle à une direction légèrement oblique en avant et en haut.

De là un aspect à la fois étrange et particulier que déjà je me suis efforcé de vous décrire précédemment, en vous parlant des stigmates que peut laisser la syphilis sur la physionomie de ses victimes; aspect qui, somme toute, trouve sa raison dans ces trois éléments associés : écrasement de la base du nez, retroussement du lobule nasal, et changement de direction des narines.

Cet aspect n'est dû qu'à la disparition des os propres, c'est-à-dire de la charpente nasale supérieure. Or, comme la nécrose des os propres est une lésion d'ordre presque exclusivement syphilitique, il suit de là tout naturellement que la difformité en question relève presque exclusivement de la syphilis. Cette difformité constitue donc sur le visage une sorte de *certificat de syphilis;* et cela est aussi vrai pour la syphilis héréditaire que pour la syphilis acquise.

En quelques cas beaucoup plus rares, où les cartilages latéraux du nez ont été détruits en même temps que les os propres, la difformité précédente s'exagère encore. Le dos du nez s'affaisse alors dans presque toute son étendue, depuis l'épine frontale jusqu'au lobule, et se trouve remplacé par un méplat courbe à convexité postérieure. En définitive, la saillie nasale n'est plus constituée que par le lobule fortement retroussé, et la physionomie prend un aspect particulièrement grotesque.

2° *Affaissement et recul de la portion inférieure du nez.* — Ce second type est réalisé par l'effondrement du segment inférieur du nez.

Quelques explications sont nécessaires ici.

Vous savez que la portion du nez située au-dessous des os propres a pour charpente principale deux cartilages (dits cartilages latéraux), qui émergent de la cloison, puis se replient ensuite sur eux-mêmes, de façon à constituer ce qu'on appelle le dos du nez. Vous savez de plus que ce département cartilagineux du nez est soutenu dans la position qu'il occupe par le cartilage de la cloison, lequel joue le rôle, suivant l'expression de M. Sappey, d'une *clef de voûte* supportant l'édifice. C'est ce cartilage qui sert de support, d'étai à cette sorte de toit à double versant que représente le nez.

Or, qu'arrive-t-il lorsque ce cartilage de la cloison vient à être détruit ? Exactement encore ce qui arrive à une voûte qui n'est plus soutenue. Cette voûte s'écroule. Eh bien, de même ici la voûte cartilagineuse du nez s'affaisse, s'effondre, et tout le segment inférieur du nez se trouve de la sorte reporté en arrière, en subissant un véritable mouvement de *recul.*

La portion du nez qui subit cet étrange recul n'est pas modifiée comme forme, notez bien ceci, Messieurs. Comme forme, elle reste ce qu'elle était. Elle est seulement modifiée comme situation, comme rapports. Elle est rejetée sur un plan postérieur, et voilà tout.

De là, au point de vue de la configuration extérieure, les deux conséquences suivantes :

1° Le profil du nez figure une ligne brisée, dont l'angle de retrait se trouve situé exactement au-dessous des os propres.

2° Un bourrelet cutané plus ou moins saillant dessine la ligne suivant laquelle s'est produite cette *invagination* du segment nasal inférieur dans le segment supérieur (Voy. fig. 3, page 40).

C'est bien, en effet, une sorte d'invagination qui réalise la difformité nasale dont il s'agit. Et la preuve, c'est qu'en réduisant l'invagination on peut rétablir les parties dans leur situation antérieure et leur forme normale. Il suffit pour cela de tirer en avant la pointe du nez; tout aussitôt la ligne brisée du profil nasal se redresse, le bourrelet cutané s'efface, et la difformité se trouve corrigée. Cessez-vous la traction en avant, immédiatement le segment inférieur *rentre* et s'enchâsse, s'invagine à nouveau dans le supérieur.

Au surplus, inutile d'insister davantage sur cette difformité particulière, que vous connaissez déjà par ce qui précède, et que je vous ai décrite — vous savez pourquoi — sous le nom de *nez en lorgnette* (1).

Quant à la signification qu'il convient de lui rattacher, elle n'est autre que celle-ci : le nez en lorgnette est le signe extérieur d'une lésion nasale interne constituée par la destruction de la cloison médiane. Or, comme la destruction de cette cloison médiane reconnaît la syphilis pour cause dans l'énorme majorité des cas, il suit de là tout naturellement que la difformité qui en résulte devient presque sûrement un stigmate révélateur de syphilis. — Et ceci justifie l'importance que nous avons accordée à cette difformité nasale, alors que nous recherchions, dans la première partie de cet exposé, les diverses particularités susceptibles de concourir au diagnostic rétrospectif de la syphilis héréditaire tardive.

3° *Perforations palatines.* — Une troisième conséquence possible de ces lésions intra-nasales consiste dans les perforations palatines.

Le mécanisme de ces perforations est des plus simples, comme vous allez le voir.

Consécutivement à des syphilides tuberculo-ulcéreuses ou à

(1) V. page 40.

des périostoses gommeuses du plancher des fosses nasales, un segment plus ou moins large du maxillaire supérieur se trouve dénudé au niveau de ces lésions et se nécrose. Survient une phlegmasie éliminatrice périphérique, comme à propos de toute nécrose. Un abcès se constitue alors sous la muqueuse qui tapisse la face inférieure de l'os malade, c'est-à-dire sous la muqueuse palatine. Cet abcès s'accuse dans la bouche sous forme d'une petite tumeur hémisphérique du volume d'un noyau de cerise, puis d'une noisette. A un moment donné, il s'ouvre spontanément ou est ouvert par la main du chirurgien. Bientôt, son orifice s'élargit par ulcération excentrique, et alors apparaît à nu sur la voûte palatine une partie du segment nécrosé.

Les choses restent ainsi en l'état pendant un temps assez long, sans autres troubles fonctionnels. Finalement, le segment de nécrose se sépare, tombe, et alors en un instant se trouve constituée, à la grande stupéfaction du malade, une *perforation palatine* plus ou moins étendue, avec les deux troubles majeurs qui en sont la conséquence nécessaire et que je me bornerai à vous signaler sans les décrire, à savoir : altération de la voix, et reflux nasal des aliments ou des liquides introduits dans la bouche.

Cette perforation siège presque invariablement au niveau ou aux environs de la ligne médiane. C'est dire qu'elle résulte d'une nécrose partielle soit d'un maxillaire, soit des deux maxillaires et du vomer à leur point de convergence.

Elle est très variable comme dimensions : quelquefois assez étroite pour admettre à peine une sonde cannelée ; — bien plus souvent large comme une pièce de vingt centimes ou comme une amande ; — parfois aussi, mais rarement, plus étendue et envahissant un tiers ou une moitié de la voûte palatine, sans parler même de cas exceptionnels où la presque totalité de la voûte se trouve anéantie.

Enfin, elle est généralement ovalaire, et à grand axe antéro-postérieur.

Quant aux autres caractères de cette perforation, je les passe sous silence, ne voulant pas excéder les limites du sujet spécial dont nous poursuivons l'étude.

Deux remarques termineront ce paragraphe.

On croit en général que les perforations du palais osseux se font le plus habituellement, dans la syphilis, de la bouche vers le nez. C'est là une erreur, selon moi. Ces perforations tout au contraire se font le plus souvent de haut en bas, c'est-à-dire *du nez vers la bouche*. Le plus souvent elles sont la conséquence de lésions originairement développées dans les cavités nasales. C'est là du moins ce qui m'a paru résulter de mon expérience personnelle, et je suis heureux d'être d'accord à cet égard avec mon collègue et ami le Pr Duplay.

Quoi qu'il en soit, un point plus important se présente à relever ici. C'est que les perforations du palais osseux dérivent presque toujours d'une cause syphilitique (ainsi que dans un instant je vous en donnerai la preuve). Je mets en fait, d'après ce que j'ai vu — et c'est là un sujet que j'étudie depuis longtemps — que 19 fois sur 20 elles se produisent sur des sujets syphilitiques et sont le résultat de lésions syphilitiques. C'est assez dire quelle signification elles comportent au point de vue du diagnostic.

Telles sont, Messieurs, d'une façon abrégée, les lésions que peut déterminer vers les fosses nasales l'influence hérédo-syphilitique.

Une dernière considération se présente à relever ici, par rapport au sujet dont nous poursuivons l'étude.

Certes, je ne vous surprendrai plus en vous disant que ces lésions ont été pendant très longtemps et sont même encore de nos jours rapportées à la *scrofule*. C'est là, en l'espèce, un véritable lieu commun, auquel je suis toujours forcé d'aboutir à propos de chacune des déterminations morbides que je vous décris comme expression possible de la syphilis héréditaire tardive. Toutes les lésions chroniques de l'enfance et de l'adolescence ont été imputées à la scrofule, et celles de la muqueuse nasale n'ont pas échappé à ce sort commun.

Eh bien, celles-ci ne sont pas plus scrofuleuses que tant d'autres dont je vous ai parlé précédemment.

Je ne recommencerai pas à leur propos une argumentation

que j'ai instituée plusieurs fois déjà, et qui tendrait à vous démontrer que ces lésions ne sauraient être considérées comme scrofuleuses, eu égard à toute une série de raisons telles que les suivantes : 1° parce qu'on les trouve fréquemment développées sur des sujets non scrofuleux, n'ayant jamais présenté le moindre accident de scrofule ; — 2° parce que la règle, au contraire, est de les observer sur des sujets syphilitiques, et syphilitiques de par leurs antécédents propres, leur facies, les stigmates qu'ils portent sur eux, comme aussi de par leurs antécédents héréditaires, etc., etc. Tout cela composerait des redites fastidieuses qui me semblent superflues et que je vous épargnerai. Mais il est des considérations d'un autre ordre sur lesquelles peut être établi le diagnostic d'origine de ces accidents, et celles-ci, dont je n'ai pas encore eu l'occasion de vous parler, doivent nous occuper actuellement.

Ainsi :

1° *Il existe une disproportion de fréquence considérable entre la syphilis et la scrofule relativement à leurs déterminations propres sur la muqueuse nasale.*

Certes, la scrofule peut affecter la pituitaire, et c'est avec toutes raisons que, par exemple, on a décrit un lupus de la cloison. Mais, à coup sûr aussi, elle ne porte ses manifestations sur la pituitaire que d'une façon rare, très rare, relativement à la syphilis et surtout à l'hérédo-syphilis pour laquelle la région nasale constitue un véritable siège d'élection. Rappelez-vous tout d'abord quelle est la fréquence presque extraordinaire du coryza purulent chez les nouveau-nés syphilitiques. En second lieu, pour être moins communes dans un âge plus avancé, les manifestations intra-nasales de la syphilis héréditaire ne laissent pas de se présenter d'une façon presque courante à l'observation.

Au surplus, jugez-en par vous-mêmes, Messieurs. Prenez ici au hasard vingt cas de lésions nasales dans nos services de Saint-Louis, où abondent les exemples du genre, et je mets en fait que vous trouverez plus de 15 ou 16 de ces cas relevant manifestement d'une origine syphilitique, contre 4 ou 5 imputables à la scrofule ou de provenance douteuse.

2° Il existe entre la scrofule et la syphilis une *différence topographique* relativement au siège de leurs lésions intranasales.

Quand la scrofule pénètre dans les fosses nasales, elle s'y restreint presque invariablement à leur segment antérieur, c'est-à-dire à leur département cartilagineux, au département *nasal* proprement dit. Elle se confine au nez, se cantonne dans le nez, bien plus souvent qu'elle ne se répand, qu'elle ne diffuse dans les profondeurs des cavités nasales.

Voyez plutôt. Où trouve-t-on le lupus dans les fosses nasales? Sur la muqueuse des ailes du nez, sur la sous-cloison, sur la cloison, quelquefois encore sur le plancher maxillaire, tandis qu'il est rare, très rare partout ailleurs, c'est-à-dire sur les régions moyennes, postérieures ou supérieures.

La syphilis, au contraire, a bien plus d'expansion dans les cavités nasales. C'est là son domaine par excellence, et elle s'y installe en tout lieu. Elle affecte aussi bien les régions les plus supérieures (celles des os propres et de l'éthmoïde) et les plus postérieures (celles du sphénoïde et des palatins) que les régions antérieures ou nasales proprement dites. On l'y trouve partout avec une fréquence non pas uniforme, à coup sûr, mais infiniment supérieure en tout cas à celle qu'affecte la scrofule sur les régions que je viens d'indiquer.

3° *La scrofule ne s'attaque que d'une façon rare au squelette des fosses nasales, tandis que la syphilis, tout au contraire, l'affecte avec une excessive fréquence.*

Je sais bien qu'on trouverait des observations nombreuses pour faire échec à la première partie de cette proposition, et cela surtout dans les auteurs d'une époque antérieure à la nôtre. Mais n'oubliez pas que, jusqu'à ces dernières années, on a jeté pêle-mêle dans la scrofule toutes les lésions nasales du jeune âge, et que nombre de lésions nasales décrites jusqu'ici sous l'étiquette de lésions scrofuleuses pourraient être revendiquées et à juste titre par la syphilis. En tout cas, dès qu'on a commencé à regarder les choses de plus près, la fréquence de la scrofule osseuse des fosses nasales s'est immédiatement abaissée.

Hébra, par exemple, dit n'avoir jamais vu le lupus déterminer de nécrose du vomer (1). Kaposi généralise cette première et excellente remarque, en déclarant qu'il n'a jamais observé de destruction osseuse du nez provenant du lupus (2). De vieille date j'ai signalé le même fait pour ma part, et, poursuivant mes recherches sur ce sujet, je suis arrivé au résultat que voici : *la scrofule osseuse du nez est indéniable, mais rare.* On voit bien, parfois, le lupus effleurer le vomer ou les cornets ou le maxillaire, mais généralement il s'en tient là, et il n'étend ses ravages ni en surface, ni en profondeur. Il ne crée jamais dans les fosses nasales ces grands délabrements, ces larges nécroses que réalise si souvent la syphilis.

Quelle opposition, à cet égard, entre la scrofule et la syphilis qui, de notion commune, est éminemment nécrosique dans les fosses nasales, qui détermine si fréquemment des dénudations et des sphacèles consécutifs de tous les os du nez sans exception (os propres, ethmoïde, vomer, cornets, sphénoïde, maxillaires, palatins), qui souvent aussi en affecte plusieurs simultanément ou successivement, qui même parfois évide les fosses nasales en créant de toutes parts des lésions ulcéreuses auxquelles succède une dégénérescence nécrosique du septum médian et des parois latérales !

4° Aussi, comme conséquence, *les déformations nasales par effondrement et les perforations naso-palatines relèvent-elles comme cause bien plus souvent de la syphilis que de la scrofule.*

Précisons mieux encore, car la clinique nous y autorise, et disons :

I. — L'effondrement de la racine du nez, par nécrose des os

(1) «... Je ne me rappelle pas avoir observé (à la suite du lupus) d'inflammation consécutive du tissu sous-muqueux avec carie ou nécrose du palais et perforation établissant une communication dans la cavité nasale. Je n'ai pas rencontré non plus de nécrose du vomer à la suite du lupus de la muqueuse nasale. On ne trouve dans les auteurs, à ma connaissance, aucune mention d'une semblable terminaison du lupus » (*Traité des maladies de la peau*, trad. française par le Dr Doyon, t. II, p. 446).

(2) «... Je n'ai jamais vu le lupus détruire la partie osseuse du nez ou le vomer » (*Leçons sur les maladies de la peau*, trad. et annotées par E. Besnier et A. Doyon, t. II, p. 258).

propres, est une lésion qui dérive presque exclusivement de la syphilis; — je dirais même, à ne tenir compte que des résultats de mon expérience personnelle, qu'elle en dérive exclusivement.

II. — L'effondrement de la portion cartilagineuse du nez, avec recul et invagination du segment nasal inférieur, reconnaît de même pour cause presque invariable une influence syphilitique. Il n'est de réserve à faire ici que pour les cas très exceptionnels où le lupus se localise sur la cloison.

III. — Les perforations palatines qui se produisent au delà de l'hémicycle alvéolaire, c'est-à-dire en plein palais, sont presque toujours d'origine syphilitique. — (La réserve qui s'établit ici pour la région alvéolaire est motivée par ce fait qu'en certains cas des perforations palatines siégeant à ce niveau peuvent résulter de lupus gingivaux qui dénudent et nécrosent le maxillaire dans sa portion périphérique.)

5° Enfin, il n'est pas jusqu'aux mutilations des parties extérieures du nez qui ne se présentent de part et d'autre, c'est-à-dire dans la scrofule et la syphilis, avec des caractères différents. Ainsi :

Le nez rongé par la scrofule affecte (au moins dans son type le plus commun) la forme d'un nez symétriquement détruit, d'un nez abattu par un coup de hache, et obliquement abattu de haut en bas et d'avant en arrière, depuis le niveau inférieur des os propres jusqu'à la lèvre supérieure. Voyez comme exemples plusieurs types du genre déposés au musée de notre hôpital.

Tout au contraire, le nez mutilé par la syphilis est mutilé au hasard, d'ici ou de là, ouvert latéralement et asymétriquement, détruit à gauche par exemple et intact à droite, balafré sans méthode (passez-moi le mot), et mutilé, au total, de la façon la plus irrégulière.

Et, chose plus singulière encore, les caractères objectifs qui différencient l'un de l'autre le nez scrofuleux et le nez syphilitique sont peut-être plus appréciables et plus frappants *après* qu'avant la cicatrisation des lésions, c'est-à-dire à l'époque où la guérison est acquise.

Après cicatrisation, le nez syphilitique se présente sous l'aspect d'un nez qui a subi sur tel ou tel point une entamure, une destruction, une perte de substance ; ses cicatrices sont des cicatrices ordinaires, plus ou moins étendues, plus ou moins creuses, plus ou moins irrégulières, plus ou moins analogues à des balafres consécutives à un traumatisme ou à l'action d'un caustique, etc.

Après guérison, tout au contraire, le nez lupeux est certainement plus typique qu'au moment de la pleine activité destructive de ses lésions. Quoi de plus caractéristique, en effet, que ce moignon cicatriciel du nez lupeux, rappelant l'aspect d'un « nez de tête de mort », suivant l'expression en usage ici, c'est-à-dire d'un nez tronqué de haut en bas et d'avant en arrière, en même temps que largement ouvert en avant? Quoi de plus caractéristique que ce moignon nasal à parois blanchâtres, amincies, racornies, parcheminées, rigides et coriaces à la façon du cartilage? On croirait toucher un « nez en carton », a dit très justement Hébra. On croirait que ce qui subsiste du nez ancien a été comme « *usé* et poli à la pierre ponce », etc., etc. Bref, il y a là tout un ensemble de particularités objectives vraiment indescriptibles, que l'œil seul peut bien apprécier, mais dont il se rend assez bien compte pour ne pas confondre cet aspect spécial avec aucun autre. Or, cet ensemble, la scrofule seule le réalise, à l'exclusion de la syphilis.

Et ainsi de suite, Messieurs, pour d'autres différences que j'aurais encore à relever entre les lésions nasales d'origine syphilitique et les lésions nasales d'origine scrofuleuse. Mais je m'arrête, car j'en ai dit assez, je suppose, pour édifier vos convictions et pour établir ce que j'ai à cœur de démontrer, à savoir : qu'ici comme ailleurs la syphilis héréditaire se traduit par des lésions propres, qui n'ont rien de commun — du moins comme origine et comme nature — avec les lésions scrofuleuses de même localisation.

Que ces lésions propres de la syphilis puissent affecter avec les lésions scrofuleuses de même siège de réelles ressemblances objectives ; que parfois même ces ressemblances soient telles qu'il devienne difficile, voire impossible, d'établir un diagnostic différentiel entre ces deux ordres d'accidents, cela est vrai, cela est absolument vrai, cela même n'est que trop évident. Et la meilleure preuve à vous en donner, c'est que ces deux ordres d'accidents ont été longtemps confondus par nos prédécesseurs; c'est, de plus, qu'un labeur considérable nous incombe aujourd'hui pour rétablir l'ordre dans le désordre, à savoir pour faire le partage de ce qui appartient à la syphilis et de ce qui appartient à la scrofule, de façon à restituer à chacune d'elles son légitime bien. Mais ce qui n'est pas moins vrai et ce qui résulte en substance de toute cette étude, c'est que la syphilis héréditaire réalise fréquemment dans les fosses nasales des lésions qui, je le répète, lui appartiennent en propre, lésions qu'il y a double intérêt, intérêt nosologique et pratique, à différencier des lésions scrofuleuses de même siège auxquelles on les avait assimilées jusqu'alors.

XX.

LÉSIONS DE LA GORGE.

Sur les 212 observations qui composent ma statistique, je n'en trouve pas moins de 46 (remarquez ce chiffre au passage, messieurs) où se sont produites des lésions gommeuses de la gorge.

46 sur 212, cela équivaut à la proportion considérable de 21 à 22 p. 100.

C'est dire l'intérêt qui se rattache au sujet que nous allons aborder.

Ces lésions sont inégalement fréquentes sur les divers départements de la gorge.

Elles ont un siège de prédilection par excellence ; c'est le *voile palatin*. Sur les 46 cas en question, il en est 30 où elles ont occupé le voile exclusivement.

Elles sont bien plus rares sur les piliers proprement dits.

Le pharynx, d'après ma statistique, n'a été affecté isolément que 5 fois, tandis qu'il l'a été 13 fois coïncidemment avec le voile et les piliers.

En tant que manifestations de syphilis héréditaire, les lésions gommeuses de la gorge ont été rencontrées presque à tout âge, depuis 5 ans jusqu'à 25 ans. — Elles paraissent toutefois affecter un certain maximum de fréquence de dix à dix-sept ans.

Mais ce qui est plus important à noter, c'est qu'on les a vues plus d'une fois servir de *première manifestation* (au moins de première manifestation remarquée) à la syphilis héréditaire. Deux exemples :

Un de mes petits malades, né d'une mère syphilitique, fut affecté à *sept ans* d'une lésion gommeuse de la gorge qui détruisit une partie du voile. Or, il n'avait jamais présenté jusqu'à cet âge le moindre accident qui pût éveiller le soupçon d'un état syphilitique. Et cependant on le savait né d'une mère syphilitique ; et cependant on guettait, on épiait sur lui l'invasion d'une syphilis, on en surveillait les manifestations possibles et presque attendues.

De même, Hutchinson a relaté le cas d'une syphilis héréditaire restée latente jusqu'à l'âge de *dix ans*, époque où se produisirent presque simultanément les trois manifestations suivantes : une double kérato-iritis ; — une lésion lupiforme qui dévora le nez ; — une lésion gommeuse gutturale, qui détruisit le palais et la luette.

Les lésions que réalise sur la gorge la syphilis héréditaire d'une façon plus ou moins tardive sont exactement la reproduction de celles que produit au même siège la syphilis acquise. Ce sont des lésions *gommeuses*, intéressant tel ou tel département de la gorge et parcourant là les trois stades qui composent l'évolution de toutes les gommes, à savoir :

Un stade d'infiltration (période dite de crudité) ;

Un stade de ramollissement ;

Un stade d'ulcération, d'élimination et de cicatrisation.

Mais soyez bien prévenus à l'avance que presque jamais le

médecin n'assiste intégralement aux trois termes de cette évolution, et cela pour deux raisons précisément opposées : ou bien parce que, s'il a la chance de surprendre la lésion à une époque jeune encore de son développement, il dispose d'une thérapeutique assez puissante pour la réprimer et la guérir en germe ; — ou bien et plus communément parce que les malades n'arrivent à lui dans la plupart des cas qu'à une époque plus ou moins tardive, avec des lésions déjà accomplies et en pleine période d'ulcération.

Ce dernier cas — je le dis immédiatement et pour cause — est le plus commun de tous ceux qu'on rencontre en pratique ; c'est même le cas *usuel* à l'hôpital. La plupart des malades qu'un médecin reçoit dans son cabinet, la presque totalité de ceux qu'il voit à l'hôpital pour des accidents de ce genre, ne se présentent guère à lui, je le répète, qu'avec des lésions déjà plus ou moins avancées comme évolution, ramollies, ouvertes et ulcérées. J'en ai vu bon nombre nous arriver ici avec un voile palatin perforé, mutilé, déjà presque absolument détruit. Et ce fait, messieurs, dès à présent, c'est-à-dire au début même de cet exposé, je tiens à vous le signaler, je tiens à le mettre en vedette de tout ce qui va suivre, parce qu'il constitue le caractère principal, la note dominante, si je puis ainsi parler, des lésions que nous allons étudier ensemble. Ce caractère, c'est l'*insidiosité initiale* de ces lésions, c'est leur bénignité apparente de début contrastant avec le brusque développement ultérieur de symptômes graves et d'infirmités souvent irréparables. De sorte que la scène morbide se compose ici de deux périodes : l'une où les lésions palatines se préparent et se développent d'une façon presque latente ; — et l'autre où elles se démasquent subitement, presque d'un jour à l'autre, avec des troubles fonctionnels importants. Dans la première, quiétude absolue des malades, qui ne se sentent pas menacés, qui ne se rendent en rien compte de ce qui se prépare. Puis, avec l'invasion de la seconde, surprise, stupéfaction, alarme, et, finalement, consternation des plus justifiées.

Ceci dit d'une façon générale, venons maintenant aux descriptions particulières, et tout naturellement commençons par celles de ces lésions qui sont à la fois les plus communes et les plus importantes, c'est-à-dire celles du voile palatin.

I. — *Lésions du voile palatin.* — Je n'ai pas, Messieurs, à vous faire ici l'histoire de la gomme palatine. Il m'incombe seulement d'envisager cette lésion au point de vue spécial dont nous poursuivons l'étude. Je serai donc aussi bref que possible sur tout ce qui n'a pas une connexion directe avec notre sujet (symptômes, anatomie pathologique, pronostic, etc.), et j'insisterai au contraire avec détail sur certaines questions qui nous intéressent particulièrement, telles par exemple que le diagnostic différentiel à instituer entre les affections gommeuses gutturales qui dérivent de l'hérédo-syphilis et les scrofulides de même localisation.

Un hasard des plus rares vous a-t-il permis de surprendre la lésion à sa période initiale (période d'infiltration), ce que vous constatez est ceci, très sommairement :

Un voile du palais déformé ; — rouge ; — épaissi ; — dur au toucher ; — et relativement immobile.

Quelques détails :

1° Dès que le malade ouvre la bouche, une première particularité vous frappe ; c'est une *déformation* du voile. Le voile ne figure plus cette arcade régulière, symétrique, géométrique, élégante, qu'il décrit physiologiquement. Il se présente, au contraire, irrégulier, asymétrique, bosselé sur un point, par exemple sur l'une de ses moitiés ou vers la ligne médiane.

2° En ce point, modification de couleur et d'aspect de la muqueuse, qui est *rouge*, d'un rouge sombre, et qui de plus est tendue, luisante, comme vernie.

3° Touchez avec le doigt ce même point rouge et saillant, puis touchez comparativement les parties saines du voile; vous percevrez aussitôt qu'à cette rougeur et à cette saillie morbide correspond un *épaississement* notable des tissus. Au point malade, le voile vous semblera doublé, triplé, parfois même quadruplé d'épaisseur.

4° La même exploration vous révélera en ce point une *dureté* morbide, une consistance, une rénitence manifestement pathologique.

5° Enfin, essayez de faire exécuter à ce voile quelques-uns de ses mouvements physiologiques, vous le trouverez relativement, si ce n'est même absolument immobile, vous le trouverez comme figé et inerte.

Voilà pour les signes objectifs.

Or, ces lésions locales, qui certes ont bien leur importance et qui tout à l'heure vont aboutir aux résultats néfastes que vous savez, se traduisent-elles pour l'instant par quelques symptômes sérieux et de nature à faire présager leur gravité prochaine? Non, et c'est là ce qu'il est essentiel de préciser.

En tant que symptômes généraux, tout d'abord, *rien*. Pas de fièvre, pas de réaction; aucun malaise, aucun trouble; indifférence absolue de l'organisme vis-à-vis des lésions qui s'élaborent dans le voile palatin.

Et, d'autre part, en tant que symptômes locaux, peu de chose, bien peu de chose, comme vous allez en juger. Ce que les malades, en effet, accusent à cette période se borne à ceci: une certaine gêne de la gorge, un « embarras dans la gorge », mais pas de douleurs véritables, pas d'élancements, pas de constriction gutturale, pas de dysphagie comme dans les angines ordinaires; en un mot, *pas de troubles fonctionnels de quelque importance.* Chez certains sujets même, chez les enfants surtout, cette première période de la maladie passe presque absolument, voire absolument latente, au point de rester méconnue.

Venons à la seconde période, celle de ramollissement. Ici encore, peu ou pas de modifications à la scène morbide précédente, si ce n'est au moment où se prépare l'ouverture de la gomme. A ce moment, la légère phlegmasie qui se produit autour des tissus gommeux n'est pas sans déterminer quelques symptômes d'angine sub-aiguë, identiques à ceux qui caractérisent un léger mal de gorge, tel que ce qu'on appelle « un rhume de la gorge » par exemple. Mais c'est encore bien peu de chose, vous le voyez, eu égard à la gravité des symptômes qui vont suivre.

Si bien que jusqu'à ce moment les malades ne s'inquiètent vraiment pas de leur état. Ils se croient affectés d'un mal de gorge accidentel, d'un de ces maux de gorge comme chacun de nous en a éprouvé plusieurs fois dans sa vie et qui guérissent sans qu'on y prenne garde. Ils attribuent cela à un refroidissement, à une cause banale quelconque, et ne songent même pas à s'en plaindre pour la plupart, encore moins à consulter un médecin. Écoutez-les au surplus raconter leur mésaventure après coup, alors qu'ils viendront vous trouver avec de vastes ulcérations de la gorge ou avec une perforation du palais. Tous vous diront ceci, invariablement : « Comment aurais-je pu m'attendre à ce qui m'arrive aujourd'hui? J'étais absolument bien portant, je n'avais rien, je ne souffrais même pas de la gorge, ou j'en souffrais *si peu !* J'ai eu maintes fois des maux de gorge bien autrement douloureux que celui-ci, et ils ont guéri tout seuls. Je ne comprends rien à cette singulière maladie, etc., etc. ». — Ou bien, les malades sont-ils trop jeunes pour rendre compte de leurs sensations, ce sont, à leur défaut, leurs parents qui vous tiennent le même langage.

C'est qu'en effet, messieurs, il existe un contraste vraiment singulier, dans les lésions qui nous occupent, entre leurs diverses périodes. Ces lésions ne sont vraiment rien ou ne sont que bien peu de chose, quant à leurs expressions morbides, dans leurs deux premières étapes, tandis qu'au contraire elles deviennent subitement graves en entrant dans leur troisième stade, celui d'ulcération, de perforation, de mutilation du voile. La moindre esquinancie ferait cent fois plus de fracas, à coup sûr, pour n'aboutir à rien de sérieux et pour guérir. Inversement, bénigne et presque latente à ses débuts, la gomme palatine aboutit brusquement à des lésions importantes, à des troubles fonctionnels graves, parfois même à des délabrements locaux irréparables.

Eh bien, ce mode d'évolution constitue précisément cette *insidiosité initiale* que je vous signalais tout à l'heure comme la note dominante de toute cette symptomatologie. Donc, insidieuse par excellence, je le répète et ne saurais trop le répéter, est la gomme du palais, qui, inoffensive à ses débuts, se transforme soudainement en une affection grave dans ses étapes ultérieures.

Mais poursuivons.

A l'époque où nous en sommes arrivés, la gomme s'ouvre par un léger pertuis. Elle s'ulcère ensuite excentriquement, et la voici dans sa troisième période.

Ici, messieurs, je passerai sous silence toute une série de particularités morbides qui nous arrêteraient longtemps si j'avais à vous faire l'histoire de la gomme palatine en général, mais qui n'ont pas trait à notre sujet d'étude actuel. Ces particularités, je n'en retiendrai qu'une seule qui a son intérêt pour le diagnostic différentiel qui va nous occuper bientôt. C'est la *rapidité* singulière avec laquelle se constitue l'ulcération gommeuse tout aussitôt après l'ouverture de la tumeur palatine.

L'ouverture se fait aujourd'hui, je suppose; dès demain cette ouverture, qui pour l'instant n'est qu'un petit pertuis, se trouvera convertie en une ulcération mesurant plusieurs millimètres; dans quelques jours (si le traitement n'intervient pas), elle pourra s'étendre sur une surface de plusieurs centimètres carrés. Et rien de surprenant à cela. Car cette rapide destruction de tissus n'est rapide que d'apparence. En réalité, elle était préparée de longue main. Ce n'est pas sur une muqueuse saine qu'elle se produit, mais bien sur une muqueuse infiltrée, minée de vieille date, amincie, et déjà à moitié, aux trois quarts détruite, alors qu'apparaît le premier indice extérieur du processus ulcératif.

En tout cas, messieurs, remarquez et retenez bien ceci, dont nous aurons à tirer profit plus tard : Avec la gomme, constitution rapide d'une ulcération palatine, et progrès rapides du processus ulcéreux. — Telle n'est pas, pour le dire à l'avance, la marche des lésions scrofuleuses.

Finalement, l'évolution morbide a deux aboutissants possibles, à savoir :

L'ulcération simple du voile, sans perforation; — et l'ulcération du voile avec perforation.

I. — Dans le premier ordre de cas, qui malheureusement est de beaucoup le plus rare, une ulcération gommeuse se constitue à la surface du voile palatin, sans le pénétrer dans toute son épaisseur; de sorte que le fond de la perte de substance est constitué par la muqueuse de la face opposée. Cette ulcération est creuse, notablement creuse, de façon à représenter une sorte de petite *géode* ou de *caverne gommeuse* où pourrait se loger un noyau de cerise, voire parfois une noisette. Elle est entaillée au sein de tissus durs, rénitents, manifestement infiltrés, et offrant une coloration d'un rouge purpurin. Ses bords sont nettement découpés et abrupts, en même temps qu'adhérents. Son fond est jaune ou jaunâtre, bourbillonneux, couvert d'un enduit crémeux ou de lambeaux sphacéliques, résidus de tissu gommeux escharifié. — Bref, la lésion présente, au moins dans les premiers temps, le type accompli de l'ulcère gommeux, que je vous ai déjà tant de fois décrit.

Il est rare qu'abandonnée à elle-même une lésion de ce genre n'aboutisse pas à perforer le voile de part en part.

II. — Le second ordre de cas, qui se compose de mutilations diverses intéressant toute l'épaisseur du voile, comprend de nombreuses variétés que je vous ai longuement décrites dans une autre série de conférences (1), mais qu'ici je me bornerai à vous énoncer succinctement.

Ces variétés, bien que multiples et très diverses d'aspect, peuvent être ramenées aux quatre types suivants :

1° *Échancrure marginale du voile*. — Dans ce type, la mutilation porte sur les parties périphériques ou marginales du voile palatin, qui sont entamées et détruites dans une certaine étendue.

En voici un bel exemple sur un de nos petits malades, hérédo-syphilitique. Vous voyez très nettement que, sur cet enfant, la moitié gauche de l'arcade palatine a été fortement échancrée, et cela dans l'étendue d'un centimètre environ pour le diamètre antéro-postérieur, sur deux centimètres transversalement.

Quand une lésion de ce genre se produit aux environs de la

(1) V. *Leçons sur la syphilis tertiaire*, publiées par le D[r] Ch. Porack.

luette, cet appendice peut être absolument détaché du voile, comme si on l'avait réséqué dans une intention chirurgicale.

2° *Perforation.* — Ici, la lésion consiste purement et simplement en un *trou*, comme disent les malades, trou découpé au sein du voile.

Cette perforation, comme vous le savez, est susceptible de très nombreuses variétés comme siège, comme forme, comme dimensions, comme nombre, etc. Ainsi :

Elle peut être médiane, voire centrale, ou bien latérale ; — elle peut occuper le segment antérieur du voile, ou bien être reléguée sur les parties les plus postérieures, au voisinage de la luette et de l'arcade palatine.

Elle est tantôt arrondie ou ovalaire, et tantôt allongée, elliptique, effilée, etc. — Le plus habituellement, elle se présente allongée dans le sens transversal, c'est-à-dire dans le sens où s'exercent les tractions musculaires du voile.

Parfois très petite, au point qu'une sonde cannelée y pénètre à peine, elle affecte le plus souvent les dimensions d'une pièce de 20 ou de 50 centimes. — Quelquefois elle devient comparable comme diamètre à une amande, une olive. — Elle peut enfin être considérable. Je vous en ai montré une récemment qui mesurait 2 centimètres dans l'axe antéro-postérieur et 3 centimètres transversalement.

En général, la perforation est unique. Il n'est pas rare cependant de l'observer multiple, sous forme de petites fenêtres entaillées dans l'épaisseur du voile et offrant le plus souvent des dimensions inégales. Sur un malade de nos salles, vous compterez *trois* de ces perforations, situées au voisinage les unes des autres. J'ai dans mes notes un cas où il en existait *sept*, séparées par des bandelettes fibreuses, d'apparence presque aponévrotique.

3° *Division dite « en rideaux retroussés »*. — Cette forme est fréquente, presque aussi fréquente que la perforation. Elle résulte tout simplement d'une division antéro-postérieure du voile.

Le mécanisme suivant lequel elle s'opère est le suivant. Lorsqu'une infiltration étendue occupe les régions médianes du voile, l'ulcération destructive qui lui succède divise le voile en deux segments dans le sens antéro-postérieur. Or, ces deux segments latéraux, entraînés par la rétraction musculaire, s'écartent l'un de l'autre ; et, comme ils sont adhérents par leur sommet au palais osseux, ils ne s'écartent que par leur partie inférieure. Ils figurent alors exactement l'aspect de deux rideaux de fenêtre retroussés par leurs embrasses, c'est-à-dire de deux rideaux qui, rapprochés supérieurement, s'écartent l'un de l'autre à mesure qu'ils s'abaissent.

4° *Destruction presque complète* ou même *destruction intégrale du voile.*

Variété beaucoup plus rare, fort heureusement, mais qui ne laisse pas de s'observer de temps à autre. Il est des cas où des infiltrations gommeuses étendues, phagédéniques d'évolution, ne laissent subsister après guérison qu'un véritable *moignon* du voile. Enfin, il en est d'autres, tout à fait exceptionnels à la vérité, où le voile se trouve anéanti complètement et disparaît sans laisser de traces.

Avec la période d'ulcération commence une scène clinique absolument nouvelle, au double point de vue des troubles fonctionnels et des signes objectifs.

Jusqu'ici, vous vous le rappelez, les troubles fonctionnels avaient été légers, minimes, presque insignifiants, au point de laisser les malades dans un état de complète quiétude. Soudain, dès que le palais est perforé ou ouvert (seul cas que nous envisagerons ici, parce que c'est de beaucoup le plus commun et le plus important à la fois), surgissent deux troubles fonctionnels majeurs, à savoir : *altération de la voix*, qui devient nasonnée, confuse, accompagnée d'une sorte de souffle nasal ; — et *reflux nasal* de tous les aliments, plus spécialement encore de tous les liquides introduits dans la bouche.

Je ne fais, Messieurs, qu'énoncer ces deux symptômes sans les décrire, parce que, d'une part, ils sont de notion commune, et parce que, d'autre part, ils n'ont rien de spécial, rien qui ne s'observe dans toutes les perforations palatines, quelle qu'en soit l'origine. Mais derechef j'insisterai près de vous — parce qu'il s'y rattache un intérêt diagnostique — sur la *soudaineté d'invasion* de ces deux troubles fonctionnels. C'est d'un jour à l'autre, c'est presque d'un instant à l'autre qu'ils entrent en scène, au moment où se produit la perforation ou la déchirure du palais. Aussi bien les malades, que la bénignité des symptômes antérieurs n'avait en rien préparés à l'imminence de tels accidents, sont-ils plus que surpris, c'est-à-dire véritablement stupéfaits, quand ils entendent leur voix troublée, quand ils rejettent leurs aliments ou leurs boissons par le nez, quand ils aperçoivent, en s'examinant la bouche devant une glace, ce qu'ils appellent un « trou dans leur palais ». Telle est même leur stupéfaction qu'ils ne manquent jamais, voire après de longues années, de raconter cette scène au médecin avec les souvenirs les plus précis et les plus circonstanciés. Or, cette invasion subite, instantanée, des troubles fonctionnels propres aux perforations ou aux déchirures du voile palatin est un fait presque constant dans la syphilis, tandis que c'est un fait rare dans les manifestations scrofuleuses de même siège, et cela pour des raisons que j'aurai bientôt à vous signaler.

Ajoutons, pour compléter ce qui a trait aux troubles fonctionnels de cette même période, qu'un certain degré de dysphagie et « d'embarras douloureux de la gorge », comme disent les malades, accompagne l'invasion des phénomènes ulcéreux et persiste pendant toute leur durée. Ces symptômes douloureux ne dépassent guère un degré léger ou moyen. Ils ne deviennent vraiment aigus et intenses que dans les trois ordres de cas suivants : lorsque les lésions ulcéreuses sont très étendues et occupent tout l'isthme guttural ; — lorsqu'elles ont été enflammées, exaspérées par des topiques irritants, par des caustiques, etc. ; — lorsqu'enfin et surtout elles prennent un caractère phagédénique.

Quant aux signes objectifs que présentent les lésions au cours de cette période, je puis vous les résumer en deux mots : ce sont, au plus haut degré, ceux des *ulcères gommeux*. Il est même peu de lésions qui soient plus conformes et plus fidèles à ce type que celles du voile palatin. Donc, ce que vous constaterez à cette époque sera ceci :

Sur le voile, ulcération plus ou moins étendue, ayant d'une

façon ou d'une autre mutilé le voile, c'est-à-dire l'ayant échancré, perforé, divisé, partiellement détruit, etc.; — ulcération creuse, profonde; — ulcération encadrée d'une aréole rouge, résistante, dure, manifestement infiltrée; — ulcération à bords nettement accentués, saillants quelquefois, fortement entaillés en tout cas, souvent même découpés à pic ou en falaise, toujours adhérents; — enfin, ulcération soit uniformément crémeuse d'aspect, jaune ou jaunâtre, soit partiellement revêtue de lambeaux ou de débris blanchâtres, jaunâtres, gangréniformes, bourbillonneux. Dans presque tous les cas, cet aspect *bourbillonneux* de l'ulcération est plus ou moins marqué et constitue un signe suffisant à révéler la nature gommeuse de la lésion.

Je ne poursuivrai pas plus avant, Messieurs, l'étude symptomatologique de ces lésions palatines. Il me suffit, pour le but que j'ai en vue, de vous avoir montré que ces lésions peuvent se produire comme manifestations *tardives* d'une influence hérédo-syphilitique, et de vous en avoir signalé les principaux caractères. Le reste serait un hors-d'œuvre.

Mais un point capital réclame en dernier lieu toute notre attention : c'est de différencier ces lésions palatines d'origine hérédo-syphilitique de celles que peut produire au même siège la scrofulo-tuberculose. Ce point, je répète le mot, est capital, et constitue l'intérêt même du sujet. Car voulez-vous savoir quelle est l'erreur fréquente, disons mieux, quelle est l'erreur commune, *habituelle*, qui se commet en pareille occurrence? Cette erreur, la voici :

Un enfant, un adolescent, voire un adulte, présente une ulcération du voile palatin. Il est délicat, chétif, je suppose, comme la plupart des hérédo-syphilitiques, et, de plus, mal constitué, petit, etc. Il a souffert de maux d'yeux; il a eu des écoulements d'oreilles. Il a même été affecté, je le suppose encore, d'accidents osseux, avec nécroses, fistules, etc. Tout cela, il faut en convenir, a bien l'allure scrofuleuse. C'en est assez. On s'en tient là, on ne va pas plus loin, en général du moins; et alors, de par l'absence d'accidents actuels ou d'antécédents avérés de syphilis, comme aussi de par les maux d'yeux, les maux d'oreilles, les accidents osseux qu'on retrouve dans les commémoratifs, on conclut à la qualité *scrofuleuse* de cette lésion, et l'on institue en ce sens la médication.

« Cette lésion, dit-on, ne saurait être syphilitique, puisque, d'une part, aucun accident antérieur ne dénote la syphilis sur le malade et puisque, d'autre part, aucun commémoratif n'établit que ce malade ait pu recevoir une contagion syphilitique dans son enfance. Donc, elle ne peut être que scrofuleuse ». Et l'on ne met pas en cause l'hérédité syphilitique comme origine possible de cette lésion ; et l'on n'interroge pas les parents, et l'on n'établit pas une enquête sur la famille, sur les autres enfants de cette famille, etc. Pourquoi ? Pour cette unique raison qu'on ne croit pas — en général du moins — à la syphilis héréditaire tardive, qu'on ne suppose même pas qu'une infection héréditaire puisse à dix, vingt ou trente ans, se révéler par une gomme du palais. « Une gomme du palais survenant sur un adolescent ou sur un adulte par le fait d'une syphilis héréditaire, cela me semble être de la *haute fantaisie* », me disait récemment un de mes confrères et amis, médecin à coup sûr des plus distingués, mais resté étranger aux travaux de la syphiliographie contemporaine.

Au surplus, Messieurs, prenez la peine de lire quelques-unes des nombreuses observations insérées dans la science sous la rubrique d'ulcérations gutturales « de diagnostic obscur ou incertain », et voyez si l'on a pris soin, dans les cas de ce genre, de faire ce que nous faisons ici, c'est-à-dire d'instituer une enquête, une enquête véritable et digne de ce nom, sur les antécédents de famille ; voyez si l'on a mis en cause et discuté le diagnostic de syphilis héréditaire tardive. Presque jamais il n'est fait mention de recherches étiologiques dirigées en ce sens ; ce qui démontre bien qu'on n'a même pas songé à l'hérédité syphilitique comme origine possible des accidents.

D'ailleurs, pourquoi chercher nos exemples aussi loin, quand nous en avons un sous la main, aujourd'hui même et dans nos salles ? Celui-ci va nous être fourni par le petit malade actuellement couché au n° 28 de la salle Saint-Louis.

Il y a quatre semaines, ce jeune garçon, âgé de quinze ans, entrait ici pour une effroyable lésion gutturale, datant de sept à huit mois, ayant déjà anéanti presque complètement le voile du palais avec ses piliers et poursuivant ses ravages dans le pharynx. L'aspect de cette lésion était tel que, sans une minute d'hésitation, nous l'avons considérée comme syphilitique et énergiquement attaquée par de fortes doses d'iodure de potassium. Pour juger des effets de ce traitement, examinez aujourd'hui la gorge du malade; vous la trouverez en état de cicatrisation accomplie sur tous les points.

Or, nous avons tenu à confirmer notre diagnostic par l'examen des parents, et vous savez quel a été le résultat de l'enquête instituée en ce sens. Mandée à l'hôpital, la mère de cet enfant nous a confessé, sans trop se faire prier, qu'en effet elle avait eu la syphilis; — qu'elle avait gagné cette syphilis de son mari peu de temps après son mariage; — qu'elle ne s'en était traitée que pendant quelques mois; — et que, depuis lors, elle avait été affectée de lésions ulcéreuses de la peau, lésions dont la spécificité ressortait en toute évidence de larges cicatrices en arcades, fortement pigmentées.

Les choses, en l'espèce, se présentaient donc le plus simplement du monde, et, en ce qui concerne notre malade, le diagnostic d'hérédo-syphilis tardive était aussi facile qu'évident. Facile et évident, oui certes, mais à une condition, c'est qu'on se donnât la peine d'instituer l'enquête sur les ascendants, ce qu'on n'avait pas jugé opportun de faire jusqu'alors et ce qu'on n'avait pas fait, soyez-en sûrs, pour une seule raison, toujours la même, à savoir : qu'a priori on ne jugeait pas possible qu'une telle lésion, survenant à l'âge de *quinze ans*, dérivât d'une influence hérédo-syphilitique.

Aussi bien, depuis sept mois, cet enfant était-il traité avec obstination par toute espèce de remèdes antiscrofuleux (huile de morue, sirop de fer, gentiane, etc., etc.), et de cela vous avez pu apprécier les tristes conséquences.

Ajoutons — et cette digression ne sera pas sans intérêt, je pense — qu'en l'espèce plusieurs des antécédents morbides présentés par ce petit malade ont sans doute contribué à égarer le diagnostic des médecins qui l'ont traité avant nous. Cet enfant, en effet, avait été sujet dans le jeune âge aux divers accidents que voici : maux d'yeux prolongés ; — écoulements chroniques par les oreilles; — coryza chronique, avec ozène et nécroses nasales; — lésion d'un tibia, etc. Or, tous ces accidents ne rentrent-ils pas dans le tableau de la scrofule, surtout dans le vieux tableau de la scrofule, tel que nous l'ont légué nos prédécesseurs ? Est-ce que tout cela, jusqu'à ces dernières années, n'était pas donné comme constituant autant de manifestations scrofuleuses que la scrofule *seule* était capable de réaliser? Conséquemment, dans cette manière de voir, on était conduit par une déduction logique à considérer comme scrofuleuse, elle aussi, la lésion de la gorge, tandis qu'aujourd'hui, de par les acquisitions récentes de la science contemporaine, nous savons que ces divers accidents d'ophthalmies chroniques, d'otorrhée, d'ozène, d'ostéopathies, etc., sont autant de signes propres à éveiller le soupçon, voire parfois à fournir le témoignage d'une infection spécifique héréditaire.

Eh bien, messieurs, l'histoire de notre petit malade est celle de quantité d'autres malades qui nous arrivent ici avec diverses lésions traitées de vieille date comme scrofuleuses et constituant en réalité autant de manifestations d'hérédo-syphilis. L'erreur qui consiste à substituer de la sorte la scrofule à l'hérédo-syphilis dans l'étiologie de maintes et maintes affections de l'enfance et de l'adolescence est ici, je puis le dire, une erreur à l'ordre du jour, une erreur qui se reproduit incessamment et dont je vous ai déjà montré quantité de regrettables exemples. Or, pourquoi cette erreur et quelles en sont les origines ? Ces origines, les voici en deux mots, au moins quant aux principales : d'une part, idées préconçues, excluant la possibilité d'accidents hérédo-syphilitiques à lointaines échéances, c'est-à-dire à échéances se prorogeant jusqu'à l'adolescence, jusqu'à la jeunesse, jusqu'à l'âge adulte; — d'autre part et comme conséquence, omission d'une enquête sur les antécédents de famille, en ce qui concerne la syphilis.

De ce qui précède résulte donc un enseignement pratique, qui doit être formulé de la sorte :

Étant donnée une lésion du voile palatin ou de la gorge, il faut toujours, quel que soit l'âge du malade, faire une place à l'hérédité syphilitique au nombre des causes possibles de la lésion, et instituer en ce sens une enquête rigoureuse.

Cela posé en principe, venons maintenant au diagnostic différentiel.

Il est deux ordres de lésions avec lesquelles les ulcérations gutturales de la syphilis héréditaire tardive ont été maintes fois confondues. Ce sont :

1° Les ulcérations du *lupus*, désignées parfois sous le nom de scrofulides ulcéreuses de la gorge;

2° Les *ulcérations tuberculeuses.*

Peut-être bien lupus et tubercule ne sont-ils que deux genres, deux variétés d'une seule et même espèce morbide; question que pour l'instant je me garderai de soulever. En tout cas, ils présentent cliniquement des caractères trop différents pour qu'il soit permis de les réunir dans une description commune.

Parlons du lupus en premier lieu.

I. — Il est rigoureusement vrai que le lupus réalise parfois dans la gorge des ulcérations qui, par leur étendue, leur importance, leur gravité, rivalisent avec celles de la syphilis et qui, objectivement, affectent de réelles analogies avec ces dernières.

Mais, tout d'abord, disons bien que le lupus de la gorge (j'entends le véritable lupus et non les affections diverses qu'on a confondues avec lui) est une affection rare, très rare, presque exceptionnelle. Jugez-en par vous-mêmes, Messieurs. Le lupus cutané est ici en permanence, n'est-il pas vrai ? et constamment vous en trouverez une demi-douzaine de spécimens pour le moins dans chacun des services de cet hôpital. Eh bien, aujourd'hui même il n'y a pas à Saint-Louis un seul lupus de la gorge, ainsi que je m'en suis assuré près de mes collègues.

Autre document à l'appui de cette même assertion : Sur cent cas de lupus que j'emprunte à mes notes, j'en trouve *deux* (deux seulement, dont un douteux peut-être) affectant la gorge, contre quatre-vingt-dix-huit situés en dehors de ce siège.

Quelle proportion! De tels chiffres ne supportent pas de commentaires.

En second lieu, étant donné un lupus véritable de la gorge, deux considérations se présentent presque invariablement pour en attester d'emblée la qualité lupique et le différencier des lésions syphilitiques de même siège. A savoir :

1° Non pas toujours, mais assez habituellement le lupus de la gorge coïncide avec un lupus de la face ; et les caractères patents de celui-ci font la lumière sur la nature de celui-là.

2° Seconde considération qu'à mon sens on n'a pas assez remarquée ou tout au moins qu'on n'estime pas en général à sa juste valeur : dans le lupus de la gorge, l'ulcération n'est le plus souvent qu'un *épiphénomène tardif* et un *aspect partiel* de la lésion. Je m'explique.

Le lupus de la gorge évolue à la façon de tous les lupus. C'est dire qu'il débute par une infiltration simple des tissus, laquelle ne s'ulcère que dans une étape ultérieure. Or, cette période d'infiltration non ulcérative est toujours longue, très longue, infiniment supérieure comme durée aux périodes corrélatives d'une gomme syphilitique. Et, pendant toute cette durée, la lésion se traduit purement et simplement par une sorte d'hypertrophie granuleuse des parties affectées. Le voile palatin semble recouvert d'un tapis de saillies bourgeonnantes, mûriformes, papillomateuses, quelquefois nodulaires et mamelonnées, d'un rouge sombre, et assez analogues comme aspect général à la variété de végétations *granuleuses*, frambœsiées, qu'on observe parfois sur les organes génitaux.

Plus tard, cette lésion s'ulcère en surface, et c'est à ce moment qu'intervient la possibilité d'une confusion diagnostique avec les ulcérations dérivant de la syphilis. Mais remarquez bien que le processus ulcéreux ne se produit pas ici, comme dans la gomme, d'une façon à la fois soudaine et rapide ; remarquez bien qu'il n'envahit pas du coup, comme dans la gomme, toute ou presque toute l'étendue des parties infiltrées. Tout au contraire il s'établit lentement, sourdement, se circonscrit à de petites surfaces, et ne s'irradie que par progrès insensibles. Si bien qu'à un moment donné de la maladie, voire dans une époque quelque peu avancée, l'ulcération ne constitue guère qu'un élément, qu'un des aspects de la lésion, sans être jamais, comme dans la gomme, *toute la lésion*. A côté d'elle, à sa périphérie par exemple, on trouve toujours une surface plus ou moins étendue où les éléments lupiques persistent encore avec leur facies propre, c'est-à-dire à l'état d'hypertrophie granuleuse, de nodules ou de tubercules non ulcérés. En d'autres termes, à côté du lupus ulcéré on trouve toujours des portions de lupus *non ulcéré*, et ces dernières fixent aussitôt le diagnostic de la lésion.

Rien de semblable dans la syphilis. Une gomme syphilitique a bientôt fait de se ramollir et de s'ulcérer dans toute son étendue ; et, sauf exceptions rares, c'est seulement pour une durée de quelques jours que l'on pourrait constater sur elle cette association *in situ* de lésions différentes, les unes ulcérées et les autres à l'état d'infiltration originelle. — Puis, est-ce qu'une ulcération gommeuse présente jamais sur ses confins ce tapis de granulations rouges et mûriformes qui constitue le lupus ? Sa zone périphérique, loin d'être végétante, granuleuse, papilliforme, etc., se présente au contraire remarquablement lisse, unie, luisante et comme vernie, en raison de la distension des tissus qui lui servent de frontières.

Donc, à ce point de vue, il existe entre les lésions palatines de la scrofule et de la syphilis, un contraste objectif des plus frappants.

Les deux considérations qui précèdent suffisent en général à déterminer le diagnostic. D'autres signes toutefois peuvent concourir au même but, et je ne dois pas omettre de vous les mentionner. Ainsi :

1° Les ulcérations lupeuses du voile palatin sont en général (et réserves faites pour certains cas rares) *moins étendues* que les ulcérations syphilitiques. Elles n'ont pas l'ampleur, le développement de ces dernières en toutes proportions.

2° Elles n'ont pas le *contour défini*, net, franc, des ulcérations syphilitiques. Leurs frontières sont bien autrement indécises, moins accentuées, moins précises.

3° Elles ne présentent ni le fond profondément excavé, jaunâtre et bourbillonneux, ni les bords si nettement découpés des ulcérations syphilitiques. Leur fond est au contraire peu déprimé relativement à leurs bords, plus souvent rouge ou rougeâtre que jaune ou jaunâtre, et très fréquemment identique d'aspect à un tapis de bourgeons charnus. Leurs bords sont plats, non élevés, taillés en biseau, etc.

On a dit d'une façon imagée : Au voile du palais, comme ailleurs, la syphilis entame, corrode et perfore, tandis que la scrofule use, émiette, atrophie.

4° Il n'est pas rare que le lupus détermine sur le voile toute une série de petites ulcérations disséminées. La syphilis procède au contraire, du moins le plus souvent, par une ulcération unique de larges dimensions.

5° Chacun sait combien sont fréquentes les perforations du voile palatin dans la syphilis. Très communément la syphilis découpe en plein voile de larges fenêtres, qui semblent taillées par un emporte-pièce. Eh bien, le lupus ne fait pas cela. Chose curieuse, jamais le lupus ne creuse dans le voile une lucarne, un trou, au centre de tissus sains. Il érode, il use, il entame le voile sur ses bords ; il l'échancre, mais il ne l'attaque pas en plein centre, au moins en laissant indemnes, à la façon de la syphilis, les parties périphériques. Je n'ai jamais vu, pour ma part, un trou creusé par la scrofule au centre d'un voile intact sur le reste de son étendue, tandis que j'ai vu cent fois une perforation de ce genre résulter de la syphilis.

C'est là une remarque dont je n'ai pas d'ailleurs la priorité. Je l'ai trouvée dans le livre si pratique et si remarquable d'Hébra (1), et je suis heureux que les résultats de mon observation personnelle concordent absolument sur ce point avec ceux de cet éminent clinicien.

Vient encore tout un ensemble de signes différentiels tirés de l'*évolution* et de la *durée* des lésions.

Ici, contraste formel et opposition absolue sur tous les points.

(1) *Traité des maladies de la peau*, trad. de Doyon, Paris, 1872.

Voyez plutôt. Les lésions syphilitiques du voile ont une marche hâtive et une durée relativement courte. Elles s'accomplissent en quelques semaines, tout au plus en quelques mois. Inversement celles de la scrofule sont ultra-lentes d'évolution et absolument chroniques. Elles durent des années, et le plus souvent on n'en voit pas la fin.

Aussi, quelles différences d'évolution pour tel ou tel détail du processus pathologique, envisagé parallèlement de part et d'autre ! Exemple :

Avec la syphilis, ulcération s'établissant d'un jour à l'autre, progressant avec une rapidité parfois foudroyante, divisant, perforant, mutilant le voile dans l'espace de quelques jours ; — avec la scrofule, travail d'ulcération lent, traînant en longueur, éminemment torpide, etc.

Avec la syphilis, apparition soudaine, instantanée, des symptômes de perforation du voile ; troubles fonctionnels nuls hier et intenses aujourd'hui ; — avec la scrofule, mêmes symptômes, mais d'invasion graduelle et presque insensible. Jamais dans la scrofule on n'assiste au coup de théâtre de la perforation palatine d'origine syphilitique, et cela parce que l'échancrure lupique du voile se fait molécule à molécule et d'une façon lentement progressive.

Enfin, je ne vous dirai pas — parce que cela va sans dire — qu'aux éléments séméiologiques qui précèdent se joignent encore, pour le diagnostic que nous étudions, les considérations tirées de l'examen du malade, de ses antécédents personnels, de l'enquête sur ses ascendants et ses collatéraux, voire parfois des influences thérapeutiques, etc. Ce sont là, vous le savez, toutes considérations majeures en l'espèce, supérieures comme intérêt et comme signification clinique à tous les signes qui précèdent, et constituant la base même du diagnostic. Mais je n'aurais à leur propos qu'à vous répéter ce qui vous est déjà connu, et je préfère vous épargner d'inutiles redites.

II. — *Ulcères tuberculeux.* — C'est seulement avec la forme chronique de la tuberculose gutturale que peuvent être mises en parallèle les lésions qui nous occupent actuellement, car il n'est aucun danger qu'elles soient jamais confondues avec la forme aiguë dite « tuberculose miliaire diffuse ».

Déjà signalées par M. Ricord (1), bien décrites par mon ancien interne et ami le Dr Julliard (de Genève) (2), par Isambert (3), H. Barth (4) et quelques autres médecins, les lésions de la tuberculose chronique gutturale se présentent parfois sous un aspect plus ou moins analogue à celui des ulcérations de la syphilis. Il n'est donc pas étonnant que plusieurs fois des ulcérations de la gorge, conséquences d'une infection spécifique héréditaire, aient été taxées de lésions tuberculeuses. J'ai dans mes notes personnelles deux erreurs de ce genre, commises par des confrères distingués, et j'en pourrais citer encore quelques autres.

C'est dire qu'il y a là un diagnostic différentiel à instituer. Voyons quels en peuvent être les éléments.

D'emblée signalons le meilleur signe à consulter en l'espèce. Ce signe est tiré de la personne même du malade, de son habitus, de son état de santé antérieure et actuelle, de ses antécédents, etc. Presque invariablement, en effet, le malade affecté d'une tuberculose gutturale est un phthisique, un *poitrinaire*. Comme règle presque générale, la tuberculose gutturale a pour antécédent, pour précédent, la tuberculose pulmonaire, voire en maintes occasions la tuberculose intestinale associée à celle du poumon. De sorte que le plus souvent on est éclairé et fixé sur la qualité des lésions gutturales par l'état général du malade, par l'examen du thorax, par les symptômes intestinaux,

(1) Si j'avais à rétablir ici un point d'historique généralement méconnu, je dirais avec M. le Dr H. Barth que « c'est à M. Ricord que revient l'honneur d'avoir le premier soupçonné, affirmé même l'origine tuberculeuse de certaines lésions de la langue, des lèvres, des joues et du pharynx, qui avaient passé inaperçues jusqu'alors et qui avaient été indûment rapportées à la syphilis ». Ce que m'avait enseigné M. Ricord sur ce point, je l'ai transmis à mon ancien interne et ami, le Dr Julliard, qui, suivant la piste ouverte à ses laborieuses investigations, a produit sur ce sujet une monographie très justement estimée, mais n'a pas suffisamment accentué, je crois, la priorité qui revient à M. Ricord dans la question.

(2) *Des ulcérations tuberculeuses de la bouche et du pharynx* (Thèses de Paris, 1865).

(3) *Bulletins de la Soc. méd. des hôpitaux*, 1871; — *Annales des maladies de l'oreille et du pharynx*, 1875, t. I; — *Bulletins de la Soc. méd. des hôpitaux*, 1875-76.

(4) *De la tuberculose du pharynx et de l'angine tuberculeuse.* Paris, 1880.

par les troubles multiples et variés qui servent de cortège usuel à la tuberculose.

Dira-t-on que la tuberculose gutturale peut prendre les devants sur les autres localisations de la diathèse et par conséquent exister primitivement, indépendamment de tout signe de phthisie pulmonaire ou de phthisie intestinale? Cela est possible, répondrai-je, rigoureusement possible, mais cela est rare, exceptionnel. Et d'ailleurs, dans les cas de ce genre, on sera encore dirigé sur la voie du diagnostic par l'état général du malade qui, s'il n'est pas un phthisique confirmé, est un phthisique en expectative, et se révèle comme tel par son habitus, son facies, son amaigrissement, ses antécédents de bronchites ou de diarrhées, etc., sans parler même d'autres témoignages qui peuvent être fournis par l'examen des ascendants et des collatéraux.

De sorte que dans la plupart des cas, je le répète, le diagnostic de la lésion gutturale ressort en toute évidence de la *qualité* du malade auquel on a affaire, passez-moi l'expression. Et le seul point douteux qui puisse alors subsister, c'est l'hypothèse éventuelle d'un cumul morbide, c'est-à-dire d'une syphilis entée sur une tuberculose. L'examen des antécédents résoudra cette difficulté.

D'ailleurs, le diagnostic différentiel ne réside pas seulement dans la considération majeure que je viens d'énoncer. Il repose encore sur d'autres éléments que voici :

I. — Tout d'abord, différences objectives parfois très accentuées entre les deux ordres de lésions. Ainsi :

1° Les ulcères tuberculeux de la gorge ne présentent que rarement (si ce n'est à une période avancée, et alors le diagnostic ressort manifestement de l'état général du malade) une *étendue* comparable à celle qu'affectent usuellement les ulcérations de la syphilis tertiaire; ils sont bien plus limités, bien plus exigus de proportions.

2° Ils sont de même *moins profonds*.

3° Ils n'offrent objectivement ni cette entaillure franche de bords, ni ce fond sphacélique, bourbillonneux, crémeux, jaune, qui caractérisent à un si haut degré les ulcérations gommeuses.

4° De plus, et ceci est pathognomonique, il n'est pas rare de rencontrer, sur les téguments muqueux qui les avoisinent, de petits *nodules granuleux*, grisâtres, blanchâtres ou légèrement jaunes, consistants, enchâssés dans le derme muqueux et faisant une certaine saillie à sa surface (1). Ces nodules, que je n'ai pas à vous décrire ici, ce sont, vous le savez, de petits *tubercules*, non encore ulcérés. Inutile de dire quelle signification ils comportent en l'espèce.

II. — En second lieu, la tuberculose gutturale est presque constamment escortée d'*engorgements ganglionnaires*, affectant les glandes sous-maxillaires et cervicales antérieures. Il est même assez fréquent que toute la chaîne ganglionnaire sterno-mastoïdienne soit le siège d'adénopathies de même genre.

Tout au contraire, les lésions gommeuses ne retentissent que d'une façon rare, exceptionnelle, sur les ganglions de leur voisinage.

III. — Un troisième élément de diagnostic différentiel est tiré des *troubles fonctionnels* et *douloureux*, qui sont toujours bien plus importants dans la tuberculose que dans la syphilis.

Réserve faite pour certains cas exceptionnels de phagédénisme envahissant toute la gorge et déterminant alors des troubles locaux en relation avec l'étendue et le caractère des lésions, on peut dire que les ulcérations gutturales de la syphilis ne donnent lieu qu'à des douleurs médiocres, comme aussi à des troubles fonctionnels qui, si importants qu'ils puissent être, ne déterminent pas de souffrances réelles.

Tout autres sont les symptômes des ulcérations tuberculeuses. Avec elles, *éréthisme douloureux* de la gorge, assidu, permanent ; — *douleurs gutturales* vives, lancinantes, s'annonçant dès le début des lésions, ne faisant que s'accroître au delà, devenant intenses, continues, « parfois même ne laissant aucun repos et rendant le sommeil impossible » ; — en outre, *dysphagie* très marquée, très pénible, « au point que les substances solides, comme le pain et la viande, ne peuvent être avalées qu'au prix de vives douleurs, au point même parfois que les

(1) V. H. Barth, *ouvr. cité*, p. 23.

malades hésitent à manger, se privent de nourriture et se condamnent à une diète presque absolue, etc. (1). »

IV. — Enfin, les indications tirées de l'*évolution* et de la *durée* serviront au besoin d'éléments complémentaires au diagnostic. Inutile de dire que la tuberculose gutturale se différencie des ulcérations syphilitiques de même siège par sa marche infiniment plus lente, sa chronicité d'allure, sa longue durée, etc.

Tels sont, Messieurs, les divers éléments qui composent le diagnostic différentiel des lésions gutturales d'origine syphilitique et d'origine scrofulo-tuberculeuse.

Maintenant, au point de vue pratique, complétons l'exposé qui précède par deux remarques essentielles.

La première, c'est que, dans les cas qui restent douteux en dépit des divers signes sus-énoncés, le traitement spécifique se présente comme un utile auxiliaire pour juger en dernier ressort la question diagnostique. Ici encore le traitement spécifique peut faire ce qu'on appelle le « diagnostic thérapeutique ».

La seconde, c'est que, dans ces mêmes cas douteux, le traitement spécifique doit être prescrit d'emblée sous les formes les plus énergiques. C'est un devoir de pratique rigoureux, formel, absolu, que d'administrer l'iodure de potassium en pareille occurrence, ne serait-ce qu'à titre empirique. Devant une lésion qui menace le voile palatin d'une mutilation peut-être irréparable, pas d'hésitation possible au point de vue pratique. Qu'on soit ou non fixé sur la qualité spécifique de cette lésion, c'est l'iodure qu'il faut prescrire *illico* et *largâ manu*. Car, pour être utile dans un cas de ce genre, il faut, d'une part, être utile *à temps* et, d'autre part, *frapper fort*, c'est-à-dire attaquer le mal séance tenante par une dose *minima* de trois à quatre grammes d'iodure. Sans quoi, la partie déjà compromise peut être perdue, et le malade reste exposé à ces délabrements si regrettables du voile palatin, dont tant et tant d'exemples passent ici sous nos yeux.

(1) V. H. Barth, *ouvr. cité*, p. 62 et 63.

XXI.

II. — *Lésions des piliers du voile, du pharynx, de la muqueuse buccale*, etc. — Comme type des lésions que peut réaliser sur les muqueuses la syphilis héréditaire tardive, je viens de vous décrire la syphilide gommeuse du voile palatin. Cela va abréger singulièrement ma tâche en ce qui concerne les lésions de même ordre affectant d'autres points du système muqueux; car celles-ci sont exactement calquées sur la précédente en tant que modalité clinique.

Il me suffira donc de vous dire sommairement :

1° Que l'influence hérédo-syphilitique peut se traduire à longue échéance par des syphilides gommeuses intéressant divers départements muqueux, à savoir :

La muqueuse buccale proprement dite;

La muqueuse linguale;

Les piliers du voile et les amygdales ;

Le pharynx.

(Je ne parle pas pour l'instant du larynx, auquel nous consacrerons bientôt un article spécial.)

2° Que là, comme ailleurs, ces lésions consistent en une infiltration plus ou moins profonde du tégument muqueux, intéressant toute l'épaisseur du derme le plus souvent, et descendant même assez fréquemment jusque dans l'hypoderme muqueux; — que cette infiltration traverse les phases et subit l'évolution de tous les néoplasmes gommeux, pour aboutir à l'ulcération terminale; — que, de la sorte, se trouvent constituées sur ces divers points des entamures, des destructions plus ou moins étendues des muqueuses affectées; — et qu'enfin, cliniquement, ces lésions se présentent avec tous les caractères et avec la physionomie classique de ce qu'on appelle l'*ulcère gommeux*.

Un heureux hasard a réuni dans nos salles aujourd'hui même toute une série de lésions de ce genre, à diverses étapes de développement.

I. — Voyez d'abord cette jeune femme de vingt-trois ans.

Elle est née d'une mère syphilitique ; elle est sœur de trois enfants qui sont morts en bas âge avec des lésions incontestablement syphilitiques. Elle-même a été éprouvée dans son enfance par des accidents de même nature. Actuellement — et sans qu'elle ait encouru le moindre risque de contamination personnelle — la voici affectée d'une lésion gommeuse gutturale, qui s'étale sur toute la hauteur du pilier postérieur gauche et la région amygdalienne. Cette lésion, il y a quelques jours, présentait le type accompli des ulcères gommeux; aujourd'hui, après quelques jours seulement de traitement spécifique, elle s'est déjà modifiée d'aspect et commence à se déterger.

II. — Sur cet enfant de douze ans, également hérédo-syphilitique, vous constaterez ceci : d'une part, des lésions anciennes et à l'état de cicatrices, ayant détruit à droite une portion du voile ; — d'autre part, une syphilide gommeuse récente qui occupe le pilier droit, descend sur la langue et se prolonge, dans l'étendue de 2 à 3 centimètres, sur la muqueuse buccale jusqu'au voisinage des dents.

III. — Voici, en troisième lieu, un enfant de huit ans dont l'histoire se résume en ceci : Né d'une mère syphilitique, il a été affecté dans le tout jeune âge d'éruptions multiples qui ont été considérées comme syphilitiques par un de nos collègues et qui ont laissé sur plusieurs points, aux fesses notamment, des cicatrices encore apparentes. Plus tard, il a souffert de maux d'yeux très prolongés, et ses oreilles ont « coulé » abondamment. A sept ans, il a été pris de violentes douleurs dans les os, et on l'a traité à cette époque, nous dit sa mère, pour des exostoses. Nous trouvons, en effet, son tibia gauche considérablement hyperostosé et formant en avant une saillie arciforme, pseudo-rachitique. De même le radius droit présente une volumineuse exostose en fuseau. Enfin, il y a quelques semaines, s'est produit un « mal de gorge persistant », pour lequel on nous a amené ici cet enfant. Or, qu'est-ce que ce mal de gorge? Rien autre qu'une production gommeuse à foyers multiples, affectant à la fois et le voile du palais et le pharynx. Sur le voile, comme sur la face postérieure du pharynx, vous distinguerez nettement des types d'ulcères gommeux, profonds, jaunâtres, à bords entaillés, à fond crémeux et bourbillonneux, etc.

IV. — Enfin, examinez ce jeune homme de vingt-huit ans, dont je vous ai déjà parlé (1) et dont je vous parlerai encore à maintes reprises, parce que le pauvre garçon constitue un véritable musée pathologique d'hérédo-syphilis tardive. Depuis sa naissance jusqu'à aujourd'hui il n'a guère cessé d'être poursuivi, persécuté par la syphilis. Or, au nombre des accidents multiples dont il a été victime ne pouvaient manquer de prendre place les syphilomes des muqueuses bucco-gutturales ; et, en effet, ils sont loin d'avoir fait défaut. Vers l'âge de quinze ans, le malade a été affecté d'ulcérations nasales qui ont déterminé l'éboulement du nez ; puis, un peu plus tard, se sont produites des ulcérations gommeuses qui ont occupé et mutilé la voûte palatine, le voile palatin, les piliers, les amygdales, le pharynx, etc. Actuellement toutes ces lésions sont cicatrisées ; mais voyez les dégâts qu'elles ont laissés à leur suite : énormes cicatrices fibreuses sur le palais ; destruction presque complète du voile, avec adhérences vicieuses ; symphyse du moignon palatin avec le pharynx ; parois de ce dernier organe transformées en nappes cicatricielles, avec brides fibreuses disposées en rayons, etc.

Après le voile du palais et ses annexes, c'est à coup sûr le *pharynx* qui est le siège préféré de ces syphilomes gommeux dans la syphilis héréditaire tardive. Je compte plus d'une quinzaine de cas où j'ai vu le pharynx affecté par des lésions de ce genre, soit isolément, soit en coïncidence avec des lésions semblables de voisinage, occupant surtout le voile et les piliers.

Là, ces lésions se localisent le plus habituellement sur la paroi postérieure de l'organe. Elles y occupent divers niveaux. Situées dans les régions moyenne ou inférieure, elles ne sauraient échapper à un examen attentif. Mais il faut savoir qu'elles vont parfois se loger dans la partie la plus supérieure du pharynx, dans ce qu'on appelle le *naso-pharynx ;* et alors

(1) V. page 17.

elles se dérobent à l'exploration usuelle, car elles sont masquées par le voile du palais. Pour les dépister là, force est d'avoir recours à des procédés d'examen spéciaux, que je vous ai indiqués en vous faisant l'histoire de ces lésions dans la syphilis acquise. Seulement en l'espèce, c'est-à-dire alors qu'on a affaire à des enfants ou des adolescents, ces procédés sont d'un emploi difficile, si ce n'est le plus souvent impossible; et j'ai vu plus d'un cas de ce genre où l'on a dû se résigner au diagnostic rationnel de tels accidents, sans pouvoir le confirmer par une exploration directe.

Les syphilides gommeuses du pharynx ne s'observent guère en pratique qu'à l'état d'ulcérations. — Elles se présentent en général avec deux caractères qui les signalent aussitôt à l'attention et qui en établissent la nature, à savoir : *forme arrondie*, et le plus souvent même régulièrement arrondie, nettement orbiculaire ; — *fond jaunâtre* et *bourbillonneux*. — Ajoutons qu'elles sont presque toujours creuses, profondes, circonscrites par des bords bien découpés, et entourées d'une aréole d'un rouge purpurin.

Dans les cas les plus usuels, il n'existe qu'une seule de ces ulcérations, de l'étendue d'une pièce de 50 centimes ou d'un franc. Parfois cependant on en rencontre plusieurs. — Il est des cas, enfin, où toute la surface du pharynx accessible à la vue est le siège d'une vaste nappe ulcéreuse, résultant soit de la fusion de plusieurs foyers gommeux voisins, soit d'une infiltration gommeuse diffuse qui s'est étalée sur une large étendue.

Notons en dernier lieu que ces ulcérations gommeuses du pharynx coexistent fréquemment avec des lésions semblables des organes limitrophes, du voile palatin notamment ou des fosses nasales, quelquefois aussi du larynx, comme nous allons le voir dans un instant.

XXII.

AFFECTIONS LARYNGÉES.

Les accidents laryngés qui se produisent dans la syphilis héréditaire, à l'époque où nous avons à l'envisager, se divisent en deux groupes naturels.

Les uns se présentent comme des reliquats, des conséquences, des épiphénomènes de lésions laryngées *datant du premier âge.*

Les autres dérivent de lésions spécifiques *actuelles.*

I. — Les premiers ne ressortissent qu'indirectement à notre sujet ; mais ils ne méritent pas moins une mention spéciale en raison de la haute gravité qu'ils comportent quelquefois.

Ils consistent en des lésions laryngées *vulgaires* se développant sur des larynx spécifiquement affectés dans le premier âge et restés le siège de cicatrices, d'hyperplasie, de sclérose, etc.

Les manifestations laryngées de la syphilis héréditaire sont beaucoup plus communes dans le jeune âge qu'on ne le croit généralement. Sur 76 cas de ce genre, John Mackenzie dit en avoir rencontré 53 au cours de la première année, dont 43 dans les six premiers mois, 17 dans le premier mois et 4 dans la première semaine après la naissance (1). On a même cité deux cas de lésions laryngées développées au cours de la vie intra-utérine.

Ces affections laryngées du premier âge sont graves à coup sûr, à ce point que le même auteur a pu dire — non sans quelque exagération, à mon sens — « qu'une ulcération pharyngo-laryngée était presque fatale au cours de la première année ». Mais, si graves qu'elles soient, elles peuvent guérir avec le secours d'un traitement approprié, voire sans traitement.

(1) Syphilis congénitale de la gorge et du larynx (*American journal of the medical sciences*, oct. 1880.)

Or, lorsqu'elles guérissent, elles laissent le plus souvent à leur suite des lésions diverses, telles que *cicatrices*, *brides*, *sténose*, état d'*hypertrophie fibroïde* ou de *sclérose en nappe* de la muqueuse. Qu'advient-il alors, au moins en bon nombre de cas? C'est que les larynx affectés de la sorte restent, pour ainsi dire, en état de guérison *précaire ;* c'est que leurs tissus malades sont exposés à s'enflammer, à s'éroder, à s'ulcérer, dès qu'intervient une cause légère d'irritation (refroidissement, par exemple), *a fortiori* dès qu'intervient une cause majeure de phlegmasie laryngée, telle que bronchite, coqueluche, pyrexies, et, parmi ces dernières notamment, rougeole ou fièvre typhoïde. Il en est de ces larynx — et cette comparaison s'impose — comme de ces langues syphilitiques qui, après guérison, restent sclérosées, dures, rouges, dépapillées, mamelonnées, et qui consécutivement s'enflamment, s'érodent, se crevassent, s'ulcèrent à tout moment, sous l'influence de la moindre excitation buccale, comme assez souvent aussi sans cause appréciable.

Sur le larynx comme sur la langue, ces récidives apparentes d'accidents sont bien moins des retours, des rentrées en scène de lésions spécifiques, que des phlegmasies *vulgaires* entées sur des reliquats posthumes d'anciens syphilomes. Ce sont purement et simplement des *lésions de cicatrices*, des lésions de tissus pathologiques sur lesquels la moindre irritation éveille un processus inflammatoire d'ordre érosif ou ulcéreux.

Or, ce qui, pour la langue, n'est qu'un incident désagréable et douloureux devient, au larynx, un *danger* véritable, et cela en raison des conséquences mécaniques que comporte toute inflammation laryngée. Greffée sur des tissus chroniquement altérés, la moindre phlegmasie se transforme là en une affection sérieuse, susceptible de complications graves, susceptible même de menacer la vie. On a vu plusieurs fois des sujets herédo-syphilitiques, guéris d'anciennes laryngites spécifiques qui dataient du premier âge, être repris d'accidents laryngés d'une intensité peu commune à propos de phlegmasies locales qui, sur tout autre terrain, n'eussent certainement pas abouti à de semblables conséquences. On a même vu se produire dans ces conditions spéciales un œdème suraigu de la glotte, exigeant une trachéotomie immédiate ou déterminant une asphyxie rapide.

De sorte, en définitive, que certains sujets hérédo-syphilitiques *meurent, dans un âge plus ou moins avancé, par le fait de lésions dont ils sont guéris*. Proposition d'apparence paradoxale, mais que se charge de légitimer la clinique.

C'est ainsi, pour citer un exemple, que le Dr F. Semon a relaté l'histoire de deux enfants hérédo-syphilitiques qui succombèrent à des accidents laryngés vulgaires, entés sur d'anciennes lésions de syphilis laryngée. Tous deux avaient été affectés de laryngopathies spécifiques dans leur premier mois, et en avaient guéri. Or, l'un fut emporté, à cinq ans et neuf mois, par une *dyspnée suffocante*, dont on trouva l'explication à l'autopsie dans un épaississement chronique de l'ouverture supérieure du larynx. L'autre mourut à trois ans et demi avec des symptômes d'*œdème aigu de la glotte*, et l'autopsie révéla sur lui une occlusion presque complète de la région moyenne du larynx, occlusion due à une suffusion œdémateuse des tissus (1).

II. — Très différents comme nature sont les accidents du second groupe, dont il me reste à vous parler.

Ceux-ci constituent par excellence des manifestations de syphilis héréditaire tardive, au double point de vue de la qualité des lésions et de l'échéance chronologique de leur développement.

Ils ne sont pas communs, réserves faites toutefois pour les erreurs qui ont pu, qui ont dû même être commises plus d'une fois à leur sujet. Je suis parvenu, mais non sans peine, à en réunir une dizaine de cas, dont trois m'ont été communiqués par mon ancien interne et ami, le Dr Poyet, aujourd'hui laryngoscopiste distingué.

Dans ces cas, les accidents ont fait invasion à des échéances diverses, comprises entre trois et seize ans.

(1) V. *The medical Times*, 1880, p. 221.

En voici quelques exemples :

Obs. I (*Sommaire*). — Enfant de dix ans, né d'un père syphilitique et d'une mère chez laquelle la syphilis est au moins probable. — Comme antécédents : convulsions dans le jeune âge ; — hydrocéphalie ; — hémiplégie gauche, ayant duré quelques mois ; — coryza, avec nasillement et épistaxis ; — otorrhée et surdité, qui persistèrent jusqu'à trois ans. — Au delà, santé restant indemne jusque vers l'âge de neuf ans.

A ce moment, divers accidents se succèdent à courts intervalles : adénopathies cervicales ; — coryza ; — kératite interstitielle ; — ostéalgies ; — gonflement douloureux d'un tibia ; — hydarthrose d'un genou ; — amaigrissement, etc.

Puis entrent en scène, vers la même époque, des symptômes pharyngo-laryngés : ulcérations de la gorge ; dysphagie ; toux métallique et stridente ; altération progressive de la voix ; enrouement, auquel succède une aphonie complète ; régurgitation des boissons et des aliments par le nez ; déglutition devenant presque impossible ; accès de suffocation ; inspiration striduleuse ; par instants, menaces d'asphyxie, etc. — A l'examen, palais et pharynx couverts de larges cicatrices ; — luette presque absolument détruite ; — épiglotte tuméfiée, déformée, ulcérée en totalité, échancrée sur son bord libre, couverte de pus, et empêchant par son volume d'apercevoir les parties sous-jacentes ; — dans la fosse glosso-épiglottique, ulcération profonde, se continuant vers le pharynx ; — nappe de pus recouvrant toutes les régions accessibles à l'examen, etc., etc.

« Les choses étaient en tel état, dit l'observateur, que je pensai, lors de mon premier examen, à l'opportunité d'une intervention chirurgicale. » Cependant on se décide à tenter un traitement médical, en surveillant l'enfant et en se tenant prêt à pratiquer la trachéotomie à la première alerte. On prescrit le mercure et l'iodure de potassium. — Dès le lendemain, soulagement. — Quatre jours après, amélioration manifeste : toux moins fréquente ; déglutition possible ; ulcération de l'épiglotte diminuée d'étendue. L'examen laryngoscopique permet de découvrir des ulcérations intra-laryngées que jusqu'alors la tuméfaction de l'épiglotte avait dissimulées. — Les jours suivants, l'amélioration s'accentue davantage ; les troubles fonctionnels diminuent, les ulcérations se réparent, la voix se rétablit, etc. — Bref, la guérison se complète le mois suivant ; tous les symptômes morbides disparaissent ; la voix redevient normale ; l'état général subit une modification parallèle, et le malade quitte l'hôpital en bon état (1).

Que dire d'un tel fait, sinon qu'il commande la conviction ? Rien n'y manque. D'une part, existence de la syphilis bien éta-

(1) Observation empruntée au mémoire précité du Dr John Mackenzie (de Baltimore).

blie chez les ascendants ; d'autre part, syphilis non moins manifeste chez l'enfant. Puis, à dix ans, invasion de toute une série d'accidents d'hérédo-syphilis tardive, à savoir : kératite interstitielle, ostéalgies, gonflement d'un tibia, ulcérations palatines, ulcérations pharyngées, ulcérations de l'épiglotte et du larynx. A ce moment symptômes formidables d'obstruction laryngée. On se prépare à faire la trachéotomie ; mais, en attendant l'indication d'urgence, on prescrit le traitement spécifique. Tout aussitôt, changement à vue : amélioration immédiate, puis guérison rapide ! En vérité, si un tel fait rencontrait des contradicteurs relativement à la qualité spécifique et hérédo-spécifique des lésions, ce serait à désespérer d'établir jamais une vérité clinique.

Les deux exemples suivants, que j'emprunterai à M. Poyet, ne sont pas moins intéressants.

Obs. II (*Sommaire*). — Enfant de neuf ans, petit, malingre. — Sa mère déclare avoir été affectée de syphilis. Elle a eu depuis lors quatre grossesses. Les deux premières se sont terminées par des fausses couches. La troisième a donné naissance à un enfant syphilitique, qui est mort à douze jours, et la quatrième au petit malade actuel. — Pas de renseignements sur le père.

Antécédents personnels de l'enfant : Dans les premières semaines, éruption sur tout le corps. — A cinq ans, kératite interstitielle double, de très longue durée. Traitement par l'iodure de potassium ; guérison, avec taie persistante sur l'œil droit. — Croissance difficile ; développement enrayé, imparfait. — A neuf ans, écoulement purulent par le nez ; maux de gorge ; vastes ulcérations de la gorge, traitées comme spécifiques à l'hôpital Lariboisière.

Quelques mois après, dyspnée, toux, enrouement ; puis aphonie complète. Respiration devenant de plus en plus difficile ; accès de suffocation. Adénopathies cervicales. A l'examen on découvre (sans parler de vastes cicatrices du voile palatin avec disparition de la luette, non plus que de cicatrices très étendues du pharynx) une épiglotte mûriforme, ulcérée en totalité et à moitié détruite du côté gauche, des ulcérations des replis ary-épiglottiques, des ulcérations dans le sinus pharyngo-laryngé, etc. Impossible d'apercevoir l'intérieur du larynx.

Traitement par l'iodure de potassium et attouchements à la teinture d'iode. — Guérison des accidents en l'espace d'un mois.

Obs. III (*Sommaire*). — Jeune homme de seize ans, né de parents syphilitiques et ayant présenté, dans la première enfance, des accidents de syphilis héréditaire. — Ce jeune homme offre au plus haut degré les caractères de l'*infantilisme* : taille très peu élevée; gracilité des formes; organes génitaux extrêmement petits; ainsi la verge est celle d'un enfant de sept à huit ans, et les testicules sont tout au plus gros comme des haricots; la voix a toujours été singulièrement aiguë et « criarde comme celle d'un petit enfant ou comme une voix de mirliton ». Allure et physionomie tout à fait enfantine, si bien, dit M. Poyet, qu'à première vue je crus avoir affaire à un enfant de dix à onze ans. — En outre, malformations dentaires.

Depuis deux mois, maux de gorge profonds, dont le malade indique le siège au niveau du cartilage thyroïde; puis altération de la voix, toux, expectoration purulente et sanguinolente, salivation, etc.; plus récemment, aphonie complète, et gêne de la respiration.

A l'examen laryngoscopique, épiglotte très volumineuse, en forme de cerise, ulcérée sur toute sa surface, et recouverte de pus. Aryténoïdes rouges et gonflés. Impossibilité d'apercevoir les cordes vocales.

Traitement spécifique (iodure de potassium et frictions mercurielles); gargarismes, attouchements à la teinture d'iode, etc.

Quelques jours après, amélioration surprenante, puis guérison très rapide. L'épiglotte reste déformée et fibreuse. Retour de la voix à son timbre normal.

Après guérison, on constate que le larynx est extrêmement réduit comme volume et en toutes proportions. Les cordes vocales notamment sont courtes et grêles, ce qui rend compte de la qualité de voix particulière au malade.

Les laryngopathies de la syphilis héréditaire tardive ne diffèrent pas sensiblement, comme lésions et comme symptômes, de celles qu'on observe dans la syphilis acquise et que nous avons étudiées ensemble l'an dernier. Je m'abstiendrai donc de vous en donner ici une description spéciale, qui ne serait qu'une redite, et me bornerai simplement à vous présenter à leur propos les quelques généralités suivantes.

En tant que lésions, elles affectent les trois formes usuelles des laryngites tertiaires, à savoir :

1° *Forme d'infiltration hyperplasique et diffuse*, épaississant *en nappe* la muqueuse, semblant l'hypertrophier, et aboutissant dans la plupart des cas à une dégénérescence *scléreuse*, décrite par certains auteurs sous le nom d'hypertrophie fibroïde du larynx. C'est le pendant, pour prendre une comparaison, de cette curieuse glossite scléreuse que j'ai longuement décrite il y a quelques années et dont tant et tant d'exemples se présentent ici journellement (1);

(1) V. *Des glossites tertiaires*, leçons professées par A. Fournier, Paris, A. Delahaye, 1877.

2° *Forme circonscrite* ou *gommeuse*, dans laquelle des lésions nettement délimitées suivent le processus usuel des affections gommeuses de tout siège ;

3° *Forme scléro-gommeuse*, sorte de combinaison des deux types précédents.

Quant à la symptomatologie de ces lésions, je ne ferai qu'appeler votre attention sur les deux particularités suivantes :

1° Coexistence fréquente de ces laryngopathies de l'hérédo-syphilis tardive avec des ulcérations gommeuses de la gorge et plus particulièrement du pharynx.

Il est digne de remarque, en effet, que ces lésions succèdent souvent à des affections gommeuses gutturales ou pharyngées. Assez nombreuses sont les observations où l'on trouve signalés, comme antécédents prochains ou même comme symptômes concomitants des laryngopathies en question, des syphilomes de la gorge ou de l'arrière-gorge. A preuve deux des cas précités.

2° Gravité habituelle de ces lésions, et même, pour certains cas, gravité particulière, *soudaine*, dérivant soit de spasmes laryngés, soit plus certainement de complications œdémateuses sus ou sous-glottiques. — Je m'explique.

Ces laryngopathies sont manifestement graves à plusieurs titres. Elles sont graves : 1° par leurs accidents propres et immédiats ; — 2° par leurs complications possibles ; — 3° par leurs reliquats.

Leur gravité propre et immédiate ressort en toute évidence du siège même, de la qualité et de l'étendue de leurs lésions. Mais là n'est pas le danger principal qu'elles comportent. Ce danger est bien plutôt soit dans leurs complications éventuelles, soit surtout dans leurs conséquences d'avenir.

Comme complications possibles et principalement redoutables, citons le *spasme glottique* et les suffusions d'*œdème aigu*. On a vu plusieurs fois, au cours de ces laryngopathies, surgir tout à coup et d'une façon que rien ne faisait prévoir des accidents formidables de dyspnée, de suffocation, d'asphyxie imminente. On a même cité des cas de *mort subite* à la suite d'accidents de ce genre. Le plus souvent on a trouvé la raison de tels phénomènes dans des suffusions œdémateuses sus ou sous-glottiques s'étant produites d'une façon rapide et véritablement suraiguë. Mais parfois aussi, paraît-il, cette explication mécanique a fait défaut, et force a été de lui substituer, faute de mieux, l'hypothèse d'un spasme glottique.

Mais bien plus souvent encore le pronostic grave de ces laryngopathies réside dans les lésions auxquelles elles aboutissent ou peuvent aboutir *après guérison*, à savoir (pour ne faire que les énumérer) : cicatrices vicieuses, brides ou adhérences empêchant l'écartement des cordes vocales, obstruction, voire occlusion membranoïde de la glotte, rétractions inodulaires du tissu muqueux devenu fibroïde, scléreux et kéloïdien, bref et au total *sténose laryngée*. Cette sténose est, à tous degrés, une conséquence commune des syphilomes laryngés. Or, inutile de dire à quels dangers expose une sténose du larynx.

D'autant, laissez-moi ajouter ceci, qu'il est peu d'affections qui désorganisent un larynx comme le fait la syphilis. On a peine à se représenter les dégâts, les ravages, les modifications de forme et de calibre que laissent fréquemment à leur suite et après guérison les syphilomes laryngés. Je n'ai pas à aborder ce sujet pour l'instant, mais permettez-moi du moins de vous en donner une idée, en ce qui concerne les laryngopathies de l'hérédo-syphilis tardive, par l'exemple suivant.

Un enfant de treize ans, issu de parents syphilitiques, est affecté d'une laryngite ulcéreuse de nature incontestablement spécifique. Il en guérit par le traitement spécifique et la trachéotomie. Quelques mois plus tard, il est pris d'une fièvre typhoïde des plus graves à laquelle il succombe. On pratique l'autopsie, et l'on trouve le larynx absolument cicatrisé, *guéri*, mais ayant subi dans toute son étendue la dégénérescence fibroïde. En outre, l'organe était déformé à ce point « qu'il n'avait plus l'aspect d'un larynx ». C'était, dit le texte de l'observation, « une sorte d'*entonnoir informe* ». Enfin, inférieurement, cet entonnoir s'abouchait dans la trachée par un orifice étonnamment rétréci, et rétréci à ce point qu'il eût à peine admis une plume de corbeau. Et comment, par quoi était constitué cet orifice ? Par les bords des cordes vocales inférieures, qui, à cela près d'une étroite boutonnière, se trouvaient intimement soudées l'une à l'autre (1).

Ici, la question de diagnostic différentiel ne peut être sérieusement agitée qu'avec les lésions scrofulo-tuberculeuses. Encore ces dernières lésions se distinguent-elles facilement, à un examen quelque peu attentif, des laryngopathies spécifiques.

D'une part, en effet, le *lupus laryngé* est une affection excessivement rare, et presque invariablement consécutive à d'autres déterminations lupiques de la peau ou de la gorge (2). Sa physionomie objective est très différente de celle des ulcérations syphilitiques en ce qu'il se présente avec un aspect granuleux presque spécial, en ce qu'il offre une teinte violacée et livide, en ce qu'il ne crée pas d'ulcérations jaunâtres, tapissées d'une couche crémeuse ou bourbillonneuse, etc. — En outre, son évolution est infiniment plus lente que celle des ulcérations syphilitiques. — Enfin, il est presque toujours limité à l'épiglotte, etc.

D'autre part, la phthisie laryngée se distingue des laryngites tertiaires par tout un ensemble de considérations des plus topiques, des plus formelles. Je vous ai longuement exposé, dans une autre série de conférences, les éléments de ce diagnostic différentiel, en sorte qu'il me suffira de vous les présenter ici résumés sous forme de tableau, en y ajoutant ce qui est relatif à notre sujet spécial.

Éléments de diagnostic différentiel entre les laryngopathies hérédo-syphilitiques et la phthisie laryngée.

LARYNGOPATHIES DE LA SYPHILIS HÉRÉDITAIRE TARDIVE.	PHTHISIE LARYNGÉE.
I. — Examen des matières expectorées ne révélant jamais (sauf coïncidences de lésions tuberculeuses) la présence du bacille de Koch.	I. — Présence du bacille de Koch dans les matières expectorées.

(1) Observation de M. le Dr Capart (de Bruxelles). — Communiquée par M. le Dr Poyet.

(2) V. Poyet, *Manuel pratique de laryngoscopie et de laryngologie*, 1883, p. 254.

II. — Affections survenant d'une façon primitive et indépendante d'un état préalable de débilitation organique.	II. — Affection très exceptionnellement primitive, presque toujours préparée et précédée par des troubles de l'*état général*, qui sont ceux de l'infection tuberculeuse.
III. — Pas de localisations pulmonaires. Sauf coïncidences, pas de troubles généraux en dehors de ceux qui peuvent dériver de l'affection locale.	III. — Affection presque toujours consécutive à des localisations tuberculeuses du *poumon*. En tout cas, coïncidence constante de tuberculisation pulmonaire dans une étape un peu avancée. *Symptômes généraux graves*, de l'ordre de ceux qui caractérisent l'infection tuberculeuse.
IV. — Affections se produisant sur des sujets *en puissance de syphilis héréditaire.* Antécédents et stigmates de syphilis héréditaire. Enquête rétrospective révélant la syphilis chez les ascendants et, parfois aussi, sur d'autres enfants de la même famille.	IV. — Pas d'antécédents de syphilis, réserve faite pour la possibilité d'une coïncidence. Antécédents fréquents de tuberculose chez les ascendants.
V. — Coexistence possible d'accidents syphilitiques d'autre siège; — et notamment, fréquence d'*ulcérations gommeuses de la gorge et de l'arrière-gorge*, comme préludes à l'invasion laryngée.	V. — Conséquemment, jamais d'accidents syphilitiques contemporains.
VI. — *Évolution rapide*, et allure presque aiguë de la maladie, par comparaison avec la marche lente de la phthisie laryngée.	VI. — Évolution presque toujours lente et torpide.
VII. — *Influence thérapeutique* exercée de la façon la plus manifeste et parfois la plus surprenante par le traitement spécifique.	VII. — Absence de toute action curative sous l'influence des mercuriaux et de l'iodure de potassium.

Vous remarquerez que je n'ai pas fait intervenir dans ce parallèle diagnostique la considération tirée des signes objectifs. C'est qu'en effet je suis persuadé, avec mon regretté confrère et ami le Dr Krishaber (1), que « la couleur des lésions, leur étendue, etc., sont presque complètement sans valeur pour établir un diagnostic différentiel entre les laryngites syphilitiques et les laryngites tuberculeuses ». Nul plus que moi, cependant, n'est disposé à admettre qu'un laryngoscopiste exercé et mûri dans la pratique pourra quelquefois établir *de visu* et établir sûrement un diagnostic de ce genre, exactement comme un syphiliographe reconnaît au premier aspect une syphilide, exactement comme un expert en peinture reconnaît la « manière » d'une école et la touche d'un maître. Mais ces diagnostics d'objectivité — laissez-moi les qualifier ainsi — resteront toujours le monopole de certains praticiens particulièrement versés dans une branche de l'art. Ils reposent en effet sur des caractères tellement délicats, sur des nuances si fugitives, qu'ils exigent une éducation de l'œil que confère seule une longue expérience. Ces caractères d'ailleurs échappent presque à la description, tout aussi bien que le signalement d'une physionomie. Et comme, en l'espèce, leur constatation se complique de difficultés matérielles d'exploration, je crois plus prudent, avec M. Krishaber et d'autres laryngoscopistes, de ne pas les faire entrer en ligne de compte pour un diagnostic qui peut trouver sa solution dans des éléments cliniques offrant bien d'autres garanties de certitude.

Enfin, pour ne rien omettre, mentionnons encore comme manifestations possibles de syphilis héréditaire tardive certains accidents très rares, tout à fait exceptionnels même, tels que les suivants :

1° Ulcérations, cicatrices et sténose de la *trachée*. — Exemple : Dans un cas cité par Allen Sturge, il existait, en même temps que de graves lésions du larynx, une sténose cicatricielle de la partie supérieure de la trachée (2). — Steiner a rencontré de même des brides cicatricielles dans la moitié inférieure de ce conduit.

(1) *Dictionnaire encyclopédique des sciences médicales*, article LARYNX, 4e série, t. I, p. 663.

(2) *The médical Times*, 1880, p. 464.

2° Cicatrices, rétrécissement ou dilatation des *bronches.*

3° Ulcérations de l'*œsophage.*

Je n'ai pas encore, pour ma part, rencontré de cas de ce genre en relation avec l'hérédo-syphilis tardive.

XXIII

AFFECTIONS DES MUQUEUSES GÉNITALES.

Cinq fois j'ai observé des lésions tégumentaires des organes génitaux comme manifestations de syphilis héréditaire.

Trois de ces cas sont relatifs à de jeunes hommes, et deux à des sujets du sexe féminin (jeune fille et jeune femme).

Relevons immédiatement une particularité curieuse qui n'est pas sans doute un simple effet du hasard. Dans tous ces cas les lésions génitales se sont produites non pas sur des enfants, mais sur des sujets ayant dépassé la puberté, à savoir sur des sujets âgés de 18, 21, 22, 23 et 28 ans, comme si l'éveil ou l'exercice de la vie sexuelle constituait un appel, une raison prédisposante aux localisations de cet ordre.

En tant que modalité de phénomènes éruptifs, c'est la même forme d'accidents que nous avons toujours constatée sur nos malades. Invariablement nous avons eu affaire à des lésions tuberculo-ulcératives ou gommeuses, largement étalées sur les surfaces tégumentaires (muqueuses ou cutanées) des organes génitaux.

Deux exemples :

Obs. I (*Sommaire*). — Jeune homme de vingt-trois ans, hérédo-syphilitique. — Antécédents multiples de syphilis héréditaire : kératite, ayant laissé une taie cornéenne; destruction partielle du voile palatin, à la suite d'une lésion gommeuse; cicatrices multiples de la peau, vestiges de syphilides ulcéreuses, etc. — Il y a quelques mois, lésion gommeuse du scrotum. — Jamais d'affection vénérienne, sauf une blennorrhagie datant de quelques mois.

Depuis cinq à six semaines, il se serait produit sur la verge, d'après le récit du malade, des « duretés » en forme de « placards ou de cuirasse », et cela sans douleurs. Puis ces duretés se seraient ouvertes et ulcérées sur plusieurs points depuis une douzaine de jours. Le malade a été d'autant plus étonné, nous dit-il, de la production de ces accidents que, se trouvant affecté d'une blennorrhagie, il s'était abstenu de tout rapport vénérien depuis longtemps.

Actuellement, trois larges lésions occupent le fourreau de la verge et le gland. L'une, située près de la racine de la verge, est constituée par une ulcération de la largeur d'une pièce de deux francs. — Une seconde, beaucoup plus étendue, figure une véritable cuirasse d'infiltration autour de la région moyenne du fourreau et du prépuce, avec une portion centrale ulcérée. A ce niveau, l'infiltration des téguments de la verge est épaisse d'un demi-centimètre environ; très dure, elle rappelle au toucher l'induration d'un chancre syphilitique. A sa surface, la peau est d'un rouge sombre. — Une troisième lésion, de forme ulcéreuse, à bords engorgés et durs, large comme une pièce d'un franc, occupe la rainure glando-préputiale et déborde sur le gland.

Toutes les surfaces ulcérées sont des types de lésions gommeuses : bords nettement découpés, verticaux, taillés à pic, adhérents; aréole dure, infiltrée, rouge ; fond bourbillonneux, jaune, inégal, raviné, d'où se détachent çà et là des fragments de tissu sphacélé, etc.

Au-dessus de toute contestation possible, il s'agit là d'une *syphilide gommeuse en nappe*, de par les antécédents du malade et de par l'aspect objectif des lésions.

Le traitement est institué en ce sens : iodure de potassium, 5 grammes par jour; pansements à l'iodoforme; bains généraux quotidiens, de deux heures; bains locaux dans une décoction de guimauve, répétés trois fois par jour.

Amélioration immédiate; puis guérison complète, obtenue en l'espace de treize jours.

Obs. II (*Sommaire*). — Jeune fille de dix-huit ans, petite, chétive, non encore réglée. — Hérédité syphilitique manifestement accusée par les diverses particularités suivantes : retard du développement et de la croissance; malformations dentaires; antécédents de kératite dans le jeune âge; taie cornéenne ; cicatrices multiples sur la peau, vestiges de lésions ulcéreuses remontant à l'enfance; polyléthalité des jeunes dans la famille, etc. Au reste, des renseignements qui nous sont parvenus depuis lors ont pleinement confirmé nos soupçons à cet égard.

Depuis quelques semaines, production à la vulve d'ulcérations multiples, qui ont été prises en ville pour des « chancres simples ». Ces ulcérations occupent surtout les grandes lèvres. Elles sont inégales comme étendue. Les deux plus larges mesurent le diamètre d'une pièce de deux francs. Toutes présentent comme caractères communs une forme arrondie, une excavation notable (2 à 3 millimètres de profondeur), des bords adhérents et taillés à pic, un fond grisâtre ou gris jaunâtre, pultacé, bourbillonneux, une aréole violacée, une indolence presque absolue, etc. Ce sont manifestement des *syphilides gommeuses*.

La malade affirme n'avoir jamais subi la moindre approche vénérienne, même incomplète. Au reste, l'hymen est absolument conservé.

Comme accidents contemporains, très nombreuses petites tumeurs cutanées et sous-cutanées, qui ne sont rien autre que des gommes. — En outre, périostose tibiale.

Une inoculation est pratiquée sur le bras de la malade avec une goutte de la sécrétion fournie par l'une des lésions vulvaires. — Résultat négatif, confirmant le diagnostic porté sur les lésions.

Traitement prescrit : iodure de potassium et toniques. Pansements au taffetas de Vigo; bains, etc.

Guérison en moins de vingt jours. — Première apparition des règles. — Amélioration rapide et notable de l'état général, etc. (1).

Je n'insisterai pas sur les détails objectifs, non plus que sur l'évolution de ces lésions génitales qui ne sont rien autre que des syphilides gommeuses identiques à toutes celles que nous avons décrites jusqu'à présent. Mais, en revanche, j'appellerai votre attention sur deux particularités qui les concernent tout spécialement.

I. — A coup sûr, un intérêt majeur de pratique se rattache à ces manifestations génitales de la syphilis héréditaire tardive. Il consiste en ce fait qu'elles sont exposées à être méconnues comme nature, à être prises pour des lésions de *contagion vénérienne*. Deux raisons expliquent la possibilité d'erreurs de ce genre, à savoir : d'une part, le siège même des lésions sur la région génitale, et, d'autre part, une ressemblance indéniable qu'elles affectent fréquemment avec certains accidents de contagion, notamment avec le *chancre simple*. Il est absolument positif, en effet, que les syphilides tertiaires des organes génitaux offrent avec le chancre simple des analogies objectives multiples. Elles sont souvent multiples comme lui; comme lui, elles sont creuses, excavées, étendues ; comme lui, elles sont circonscrites par des bords abrupts et nettement découpés; comme lui, elles ont un fond jaunâtre, suppurent abondamment, présentent souvent une tendance extensive, etc. D'où il suit que, sur un jeune homme ou une jeune femme, on pourrait facilement se laisser aller, de par ces divers caractères, à confondre

(1) Cette observation a été publiée *in extenso* par MM. Leloir et Perrin (*Note à propos de quelques cas de syphilis héréditaire tardive* (*Annales de dermat. et de syphiligr.*, t. IV, 1883).

des lésions tertiaires d'hérédo-syphilis avec le chancre simple. Au surplus, ce n'est pas là une supposition faite à plaisir. L'erreur a été commise. Ainsi, la jeune fille dont je viens de vous raconter l'histoire avait été considérée en ville, en dépit de sa virginité et de ses protestations, comme affectée de chancres simples.

Or, inutile de vous dire les conséquences *morales* d'une erreur de ce genre. Vous les concevez de reste. Ajoutons qu'il peut s'y joindre des conséquences *médico-légales* d'une bien autre importance. La qualité de chancres simples indûment appliquée à ces lésions implique une contamination vénérienne, c'est-à-dire, sur un enfant ou une jeune fille, un attentat criminel. Je ne sache pas qu'une question médico-légale de cet ordre ait jamais été soulevée, mais elle ne peut manquer de s produire un jour ou l'autre. D'autant qu'elle s'est déjà produite relativement à des enfants d'un âge moins avancé. Ainsi, je connais un cas où des syphilides ulcéreuses développées sur la vulve d'une enfant de quinze mois faillirent devenir l'objet d'un procès des plus scandaleux où se fût trouvé compromis un très honnête homme. J'eus le bonheur de pouvoir m'interposer, en démontrant que les lésions vulvaires n'étaient pas le résultat d'une contamination criminelle, mais bien d'une syphilis héréditaire; de sorte que l'affaire n'eut pas de suites.

Ici donc s'imposerait à moi la tâche d'instituer le diagnostic différentiel de ces syphilides ulcéreuses et du chancre simple, si déjà je n'avais longuement étudié devant vous les éléments de ce diagnostic (1). Je m'abstiendrai en conséquence de revenir sur ce point. Laissez-moi seulement vous rappeler d'un mot la conclusion à laquelle nous avons abouti en discutant cette question. C'est qu'en l'espèce le critérium diagnostique par excellence réside dans l'*auto-inoculation*. Il réside dans l'auto-inoculation qui reproduit toujours le chancre simple alors que le pus inoculé a été emprunté à un chancre simple, et qui, au contraire, reste stérile, alors que la lésion où la lancette a

(1) V. *Leçons cliniques sur la syphilis étudiée plus particulièrement chez la femme*, 2e édit., p. 406; — et *Leçons sur la syphilis tertiaire*, publiées par Ch. Porack, p. 140.

recueilli le pus est une syphilide gommeuse en voie d'ulcération.

II. — Un des cinq cas observés par moi emprunte un intérêt particulier aux *complications phagédéniques* dont les lésions génitales sont devenues le siège. Il mérite d'être cité.

Une jeune femme de vingt-huit ans, manifestement hérédo-syphilitique et n'ayant éprouvé de son fait aucune contamination vénérienne, se présente à nous avec d'horribles ulcérations vulvaires, dont l'origine remonte à plusieurs mois. Ces ulcérations sont nées sur la grande lèvre gauche, et de là se sont irradiées sur presque toute la vulve et le périnée. Elles ont détruit tour à tour la grande lèvre gauche et une partie de la petite lèvre du même côté. Puis, elles ont envahi successivement le capuchon du clitoris, l'orifice vaginal, le périnée, et la petite lèvre droite. Les tissus sur lesquels elles s'étalent ne sont pas seulement infiltrés et durs; ils sont, de plus, considérablement épaissis, tuméfiés, boursouflés, presque éléphantiaques. De sorte que la grande lèvre gauche, par exemple, bien que détruite en surface, forme une sorte de bourrelet scléreux qui déborde et recouvre partiellement la vulve. En outre, tous les téguments vulvaires qu'a respectés le processus ulcéreux offrent une série de bosselures et de mamelons pisiformes; on les dirait farcis de petites nodosités gommeuses en voie de prolifération.

L'aspect étrange et menaçant d'une telle lésion avait fait croire à un médecin distingué de la ville qu'il s'agissait là d'un « esthiomène éléphantiaque de la vulve », et c'est avec ce diagnostic que la malade nous fut adressée.

L'examen attentif des antécédents — bien plutôt, à vrai dire, que les signes objectifs — nous conduisit à rectifier ce diagnostic et à le remplacer par celui de syphilides gommeuses ulcérées. Le traitement nous donna raison en modifiant et en guérissant à brève échéance ce redoutable phagédénisme. J'ajouterai que la suite des événements acheva de confirmer notre diagnostic, et cela de deux façons : 1° par une récidive *in situ* d'accidents de même nature, récidive qui se produisit l'année suivante et qui fut de même enrayée par le traitement spécifique ; 2° par l'invasion, vers la même époque, d'une syphilide gommeuse circinée au niveau de la région fessière.

Quant à la provenance héréditaire de ces divers accidents, elle ressortait en toute évidence des antécédents personnels de la malade et des commémoratifs obtenus sur les ascendants (1).

(1) Je viens d'observer tout récemment un cas analogue à celui qui précède, mais beaucoup plus grave en ce qu'il eut pour conséquence une destruction considérable, une véritable mutilation de la verge.

Ce cas est relatif à un homme de vingt-neuf ans qui entra dans nos salles, au mois de février 1886, avec des lésions génitales de phagédénisme tertiaire. Ce phagédénisme, dont le début remontait à huit mois, avait envahi presque toute la verge, en produisant d'horribles délabrements. Il avait détruit déjà les quatre cinquièmes du fourreau, anéanti le prépuce, perforé l'urèthre sur une étendue de plusieurs centimètres, dénudé les corps caverneux, et rongé la presque totalité du gland. Il était encore en pleine période d'activité extensive lorsque le malade vint réclamer son admission à l'hôpital Saint-Louis.

Cette lésion avait été considérée jusqu'alors, paraît il, pour « un *chancre simple phagédénique* », et traitée comme telle par diverses médications, mais avec un insuccès absolu.

Ce qui me conduisit à rectifier ce diagnostic pour lui substituer celui de *phagédénisme tertiaire*, ce fut moins l'aspect objectif de la lésion que diverses considérations étrangères. En examinant le malade d'une façon complète, je découvris sur lui deux autres accidents dont il ne se plaignait pas et qu'on n'avait pas remarqués jusqu'alors, à savoir : d'une part, une exostose temporale, et, d'autre part, une périostose gommeuse siégeant au niveau du sternum, tout près de l'articulation sterno-claviculaire droite.

Ces deux accidents se reliant de toute évidence à un état d'infection syphilitique, je me demandai tout aussitôt si la lésion de la verge n'était pas, elle aussi, une manifestation de même provenance, bien que le malade la rapportât ou crût devoir la rapporter à une contagion. D'ailleurs la physionomie de cette lésion était loin d'exclure une telle hypothèse.

Mais d'où provenait la syphilis dont notre malade était sûrement affecté ?

S'agissait-il d'une syphilis acquise ? Le malade récusait énergiquement tout antécédent syphilitique. Jamais, disait-il, il n'avait eu d'autre affection vénérienne que celle dont il était affligé actuellement. Et dans ses antécédents, scrutés et fouillés avec une rigueur minutieuse, nous ne trouvions rien qui eût trait à une contagion syphilitique.

D'autre part, je ne tardai pas à découvrir sur lui des témoignages nettement authentiques d'une hérédo-syphilis, à savoir :

1° Nombreuses cicatrices cutanées, affectant surtout les régions lombaires, fessières et crurales postérieures ;

2° Bosselures crâniennes ; élargissement transverse du crâne, avec forte saillie des bosses pariétales ;

3° Antécédents d'ophthalmies chroniques avec cécité transitoire ; — et leucomes des deux cornées ;

4° Sillons dentaires très accentués sur la seule dent qui reste encore intacte (incisive médiane supérieure droite) ;

5° Polymortalité des jeunes dans la famille du malade, qui est le dernier et le seul survivant des cinq enfants qu'a eus sa mère ; les quatre autres sont morts en bas âge.

Les parents du malade sont morts. Mais tout porte à croire que son père a été affecté de syphilis, car « il aurait eu sur le corps de nombreuses plaies qu'a guéries l'iodure de potassium dans un très court espace de temps ».

D'après ces données diverses, j'aboutis au diagnostic suivant sur la lésion de

XXIV

GOMMES SOUS-CUTANÉES.

Contrairement à toute prévision rationnelle, les tumeurs gommeuses sous-cutanées ne constituent qu'une manifestation peu commune de syphilis héréditaire tardive. Je suis surpris tout le premier de ne les voir figurer dans ma statistique que pour le chiffre infime de 14 cas sur 212, alors que d'autres accidents, tels que les affections oculaires, osseuses, cutanées, y atteignent des chiffres de 101, 82, 53 cas, etc. Y a-t-il là une « erreur de série », comme on dit en langage de statistique, erreur que corrigera une observation plus étendue? C'est fort possible assurément; car, je ne saurais vous le répéter assez, nous sommes encore dans l'enfance de l'art pour tout ce qui concerne la syphilis héréditaire tardive, et je ne me dissimule en rien que les documents péniblement amassés par moi en vue de cette première ébauche restent absolument sujets à révision. En tout cas, je ne puis que m'en tenir pour aujourd'hui aux faits dont je dispose, et, d'après ces faits, les gommes sous-cutanées ne se présenteraient à l'observation que d'une façon assez rare chez les malades que nous étudions.

Analysant les 14 cas en question, j'aboutis d'abord à ce premier résultat, que ce sont là des manifestations susceptibles d'entrer en scène à des âges très divers, depuis trois jusqu'à vingt-cinq ans. Deux exemples, choisis à ces termes extrêmes.

notre malade : *Phagédénisme tertiaire et lésions osseuses dérivant d'une hérédo-syphilis.* En conséquence, j'instituai le traitement que voici: iodure de potassium, 4 à 6 grammes par jour; — pansements à l'iodoforme ; — bains généraux prolongés de deux à trois heures; — bains locaux, etc.

Ce traitement eut pour effet d'enrayer immédiatement les progrès du phagédénisme et de provoquer une cicatrisation rapide.

Cette intéressante observation, dont les moindres détails ont été notés avec soin, sera prochainement publiée *in extenso* par mon chef de clinique et ami le Dr Bruchet.

Sur un enfant de trois ans, né d'un père syphilitique (que j'ai longtemps traité et que je traite encore), j'ai constaté toute une série de gommes du tissu cellulaire, grosses comme des moitiés de prune, et affectant les membres inférieurs.

D'autre part, voici une jeune femme de nos salles, âgée de vingt-cinq ans, hérédo-syphilitique, qui présente sur la région sternale trois gommes typiques, à diverses étapes de développement, l'une encore à l'état de tumeur solide et dure, les deux autres en voie d'ulcération.

Comme siège, je trouve ces lésions réparties de la façon suivante :

Membres inférieurs	6	cas.
Membres supérieurs	3	—
Région sternale	2	—
Région inguinale	1	—
Région axillaire	1	—
Creux poplité	1	—
Région crânienne	1	—
Région cervicale	1	—
Abdomen	1	—
Gommes multiples, disséminées sur plusieurs régions du corps	3	—

Il est assez commun que ces gommes du tissu cellulaire se produisent en coïncidence avec d'autres manifestations de syphilis héréditaire tardive, telles notamment que lésions osseuses ou affections oculaires. Ainsi, chez le jeune enfant dont je viens de vous parler, il existait, en même temps que des gommes multiples des membres inférieurs, nombre d'autres lésions spécifiques intéressant la peau, les os, le foie et l'encéphale.

Mais d'autres fois et plus fréquemment, ces gommes se produisent à l'état de manifestations isolées, exclusives. C'est alors, vous le concevez, que le diagnostic peut en être difficile ou même que la nature peut en rester méconnue, jusqu'au jour où une circonstance quelconque et tout éventuelle vient en révéler le caractère spécifique. Un cas relaté par Owen est tout à fait typique en l'espèce et mérite d'être rappelé ici.

Un jeune enfant, âgé de cinq ans, paraissant d'ailleurs bien constitué, était affecté d'une tumeur de l'aine gauche, tumeur grosse « comme une orange de Tanger », dure, partiellement ulcérée. Cette lésion avait été prise sans doute pour une affection d'origine scrofuleuse. En tout cas on l'avait traitée comme telle depuis un certain temps, avec l'huile de foie de morue, les ferrugineux, etc., mais cela sans le moindre résultat favorable. Les choses en étaient là, lorsque l'enfant vint à présenter des accidents d'autres sièges, à savoir : d'une part, mal de gorge avec ulcération profonde sur l'amygdale droite, le voile du palais et le fond du pharynx; d'autre part, kératite interstitielle double. L'éveil une fois donné par ces symptômes nouveaux, on soupçonna la syphilis d'être en cause; on s'informa, et l'on apprit qu'en effet l'enfant avait présenté dans le jeune âge des manifestations non douteuses d'hérédité spécifique, telles que coryza, ulcération de l'aine, et, plus tard, surdité double. Alors, on administra l'iodure de potassium, et, dans l'espace de six semaines, la tumeur de l'aine, qui n'était manifestement qu'une gomme, entra en résolution et guérit à brève échéance, de même que les ulcérations de la gorge (1).

Je ne m'arrêterai pas à vous décrire la symptomatologie de ces lésions, qui sont dans la syphilis héréditaire ce qu'elles sont dans la syphilis acquise. En ce qui nous concerne, je ne vois qu'un seul trait à retenir dans toute leur histoire clinique. — Le voici.

Les tumeurs gommeuses sous-cutanées se présentent dans la syphilis héréditaire tardive sous deux formes très naturellement distinctes, à savoir : sous la *forme discrète* et sous la *forme confluente*.

La première est ce qu'on pourrait appeler également la forme commune, courante. Elle comprend les cas où il se produit simplement soit une gomme unique, isolée, soit quelques gommes au nombre de deux, trois, quatre ou cinq, qui sont ou bien réunies sur une même région, c'est-à-dire groupées

(1) V. *The British medical journal*, 11 janv. 79, p. 46.

au voisinage les unes des autres, ou bien éparses sur des régions diverses plus ou moins distantes. Les cas que je vous ai cités jusqu'à présent sont relatifs à cette première forme. Inutile d'en relater d'autres exemples.

Mais, dans une autre forme (celle-ci beaucoup moins commune, sans être toutefois absolument rare), ce qu'on observe n'est pas seulement une série de quelques gommes isolées ou groupées, mais bien une véritable *légion de gommes*. On en compte alors une vingtaine, une trentaine, voire davantage quelquefois.

Dans les cas de ce genre, la plupart de ces nombreuses tumeurs ne se présentent, à vrai dire, qu'avec un petit volume ; elles sont nodulaires, pisiformes, comparables à des noyaux de cerise qui seraient enchâssés par moitié dans la peau et par moitié dans le tissu cellulaire sous-cutané. Il est assez habituel toutefois que quelques-unes dépassent ce volume, en offrant les dimensions d'une aveline, d'une olive, parfois même d'une moitié de prune.

Que deviendraient ces tumeurs, si elles n'étaient pas traitées ? Très certainement elles subiraient le sort de toutes les gommes, c'est-à-dire aboutiraient à se ramollir et à s'évacuer par ulcération. Mais je n'ai pas de faits par devers moi pour affirmer ce mode de terminaison dans l'ordre de cas qui nous occupe. En revanche, ce que je sais par expérience, c'est que, soumises à un traitement spécifique, notamment à l'iodure de potassium, ces petites tumeurs si étrangement multiples se résorbent avec rapidité et disparaissent sans laisser de traces.

Nous avons eu dans le service, il y a quelques mois, un bel exemple de cette forme *confluente* des gommes sous-cutanées dans la syphilis héréditaire tardive. Il nous a été fourni par une jeune fille de dix-neuf ans, dont je vous ai déjà parlé à propos des syphilides gommeuses génitales dérivant de l'hérédo-syphilis. En même temps qu'elle présentait à la vulve une série d'ulcérations gommeuses, cette malade était littéralement *criblée* de gommes cutanées et sous-cutanées sur divers points du corps. Sans parler de celles qui étaient limitées à la peau, nous en avons compté *vingt-neuf* siégeant d'une façon au moins prédominante dans le tissu cellulaire, à savoir : onze à la jambe gauche, treize à la droite, deux aux cuisses, et trois à l'avant-bras gauche. La plupart n'étaient grosses que comme de petits pois; quelques-unes avaient le volume et la forme de noisettes ; une seule, siégeant au mollet, avait les dimensions d'une moitié d'abricot. — Sous l'influence de l'iodure, toutes ces tumeurs ont disparu en quelques semaines, et vous n'en trouverez plus vestiges aujourd'hui (1).

De même une très intéressante observation du Dr Abadie est relative à un jeune garçon de quinze ans, hérédo-syphilitique, qui était affecté, en même temps que d'une ophthalmie spécifique, « de très nombreuses petites tumeurs sous-cutanées, tumeurs pisiformes, nodulaires, ne dépassant pas le volume d'un pois sec, disséminées un peu partout, mais surtout abondantes sous la peau des bras ». On avait longtemps considéré ce malade comme *scrofuleux* et longtemps on l'avait traité comme tel sans le moindre succès. Sous l'influence de la médication spécifique, ces tumeurs — qui ne pouvaient être que des gommes du tissu cellulaire — disparurent avec une rapidité significative (2).

Enfin, ces lésions sont sujettes à récidive, comme en témoignent trois de nos observations. En autres termes, une première poussée de ces tumeurs peut être suivie d'une seconde. C'est ainsi, par exemple, que la malade sur laquelle je viens de vous montrer trois gommes præsternales a été affectée, il y a huit ans, de plusieurs gommes de même siège, qui se sont ulcérées et dont vous constaterez encore les cicatrices. — De même notre petite malade aux vingt-neuf gommes, après avoir guéri de toutes ses tumeurs, a été reprise, le mois dernier, d'accidents de même nature. Deux gommes ont reparu sur l'avant-bras gauche, et une sur l'avant-bras droit. Celles-ci, comme les premières, ont cédé, dans l'espace d'une quinzaine, à la reprise du traitement spécifique.

(1) Observation recueillie dans mon service par MM. H. Leloir et L. Perrin (V. *Annales de dermat. et de syph.*, t. IV, 1883).

(2) *Union médicale*, 11 octobre 1883.

XXV

GOMMES MUSCULAIRES. — GOMMES LINGUALES.

Rapprochons immédiatement des lésions gommeuses du tissu cellulaire les altérations de même nature qui se produisent sur d'autres organes.

I. — Je n'ai observé jusqu'ici qu'un seul cas de *gomme musculaire* comme manifestation de syphilis héréditaire tardive.

Il s'agissait dans ce cas d'une petite fille de quatorze ans, hérédo-syphilitique, présentant des malformations dentaires multiples (notamment l'échancrure semi-lunaire d'Hutchinson sur les deux incisives médianes supérieures), et déjà cruellement éprouvée par la syphilis avant l'époque où se produisit la lésion musculaire dont nous allons parler.

Vers l'âge de treize ans, l'enfant commença à se plaindre de douleurs dans la partie supérieure et interne du mollet droit. Bientôt elle ne marcha plus que difficilement et se mit à boiter. Le mal s'accrut, et, quelques mois plus tard, la marche ne fut guère plus possible que sur la pointe du pied, dans l'attitude du pied-bot équin.

Consultés à ce moment, M. le Dr Porak et moi constatons l'état suivant : Marche difficile, ne s'exécutant que sur la pointe du pied ; douleurs dans les mouvements naturels ; douleurs dans les mouvements imprimés au membre, alors surtout qu'on essaie de fléchir le pied droit sur la jambe ; — jambe droite légèrement œdématiée au niveau de la partie supérieure et interne du mollet, qui est le siège d'une tuméfaction très appréciable, sans modification de couleur des téguments. Cette tuméfaction correspond exactement au quart supérieur du jumeau interne. En ce point, l'exploration du membre est douloureuse. Il est facile cependant de se rendre compte par le palper que le siège de la tuméfaction et de la douleur ne réside pas dans les parties molles superficielles (peau et tissu cellulo-adipeux), mais bien dans les parties profondes, c'est-à-dire *dans le muscle.* Très évidemment, c'est le muscle et le muscle seul qui est en cause. Dans une étendue de 7 à 8 centimètres en hauteur, sur 5 à 6 en largeur, il se présente à l'état d'une masse compacte, ferme, résistante, dure, qui contraste avec la souplesse des tissus ambiants. Cette masse est susceptible de légers déplacements latéraux quand le muscle est relâché ; au contraire, elle devient immobilisable dès que le muscle entre en contraction, etc.

Que pouvait être une semblable dégénérescence musculaire sur une enfant de quatorze ans? En raison des antécédents et aussi des caractères de la tumeur, nous fûmes d'avis, M. Porak et moi, que nous avions sûrement affaire à une *myosite gommeuse* du muscle jumeau interne. Le traitement fut institué en ce sens, et j'ai la satisfaction de dire que le résultat obtenu confirma absolument notre diagnostic commun.

II. — Plus fréquentes sont les altérations gommeuses des muscles de la *langue*. J'en trouve quatre cas dans mes notes, observés sur des sujets hérédo-syphilitiques de 12, 14, 16 et 24 ans. Le suivant va nous servir d'exemple.

Un jeune homme de vingt-quatre ans, bien portant et d'apparence assez vigoureuse, se présente à notre consultation de l'hôpital Saint-Louis pour une « maladie de la langue » dont il se dit affecté depuis un an. Nous constatons deux énormes ulcérations linguales et admettons aussitôt le malade dans nos salles.

Ce jeune homme nous raconte alors qu'il « souffre de l'arrière-bouche et la gorge » depuis un an, que depuis ces derniers temps il souffre bien davantage encore, qu'il n'avale plus qu'avec peine, et que même, depuis quelques jours, l'acte de parler lui est devenu difficile et douloureux. Il ne s'est guère traité pour cela, ou paraît du moins n'avoir été soumis par un pharmacien qu'à des médications très anodines.

Il porte à la langue, tout à fait vers la partie la plus postérieure de l'organe, deux vastes et profondes ulcérations, qui se présentent avec l'aspect suivant.

L'une est située sur la moitié gauche de l'organe. Ovoïde de forme, elle mesure dans le sens antéro-postérieur deux centimètres et demi à trois centimètres, sur un centimètre de largeur pour le moins. En outre, elle offre en arrière un prolongement effilé et flexueux, long de trois centimètres environ, qui va rejoindre le bord gauche de l'épiglotte. Elle est profonde d'un centimètre et demi, à ce point que toute l'extrémité de l'index s'y loge facilement. Ses bords sont nettement découpés; ils décrivent çà et là de petits segments de circonférence ; ils sont très durs, rouges, taillés à pic, et forment une saillie de quelques millimètres au-dessus de la muqueuse environnante. Son fond est absolument jaune, bourbillonneux, putrilagineux, et l'on en détache à l'aide d'un pinceau de charpie des lambeaux sphacélés. Cette ulcération, enfin, est encadrée dans l'étendue d'un à deux centimètres par une zone de tissus très fortement indurés, scléreux, inégaux de surface, formant des lobules et des mamelons que séparent des sillons curvilignes.

Occupant un plan plus postérieur encore sur le côté droit de la langue, la seconde ulcération ne peut être découverte ou du moins appréciée dans ses détails qu'à l'aide du miroir laryngoscopique. Elle est plus petite que la précédente, dont elle rappelle du reste en tous points l'aspect objectif. Elle offre les dimensions d'une grosse noisette, et présente aussi un prolongement postérieur de plusieurs centimètres dans la direction de l'épiglotte. Comme la précédente, elle est profondément excavée, jaunâtre et bourbillonneuse de fond, circonscrite par des bords saillants, taillés à pic, rouges et très durs. Elle est de même entourée par une large nappe de tissus sclérosés, indurés, divisés en lobes et lobules par une série de fissures qui s'entre-croisent en tous sens.

Un examen complet du malade nous fait en outre constater une autre lésion dont il ne parlait pas, à savoir : un double sarcocèle que je ne vous décris pas pour l'instant parce que je compte vous en parler en temps et lieu, sarcocèle constitué par une tuméfaction ovoïde des deux testicules, avec bosselures, rénitence générale de l'organe, et indurations nodulaires disséminées.

Revenons aux lésions linguales. Tel en était l'aspect que d'emblée notre diagnostic fut établi, établi, je puis le dire, du premier coup d'œil. Très évidemment et au-dessus de toute contestation possible, nous étions en présence de lésions gommeuses, comme le démontraient à la fois et l'excavation profonde de ces ulcères, et l'état de leurs bords si nettement découpés à pic, et leur fond bourbillonneux, et leur configuration, et leur zone périphérique à lobulation si éminemment caractéristique. C'était bien là, au plus haut degré, la physionomie de ces glossites tertiaires que j'ai décrites, il y a déjà quelques années, sous le nom de glossites scléro-gommeuses (1). Un diagnostic différentiel n'était même pas à instituer avec le cancer, l'épithélioma, l'ulcère tuberculeux, non plus qu'avec n'importe quelle autre lésion étrangère à la syphilis. — Et d'ailleurs, le double sarcocèle non moins manifestement spécifique que nous avions découvert chez le malade servait encore d'appoint et de confirmation à notre jugement.

Donc très sûrement, nous avions affaire à des ulcérations gommeuses résultant de la fonte de *gommes profondes de la langue*.

Maintenant, autre problème : De quoi dérivaient ces gommes linguales et ce sarcocèle ? D'une syphilis acquise ? Mais, interrogé longuement et minutieusement à ce sujet, notre malade récusait tout antécédent de syphilis. « Jamais, nous disait-il, il n'avait eu de mauvais mal, de mal vénérien. » Jamais de chancre ni de lésion suspecte à la verge. Jamais d'éruption sur le corps, de taches dans les mains, d'érosions à la bouche, de maux de gorge, de chute de cheveux, de maux de tête, etc., etc.

Fallait-il donc songer à une syphilis héréditaire, bien que le malade fût âgé de *vingt-quatre ans?* Nos recherches se dirigèrent en ce sens, et une enquête minutieuse, que dirigea avec moi mon distingué collègue et ami le Dr Brocq, nous apprit ceci : qu'en effet le malade était un hérédo-syphilitique de père et de mère, et qu'il avait été affecté dans son enfance d'accidents spécifiques non douteux. De cela voici les détails, que vous me permettrez de reproduire ici, car vous savez que les cas de ce

(1) *Des Glossites tertiaires*, leçons recueillies et publiées par H. Buzot. Paris, 1877.

genre sont fortement tenus en suspicion par nombre de nos confrères. Aussi bien, en l'espèce, une démonstration péremptoire ne sera pas superflue.

« Le père du malade a été affecté en 1857, c'est-à-dire deux ans avant la naissance de son fils, de divers accidents que plusieurs médecins ont considérés comme des *plaques muqueuses* (ulcérations aux lèvres, dans la bouche et à l'anus). — Derechef, en 1860, il a présenté une éruption généralisée pour laquelle il alla consulter à l'hôpital de la Pitié. Là, on lui dit que cette éruption était une « *suite de son ancienne vérole* », et on le renvoya à l'hôpital du Midi. Au Midi, enfin, il fut traité « pour une *vérole constitutionnelle* » par le vénérable Dr Puche.

« Marié en 1858, époque où il avait encore des plaques muqueuses aux lèvres et à l'anus, il ne tarda pas sans doute à infecter sa femme. En tout cas, cette femme, devenue immédiatement enceinte, s'aperçut, un mois après la naissance de son enfant (notre malade actuel), qu'elle avait de « gros boutons aux parties », et que son enfant présentait de même sur tout le corps une éruption de petites papules rouges. Elle consulta alors un médecin, qui lui dit « qu'elle avait gagné un *mauvais mal*, qu'elle avait la *syphilis constitutionnelle*, et que son enfant était aussi affecté du même mal ». Ce médecin prononça même le mot de « *plaques muqueuses* » en parlant des lésions que portait la mère à la vulve, comme de celles que portait l'enfant à l'anus et à la bouche. Un traitement complexe fut institué à cette époque. Nous n'avons pu en déterminer la nature, mais il reste acquis que des *bains de sublimé* y figuraient comme élément ».

Que pensez-vous, Messieurs, des résultats de cette enquête? La syphilis héréditaire de notre malade n'en ressort-elle pas de la façon la plus manifeste, la plus patente?

D'autre part, notre diagnostic fut-il légitimé par les résultats du traitement ? Jugez-en. Le malade entra dans nos salles le 13 janvier avec les affreuses lésions que je vous ai décrites, et fut mis au traitement ioduré le 14. Or, le 8 février, c'est-à-dire vingt-cinq jours plus tard, il était *guéri*, et sortait de l'hôpital le lendemain en parfait état. De telles lésions guéries en moins de quatre semaines sous l'influence de l'iodure de potassium, cela est significatif, cela équivaut pour elles à un certificat de spécificité (1).

Donc, en somme : *Gommes linguales profondes, survenues sur un sujet de vingt-quatre ans manifestement hérédo-syphilitique*, tel est le résumé de cette intéressante et instructive observation.

Je viens de vous décrire par le spécimen précédent les gommes linguales à leur période d'ulcération. Je puis vous les montrer maintenant à leur période de cicatrisation terminale.

Voici un malade de dix-huit ans, hérédo-syphilitique, qui a été affecté, à seize ans, de lésions gommeuses de la gorge et de la langue. Traité ici même, il a guéri. Mais voyez les délabrements consécutifs à ces lésions. D'une part, mutilation du voile palatin, dont le moignon a contracté une adhérence complète, absolue, avec le pharynx. D'autre part, langue étonnamment modifiée de forme au niveau de sa moitié droite. Là, dépression profonde, excavée d'un centimètre pour le moins, et constituant un enfoncement en V au sein de l'organe ; tout au pourtour, lobulations sinueuses, vallonnements, brides cicatricielles et fibroïdes, dureté générale de la région, etc.

Ce dernier cas me sert de transition à une particularité que je dois actuellement mentionner. C'est la coïncidence probablement fréquente (2) de ces gommes linguales avec d'autres affections gommeuses de la gorge, de la bouche et du larynx. Sur les 4 cas dont je dispose, 3 sont relatifs à des malades qui, en même temps que leurs lésions linguales, présentaient des accidents semblables soit vers le voile du palais, soit sur la muqueuse buccale, soit enfin sur le pharynx et l'épiglotte.

Une dernière remarque. Les ulcérations gommeuses de la langue n'ont pas, que je sache, été signalées jusqu'à ce jour en

(1) Cette intéressante observation a été relatée *in extenso* par M. le Dr Brocq, dans les *Annales de dermat. et de syphiligr.*, t. IV, 1883, p. 287.

(2) Je dis *probablement* fréquente, parce qu'il ne nous est pas encore permis, avec le petit nombre de faits dont nous disposons actuellement, d'apprécier le degré réel de fréquence qu'affecte la coïncidence de lésions dont il est question ici.

tant que manifestations de syphilis héréditaire tardive. Et cependant elles ont dû s'imposer à l'observation maintes et maintes fois. Il faut donc ou bien qu'elles aient été indûment rapportées à des syphilis acquises, ou bien qu'elles soient restées méconnues comme nature. D'après quelques exemples que j'aurais à citer, il ne me semble guère douteux qu'elles n'aient été considérées plusieurs fois comme relevant de la scrofule. Au reste, c'est là le sort commun, comme nous l'avons vu par ce qui précède, de toutes les ulcérations gommeuses de la bouche. Et m'est avis que le bilan du lupus des muqueuses buccogutturales serait singulièrement allégé, si l'on en défalquait nombre de cas dont il s'est illégitimement enrichi, et cela aux dépens de l'hérédo-syphilis méconnue.

XXVI

SARCOCÈLE SYPHILITIQUE.

Le *sarcocèle spécifique* — qui s'observe, vous le savez, dès la première enfance — constitue aussi parfois une manifestation tardive de syphilis héréditaire.

Le fait cependant paraît assez rare, car je n'en trouve signalés que 6 cas dans mes notes, sur un total de 212 observations. Il faut dire, à la vérité, qu'en raison de son indolence l'affection a bien des chances pour passer souvent inaperçue.

Dans les 6 cas dont je dispose, la lésion testiculaire s'est montrée, chez nos malades hérédo-syphilitiques, exactement identique à ce qu'elle est dans la syphilis acquise. Il me suffira donc d'en énoncer très sommairement les caractères principaux, à savoir :

Tuméfaction testiculaire, mais tuméfaction toujours modérée et n'aboutissant pas le plus souvent à constituer une tumeur apparente de l'organe, j'entends apparente pour le malade et de nature à éveiller son attention ; — tuméfaction avec conservation de la forme ovoïde du testicule, qui reste toujours respectée ; — induration soit générale de la glande, soit plus habituellement partielle, c'est-à-dire se faisant par îlots, par placards, au niveau desquels l'albuginée paraît comme blindée par une coque cartilagineuse très dure et d'une dureté sèche, compacte, chondroïde, qui ne se laisse pas déprimer sous le doigt ; — çà et là, quelquefois, irrégularités et inégalités de surface, constituées par de petits nodules, dits très justement *nodules de Ricord*, lesquels donnent la sensation de grains de plomb ou de pois secs qui seraient comme enchâssés dans l'albuginée et en dépasseraient légèrement la surface ; — parfois, complication d'un léger degré d'épanchement dans la vaginale ; — intégrité du canal déférent, des vésicules séminales et de la prostate ; — et, comme terminaison, alors que la maladie est abandonnée à son évolution naturelle, dégénérescence scléro-atrophique de l'organe.

Deux exemples, que vous avez eus sous les yeux dans nos salles, serviront de complément à ce rapide et très succinct exposé.

Un jeune homme de vingt-quatre ans (celui dont je viens de vous parler si longuement à propos des gommes de la langue) était affecté, en même temps que des lésions linguales précédemment décrites, d'un *double sarcocèle* manifestement spécifique. Ses deux testicules étaient tuméfiés, ovoïdes, durs en masse, mais particulièrement durs et comme cartilagineux sur quelques points, et, de plus, bosselés çà et là par de petites nodosités pisiformes, etc. Depuis quand portait-il cette lésion ? Cela, il l'ignorait absolument, pour la bonne raison « qu'il n'en avait jamais souffert ». Il est vraisemblable toutefois que l'affection n'était pas très ancienne, car elle a subi, sous l'influence de l'iodure de potassium, un amendement très rapide et considérable, ce qui n'aurait pas eu lieu si elle eût été déjà en état de dégénérescence fibro-scléreuse.

Comme second exemple, rappelez-vous, Messieurs, ce petit enfant de quatre ans et demi qui, ces derniers temps, nous était amené par sa mère à toutes nos consultations du mercredi. Lorsque nous l'avons vu pour la première fois, en mars dernier, il présentait deux lésions aussi formellement spécifiques l'une que l'autre, à savoir : d'une part, une kératite interstitielle aussi typique que possible; et, d'autre part, un *double sarcocèle* se caractérisant par une tuméfaction dure et presque ligneuse des testicules. D'après ces deux lésions et avant toute enquête sur les ascendants, nous avions conclu d'emblée à la syphilis et, selon toute vraisemblance aussi, à la syphilis héréditaire comme origine des accidents. Or, ce diagnostic depuis lors a été triplement confirmé, et cela : 1° par les aveux du père qui nous a dit avoir contracté la syphilis quelques années avant la naissance de son enfant; — 2° par le récit des parents, d'où il résultait que leur enfant avait été affecté, à l'âge de quelques semaines, de plusieurs accidents qui furent considérés comme syphilitiques et heureusement traités comme tels par un médecin de la ville; — 3° enfin, par le succès rapide de la médication spécifique, laquelle, en l'espace d'un mois environ, a fait justice de la kératite et du sarcocèle.

Laissez-moi vous citer encore un autre cas que je viens d'observer en ville ces derniers temps et qui est exactement la reproduction du précédent. Il existe même entre ces deux cas une très curieuse identité de symptômes, qui constituerait, s'il en était besoin, un réel témoignage en faveur de l'identité de leur cause originelle.

Il y a quelques semaines, un enfant de quatorze ans, affecté d'une maladie des yeux, m'est présenté par son père dans mon cabinet. « Mon enfant, me dit ce monsieur, souffre depuis quelque temps d'une maladie des yeux, pour laquelle je le fais traiter par M. le d[r] Galezowski et qui s'appelle, paraît-il, une kératite interstitielle. Mais, soupçonnant que cette maladie pourrait bien avoir quelque rapport avec de vieilles erreurs de ma vie de garçon, j'ai désiré me renseigner à ce sujet. Or, voici les faits. J'ai eu la syphilis il y a dix-sept ans, et je m'en suis mal traité, je le confesse, assez mal pour que mon enfant en ait hérité. A l'âge de quelques semaines, il a été couvert de boutons, d'ulcérations aux parties génitales et aux fesses, de croûtes dans les cheveux, etc. Mon médecin a considéré tout cela comme syphilitique, a soumis l'enfant au sirop de Gibert pendant quelques semaines, et, somme toute, l'a guéri. Depuis lors, rien autre que le mal d'yeux actuel ne s'est produit. »

— J'examine alors l'enfant et le trouve affecté en effet — contrôle bien inutile — d'une kératite interstitielle double. Mais, en outre, je découvre ce dont on ne me parlait pas, ce dont les parents ne s'étaient pas aperçus jusqu'alors, à savoir, un double sarcocèle absolument typique, s'accusant par un ensemble de signes dont je vous épargne la répétition. — Tout naturellement, je n'eus qu'à laisser continuer le traitement qu'avait prescrit mon ami le Dr Galezowski (frictions mercurielles et iodure de potassium). — Ces derniers jours, enfin, j'ai revu l'enfant, et déjà son sarcocèle était guéri, alors que la kératite commençait seulement à s'amender.

XXVII

ADÉNOPATHIES. — FAUSSE SCROFULE GANGLIONNAIRE.

Je n'énoncerai qu'un fait de notoriété commune en disant que les sujets hérédo-syphilitiques sont éminemment prédisposés aux engorgements ganglionnaires. De cela témoignent la plupart des observations contenues dans la science; de cela témoignent également les nombreux malades qu'en vue de ces conférences j'ai réunis dans nos salles. Examinez-les à cet égard, et, sinon sur tous, au moins sur la plupart, vous rencontrerez des adénopathies de divers sièges, le plus souvent localisées à la région cervicale antérieure.

Mais un second fait non moins évident ressort également de la clinique. C'est que les adénopathies qu'on observe chez les sujets hérédo-syphilitiques ne sont pas toutes identiques entre elles et ne relèvent pas toutes d'un seul et même processus morbide.

A ne parler que des différences les plus saillantes, qui ne sauraient être un instant contestées, il est certaines de ces adénopathies qui affectent les symptômes, l'évolution, la physionomie générale des engorgements ganglionnaires *scrofuleux*. Ce sont là, en toute évidence, des adénopathies scrofuleuses développées sur des sujets syphilitiques, des *écrouelles* ganglion.

naires compliquant la vérole. Rien d'étonnant à cela, vous le savez de reste; car, rien de plus fréquent que de rencontrer de la sorte la scrofule associée à la syphilis sur un terrain commun.

Mais il est non moins avéré, d'autre part, que certaines adénopathies — qui sont loin d'êtres rares chez nos malades — s'écartent de ce type banal de l'écrouelle scrofuleuse. En quoi consistent-elles alors ? Le voici.

Ce sont, d'une façon sommaire, des adénopathies aphlegmasiques, qui se constituent à l'état d'hypertrophies ganglionnaires *permanentes,* sans tendance à la fonte purulente, à la suppuration chronique qui est la terminaison usuelle et presque fatale des adénites strumeuses.

Ces adénopathies naissent à froid, sourdement, insidieusement. Au delà, elles continuent de même à se développer à froid, sans éveiller la moindre douleur, la moindre réaction locale, le moindre trouble sympathique.

A l'état adulte, elles sont constituées par des ganglions hypertrophiés, olivaires ou globuleux, lisses et unis de surface, consistants, fermes, élastiques, mobiles sous la peau et mobiles sur les parties profondes, indolents au palper, et généralement multiples. Comme volume, elles varient entre les proportions extrêmes d'une noisette ou d'un abricot, sans atteindre jamais (sauf exceptions très rares, dont je n'ai pas encore observé d'exemple pour ma part) les dimensions exagérées de certaines tumeurs ganglionnaires d'autre nature.

Puis — et c'est là leur caractère le plus remarquable et le plus spécial, je crois, — une fois parvenues à l'apogée de leur développement, elles *restent ce qu'elles sont,* immobiles comme volume, immobiles comme évolution. Et elles restent ce qu'elles sont, non pas seulement pour des mois, mais pour des années. Exemples :

Dans un cas de M. le Dr Abadie, des adénopathies sous-maxillaires et præauriculaires existaient déjà depuis *trois ans,* lorsqu'intervint le traitement qui en fit justice (1).

(1) Observ. citée, *Union médicale*, 1883.

Dans un cas de Rivington, des adénopathies cervicales dataient de *quatorze ans* (1).

Ne tenons pas compte, je le veux bien, de ce dernier cas, qui sans doute ne constitue qu'une curiosité exceptionnelle. Mais toujours est-il que ces lésions sont susceptibles d'une singulière durée et d'un *statu quo* non moins surprenant.

Ajoutons enfin, pour en compléter l'histoire, que parfois on les voit se départir de leur allure froide et aphlegmasique pour dégénérer, à un moment donné de leur évolution, en adénites suppuratives. Elles s'abcèdent alors, s'ouvrent et s'évacuent à la façon des adénites vulgaires, mais sans aboutir jamais à constituer ces foyers de suppuration chronique et fistuleuse qui sont le propre de la scrofule.

Comme siège, ces adénopathies de l'hérédo-syphilis ont des localisations préférées, à savoir : les régions latérales du cou et sous-maxillaires. — Il est beaucoup plus rare de les observer dans les régions inguinales ou axillaires. — Quelquefois encore elles affectent les ganglions des médiastins et du mésentère. — Notons au passage un rapprochement curieux qui a dû vous frapper déjà : c'est que les sièges de prédilection de ces adénopathies hérédo-syphilitiques sont exactement ceux que choisit de préférence la scrofule.

Presque toujours, enfin, les adénopathies de l'hérédo-syphilis se circonscrivent à une ou quelques régions. Il est des cas cependant où elles se multiplient et se disséminent, comme si elles tendaient à une sorte de généralisation. Ainsi, dans l'observation précitée de Rivington, on constatait toute une série de pléiades ganglionnaires, les unes constituant des chapelets cervicaux qui descendaient de l'oreille jusqu'à la clavicule, d'autres occupant les aines, d'autres remplissant les creux axillaires, etc.

Que sont au juste ces adénopathies comme nature, comme essence de lésions? L'anatomie pathologique ne s'est pas encore

(1) V. *The medical Times*, 19 octobre 1872.

prononcée à leur égard, mais on peut préjuger qu'elle y reconnaîtra des formes et des espèces différentes. Je crois, pour ma part, qu'elle les divisera tout au moins en deux ordres, constitués l'un par des lésions *spécifiques* et l'autre par des lésions *vulgaires*. En d'autres termes, je crois que, de ces adénopathies, les unes dérivent directement de la syphilis, et les autres n'en procèdent qu'indirectement, c'est-à-dire ne sont que l'expression médiate de l'influence générale exercée par la syphilis sur la constitution, le tempérament, la santé. Et ce qui me confirme dans cette opinion, c'est un contraste d'effets thérapeutiques dont il me reste à vous parler actuellement.

Tantôt, en effet, on voit le traitement spécifique agir sur ces adénopathies à la façon dont il agit usuellement sur les lésions spécifiques, c'est-à-dire les modifier rapidement, les résorber, les guérir. Comme exemple, laissez-moi rappeler à vos souvenirs un cas déjà cité précédemment, où un jeune enfant de quinze ans, affecté d'iritis et de gommes cutanées, présentait en outre — et cela depuis trois ans — de volumineux engorgements des ganglions sous-maxillaires et præauriculaires. « Plusieurs médecins de renom avaient considéré ces lésions comme de nature scrofuleuse et prescrit tour à tour l'iodure de fer, l'huile de foie de morue, le séjour au bord de la mer, etc. ». Mais les accidents persistaient et ne faisaient même que s'accroître, lorsque le Dr Abadie soupçonna la syphilis d'être en cause, reconnut chez l'enfant une hérédité syphilitique non douteuse, et prescrivit le traitement spécifique. Tout aussitôt les trois ordres de lésions s'amendèrent d'une façon significative ; les masses ganglionnaires notamment « se mirent à fondre à vue d'œil » et disparurent en quelques semaines.

Et tantôt, au contraire, ce même traitement reste sans influence sur les adénopathies en question, exactement comme s'il ne s'agissait pas de lésions spécifiques. Il les laisse subsister, il ne les modifie en aucune façon. N'est-ce pas là une démonstration de la qualité non spécifique de ces engorgements ganglionnaires ?

Quoi qu'il en soit et pour rentrer dans le domaine pratique, les adénopathies de l'hérédo-syphilis tardive contiennent la source d'une erreur qu'à l'avance vous avez pressentie. Il est facile de les prendre pour ce qu'elle ne sont pas, du moins pour ce qu'elles ne sont pas en bon nombre de cas, à savoir pour des manifestations de scrofule. D'une part, en effet, elles n'ont pas de symptômes propres; d'autre part, elles constituent des engorgements ganglionnaires froids et indolents, tels que sont dans leur première période les bubons scrofuleux; enfin elles affectent les mêmes localisations que les engorgements ganglionnaires issus de la scrofule. Pour toutes ces raisons la méprise est usuelle. Vous venez d'en voir un exemple dans le cas que je vous relatais à l'instant, et j'en aurais bien d'autres à vous citer.

Donc, méfiez-vous, Messieurs, de cette *fausse scrofule ganglionnaire* que réalise parfois l'hérédo-syphilis, et rappelez-vous bien qu'ici comme ailleurs le meilleur, voire le seul moyen d'éviter une erreur de ce genre réside dans l'enquête instituée sur les antécédents.

XXVIII

AFFECTIONS DU SYSTÈME NERVEUX.

Avec les affections du système nerveux nous allons aborder un chapitre des plus importants de notre programme et je puis ajouter des moins connus.

Vous dire comme préface qu'il va être question ici, en tant que manifestations possibles d'hérédo-syphilis tardive, de paralysies, d'hémiplégies, de troubles intellectuels (tels qu'asthénie cérébrale, imbécillité et idiotie), d'affections médullaires (telles que paraplégie, sclérose en plaques, ataxie, etc.), c'est vous annoncer *ipso facto* que nous touchons à un sujet tout à la fois majeur comme intérêt clinique et pratique, nouveau, complexe, difficile, et forcément fécond en controverses.

Ce sujet se subdivise tout naturellement en trois paragraphes, de la façon suivante :

Manifestations d'hérédo-syphilis tardive intéressant :

1° le cerveau ;

2° la moelle ;

3° les cordons nerveux.

Commençons par celles qui affectent le cerveau.

XXIX

I. — AFFECTIONS CÉRÉBRALES.

Que la syphilis héréditaire puisse développer des lésions cérébrales, et des lésions cérébrales soit *directes*, c'est-à-dire affectant primitivement l'encéphale, soit *indirectes*, c'est-à-dire n'intéressant l'encéphale que par retentissement de voisinage, cela n'est pas douteux, cela ne fait plus question aujourd'hui.

Pour la première enfance, tout d'abord, les exemples abondent, et je m'étonne même qu'ils n'aient pas été plus remarqués jusqu'à ce jour. Très nombreuses sont les observations où l'on a rencontré, à l'autopsie de jeunes enfants syphilitiques, diverses lésions affectant soit les os du crâne, soit les méninges, soit les sinus, soit les artères, soit le tissu même de l'encéphale, soit les cordons nerveux, etc. Les faits de ce genre, à vrai dire, ne nous intéressent qu'indirectement et accessoirement, puisque le cadre de notre étude actuelle se restreint à la syphilis héréditaire tardive. Ils ne doivent pas moins cependant trouver place ici, au seuil de cette étude, car ils nous serviront à interpréter certains états cérébraux qu'il n'est pas rare d'observer sur des sujets plus avancés en âge et dont j'aurai bientôt à vous entretenir. A ce titre donc, laissez-moi vous citer quelques-uns des faits en question.

Cruveilhier a trouvé, à l'autopsie d'un nouveau-né syphilitique, la dure-mère infiltrée de pus au niveau des voûtes orbitaires du frontal (1).

(1) *Atlas d'anatomie pathol.*, liv. XV, obs. 10, p. 6.

Dans un cas identique de Charrier, il existait « de grandes taches purulentes à l'intérieur du crâne, entre la dure-mère et les os (1). »

Plusieurs auteurs, notamment Wegner, Waldeyer et Köbner, Parrot, etc., ont rencontré sur de tout jeunes enfants syphilitiques, des périostites *internes* du crâne plus ou moins étendues. Je pourrais citer pour ma part quelques cas du même genre.

Dans une autopsie relatée par Bargioni, une masse jaune, très certainement gommeuse, soulevait la dure-mère au niveau du frontal.

Ch. Robin a constaté une « sclérose cérébrale » sur un enfant syphilitique.

Virchow a observé, dans le cerveau d'un nouveau-né syphilitique, de petits foyers blanchâtres ou jaunâtres, constitués par des granulations graisseuses.

Daniel Mollière a relaté le cas d'un enfant syphilitique qui fut enlevé rapidement, à l'âge de quatre mois, par des accidents cérébraux, et sur lequel l'autopsie révéla les lésions suivantes : hyperémie intense de la pie-mère, dont les vaisseaux présentaient un volume considérable ; épanchement très abondant de sérosité dans l'espace sous-arachnoïdien ; ruptures vasculaires multiples ; infiltration de globules sanguins dans les tissus, etc. (2).

Trois intéressantes observations de Barlow nous montrent diverses lésions développées dans l'encéphale de jeunes enfants syphilitiques, à savoir :

Pour la première, épaississement notable de la pie-mère, devenue fibreuse, voire calcifiée sur quelques points ; — adhérences méningées ; — scissure de Sylvius engluée par des exsudats plastiques ; — vaisseaux épaissis, opaques, présentant des tuméfactions interstitielles dans leurs parois, presque oblitérés par places, etc. (3).

Dans la seconde, lésions importantes de plusieurs artères cérébrales (tronc basilaire, artère cérébrale supérieure droite,

(1) *Gazette des hôpitaux*, 1854, p. 172.
(2) *Annales de dermat. et de syphiligr.*, t. II, p. 408.
(3) *The medical Times*, 1877, p. 106.

artères cérébrales postérieures), dont les tuniques étaient épaissies, opaques, et le calibre rétréci ; en outre, à la partie inférieure du tronc basilaire, groupe de petites nodosités, de nature probablement gommeuse (1).

Dans la troisième, enfin, lésions artérielles identiques à celles des deux cas précédents ; — et, de plus, gommes interstitielles de plusieurs paires nerveuses, au voisinage de leur émergence du cerveau (2).

Trémeau de Rochebrune relate dans sa thèse inaugurale l'observation d'un enfant syphilitique qui mourut le lendemain de sa naissance et sur lequel on découvrit, entre autres déterminations spécifiques, des lésions cérébrales majeures : « Sinus gorgés de sang ; — encéphale fortement injecté, voire ramolli au niveau de la scissure inter-hémisphérique ; — substance cérébrale semée de petits foyers purulents, jaunâtres, indurés, etc. » (3).

Dans un autre cas, dû au même médecin et relatif à un enfant syphilitique qui succomba à l'âge de huit jours, on trouva « les méninges et le cerveau injectés, tous les vaisseaux gorgés de sang, et le tissu cérébral ramolli dans une grande étendue, avec petits foyers jaunâtres du volume d'une tête d'épingle ou d'un grain de chènevis, etc. » (4).

Chiari a relaté l'intéressante observation d'un enfant hérédo-syphilitique qui, après avoir présenté dans le tout jeune âge divers accidents de syphilis héréditaire (plaques muqueuses, syphilides, ulcérations du nez et de la gorge, etc.), fut pris, vers l'âge de dix mois, de symptômes se rapportant en toute évidence à une syphilis cérébrale : dilatation d'une pupille, paralysie faciale, ptosis, hémiplégie, accès épileptiformes, etc. A l'autopsie, on constata les lésions suivantes : dans la pie-mère et l'arachnoïde, à la surface de l'hémisphère droit, foyers blanchâtres, au nombre d'une vingtaine, de l'étendue d'un centi-

(1) *The medical Times*, 1879, p. 129.

(2) Communication particulière.

(3) *De quelques manifestations de la syphilis congénitale*, Thèses de Paris, 1874, p. 54.

(4) Thèse citée, p. 63.

mètre de diamètre ; — dans la substance cérébrale, foyer jaunâtre, gros comme une tête d'épingle ; — artères de la base notablement épaisses, oblitérées par places, et offrant au microscope tous les caractères de l'endartérite oblitérante d'Heubner (1).

Wegner et Parrot ont encore signalé comme d'observation commune, dans les nécropsies d'enfants syphilitiques, la stéatose du réticulum cérébral, lésion qui, à coup sûr, ne comporte rien de spécifique, mais dont la connexion avec la syphilis héréditaire semble bien attestée par son excessive fréquence en l'espèce.

Enfin, l'*hydrocéphalie* est une autre modalité pathologique qui dérive en maintes occasions d'une influence syphilitique héréditaire. C'est là un point qui a appelé mon attention de vieille date, que j'ai déjà plusieurs fois signalé (2), et sur lequel ma conviction est absolument fixée aujourd'hui. En médecine comme en toute chose, le nombre fait loi. Or, j'ai trop souvent rencontré l'hydrocéphalie en relation avec la syphilis héréditaire pour ne pas établir de l'une à l'autre une connexion toute différente d'une simple coïncidence de hasard. D'autre part, en vue de contrôler les résultats de mon observation personnelle par l'expérience d'autrui, j'ai fouillé les annales de la science, et j'y ai trouvé un tel nombre de cas identiques aux miens qu'il m'est vraiment impossible de ne pas considérer l'hérédité syphilitique comme une des causes les mieux avérées de l'hydrocéphalie.

Je ne dis pas certes — loin de moi cette idée — que l'hydrocéphalie soit une lésion d'ordre spécifique ; je ne fais en aucune façon de l'hydrocéphalie un produit, une émanation directe de la syphilis. Je crois au contraire, et cela avec tout le monde, qu'elle constitue une lésion d'ordre commun, pouvant résulter de causes multiples et non spécifiques. Mais je crois en plus que l'influence syphilitique héréditaire figure au nombre des causes qui y prédisposent le plus puissamment. Il est incontestable aujourd'hui, d'après les documents que j'ai rassemblés,

(1) V. *Wien. med. Wosch.*, 1881, n° 17. — Analyse dans la *Revue des sciences médicales* de Hayem, t. XIX, p. 637.
(2) V. *Syphilis et mariage*, p. 68.

que les enfants syphilitiques naissent ou deviennent fréquemment hydrocéphales; il faut donc que par un mécanisme quelconque, par une pathogénie quelconque, la syphilis serve de raison efficiente à l'hydrocéphalie.

J'aurais certes à faire la preuve, observations en main, de ce point important, si je traitais ici de la syphilis cérébrale des enfants du premier âge. Mais ce point n'a trait à notre sujet actuel que d'une façon indirecte. Je me bornerai donc à l'énoncer sans y insister davantage.

Ai-je à dire que les diverses lésions anatomiques dont il vient d'être question sont le plus habituellement mortelles dès le tout jeune âge? Cela malheureusement ne souffre pas contradiction.

Quelquefois cependant certaines de ces lésions ne tuent pas *illico*. Elles laissent vivre les petits malades. Et alors elles créent des sujets qui rentrent dans la catégorie de ceux que nous avons à étudier, parce qu'ils sont presque fatalement destinés à de nouveaux accidents dans un âge ultérieur.

Eh bien, quels sont donc ces survivants, ces *épaves* (passez-moi le mot) de la syphilis cérébrale du jeune âge? Sous quelle physionomie de tels sujets vont-ils se présenter à nous dans une période plus ou moins avancée de la vie?

Je ne saurais dire si tous les survivants de la syphilis cérébrale du jeune âge conservent des troubles fonctionnels qui les signalent plus tard à l'attention. Certes, il n'est rien d'impossible à ce que quelques-uns d'entre eux guérissent complètement, mais je n'ai pas par devers moi de faits bien authentiques à cet égard. En tout cas, à parler seulement de ce qui n'est que trop démontré, l'atteinte originelle portée au cerveau des malades en question ne manque guère, comme règle habituelle, de se traduire d'une façon persistante par des symptômes divers, symptômes d'importance variable, mais presque toujours graves, voire très graves le plus souvent, et symptômes pouvant servir, dans un âge plus avancé, de signes rétrospectifs et révélateurs de l'hérédité spécifique.

De ces symptômes, les uns consistent en des *troubles de motilité*, tels que paralysies diverses, hémiplégie, parésie, etc.;

— les autres (et ce sont les plus communs de beaucoup) intéressent l'*intelligence*.

Je me bornerai au simple énoncé de ceux du premier ordre, qui ne sont ni contestables, ni contestés. Mais j'insisterai en revanche sur ceux du second, qui sont bien moins connus et bien autrement tenus en suspicion. Déjà je vous en ai parlé incidemment d'une façon sommaire (1), mais il ne sera pas superflu d'ajouter ici quelques détails à ce que je vous en ai dit précédemment.

C'est un fait absolument indiscutable aujourd'hui que les descendants de sujets syphilitiques sont quelquefois frappés de *déchéance intellectuelle*. En autres termes, la syphilis héréditaire aboutit en certains cas à créer des enfants bornés, incapables, ou même des enfants imbéciles, idiots.

Dans un premier degré, on a affaire à des sujets pauvres d'esprit, inintelligents, simples, niais, bornés. Enfants, ils ne se sont développés, au double point de vue physique et moral, que d'une façon lente et pénible. Ils ont fait leurs dents tard; ils sont restés longtemps petits, étiolés, rabougris. De même ils n'ont commencé à parler que tardivement. Plus tard ils ont eu toutes les peines du monde pour apprendre à lire et à écrire. Leur vocabulaire est toujours très restreint, et leur mémoire défectueuse. A dix ou douze ans, leurs amusements, leurs jeux sont ceux d'enfants d'un âge inférieur. Adolescents, ils deviennent de mauvais écoliers, mal doués, ne faisant que peu de progrès, toujours *en retard* sur leurs condisciples, alourdis, épais, simples, obtus, niais, en un mot incapables d'une véritable culture intellectuelle. Poliment, on les appelle des « enfants arriérés ». Au collège, leurs camarades les qualifient d'un autre terme que vous savez, à la fois moins indulgent et plus vrai. Au delà, ils restent ce qu'ils sont, tout au moins ne se développent plus guère et constituent en définitive des êtres inférieurs, à aptitudes intellectuelles singulièrement restreintes et bornées.

(1) Voir pages 155 et suivantes.

Dans un second degré, la syphilis héréditaire réalise des types voisins de ce qu'on appelle l'imbécile ou l'idiot.

Les sujets de cette seconde catégorie, je vous les ai déjà signalés également dans ce qui précède. Ce sont, vous disais-je alors, des êtres dépourvus de toute intelligence, incapables de toute manifestation psychique raisonnable, incapables même d'attention. Non seulement ils sont restés rebelles à tout essai d'instruction, d'éducation, de culture morale, mais ils comprennent à peine ce qu'on leur dit ou parfois même ne le comprennent pas du tout. Ils ne parlent pas, ou n'ont à leur disposition qu'un petit nombre de mots élémentaires, qu'ils semblent articuler avec peine et qu'ils estropient le plus souvent. Si leur vie ne se borne pas absolument à manger, boire et dormir, elle se restreint à une série d'actes instinctifs et sans but conscient, à des allées et venues sans intention suivie, à des occupations enfantines, à des amusements ineptes, à des insanités de tous genres, voire à des méchancetés qui les rendent parfois dangereux, sans parler encore d'incidents passagers des plus variables, tels que colères sans motifs, cris, violences, impulsions soudaines et brutales, accès alternatifs d'excitation et de dépression, etc., etc.

Ajoutons qu'il n'est pas rare d'observer, coïncidemment avec cette dégradation des facultés intellectuelles, affectives et morales, certains troubles sensoriels (faiblesse de la vue, amblyopie, cophose), ou, plus souvent encore, des troubles soit passagers, soit habituels, de la motilité, tels que les suivants : incertitude et gaucherie des mouvements, maladresse des mains, trémulences, faiblesse des jambes, titubations, défaillances d'équilibre, chutes, etc.

Les cas de cet ordre sont rares à coup sûr, et cela pour la raison très simple que les lésions d'où peut résulter une telle déchéance des facultés intellectuelles sont le plus souvent fatales. Mais, pour être rares, ils n'en sont pas moins des plus authentiques. Des exemples du genre ont été relatés déjà par divers auteurs (1). Pour ma part, j'en ai rencontré cinq dans ma pratique. A titre de spécimens je vous citerai les deux suivants :

(1) V. p. 157.

Dans le premier, il s'agit d'un enfant de sept ans, issu de parents syphilitiques et ayant présenté divers accidents indéniables de syphilis héréditaire, à savoir : dans le tout jeune âge, syphilides cutanées et muqueuses, et, plus tard, kératite interstitielle double, suivie de taches laiteuses sur les cornées.

Or, cet enfant n'a commencé à articuler quelques syllabes qu'à l'âge de cinq ans, et son langage se borne encore actuellement à un très petit nombre de mots tout à fait élémentaires. Les parents ont grand'peine à le faire répondre, et, quant à moi, je ne suis jamais parvenu à lui extraire une seule parole. Il n'a appris que difficilement et tardivement à reconnaître les choses les plus usuelles, telles qu'une cuiller, une table, une chaise. Il paraît dépourvu de mémoire. Inutile de dire qu'il ne sait rien de rien. Sa mère, en dépit d'efforts assidus, n'a jamais pu lui faire distinguer les deux premières lettres de l'alphabet. Sa vie est toute végétative. Il passe son temps à aller et venir, à s'amuser avec ses doigts, à pousser devant lui les chaises de l'appartement, à regarder ceci ou cela sans paraître s'intéresser à quoi que ce soit. Il comprend à peine ce qu'on lui dit quand on lui parle des choses les plus simples ; mais, en dehors de ce qu'il voit ou de ce qu'il fait tous les jours, il ne comprend absolument rien. Il ne joue pas avec les enfants de son âge qu'on lui amène pour essayer de l'occuper ou de le distraire. Bref, de l'aveu même de son père — et vous savez si les pères sont indulgents — « il semble ne pas avoir la connaissance d'un enfant de deux ans ».

Second exemple. — Ici la déchéance intellectuelle est plus accentuée encore et mérite sans exagération le nom *d'idiotie.*

Une petite fille de huit ans m'est présentée par son père. Ce monsieur avoue avoir eu la syphilis quelque temps avant son mariage et ne s'en être traité que d'une façon très incomplète. Sa femme est morte en couches. A-t-elle eu la syphilis? c'est possible, probable même, de par les renseignements qui me sont donnés ; mais cela n'est pas rigoureusement démontré.

L'enfant, peu de temps après sa naissance, a été affectée de divers accidents incontestablement syphilitiques, qui du reste ont été jugés tels par un de mes collègues, à savoir : éruptions cutanées, lésions de la bouche et de l'anus, ulcérations fessières et crurales dont les cicatrices existent encore aujourd'hui.

Elle a été longtemps maladive et ne s'est développée que péniblement. Elle n'a commencé à marcher que vers quatre ou cinq ans, et a toujours mal marché. Elle se dandine gauchement et ne paraît pas solide sur ses jambes ; elle fait des écarts, trébuche et tombe même fréquemment.

Elle ne parle pas ou ne prononce que quelques mots très simples, monosyllabiques, mal articulés le plus souvent, presque incompréhensibles quelquefois.

Elle est totalement dépourvue d'intelligence. Elle ne comprend rien de ce qu'on lui dit. Il m'est impossible, par exemple, aussi bien qu'à son père, de lui faire ouvrir la bouche pour examiner ses dents.

Elle ne se rend compte en rien que c'est d'elle qu'il s'agit dans toutes les questions que j'adresse à son père, et, pendant trois quarts d'heure environ que dure cette consultation, elle passe son temps à s'examiner les mains, à se fourrer les doigts dans la bouche, à faire des grimaces et de véritables gestes de singe, à se balancer sur ses jambes, à prendre des attitudes étranges et grotesques, à s'emparer de tous les objets à sa portée pour les abandonner ou les laisser tomber presque aussitôt, à aller et venir sans but et sans intention suivie, etc.

Elle est très maladroite de ses mains, et ne peut rien tenir solidement au delà d'un temps très court. Elle casse tout ce qu'elle touche. Soit par gaucherie, soit par instinct malfaisant, « elle détruit tout ».

Enfin, elle est myope à un haut degré, et paraît amblyopique, bien que ses cornées soient saines. Il m'est impossible du reste, vu les résistances de l'enfant, de pratiquer un examen ophthalmoscopique.

Ceci dit comme préface au chapitre qui va suivre, je reviens, pour ne plus le quitter, au sujet qui doit nous occuper spécialement, c'est-à-dire aux accidents cérébraux de l'hérédo-syphilis tardive.

XXX

Les travaux contemporains sur la syphilis héréditaire tardive aboutiront certainement, entre autres résultats, à mettre en lumière une notion d'importance majeure pour la pratique, à savoir : que *nombre d'états cérébraux de l'enfance ou de l'adolescence, vaguement rapportés à des méningites ou à des encéphalites d'ordre commun, ressortissent en réalité à la syphilis comme origine, et ne sont rien autre que des manifestations plus ou moins tardives d'une influence syphilitique héréditaire.*

A ne citer qu'un exemple, il est acquis actuellement (et je vous en donnerai dès aujourd'hui la preuve) que nombre d'*éclampsies* ou d'*épilepsies* survenues au cours de l'enfance ou même de la jeunesse sont purement et simplement des accidents de *syphilis cérébrale*, et de syphilis cérébrale développée sur des sujets issus de parents syphilitiques.

Or, ce qui est vrai, ce qui n'est guère plus discuté pour l'épilepsie, n'est pas moins authentique, vous le verrez bientôt, pour d'autres modalités symptomatologiques, telles que céphalée, parésies ou paralysies partielles, hémiplégie, troubles intellectuels, et divers autres symptômes de même ordre.

En un mot, certains accidents cérébraux de l'enfance ou de l'adolescence sont le produit de la syphilis et dérivent d'une contamination héréditaire. Voilà ce dont j'ai en vue de vous convaincre actuellement.

Je viens de vous montrer que l'influence héréditaire de la syphilis se traduit en maintes occasions sur les enfants du premier âge par divers troubles des fonctions cérébrales (troubles intellectuels, moteurs, sensoriels, etc.).

Il me reste à rechercher actuellement si la même influence est susceptible de se révéler par des symptômes de même ordre *dans un âge plus avancé*.

En d'autres termes, existe-t-il ce qu'on pourrait appeler une *syphilis cérébrale tardive* chez les sujets issus de souche syphilitique?

Eh bien, cette question, je n'hésite pas à la résoudre par l'affirmative. Oui, très certainement oui, la syphilis héréditaire a des symptômes cérébraux *tardifs*. Oui, elle peut proroger jusque dans un âge plus ou moins avancé ses manifestations d'ordre encéphalique. Oui, elle réalise parfois dans la seconde enfance et l'adolescence ce que nous l'avons vue produire dans les premières années de la vie.

De cela témoignent nombre de faits. Et, pour vous en convaincre, pour ne pas laisser à cet égard le moindre doute en vos esprits, je vais d'emblée, avant toute description particulière, vous relater un cas qu'avec moi vous considérerez comme des plus probants en l'espèce. Ce cas typique, indéniable, irréfutable, parce qu'il contient tous les éléments d'une démonstration rigoureuse et vraiment scientifique, je l'emprunterai à un médecin étranger, Dowse, auteur d'une intéressante monographie sur la syphilis du système nerveux (1). Le voici, en substance.

« Jeune fille, âgée de douze ans. — Son père a eu la syphilis avant son mariage. — Sa mère a fait plusieurs fausses couches. Elle a eu de plus sept enfants, dont trois sont morts et dont les quatre autres sont « mal portants ».

La petite malade a été délicate dans son enfance. — A cinq ans, elle est affectée d'un écoulement nasal et d'une maladie des yeux qui laisse une taie sur la cornée gauche. — A dix ans, début d'une syphilide tuberculo-ulcéreuse, de forme phagédénique; destruction rapide d'une portion du nez; ozène; anosmie. — Puis, invasion d'une *syphilis cérébrale*, laquelle se déroule avec la série des phénomènes suivants :

Comme symptôme de début, céphalée violente à exacerbations nocturnes; — puis, accès épileptiques nombreux; — affaissement progressif de l'intelligence; — troubles de la vue; diplopie; paralysies oculaires; — anesthésie de la moitié gauche de la face, et hyperesthésie de la moitié droite; — paralysie de la septième paire gauche; — faiblesse des membres; — troubles

(1) *Syphilis of the brain and spinal cord*, New-York, 1879.

d'équilibre; — marche chancelante; — vertiges, etc., etc.

Ces divers symptômes aboutissent à un état de « stupeur », interrompu de temps à autre par des crises épileptiques auxquelles succède une agitation violente. — Plus tard la malade est prise d'aphasie et arrive à ne plus pouvoir prononcer que deux mots : oui et non. — Bientôt après, anéantissement absolu de l'intelligence; hémiplégie partielle du côté droit, et mort dans un accès épileptique.

L'autopsie est faite avec un soin minutieux et révèle (sans parler de diverses altérations viscérales) tout un ordre de lésions identiques à celles qui caractérisent usuellement la syphilis cérébrale des adultes, à savoir :

1° Lésions de méningite chronique : adhérences très fortes de la dure-mère; symphyse méningo-cérébrale au niveau des régions pariétales; injection de la pie-mère; arachnitis chronique avec épanchement;

2° Au niveau de la surface convexe des hémisphères, *trois nappes gommeuses* adhérentes à la dure-mère, et semblant originaires de cette membrane (1);

3° Lésions d'encéphalite; ramollissement des portions périphériques du cerveau en contiguïté avec les productions gommeuses de la dure-mère;

4° Lésions vasculaires offrant le type des artérites scléreuses de la syphilis : artères épaissies, béantes à la coupe, blanchâtres, semi-opaques, rétrécies de calibre par infiltration de leurs parois, etc.;

5° Lésions des cordons nerveux : hyperplasie interstitielle de la cinquième et de la septième paire gauche, etc., etc. »

Quel fait plus probant pourrait jamais être produit en faveur de la thèse que je soutiens en ce moment devant vous, Messieurs? Rien ne manque, en vérité, à l'observation que vous venez d'entendre, ni les antécédents de famille, ni les antécédents personnels du sujet affecté, ni le contrôle de l'anatomie pathologique. D'une part, l'hérédité syphilitique y est démontrée et par les aveux du père et par les symptômes constatés sur

(1) Voir la figure reproduite par l'auteur, *ouvr. cité*, p. 74.

l'enfant, notamment par cette lésion phagédénique qui dévore rapidement une portion du nez. D'autre part, la syphilis cérébrale s'y trouve doublement attestée et par une symptomatologie des plus classiques et par des lésions ultra-démonstratives que révèle l'autopsie. Donc, au-dessus de toute contestation possible, cette observation est un exemple authentique de syphilis cérébrale développée à l'*âge de douze ans* sur un sujet héréditairement syphilitique.

Je le répète, que désirer de plus probant?

Et bien, cette observation n'est pas unique dans la science. D'autres faits de même genre peuvent être rapprochés du précédent.

C'est ainsi que, dans un cas relaté par Broadbent, nous voyons un enfant de trois ans, issu d'une mère syphilitique, succomber à des accidents analogues de syphilis cérébrale. L'autopsie révéla dans ce cas, indépendamment d'une affection spécifique du foie, des lésions d'encéphalo-méningite aiguë entées sur une sclérose plus ancienne de l'encéphale. Certaines parties du cerveau étaient le siège d'une injection très vive, s'élevant jusqu'à la teinte du rouge noir sur quelques points ; — d'autres étaient ramollies ; — d'autres présentaient une consistance singulière, une dureté que l'auteur compare à celle du cuir ; — ailleurs encore, la substance grise était atrophiée (1), etc.

De même, Samuel Gee a rencontré les plus curieuses lésions à l'autopsie d'une petite fille âgée de dix ans, manifestement hérédo-syphilitique et affectée depuis quelques années d'une syphilis cérébrale à évolution chronique. Un des hémisphères cérébraux présentait un remarquable degré d'atrophie au point d'avoir perdu un pouce de longueur dans son diamètre antéro-postérieur. Tout l'encéphale offrait un état de sclérose diffuse. Les circonvolutions étaient petites, comme tassées, dures et jaunâtres. Des indurations partielles, disséminées au centre de la substance nerveuse, figuraient autant de petits foyers de sclérose. En outre, il existait diverses lésions méningées et vasculaires de l'ordre de celles qu'on rencontre le plus habituellement

(1) V. The Lancet, 1874.

dans la syphilis cérébrale, à savoir : symphyse méningée; épaississement et opacité de la pie-mère; thrombose des sinus; artères épaissies, semées d'infiltrations nodulaires, etc. (1).

Pour ma part, j'ai dans mes notes l'observation d'une petite malade, fille de père et mère syphilitiques, qui succomba vers l'âge de dix ans à une affection cérébrale d'ordre incontestablement spécifique. A l'autopsie je trouvai les lésions suivantes: d'une part, calotte crânienne extrêmement amincie sur certains points et tout au contraire considérablement hyperostosée sur d'autres ; excavations multiples creusées aux dépens de la table interne, qui était comme vermoulue, comme fouillée au burin, et rappelait exactement l'aspect du vieux bois rongé par les vers ; — d'autre part, méninges très épaissies, coriaces, adhérentes entre elles, et non moins adhérentes à la substance grise qui semblait absolument désagrégée, ramollie; en outre, foyers de ramollissement disséminés dans les portions centrales, etc.

De tels faits et d'autres encore que j'aurais à citer comportent une signification précise. Ils établissent catégoriquement l'authenticité de lésions cérébrales dérivant d'une infection syphilitique héréditaire et faisant invasion au delà de la première enfance.

XXXI

Cela posé, voyons comment se traduit cliniquement cette syphilis cérébrale *tardive* de provenance héréditaire. Quels symptômes la caractérisent, et quelle évolution affecte-t-elle?

Entreprendre aujourd'hui d'en tracer l'histoire ex professo serait un labeur irréalisable, pour la simple raison que ce serait un labeur *prématuré*. Les observations dont nous disposons sur la matière sont encore en trop petit nombre pour que nous puissions en déduire une description d'ensemble. Notre expérience actuelle se trouverait en défaut sur quantité de points, et sans doute il nous faudra encore de longues années avant d'être en état de faire pour la syphilis cérébrale d'ordre

(1) V. *Saint Bartholomew's hospital Reports*, 1880, vol. XVI, p. 35.

héréditaire ce qui est presque fait actuellement pour la syphilis cérébrale de l'adulte, c'est-à-dire de pouvoir procéder par synthèse à la classification de ses symptômes.

Aussi n'ai-je pas l'ambition de vous décrire dans ce qui va suivre cette syphilis cérébrale héréditaire à invasion plus ou moins tardive. Mes visées plus modestes se bornent à ceci : la signaler, la dénoncer simplement à votre attention, en vous disant le peu que j'en sais encore, le peu que m'en ont appris mon observation personnelle et mes lectures.

Sous le bénéfice de ces réserves, j'entre en matière.

Des faits contenus dans la science, comme de ceux que j'ai recueillis dans ma pratique, il se dégage déjà, ce me semble, deux notions générales qui doivent naturellement trouver place au début de cet exposé.

I. — La première, qu'on pouvait facilement prévoir, consiste en ceci, que la syphilis cérébrale héréditaire reproduit trait pour trait la plupart des grands symptômes qui constituent la syphilis cérébrale de l'adulte, celle qui succède à une contamination acquise.

Et, en effet, à cela près de quelques modalités pathologiques (vésanies, pseudo-paralysie générale, etc.) qui ne sauraient se produire en deçà d'un certain âge parce qu'elles exigent pour leurs manifestations le développement de facultés absentes ou rudimentaires chez l'enfant, on a rencontré dans la syphilis cérébrale héréditaire tous les symptômes qui composent la syphilis cérébrale de l'adulte, à savoir, par exemple : la céphalée, les vertiges, les ictus congestifs, les convulsions, l'épilepsie partielle ou générale, les paralysies partielles, les paralysies oculaires, l'hémiplégie, les troubles sensoriels, les troubles de l'intellect, le coma, etc., etc. Rien ne manque au tableau. De cela vous aurez bientôt la preuve.

II. — Second point : la syphilis cérébrale héréditaire procède, elle aussi, comme la syphilis cérébrale de l'adulte, par des *formes initiales* essentiellement multiples et variées, pour aboutir ultérieurement, surtout dans une époque avancée de son évolution, à un ensemble symptomatologique plus uniforme, presque identique même d'un cas à un autre. En d'autres termes, elle a un début éminemment polymorphe; au delà, elle devient plus semblable à elle-même d'un sujet à un autre; finalement, elle se résume en un complexus clinique presque uniforme pour tous les cas. Je précise.

D'abord elle peut être inaugurée par les symptômes les plus divers. Elle débutera, je suppose, chez tel malade par des maux de tête; chez tel autre, par des accès épileptiformes ou franchement épileptiques; chez un troisième, par des accidents d'ordre congestif; chez un quatrième, par des troubles de l'intellect; chez un cinquième, par une paralysie oculaire; et ainsi de suite. Voyez quelle variété possible de symptômes comme entrée en scène.

Puis, en se confirmant, en vieillissant, elle tendra par degrés à affecter des formes cliniques à la fois moins multiples et moins disparates d'un cas à un autre. — Déjà, en conséquence, plus d'uniformité dans l'ensemble morbide et la physionomie générale de la maladie, si je puis ainsi parler.

En fin de compte, elle aboutira à des formes terminales constituées en toute occasion par un fond commun de symptômes identiques. Et ce fond commun, disons-le à l'avance, sera composé par deux groupes majeurs d'accidents qui, à de très rares exceptions près, se rencontreront chez tous les malades, à savoir: des troubles moteurs, sous forme de paralysies, et des troubles intellectuels, sous forme d'hébétude, de dépression et d'anéantissement des facultés psychiques.

Donc, au total, *variabilité de début* et *uniformité de dénouement*, voilà ce qui, comme chez l'adulte, caractérise d'ensemble la syphilis cérébrale chez l'enfant ou l'adolescent.

XXXII

Ces préliminaires établis, venons aux descriptions cliniques.

Tout naturellement, c'est l'étude des *formes initiales* de l'affection qui va nous occuper tout d'abord. Et c'est aussi l'étude de ces formes initiales qui nous arrêtera le plus longtemps, car elle compose la partie la plus essentielle, la partie véritablement pratique de notre sujet, et cela pour une raison que déjà vous avez comprise. Intervenez *à temps* dans la syphilis cérébrale du jeune âge, comme du reste dans celle de tout âge, et vous aurez de nombreuses chances pour l'enrayer ou la guérir. Intervenez trop tard, presque à coup sûr vous resterez impuissants. Reconnaître la syphilis cérébrale naissante, la dépister à son origine, tout est là pour la pratique, tout est là pour le salut des malades. Or, il va sans dire que, pour la reconnaître à ses débuts et pour intervenir *à temps*, il faut avoir notion de ses formes initiales, il faut être préparé à la diagnostiquer, voire plutôt encore à la pressentir, je dirai presque à la deviner sous les expressions multiples et variées dont elle est susceptible à ses débuts.

Quelles sont donc ces formes initiales de la maladie?

Je vous les ai données comme fort diverses. A vrai dire, en effet, presque tous les symptômes d'ordre cérébral peuvent prendre place dans les premières étapes de l'affection. Mais il en est quelques-uns qui, de préférence à d'autres, se tiennent à l'avant-garde, s'il m'est permis d'ainsi parler, et qui de la sorte *ouvrent la scène*. Ceux-ci méritent une attention particulière, et je dois vous les signaler avec détails.

Trois ordres de symptômes servent d'exorde à la syphilis cérébrale héréditaire dans un très grand nombre de cas, et, soit isolés, soit associés entre eux, composent ce qu'on peut appeler le début usuel de la maladie. Ce sont :

1° Des symptômes d'ordre convulsif (épilepsie) ;

2° Des maux de tête ;

3° Des troubles variés de l'intelligence.

Parlons d'abord des symptômes d'ordre *épileptique*.

XXXIII

I. — *Forme initiale à symptômes épileptiques.* — Il faudrait remonter assez haut dans les annales de la science pour trouver la première mention de tels symptômes chez les enfants issus de parents syphilitiques. De vieux auteurs des siècles précédents ont signalé l'épilepsie comme une conséquence héréditaire de la syphilis. En 1712, par exemple, Maurice Hoffmann relatait une observation où il se flattait d'avoir guéri par le mercure « une épilepsie survenue sur une jeune fille de neuf ans, d'illustre naissance », et d'avoir été conduit à essayer ce mode de traitement parce qu'il savait que le père de sa malade « avait été infecté de vérole autant qu'on peut l'être ». — Joseph Plenck, en 1779, citait une guérison semblable obtenue par le « mercure gommeux » sur un enfant de six ans qui « présentait, depuis près de trois années, des crises épileptiques à retours irréguliers ». — Rosen de Rosenstein et nombre d'autres auteurs ont rapporté des cas de même ordre.

Rien d'étonnant du reste à ce que les symptômes épileptiques dont nous allons parler aient été reconnus et signalés de vieille date chez les enfants affectés de syphilis héréditaire. Ils constituent, en effet, un ordre de phénomènes des plus fréquents dans la syphilis cérébrale du jeune âge. Et la fréquence même de ces phénomènes trouve une explication toute simple dans la prédisposition bien connue de l'enfance aux accidents de forme convulsive. Chacun sait avec quelle facilité les jeunes sujets prennent des crises d'éclampsie. Il suffit souvent pour eux d'une cause légère qui ébranle ou excite leur susceptibilité nerveuse pour déterminer une décharge éclamptique. *A fortiori*, une cause majeure, telle que la syphilis, est-elle susceptible d'éveiller à cet âge des manifestations de ce genre.

Aussi bien, pour le dire à l'avance, les symptômes d'ordre épileptique figurent-ils *à toutes les étapes* de la syphilis cérébrale chez l'enfant et même chez l'adolescent. On les rencontre soit au début même de l'affection, comme manifestations initiales, servant de préludes à d'autres accidents; — soit à une période moyenne, où ils viennent s'associer à des accidents antérieurs d'autre forme; — soit encore dans la période terminale, voire à une étape tout à fait ultime. Nombre de jeunes sujets succombent de la sorte au cours d'une attaque épileptique qui leur sert pour ainsi dire d'agonie.

A ne parler pour l'instant que de l'épilepsie *initiale*, de celle qui s'observe dans les premiers temps de la maladie et qui, très positivement, ouvre la scène morbide, voyons comment et sous quelles formes elle se présente en clinique.

Elle est susceptible de modalités variées, lesquelles, en somme, se réduisent aux deux types suivants :

1° Le type de l'épilepsie pure et simple, exempte de tout autre trouble concomitant;

2° Le type de l'épilepsie *associée*, j'entends combinée à d'autres phénomènes cérébraux.

Ces deux formes sont très inégales comme fréquence. La première est assurément rare, et je n'en ai guère observé, pour ma part, que deux ou trois cas bien authentiques. La seconde, au contraire, est très commune.

Dans la première, simple par excellence, c'est un ordre unique de phénomènes qui constitue toute la scène morbide. Tout se réduit à ceci : *une succession de crises épileptiques.*

Un enfant, par exemple, est pris, au cours d'une santé en apparence exempte de tout trouble morbide, d'une crise convulsive soudaine, inattendue. Subitement il tombe sans connaissance; il se débat en des convulsions plus ou moins intenses, plus ou moins prolongées; puis, au delà, il s'endort d'un lourd sommeil, pour se réveiller bientôt un peu troublé, mais sans conserver le moindre souvenir de ce qui vient d'avoir lieu. Et c'est tout. Aucun autre incident contemporain.

Puis une seconde crise identique se produit à quelque temps de là. Puis une troisième, une quatrième, une dixième, etc., se succèdent à intervalles variables, toujours avec le même ordre de phénomènes.

Et c'est tout encore. Rien autre ne s'ajoute à la scène morbide.

De sorte qu'au total on est en présence d'un enfant qui a des crises convulsives, épileptiques, mais qui n'a que cela, et qui, à part cela, est un sujet bien portant, exempt de toute autre manifestation morbide, exempt notamment de toute autre manifestation cérébrale.

Dans la seconde forme, le tableau est différent, et différent parce qu'à côté de l'épilepsie prennent place dans l'ensemble morbide d'autres symptômes contemporains, symptômes qu'à coup sûr l'épilepsie domine de sa haute et bruyante importance, qu'elle efface même le plus souvent, mais qui ne laissent pas néanmoins d'imprimer à la scène pathologique une physionomie particulière, comme aussi, relativement au diagnostic, une signification plus précise.

Ici encore, nous avons bien affaire à un enfant ou à un adolescent, qui, dans un état de santé normale, a été pris de crises épileptiques. Mais c'est là, d'autre part, un enfant qui ne se présente plus comme dans le cas précédent sous les apparences d'un simple épileptique ; c'est là un enfant qui a « autre chose que de l'épilepsie », comme on dit en langage courant, et sur lequel on découvrira d'autres symptômes, si peu qu'on l'étudie avec soin, si peu qu'on pénètre dans les détails de sa vie, de sa santé actuelle.

Quels sont ces autres symptômes ?

A ne tenir compte que des plus usuels, signalons surtout : des maux de tête intermittents, à répétitions fréquentes ; des symptômes d'ordre congestif : bourdonnements, éblouissements passagers, étourdissements, obnubilations, vertiges, tournoiements ; des modifications du caractère et de l'habitus moral ; certaine défaillance, certain affaiblissement des facultés de l'intellect ; sans parler de l'association fréquente, habituelle même, de plusieurs des symptômes précédents.

Ainsi, en interrogeant longuement et scrupuleusement les parents ou l'entourage du petit malade, en fouillant sa vie intime (ce qu'il faut ne jamais négliger en pareil cas), on aboutit presque toujours à apprendre ceci : que, depuis un certain temps, « ce n'était plus le même enfant », qu'il semblait modifié comme allure générale, que « son caractère avait changé », qu'il avait moins d'entrain, moins de vivacité, moins de pétulance, moins de goût à ses jeux habituels, etc. ; qu'il « se plaignait de la tête de temps à autre », qu'il était sujet à « des espèces de migraines », dont il paraissait souffrir vivement ; qu'il accusait parfois, dans son langage enfantin, divers symptômes bizarres, étranges, restés incompris, où l'analyse médicale reconnaît seule des indices non équivoques de troubles cérébraux ; qu'il montrait moins d'application, moins d'aptitude au travail ; qu'il semblait comprendre moins facilement ce qu'on lui apprenait ; qu'il retenait mal ses leçons ; qu'il faisait de « mauvais devoirs, semés de fautes grossières », etc. : bref, que son intelligence paraissait comme engourdie, débile, déprimée.

Exemple typique en l'espèce.

Un enfant naît d'un père et d'une mère récemment syphilitiques. Il présente dès le jeune âge quelques accidents spécifiques sur la peau et les muqueuses. On le traite ; tout disparaît, et on le croit guéri. En effet, aucun symptôme spécial ne se reproduit L'enfant grandit, se développe convenablement au point de vue soit physique, soit intellectuel, et atteint l'âge de sept ans et demi sans autres troubles morbides qu'une rougeole, une coqueluche et quelques indispositions légères.

Puis, tout à coup, alors qu'il paraissait en pleine santé, voici qu'un jour, en jouant, il tombe à la renverse, privé de connaissance, se débat en des convulsions « affreuses », écume, se mord la langue, urine sous lui, etc. Il s'endort à la suite de cette crise, puis se réveille fatigué, maussade, mais ne conservant d'ailleurs aucune notion, aucun souvenir de ce qui s'est produit.

Deux autres crises semblables succèdent à la première dans le courant de la même semaine.

Je suis mandé à ce moment. Je trouve des parents éperdus, affolés, qui croient leur enfant épileptique, qui me décrivent en détail les divers incidents de ses crises convulsives, mais qui ne me parlent que de cela, *sans la moindre allusion à n'importe quel autre symptôme*. Incidemment, Messieurs, remarquez ce dernier point, car il s'y rattache un enseignement pratique. L'épilepsie est un tel épouvantail pour les gens du monde, que non seulement elle prime à leurs yeux tous les autres phénomènes morbides, mais qu'elle les efface absolument. Quand elle prend place dans une scène pathologique, on ne voit plus qu'elle, et il n'est plus question d'autre chose.

Néanmoins, éclairé sur de telles situations par le souvenir de cas semblables, j'interroge la famille, j'établis une véritable enquête sur ce qu'on ne m'a pas dit, et je finis, non sans peine, par mettre à jour les trois points suivants, que je recommande, Messieurs, à toute votre attention, parce que ce sont eux qui, en l'espèce, ont déterminé mon diagnostic, comme ce sont eux qui pourront vous rendre le même service en pareille occurrence. J'apprends donc :

1° Que l'enfant a eu des *maux de tête* ces derniers temps. Depuis trois semaines environ, il s'est plaint de la tête à diverses reprises, voire parfois assez vivement. Quand il souffre de la sorte, il ne tolère pas la lumière ; il faut le laisser dans l'obscurité.

2° Plusieurs fois depuis le même temps, il a éprouvé des symptômes étranges qu'il a racontés à sa mère. Par moments « il ne voyait plus rien », ou bien « la tête lui tournait, tout tournait autour de lui » ; ou bien encore « il avait des sonnettes dans les oreilles ». Un jour, il a cru qu'il allait tomber. Tout cela n'avait qu'une durée éphémère ; « c'était fini, disait-il, en un petit instant ». Traduits en langage médical, ces phénomènes devenaient des *éblouissements*, des *bourdonnements*, des *vertiges*, bref, des accidents d'ordre congestif.

3° J'interroge la gouvernante de l'enfant, et j'obtiens d'elle des renseignements plus significatifs encore sur l'état de l'*intelligence*. Depuis quelques semaines, me dit cette femme, l'enfant est devenu inattentif, inappliqué, oublieux ; il ne travaille plus qu'à contre-cœur ; il ne fait plus ou il fait mal ses devoirs ; il manque de mémoire ; il ne sait plus ses leçons ; il « désapprend. » Par instants même, ajoute-t-elle, « il semble comme ahuri, hébété, ne comprenant plus rien, ne répondant pas à ce que je lui demande, etc. ». En outre, il s'est modifié comme caractère. Il a perdu de sa vivacité, de sa pétulance habituelle ; il est souvent maussade, ennuyé, grognon; il joue peu et ne prend plus plaisir à ce qui l'amusait autrefois, etc.

D'après cela, mon diagnostic était fixé. Un tel ensemble de symptômes excluait l'hypothèse d'une épilepsie simple. C'était manifestement à une épilepsie *symptomatique* que j'avais affaire ou, pour mieux dire, à une affection cérébrale dont l'épilepsie constituait pour l'instant le phénomène principal, le symptôme en vedette.

Quant à la nature probable de cette affection cérébrale, elle ressortait tout naturellement des antécédents de famille et des antécédents personnels du petit malade. Aussi, sans hésitation comme sans retard, prescrivis-je un traitement spécifique, à fortes doses. Le résultat en fut ultra-confirmatif. Immédiatement les maux de tête disparurent ; les accidents congestifs se dissipèrent ; l'intelligence se rétablit, et l'enfant redevint ce qu'il était quelques semaines auparavant. J'ai la satisfaction d'ajouter que depuis lors ces accidents épileptiques ne se sont plus reproduits.

Eh bien, les cas de ce genre ne sont pas rares. J'en ai observé plusieurs, pour ma seule part. Divers médecins en ont signalé. C'est ainsi, par exemple, que dans le fait si curieux que nous devons à Dowse et que je vous ai relaté précédemment, le début d'une syphilis cérébrale d'origine héréditaire fut marqué par la série des symptômes suivants : céphalée violente, à exacerbations nocturnes, accès épileptiques nombreux, et affaissement progressif de l'intelligence. — De même, dans un autre cas de Glascow (1), l'invasion de la maladie se fit par un ensemble clinique exactement semblable, à savoir : « maux de tête, perte de mémoire, nausées, et accès convulsifs avec perte de connaissance. »

Telle est en effet, rappelez-vous bien ceci, Messieurs, une

(1) *Philadelphia medical Times*, 1879, 21 juin, p. 543.

modalité initiale des plus communes, des plus usuelles, pour la syphilis cérébrale des jeunes sujets ; modalité constituée par l'association des symptômes suivants :

Maux de tête ;

Troubles de l'intelligence et *modifications du caractère ;*

Accès épileptiques.

Ajoutez à cette triade quelques phénomènes mineurs, souvent effacés ou de constatation difficile en raison de l'âge des petits malades, et vous aurez l'ensemble symptomatologique qui, je le répète, constitue, pour un grand nombre de cas, l'entrée en scène de la syphilis cérébrale héréditaire.

Mais, avant d'aller plus loin, entendons-nous bien et ne laissons pas d'équivoque sur ce que nous venons de qualifier, dans ce qui précède, du nom de « crises ou accès épileptiques ».

Qu'est-ce donc que ces crises épileptiques? Qu'est-ce, bien au juste, que cette « épilepsie » d'origine syphilitique?

Au point de vue strictement clinique, les crises auxquelles nous avons fait allusion jusqu'ici, sans nous expliquer encore sur leurs caractères, sont des crises *convulsives*, crises identiques à celles que réalise l'épilepsie essentielle, la véritable épilepsie. Elles reproduisent avec une fidélité frappante ce qu'on observe dans l'accès commun du *grand mal.* Rien ne manque au tableau. Et ce tableau est trop connu, en vérité, pour que j'aie à faire autre chose ici que l'esquisser à grands traits, de la façon suivante :

Tout d'abord, début brusque, instantané, précédé ou non de ces curieux phénomènes auxquels on donne le nom d'*aura ;* sidération véritable ; chute, avec perte immédiate de connaissance.

Puis, convulsions toniques initiales, de courte durée.

Bientôt après, convulsions cloniques, beaucoup plus durables et composant la plus grande partie de la scène ; distorsion de la face ; altération profonde de la physionomie ; grands mouvements des membres ; écume à la bouche ; morsure de la langue, etc.

Au delà, stertor et sommeil profond.

Finalement, réveil naturel, avec inconscience absolue de ce qui vient de se produire.

A la suite de cette crise, hébétude passagère et courbature physique ; puis (sans parler de quelques épiphénomènes éventuels), retour à l'état antérieur.

C'est bien là, vous le voyez, un accès *épileptique* dans toute l'acception du mot, un accès en tous points identique à ce qu'on appelle le grand mal. C'est même à ce point un accès épileptique que, pour avoir été témoin plusieurs fois de telles crises chez mes petits malades, je déclare *impossible* de les différencier *de visu* des crises de l'épilepsie vulgaire.

Des modalités variables de l'épilepsie, la plus commune chez nos malades est celle que nous venons de décrire, à savoir, la forme convulsive avec perte de connaissance.

Beaucoup plus rares sont d'autres formes atténuées ou frustes de l'épilepsie, auxquelles on donne le nom générique de *petit mal*. Celles-ci cependant ont été observées d'une façon bien authentique. C'est ainsi, pour en citer un exemple, que, dans un cas des plus intéressants, qui m'a été communiqué par mon chef de clinique le docteur Leloir, des crises variées de petit mal préludèrent à l'invasion de crises de grand mal. Elles étaient constituées soit par des convulsions partielles des muscles de la face, soit par de véritables accès de mâchonnement, soit par des absences fugitives rappelant ce qu'on appelle « l'éclipse », soit encore par des défaillances soudaines avec chute, mais sans perte de connaissance.

Nous venons de voir certaines formes de la syphilis cérébrale héréditaire inaugurées à leur période tout à fait initiale par divers accidents d'ordre épileptique. Poursuivons cette étude et recherchons ce que va devenir ultérieurement la scène morbide qui s'est ouverte de la sorte.

Deux ordres de cas absolument différents se présentent ici à notre observation.

Ainsi, il est possible :

1° Que les symptômes épileptiques qui ont signalé le début

de la maladie (et cela, je suppose, à l'exclusion de tout autre trouble cérébral) se continuent plus ou moins longtemps sous cette forme, sans adjonction d'autres phénomènes d'un genre différent.

2° Mais il est possible aussi qu'inversement l'épilepsie initiale, associée ou non dès l'origine à divers symptômes cérébraux, ne tarde pas, après avoir dominé la scène au debut, à se fondre et à s'effacer dans un ensemble clinique plus complexe, qui est celui des grandes lésions du cerveau.

Je m'explique, et l'exposé de ces deux ordres de cas va élucider ce que peut avoir d'obscur pour l'instant la double proposition que je viens de formuler.

I. — Dans un premier groupe de cas, ce qui se produit est ceci :

A la suite des crises épileptiques initiales, d'autres crises semblables se répètent à intervalles variables, puis d'autres encore leur succèdent, et ainsi de suite. Mais aucun phénomène d'ordre différent, au moins aucun phénomène de quelque importance, ne vient s'ajouter à ces crises. Des mois, voire des années s'écoulent de la sorte, et ce sont toujours des accidents épileptiques qui restent en scène, à l'exclusion de troubles d'un autre genre. Si bien que le malade, dans ces conditions, représente exactement ce qu'est un épileptique, c'est-à-dire un sujet qui, de temps à autre, est affecté d'accidents comitiaux, mais qui, en dehors de ces accidents, conserve une santé normale, et notamment reste indemne de tous troubles cérébraux. On le prendrait facilement pour un *épileptique*, bien plutôt qu'on ne songerait à le considérer, suivant l'expression à la mode, comme un *cérébral*. Et ce n'est souvent que bien plus tard, après nombre d'années, que d'autres symptômes s'ajoutent à ces crises comitiales et viennent enfin donner à cette pseudo-épilepsie essentielle le cachet d'une épilepsie symptomatique.

Des cas de ce genre ont été cités.

Le docteur Ripoll, par exemple, a relaté l'intéressante observation d'un jeune homme qui, né d'un père syphilitique, fut pris, à l'âge de douze ans, « d'accidents d'épilepsie convulsive, lesquels se répétèrent ensuite à intervalles assez irréguliers, ne dépassant jamais deux mois ». Ces accidents se continuèrent ainsi pendant *dix ans*, sans se compliquer d'autres troubles cérébraux, et ils persistaient encore lorsque, par bonheur, ce jeune homme vint à être affecté de lésions osseuses (périostoses tibiales et claviculaires). La nature spécifique de ces dernières lésions ne pouvant rester douteuse, un traitement antisyphilitique (pilules de Dupuytren, iodure de potassium, frictions mercurielles) fut aussitôt mis en usage. Or, ce traitement eut pour résultat non pas seulement de résoudre les périostoses, mais encore de guérir l'épilepsie, laquelle, à dater de ce moment, suspendit absolument et définitivement ses accès (1).

De même une belle observation d'Althaus est relative à un enfant issu de père et mère syphilitiques, lequel, de deux à neuf ans, fut sujet à des crises épileptiques excessivement nombreuses (parfois jusqu'à sept en un jour), sans autres accidents contemporains. Vers l'âge de neuf ans, seulement, sa mémoire commença à se troubler. A ce moment il fut soumis par Althaus à un traitement ioduré. Sous l'influence de cette médication, les crises devinrent d'abord moins fréquentes et moins intenses, puis disparurent complètement (2).

Donc il est possible que la syphilis cérébrale héréditaire réalise ce fait à coup sûr singulier, presque extraordinaire, d'un *état épileptique durable*, permanent, et d'un état épileptique qui se prolonge ainsi de longues années sous la forme comitiale pure et simple, indépendamment de toute autre manifestation cérébrale.

On dirait, dans ces conditions, que l'épilepsie est le résultat d'une lésion acquise, permanente, mais d'une lésion qui ne va pas plus loin, j'entends qui se traduit par des déterminations épileptiques sans exciter de réactions cérébrales d'un autre genre.

En tout cas, à s'en tenir à la constatation pure et simple des faits cliniques, le sujet qui, sous l'influence d'une infection héréditaire, vient à être pris d'une épilepsie de cet ordre se pré-

(1) *Accidents tardifs de la syphilis héréditaire* (*Revue médicale de Toulouse*, 1880).
(2) *The medical Times*, août 1874, t. I. p. 399.

sente exactement, je le répète, avec les apparences d'un véritable « épileptique ». On a toutes raisons pour le croire affecté d'une épilepsie essentielle, névrosique, et l'on n'en a aucune pour le supposer atteint d'une lésion cérébrale, non plus, *a fortiori*, que d'une lésion cérébrale d'ordre spécifique.

Aussi les cas de ce genre sont-ils par essence des plus insidieux. Ce sont eux qui, spécialement, exposent à des erreurs diagnostiques. Comment croire, en effet, qu'un enfant ou un adolescent affecté de crises comitiales depuis un certain nombre de mois ou d'années et n'ayant jamais présenté le moindre accident cérébral puisse ne pas être un épileptique? Comment soupçonner que cette épilepsie, qui ne se distingue en rien — au moins sur la plupart des malades — d'une épilepsie essentielle, soit le résultat d'une encéphalopathie spécifique? Il y a là plus que matière à erreur; il y a là, dirai-je, erreur presque forcée, méprise presque nécessaire. Seule, la notion des antécédents de famille ou des antécédents personnels au malade serait de nature, en l'espèce, à éveiller quelque défiance. Et encore, combien peu de praticiens, même de nos jours, consentiraient à admettre qu'une épilepsie de ce genre pût dériver d'une infection syphilitique héréditaire! Elle le peut cependant, comme vous venez de le voir d'après les cas précités, et comme le démontrent les cas surprenants de guérison qu'a fournis parfois, en pareille occurrence, l'administration du traitement spécifique.

Il est vrai — je dois m'empresser de le dire — que cette forme toute particulière de l'épilepsie spécifique d'origine héréditaire est rare, très rare, véritablement exceptionnelle. On n'en connaît encore tout au moins qu'un nombre d'exemples fort restreint. Dans l'énorme majorité des cas, les choses suivent une autre marche et présentent une physionomie toute différente, que je dois maintenant vous faire connaître.

II. — Le second groupe de cas dont nous avons à nous occuper comprend ceux où l'épilepsie, associée ou non dès l'origine à divers symptômes cérébraux, ne tarde pas, après avoir constitué ou dominé la scène, à se fondre et à s'effacer dans un ensemble clinique plus complexe qui est celui des grandes affections cérébrales.

En d'autres termes, ce qu'on observe, au début même de la maladie, consiste exclusivement ou principalement en des symptômes d'ordre comitial. Le malade a des crises épileptiques, voilà le grand fait. Et de deux choses l'une : ou bien il n'a rien autre que cela, ou bien il est affecté coïncidemment de quelques troubles cérébraux d'importance bien moindre, qui restent dans l'ombre, qui parfois même (comme dans le cas que je vous relatais précédemment) ne sont pas remarqués des familles.

Puis, avec le temps, *la scène change*. L'épilepsie, qui jusqu'ici tenait le premier rôle, s'amoindrit progressivement comme importance, et cela soit par l'exagération des phénomènes qui l'accompagnaient originairement au titre de troubles mineurs, soit par l'adjonction de phénomènes nouveaux. D'une façon ou d'une autre, elle aboutit à ne plus être qu'un des éléments d'un ensemble symptomatologique plus étendu, plus compréhensif. Bref, elle s'efface à son tour au milieu de manifestations graves, dont quelques-unes même, comme intérêt clinique, prendront bientôt le premier rang.

Et quelles sont donc les manifestations qui viennent de la sorte se grouper autour de l'épilepsie initiale, s'associer à elle ou quelquefois même s'y substituer?

A l'avance vous les avez nommées. Ce sont tous symptômes d'ordre cérébral, tous symptômes qu'on est habitué à rencontrer comme expressions des encéphalopathies de divers genres, à savoir :

1° Troubles dits *congestifs :* lourdeurs de tête; douleurs de tête; vertiges, étourdissements, bourdonnements, tintements d'oreilles; éblouissements; vision nuageuse; amblyopie; fourmillements, engourdissements locaux, etc.

2° Modifications du caractère et de l'humeur, constituant ce que, dans un âge plus avancé, on appelle *troubles moraux :* perte de l'entrain, de la vivacité, de la pétulance habituelle aux enfants; indifférence, apathie, torpeur; morosité; tendance à s'isoler ; désœuvrement; irritabilité nerveuse ; colères ou pleurs sans motifs, etc.

3° Troubles *intellectuels*, particulièrement remarquables en l'espèce : alourdissement, engourdissement de l'intelligence ; inaptitude progressive au travail ; défaillances de mémoire ; oublis ; perte des connaissances acquises ; diminution, puis extinction de la faculté du raisonnement ; plus tard, dépression et obtusion progressive de l'intellect ; — finalement, hébétude.

4° Troubles *paralytiques* : parésies ou paralysies partielles, au nombre desquelles figurent, en première ligne, les paralysies oculaires ; puis, enfin, *hémiplégie*. Hémiplégie, voilà le symptôme à la fois usuel et principal des étapes ultérieures de la maladie, voilà l'aboutissant par excellence de la forme morbide que nous étudions actuellement.

Si bien que dans cette forme — la plus commune de beaucoup, je le répète encore — l'épilepsie n'est, vous le voyez, qu'un phénomène en quelque sorte *prémonitoire*, qui sert de prélude à un ensemble symptomatologique plus complexe et plus grave.

A ce point de vue, en effet, il en est de la syphilis cérébrale de l'enfance comme de la syphilis cérébrale de l'adulte. Chez l'adulte, vous le savez, la forme dite épileptique débute en nombre de cas par des manifestations qui prennent l'allure de l'épilepsie essentielle la plus franche. Elle conserve un certain temps cette physionomie purement comitiale. Puis elle s'adjoint bientôt d'autres symptômes, au milieu desquels l'élément épileptique s'efface progressivement comme importance relative ; et finalement elle aboutit à un ensemble clinique qui est celui des grandes désorganisations cérébrales. Eh bien, le même ordre et la même succession de symptômes s'observent également dans la forme correspondante de syphilis cérébrale héréditaire chez l'enfant et l'adolescent.

Au surplus, un exemple pris sur nature vous édifiera mieux que ne pourrait le faire toute description sur cette forme spéciale à début pseudo-épileptique. J'emprunterai cet exemple à mes notes, et je n'hésiterai pas à vous le raconter avec quelques détails, en raison de l'intérêt clinique qui se rattache aux faits de ce genre encore peu connus.

Un jeune homme contracte la syphilis, et, comme tant d'autres, s'en traite négligemment. Il se marie, et ne tarde pas à contagionner sa femme. Quelques années après, il est pris d'accidents cérébraux que plusieurs médecins rapportent à la syphilis et auxquels il succombe.

La jeune femme est affectée de divers accidents spécifiques (roséole, plaques muqueuses buccales, alopécie, céphalée, etc.). Mais, comme elle ignore la nature de sa maladie (qu'on lui cache d'ailleurs soigneusement), elle ne se traite que juste le temps nécessaire à la disparition de ces premiers symptômes.

Or, de ce couple infecté naissent trois enfants, dans les trois premières années du mariage.

Le premier vient à huit mois, mort-né.

Le second naît à terme. Il est bientôt criblé d'une nuée d'accidents spécifiques : syphilides confluentes, de forme ulcéro-croûteuse; pemphigus; ulcérations buccales; ophthalmie grave à laquelle succède la fonte d'un œil; lésions osseuses, etc. Il tombe dans la cachexie et succombe à six semaines.

Une troisième grossesse donne naissance à une petite fille bien vivante, qui est le sujet de notre observation actuelle.

Vers l'âge de trois semaines, cette enfant est affectée de diverses manifestations d'ordre incontestablement spécifique. On la traite et elle guérit. — Au delà, elle ne présente plus rien de spécial. Elle grandit et se développe convenablement. Si bien que, vers l'âge de neuf ans, c'était une belle petite fille, bien portante, fraîche et rosée, vive, gaie, et, dit-on, très intelligente.

A ce moment, elle commence à uriner au lit, la nuit, de temps à autre. On la gronde, mais sans s'inquiéter davantage de ce symptôme, qui n'est souvent, vous le savez, que le témoignage d'une épilepsie *nocturne* méconnue. — A quelque temps de là, elle est prise soudainement d'une crise de convulsions violentes, en dînant. Elle perd connaissance d'une façon subite, devient aussitôt « raide comme une barre de fer », se démène en des convulsions générales, écume, se mord la langue, urine sous elle, etc. — Des crises semblables se succèdent alors à intervalles irréguliers et toujours avec les mêmes symptômes. On considère l'enfant comme épileptique, et on la soumet à une série de médications diverses qui restent toutes inactives.

Cinq à six mois s'écoulent de la sorte, sans qu'on ait à noter d'autres phénomènes, si ce n'est toutefois un changement dans le caractère et un certain degré d'affaiblissement intellectuel.

Puis, en même temps que les accès épileptiques poursuivent leur cours, la scène se modifie. L'intelligence décline rapidement. La mémoire se perd. L'enfant oublie ce qu'elle avait appris, histoire, géographie, catéchisme, etc. Elle ne comprend plus que difficilement. Elle a parfois des idées bizarres, extraordinaires. D'autres fois elle est prise de frayeurs que rien ne motive, ou bien d'accès de rire stupide, très prolongés, etc. Elle devient indocile, méchante, hargneuse, irritable, morose.

Un peu plus tard, la parole s'embarrasse. Certains mots sont mal prononcés, scandés, « estropiés ».

Des troubles sensoriels se manifestent. La vision s'affaiblit. Les pupilles se dilatent d'une façon excessive, mais inégalement d'un œil à l'autre. — L'audition s'émousse. La sensibilité générale participe à ces désordres par un retard singulier dans les perceptions. Ainsi, lorsqu'on pince un membre, la douleur n'est perçue qu'après quelques secondes.

Des crises de vomissements se produisent de temps à autre.

Puis la motilité s'affecte. La puissance musculaire décroît. Les mouvements deviennent faibles, maladroits, indécis. La marche est titubante, incertaine. Les mains laissent tomber les objets, etc. — Assez souvent, contractures intermittentes de certains groupes musculaires, notamment des muscles de la mâchoire; secousses, soubresauts dans les membres, etc. Paralysie de la sixième paire gauche; d'où strabisme et diplopie. Miction et défécation involontaires.

Dans l'espace de quelques mois tous ces phénomènes suivent une ascension progressive, en dépit d'un traitement spécifique des plus intenses (lequel, à vrai dire, n'intervint que très tardivement, à une époque où la situation était déjà presque désespérée). — L'intelligence s'anéantit complètement, et l'enfant se transforme en une véritable *idiote*. La vue s'éteint. Une parésie très accentuée envahit tous les membres. Les mains ne peuvent plus rien serrer, rien tenir. Les membres inférieurs sont impuissants à supporter le corps. La mastication est difficile et lente. La déglutition se trouble à ce point que les solides ne sont ingérés qu'avec peine et que les liquides sont rejetés partiellement par les fosses nasales.

Pendant quelques semaines, la vie n'est plus qu'automatique, végétative. Survient finalement une hémiplégie avec coma, qui termine en quelques jours cette lamentable scène.

L'autopsie est pratiquée et révèle des lésions osseuses incontestablement spécifiques, avec épaississement coriace des méninges, symphyse méningo-cérébrale, désagrégation de la substance grise et foyers de ramollissement dans les régions centrales.

Tel est un exemple de syphilis cérébrale héréditaire à manifestations initiales d'ordre épileptique.

XXXIV

J'arrive maintenant à la question majeure, à la question pratique, qui se pose de la façon suivante :

Que produit en l'espèce le traitement spécifique? Qu'avons-nous à en espérer dans cet ordre de syphilis cérébrales dont l'épilepsie constitue le premier stade ou qui conservent la forme épileptique pour un temps plus ou moins long?

Tout ou rien, suivant les cas. Il est des cas, en effet, où ce traitement fait merveille, comme il en est d'autres où il ne fournit que des résultats incomplets, provisoires, voire absolument négatifs quelquefois.

Deux conditions majeures président ici au succès ou à l'insuccès de la médication, à savoir : 1° intervention précoce ou tardive du traitement spécifique ; 2° caractère exclusivement épileptique des manifestations, ou coexistence avec l'épilepsie d'autres symptômes cérébraux graves. — Je m'explique.

I. — Si le traitement intervient *de bonne heure*, à une période où l'épilepsie existe *seule*, ou bien à une période où elle ne coexiste encore qu'*avec d'autres symptômes cérébraux superficiels et légers*, il y a toutes chances de succès. Je dirai même qu'en de telles conditions le succès est *presque* certain (1); car, de toutes les formes dont est susceptible la syphilis du cerveau, la forme épileptique est sûrement celle qui, chez l'enfant comme chez l'adulte, se montre la plus accessible à l'influence du traitement spécifique, celle qui guérit le plus facilement et le mieux.

Rappelez-vous comme exemple une des observations que je vous ai relatées précédemment. Le succès immédiat, complet et définitif, que j'eus le bonheur d'obtenir en ce cas, ne saurait laisser de doutes ni sur la nature de la maladie ni sur l'efficacité du remède. Eh bien, cedit succès, je n'hésite pas, en l'espèce, à le rapporter aux deux circonstances que voici. C'est, d'abord, que j'ai pu agir dès la première semaine où s'étaient manifestés les accidents épileptiques; c'est, en second lieu, que les troubles cérébraux qui compliquaient l'épilepsie, bien que nets et formels, n'avaient encore atteint qu'un léger degré d'intensité.

Inversement, êtes-vous appelés à intervenir dans une période où les accidents épileptiques, d'une part, sont déjà anciens, d'autre part et surtout, coexistent déjà avec d'autres troubles cérébraux graves, attestant des lésions cérébrales sinon accom-

(1) Je prie le lecteur de noter que je dis « *presque* certain » et non pas « certain ». C'est qu'en effet, chez l'enfant comme chez l'adulte, il est certaines formes d'épilepsie qui résistent absolument à l'action du traitement spécifique, et cela parce qu'elles ne sont pas *justiciables* de ce traitement ou, en d'autres termes, parce qu'elles ne résultent pas de lésions *spécifiques*. Je me réserve d'insister sur ce point dans une publication prochaine, où je démontrerai (je l'espère, du moins) qu'il est une division radicale à établir entre les accidents nerveux qui se produisent sur des sujets syphilitiques. Les uns sont de *nature* syphilitique; les autres ne sont que d'*origine* syphilitique, ce qui est tout différent. Les premiers, qui dérivent de lésions spécifiques, sont puissamment influencés et peuvent guérir par la médication spécifique. Les seconds, qui ne sont que des résultats indirects de la syphilis et qui dérivent de lésions vulgaires, restent presque toujours réfractaires à l'action des agents antisyphilitiques.

Or, certaines épilepsies (et cela dans la syphilis héréditaire comme dans la syphilis acquise) rentrent dans cette seconde catégorie d'accidents et, à ce titre, restent absolument ou presque absolument réfractaires à la médication spécifique.

plies, du moins en voie d'évolution plus ou moins avancée, alors vous êtes condamnés à un insuccès presque fatal. Nul espoir ou bien peu d'espoir à conserver en pareil cas. Ou votre traitement n'aboutira qu'à ralentir le cours de la maladie, à dissiper, à atténuer provisoirement quelques phénomènes, ou bien même il ne produira rien, absolument rien. C'est là ce qui m'est arrivé dans le dernier cas dont je vous entretenais à l'instant. Mandé près de la petite malade à une époque où l'épilepsie datait déjà de sept mois et s'était compliquée d'un affaissement notable de l'intelligence, avec parésie musculaire générale, troubles sensoriels multiples, embarras de la parole, etc., je jugeai d'emblée la partie perdue. Vainement j'instituai un traitement mixte des plus intenses, sur lequel j'insistai longtemps, peut-être même au delà du nécessaire : tous mes efforts restèrent sans résultats.

II. — A coup sûr, la condition défavorable par excellence au succès du traitement, dans l'ordre de cas qui nous occupe, se trouve réalisée par l'association aux phénomènes épileptiques d'autres symptômes affectant l'intellect, le mouvement, les sens. Une épilepsie compliquée de troubles psychiques, de parésies ou de paralysies, d'amblyopie, de cophose, d'embarras de la parole, etc., doit être considérée comme à peu près incurable ; ou, pour mieux dire, la syphilis cérébrale qui s'atteste déjà par un tel ensemble de phénomènes graves est bien près d'avoir dépassé les ressources de l'art.

Bien que constituant une condition de même ordre, le début plus ou moins éloigné des crises épileptiques, c'est-à-dire le caractère plus ou moins invétéré de l'affection, ne comporte pas cependant — tant s'en faut — un pronostic également fâcheux. Une épilepsie qui date de quelques mois, d'un an ou plus, est encore susceptible de guérison, pourvu qu'elle ne soit pas compliquée d'autres symptômes cérébraux importants.

A ce point de vue même on a cité des cas étonnants, qui sont encore peu connus et que j'ai le devoir de signaler à votre attention. On a vu des épilepsies spécifiques, qui remontaient à *plusieurs années* et qui jusqu'alors s'étaient montrées rebelles à tout remède, être guéries, absolument guéries par le traitement spécifique.

C'est ainsi que Ripoll, dans un cas auquel j'ai déjà fait allusion précédemment, guérit par l'iodure de potassium et le mercure un jeune homme hérédo-syphilitique affecté d'épilepsie *depuis dix ans.*

Althaus a relaté un fait de même genre se résumant en ceci. Un enfant de neuf ans lui est amené comme épileptique. Il a eu ses premières crises, dit-on, à l'époque où il faisait ses dents. Ces crises ont alors duré six mois. Puis elles ont cessé, pour reparaître vers l'âge de deux ans, et elles ont toujours persisté depuis lors. Elles sont même devenues plus intenses et plus fréquentes depuis un certain temps. Ce sont de vrais accès de grand mal, avec aura, perte de connaissance, convulsions violentes, écume à la bouche, morsure de la langue, miction involontaire, sommeil terminal, etc. L'enfant est arrivé à ne plus passer une semaine sans attaques. En général, il en a quatre ou cinq dans une journée, quelquefois jusqu'à sept, après quoi se fait un répit d'un à deux jours. Cependant son intelligence s'est conservée et reste « d'une bonne moyenne ». Ce n'est que récemment qu'il a éprouvé un certain affaiblissement de la mémoire. Santé du reste absolument bonne, à part un certain degré d'anémie.

Dans l'ignorance où l'on était d'abord des antécédents spécifiques de la famille, on commence par soumettre l'enfant à toute une série de traitements d'usage habituel contre l'épilepsie (bromure de potassium, belladone, arsenic, etc.), et l'on continue ainsi pendant sept mois. Nulle amélioration ne se produit (remarquez bien cela, Messieurs, je vous prie); tout au contraire, les accès se continuent, et même l'intelligence commence à péricliter.

A ce moment, la mère de l'enfant vient réclamer pour elle une consultation, à propos d'une lésion ulcéreuse du pied, lésion qui est reconnue d'ordre manifestement syphilitique. On s'informe alors, on établit une enquête et l'on apprend que le père a eu la syphilis il y a quinze ans, qu'il en a éprouvé toute une série d'accidents, et qu'actuellement encore il est affecté de manifestations spécifiques.

Sur ces données nouvelles, on modifie la médication suivie jusqu'alors, et l'on soumet l'enfant à l'usage de l'iodure de potassium. Dès les trois premières semaines de ce traitement, les crises convulsives deviennent moins intenses et moins fréquentes. La semaine suivante, une seule attaque se produit. Au delà, suspension absolue des crises; et quatre mois plus tard, l'enfant sort de l'asile en bon état.

Ainsi voilà deux cas où des épilepsies spécifiques d'origine héréditaire, datant l'une de *sept ans* et l'autre de *dix ans*, ont été guéries par le traitement spécifique.

Quel enseignement comportent de tels exemples ! et quelles ressources offre de la sorte le traitement spécifique aux malades qui pourraient avoir *le bonheur* de devoir leur épilepsie à une infection syphilitique héréditaire !

Quoi qu'il en soit de ce dernier ordre de cas (d'ailleurs le plus rare, je n'ai pas besoin de le dire), il ne reste pas moins certain que l'intervention rapide du traitement constitue en l'espèce la sauvegarde par excellence, le meilleur et le plus sûr élément de succès. Arriver à temps, tout est là. Conséquemment, le point essentiel pour la pratique, c'est d'instituer de bonne heure le diagnostic vrai des accidents, c'est de *dépister la syphilis cérébrale sous le masque de cette pseudo-épilepsie* qui lui sert d'exorde, et de la combattre par le seul ordre de remèdes qui lui soit applicable.

Comment et sur quelles bases instituer ce diagnostic? Cela me reste à préciser.

XXXV

Le problème pratique se pose de la façon suivante : voici un enfant, un adolescent, un jeune homme, qui vient d'être pris d'accidents épileptiques ou même qui en est affecté depuis un certain temps. Est-il quelque raison pour que de tels accidents puissent dériver d'une influence syphilitique héréditaire ?

A l'avance vous avez compris que la solution du problème est contenue *exclusivement* dans la notion des antécédents du malade ou de sa famille. Car cette solution, où la chercher, si ce n'est là ? La clinique elle-même n'apprend rien en pareille occurrence, remarquez-le bien, parce qu'elle est impuissante à établir la spécificité d'une épilepsie syphilitique, aussi bien que d'une hémiplégie, d'une paralysie, d'une ataxie de même origine. Entre une épilepsie syphilitique et une épilepsie symptomatique de toute autre cause, quel élément de diagnostic différentiel vous sera jamais fourni par l'examen le plus minutieux des symptômes morbides ?

Je le répète et ne saurais assez le répéter, il n'est en l'espèce qu'une considération qui soit de nature à établir une relation possible entre l'épilepsie et la syphilis, c'est la constatation de la syphilis sur le malade ou sur ses ascendants.

A part cela, nous ne disposons d'aucun autre élément pour instituer le diagnostic en question.

Donc, c'est à la recherche des antécédents de syphilis que doivent tendre ici tous nos efforts. Oui ou non, la syphilis existe-t-elle chez le malade ou chez ses ascendants ? Voilà le point capital à élucider. Et comment l'élucider ? Par une enquête sur le passé morbide, par cette enquête rétrospective et spéciale dont je vous ai déjà si souvent parlé.

Quelques détails à ce sujet.

Tout naturellement l'enquête portera d'abord sur le malade. Vous rechercherez sur lui la syphilis, et cela soit dans le présent, soit dans le passé. Vous la rechercherez sur sa peau, ses muqueuses, ses os, ses yeux, ses oreilles, ses dents, etc., etc., partout, en un mot, où elle a l'habitude de laisser traces de son passage. Ce sera ici le cas ou jamais de passer en revue tous les différents signes que je vous ai signalés au début de cette étude comme particulièrement propres à révéler un état de syphilis héréditaire.

S'il résulte de cet examen que la syphilis figure d'une façon bien certaine dans les antécédents du malade, tout est dit. Vous savez ce que vous vouliez savoir. Il ne vous reste plus qu'à agir en conséquence.

Mais supposons l'alternative inverse. Votre examen ne vous a rien révélé qui ait trait à la syphilis. Vous contenterez-vous de ce résultat négatif, sans plus ample informé? Ce serait là une faute grave, qu'à coup sûr vous ne commettrez pas, pénétrés que vous êtes de cette double vérité, à savoir : 1° qu'un sujet peut être affecté de syphilis héréditaire sans rien présenter de syphilitique sur sa personne non plus que dans ses antécédents; et 2° qu'en pareil cas l'examen des parents peut vous apprendre ce que ne vous aura pas appris l'examen de leur enfant. Donc vous poursuivrez votre enquête en recherchant la syphilis *sur les parents*. Cela est, en l'espèce, d'obligation formelle, absolue.

A ce propos, voulez-vous un exemple, et un exemple pris sur nature, des services qu'est appelée à rendre, dans les cas de ce genre, l'enquête *sur les parents?* Je n'aurai qu'à l'emprunter à l'intéressante observation dont je vous entretenais tout à l'heure. Althaus reçoit dans son service un enfant qu'on lui amène comme épileptique et qui présente, en effet, de fréquents accès de grand mal. Ne trouvant rien de spécifique dans les antécédents et l'état actuel de ce petit malade, il le soumet tout d'abord au traitement usuel de l'épilepsie vulgaire, et cela sans le moindre succès. Mais voici que, sept mois plus tard, on découvre la syphilis sur la mère de cet enfant; et l'on apprend de plus que le père, syphilitique avant son mariage, est encore actuellement sous le coup d'accidents spécifiques. Sur cette donnée nouvelle, on modifie la médication; on prescrit l'iodure de potassium à l'enfant, et les crises convulsives se suspendent, et cette pseudo-épilepsie se trouve rapidement guérie! — Quoi de plus démonstratif?

Et ce n'est pas tout encore. Car il est des cas où, pour aboutir à bonne fin, l'enquête devra porter sur les *autres enfants* de la même famille, c'est-à-dire sur les frères et sœurs du malade. Et cela pour la très simple raison qu'on peut trouver sur ces autres enfants ce qu'on n'a pas trouvé sur l'un d'eux, non plus que sur leurs ascendants.

Je vous le disais à l'instant, un sujet hérédo-syphilitique peut ne porter sur sa personne aucun signe de la diathèse qu'il a reçue de ses parents. D'autre part, l'enquête reste souvent négative en ce qui concerne la famille, soit que les parents n'existent plus, ou qu'ils soient éloignés, ou qu'ils ne fournissent — chose fréquente — que des renseignements insuffisants. Conséquemment, dans les cas de ce genre, on sera trop heureux, s'il existe d'autres enfants de la même famille, d'avoir recours à eux pour parfaire une enquête incomplète. Et l'expérience apprend qu'en pareille occurrence ce supplément d'instruction, si je puis ainsi parler, a fourni plus d'une fois les révélations les plus catégoriques, les plus démonstratives.

« Un fait remarquable, dit H. Jackson, est que, dans une famille syphilitique, certains enfants ne présentent rien qui puisse éveiller le soupçon d'une hérédité syphilitique, et que d'autres au contraire offrent des signes très accentués de syphilis héréditaire... Un jour on m'amena un enfant épileptique. Je l'examinai et ne trouvai rien autre à diagnostiquer sur lui qu'une épilepsie essentielle. Puis, à quelque temps de là, j'eus occasion de voir la sœur cadette de mon petit malade, et je découvris sur elle des dents syphilitiques, des cicatrices péribuccales, des cornées nuageuses, etc. De tels symptômes, attestant une hérédité syphilitique bien manifeste sur cette dernière enfant, me conduisirent très légitimement à rattacher l'épilepsie de son frère à une cause de même ordre.

« Aussi bien, ajoute comme conclusion notre éminent collègue, une règle absolue de pratique s'impose-t-elle au médecin qui est consulté pour un enfant épileptique ; c'est d'*examiner les frères* et *les sœurs de cet enfant*, en vue de rechercher sur eux et sur elles ce qui pourrait faire défaut sur lui, à savoir, des signes de syphilis héréditaire. »

Tout cela, en somme, revient à dire qu'il faut rechercher les traces de la syphilis *partout où il peut y avoir chance de les trouver*. C'est qu'en effet le diagnostic en cause est non moins difficile qu'important. Nombreuses sont les erreurs, nombreux sont les mécomptes en pareille matière. Il faut avoir procédé personnellement à des enquêtes de ce genre pour en connaître les écueils, les incertitudes, les obscurités, pour savoir combien il est fréquent de se heurter à l'ignorance, à l'indifférence, à la dissimulation, au mensonge, etc. On ne saurait croire ce qu'il y a de par le monde de syphilis ignorées ou oubliées, sans même parler de celles que les intéressés couvrent d'un voile impénétrable. Exemple typique du genre, entre tant d'autres que j'aurais à citer : une petite fille de douze ans est prise d'accès épileptiformes. On soupçonne, d'après divers signes, que cette enfant doit son épilepsie à une infection syphilitique héréditaire. Le père interrogé nie tout antécédent suspect, puis, à quelque temps de là, il succombe à une syphilis cérébrale, dûment constatée à l'autopsie (1) !

Il est indispensable, vous le concevez de reste, de soustraire l'enquête à de tels risques d'erreur. Et c'est pour cela que nous la voulons aussi complète, aussi minutieuse, aussi approfondie que possible ; c'est pour cela qu'au besoin nous la voulons *générale*, c'est-à-dire étendue à tous ceux qu'elle peut atteindre.

Cette enquête, en effet, Messieurs, c'est en l'espèce notre critérium diagnostique par excellence ; et c'est elle, elle seule, qui peut faire la lumière en nombre de cas difficiles ou obscurs, tels que ceux notamment où il s'agit d'élucider la genèse et la nature d'accidents épileptiques.

XXXVI

II. *Forme initiale à symptômes céphalalgiques.* — Un symptôme qui, bien plus fréquemment encore que l'épilepsie, sert d'exorde à la syphilis cérébrale héréditaire, c'est la *céphalalgie*.

Il est absolument rare que la céphalalgie fasse défaut parmi les symptômes initiaux de la maladie. Seulement elle y figure avec des degrés très variables d'intensité et de durée. Quelquefois elle est assez légère et assez éphémère pour passer inaperçue. D'autres fois et plus souvent, elle revêt une forme

(1) H. Jackson, *Saint-Andrews medical graduates' Association Transactions*, 1867, p. 159.

intense et continue, qui la signale forcément à l'attention de l'observateur.

De même que l'épilepsie, elle prend place au seuil de l'affection comme phénomène soit isolé, exclusif, soit associé originairement à d'autres phénomènes cérébraux. Des spécimens de ces deux ordres de cas seront faciles à produire, tant ils sont communs. Je trouve, par exemple, dans mes observations l'histoire d'un enfant de six ans qui débuta dans la syphilis cérébrale par de simples maux de tête, non accompagnés du moindre trouble encéphalique d'autre genre. Pendant plusieurs semaines il eut des maux de tête, et rien de plus. On ne se préoccupa que médiocrement de ce symptôme, sans en comprendre la signification, et l'on se borna à administrer quelques purgatifs. Puis éclata une crise d'épilepsie, suivie à bref délai d'autres crises semblables et de divers symptômes alarmants. — Tout au contraire, chez un autre enfant de sept ans, les maux de tête ouvrirent la scène en compagnie de vertiges, d'éblouissements, de bourdonnements, et d'une inaptitude singulière à tout travail intellectuel.

Bien qu'il soit malaisé d'apprécier sur des enfants ou de jeunes sujets le caractère exact d'une douleur quelconque, cependant il m'a semblé que le plus souvent, dans les cas qui nous occupent, la céphalalgie se présente sous forme d'une souffrance 1° plutôt *générale* que partielle, et 2° plutôt *gravative* que lancinante ou névralgique. Généralement, en effet, les enfants disent qu'ils « ont mal à la tête », mais sans indiquer un point plutôt qu'un autre, comme s'ils souffraient de *toute* la tête; et leur attitude témoigne moins d'une douleur à élancements, à sensations pénibles intermittentes, séparées par des intervalles d'accalmie, que d'une souffrance continue, avec pesanteur, alourdissement, abasourdissement.

Quelquefois cependant (cela est beaucoup plus rare et presque exceptionnel), la douleur semble localisée en un point fixe et circonscrit, comme dans l'une de mes observations, où les souffrances étaient constamment rapportées par le petit malade au niveau de la région temporale, d'un seul côté.

Cette céphalée prodromique est plus ou moins vive suivant les cas. Elle paraît vraiment intense sur certains malades. Toutefois, je ne l'ai jamais vue atteindre le degré excessif auquel elle s'élève assez souvent chez l'adulte. Je n'ai jamais rencontré chez l'enfant cette céphalée atroce, à angoisses déchirantes, que j'ai observée tant de fois chez des malades d'un autre âge, dans des conditions identiques.

Au total, la douleur de tête qui signale l'invasion de la syphilis cérébrale chez les jeunes sujets n'est guère remarquable que par les deux caractères suivants :

1° Ses *exacerbations nocturnes*, signalées dans maintes observations où il est spécifié que les enfants « se réveillaient la nuit en se plaignant de la tête, pleuraient, s'agitaient, jetaient des cris, etc. » ;

2° Sa *persistance*. C'est ce dernier caractère surtout qui doit éveiller l'attention, je dirai même exciter le soupçon de spécificité.

Et, en effet, la céphalée syphilitique se différencie en l'espèce par le seul fait de sa *durée*, de la plupart des céphalalgies d'origine différente. Elle persiste non pas seulement plusieurs jours, mais plusieurs semaines, avec ou sans intermissions. C'est par excellence un mal de tête *durable*, spécialement durable.

Le seul fait, je le répète, de cette ténacité, de cette persistance, constitue donc un signe d'une valeur considérable. Méfiez-vous bien, Messieurs, de ces céphalées rebelles de l'enfance et du jeune âge. Je n'ai pas à vous dire, car vous le savez de reste, que ce sont là presque toujours de fâcheux présages, en tant que symptômes prémonitoires de quelque imminence morbide habituellement grave. Mais je dois vous prévenir qu'assez souvent ce sont là des symptômes précurseurs d'une invasion de la syphilis dans le cerveau. « Tenez pour suspect un mal de tête *qui dure*, a dit M. Ricord ; cela sent la vérole. » Eh bien, si vrai pour l'adulte, ce mot de l'illustre maître n'est pas moins applicable à l'enfant.

Soumise au traitement spécifique, cette céphalée prémonitoire s'amende et se dissipe en général à brève échéance. Il est même peu de symptômes aussi sensibles que celui-ci à l'action du mercure ou, plus spécialement encore, de l'iodure de potassium. On voit des céphalées de ce genre être modifiées d'un jour à l'autre par une forte dose d'iodure. En tout cas, il est usuel qu'elles soient soulagées, atténuées d'une façon rapide, pour disparaître ensuite graduellement.

Je mets en fait que nombre de céphalées survenues chez des enfants ou des adolescents et rapidement dissipées par la médication spécifique, pourraient très légitimement recevoir l'étiquette de « syphilis cérébrales enrayées et guéries ». Je suis certain que nombreux sont les cas où, en guérissant une céphalée dans des circonstances de cet ordre, nous faisons plus que guérir un simple mal de tête. Je suis certain que plus d'une fois, dans les cas de ce genre, nous conjurons en réalité l'invasion d'accidents cérébraux ultérieurs, et qu'en un mot nous guérissons sans le savoir, ou plutôt sans oser le dire, une encéphalopathie spécifique *naissante.*

Et la preuve, c'est que, d'autre part, abandonnée à elle-même, non traitée par la seule médication qui lui convienne, cette céphalée ne tarde guère le plus souvent à se compliquer de divers symptômes, tels que troubles intellectuels, crises épileptiformes, accidents congestifs, parésies partielles, paralysies, etc., pour aboutir finalement à un état cérébral complexe et grave. Des exemples ici seraient superflus à citer, tant ce fait est d'observation usuelle.

Disons même à ce propos que l'adjonction de ces divers symptômes à la céphalée est habituellement *hâtive* chez l'enfant, plus hâtive que chez l'adulte. Chez l'adulte, il n'est pas rare de voir des maux de tête préluder isolément pendant un temps assez long à d'autres manifestations de syphilis cérébrale. Chez l'enfant, ces manifestations ultérieures tardent moins à se produire ; leur invasion en général ne se fait guère attendre au delà de quelques semaines.

Ainsi donc : céphalée, comme symptôme de début ; puis, à brève échéance, apparition de divers phénomènes d'ordre cérébral ; voilà ce qu'on observe dans la grande généralité des cas, voilà ce qu'on peut appeler la règle.

Mais, à côté de la règle se place ici une exception, et cette exception est assez curieuse pour mériter, bien que fort rare, une mention particulière.

Il n'est pas impossible que cette forme céphalalgique *se confirme et s'immobilise en son type* sans dégénérescence ultérieure, au moins pour un certain temps. On a affaire de la sorte à des malades affectés d'une céphalalgie pure et simple, indemne de toute complication, mais rebelle et persistante. C'est ainsi que, dans une observation de mon collègue et ami le Dr Lannelongue, nous voyons un enfant hérédo-syphilitique commencer à souffrir de la tête *vers l'âge de trois ans* et continuer à en souffrir avec intermittences *jusqu'à douze ans*, époque où il fut occasionnellement soumis au traitement spécifique, en raison d'autres manifestations incidentes. A douze ans, en effet, il fut admis à l'hôpital pour diverses lésions osseuses déjà anciennes et une gomme récente de la jambe. Tout naturellement, on administra l'iodure de potassium. Or ce remède eut pour effet non pas seulement de guérir la gomme et d'amender les accidents osseux, mais encore de dissiper et de guérir cette céphalée chronique.

Le docteur Augagneur, dans son excellent travail sur la syphilis héréditaire tardive, a relaté le fait plus curieux encore d'un jeune homme également hérédo-syphilitique qui fut pris, à vingt-six ans, d'une « céphalalgie presque constante, à exacerbations nocturnes », en même temps que se développaient des périostoses sur ses tibias. Pendant cinq ans il fut considéré comme affecté de rhumatismes et soumis sans succès à divers traitements (salicylate de soude, alcalins, calmants, cures thermales, etc.). Ses maux de tête notamment n'avaient fait que s'accroître et étaient devenus permanents. A cette époque enfin, il eut l'heureuse chance de rencontrer deux médecins (MM. Augagneur et Horand) qui suspectèrent la nature véritable de ces accidents et prescrivirent l'iodure de potassium. La céphalée tout aussitôt disparut « comme par enchantement », en même temps que les lésions osseuses s'amendèrent avec une rapidité non moins significative.

J'ai vu de même deux cas analogues où des douleurs de tête persistèrent *plusieurs années* avec des alternatives de rémissions et d'exacerbations, pour aboutir finalement à d'autres accidents cérébraux.

Il résulte donc de ces divers faits qu'une céphalée véritablement *chronique* peut servir d'exorde à la syphilis héréditaire. Mais ce n'est là, à coup sûr, qu'une forme rare, exceptionnelle, par rapport surtout à la forme précédente, laquelle au contraire, je le répète, est d'observation des plus communes.

Au point de vue pratique, le symptôme dont nous venons de parler comporte un intérêt de premier ordre. Car il constitue, chez l'enfant et l'adolescent, le prodrome le plus fréquent, le plus usuel, de la syphilis cérébrale héréditaire ; c'en est même, on peut le dire, le phénomène *prémonitoire* par excellence.

De là ce double précepte, que je recommande à votre attention et à vos souvenirs :

1° Quand on rencontre sur un jeune sujet une céphalée de ce genre, notamment une céphalée persistante et à exacerbations nocturnes, il faut toujours songer à la syphilis en tant que cause susceptible de lui servir d'origine, et soigneusement étudier à ce point de vue les antécédents morbides tant sur le malade que sur sa famille ;

2° S'il ressort de cet examen des antécédents que la syphilis doive ou même puisse être mise en cause, cela seul constitue une indication formelle pour le traitement spécifique.

En pareille occasion, Messieurs, n'hésitez pas un seul instant à prescrire le traitement de la vérole, ne serait-ce même qu'à titre empirique. Car vous avez là l'occasion et le moyen de couper court à une imminence morbide qui peut être des plus graves, et de conjurer l'invasion de symptômes que plus tard vous seriez impuissants à réprimer.

J'ai parfois entendu, en de telles circonstances, certains de nos confrères raisonner de la façon suivante : « Mais enfin, rien ne nous dit que cette céphalée soit d'origine syphilitique. Cette céphalée, après tout, n'a rien de spécial ; elle ne s'accompagne encore d'aucun symptôme qui atteste une syphilis cérébrale naissante. Nous ne nous croyons pas autorisés, de par elle seule, à prescrire dès à présent un traitement antisyphilitique. Donc, *attendons.* » Mauvais raisonnement que celui-ci, Messieurs, non moins que détestable pratique, à mon sens tout au moins, et cela pour diverses raisons que voici : parce que, d'abord, la céphalée syphilitique n'a jamais rien d'absolument spécial, rien qui la dénonce en toute évidence à l'attention du médecin ; parce que, d'autre part, elle constitue souvent l'expression *unique* qui traduit pour un temps les encéphalopathies de la vérole ; parce qu'enfin elle est surtout curable à l'époque où précisément elle existe encore *seule*. Attendre, pour la reconnaître et la combattre au titre d'un symptôme syphilitique, qu'elle ait son cortège d'autres manifestations cérébrales, c'est courir le risque d'attendre *trop tard* et de ne plus arriver assez tôt pour sauver le malade.

Arriver assez tôt, je ne crains pas de vous le répéter encore, tout est là en l'espèce. Le succès est à ce prix. Si donc vous êtes conduits, dans un cas donné, à établir une relation possible entre une céphalée de ce genre et des antécédents de syphilis héréditaire, n'attendez pas pour agir que vos soupçons soient confirmés par une démonstration plus complète, qui pourrait coûter cher à votre malade. Intervenez sans hésitation comme sans délai, et intervenez par le seul traitement qui soit rationnellement indiqué en pareille situation.

XXXVII

III. *Forme initiale à symptômes intéressant le caractère et l'intelligence.* — Une troisième forme de début pour la syphilis cérébrale héréditaire consiste en ce que j'appellerai la *forme mentale.*

Dans la plupart des cas, elle coexiste avec d'autres phénomènes cérébraux de genres divers. Parfois cependant elle occupe seule la scène un certain temps, ou l'occupe tout au moins d'une façon prédominante.

Elle est constituée par deux ordres de troubles qui, du reste, marchent presque toujours de compagnie, à savoir :

Des troubles de l'intellect proprement dit ;

Et des troubles moraux.

Les premiers sont caractérisés par une dépression notable, une véritable asthénie des facultés psychiques. Et disons tout d'abord que (réserve faite pour les tout jeunes sujets, dont nous n'avons pas d'ailleurs à nous occuper ici) les troubles de ce genre ne sont ni moins sensibles ni moins appréciables chez l'enfant et l'adolescent que chez l'adulte.

Ce qu'on observe est ceci :

A un moment donné, l'intelligence semble subir un arrêt dans son développement. Elle devient moins vive, moins éveillée, comme alourdie, engourdie, paresseuse. Si l'enfant a commencé son éducation, ses maîtres et ses parents s'aperçoivent « qu'il apprend moins facilement, qu'il est plus lent à comprendre ce qu'on lui explique, qu'il manque de mémoire, qu'il sait moins bien ses leçons et qu'il ne les retient pas ; que ses devoirs sont mauvais, semés de fautes qu'il n'avait pas l'habitude de commettre et parfois même d'étranges balourdises ; qu'il est distrait ; que sa faculté d'attention semble diminuée : qu'un travail quelconque, même peu prolongé, le fatigue et l'énerve, etc., etc. » Non seulement, ajoutera-t-on encore quelquefois, « il n'a plus fait de progrès depuis un certain temps, mais il a *désappris* positivement ; il a perdu ce qu'il savait, et se trouve en retard actuellement sur ce qu'il était il y a quelques mois. »

C'est bien là, vous le voyez, de l'*asthénie intellectuelle* au premier chef.

Presque constamment cette défaillance de l'intellect a pour symptômes connexes des troubles qu'on appellerait *moraux* chez l'adulte et qui consistent en des modifications de caractère, d'humeur, d'habitudes. Ces troubles nous échappent sur nos malades d'hôpital, parce que nous manquons de points de repère pour les apprécier ; mais, en ville, ils nous sont longuement exposés par les familles et constituent une des expressions les plus remarquées de la maladie.

« L'enfant, vous dira-t-on, a perdu depuis quelque temps son entrain, sa vivacité, sa gaieté, sa pétulance habituelle. Il est devenu lourd, apathique, indifférent, désœuvré. Il ne s'amuse plus de rien. Il joue moins ou même il ne joue plus que par foucades, sans prendre cœur à ce qu'il fait. Il est impatient, irritable, grognon, maussade. Il est, de plus, mobile d'impressions, torpide ou excité tour à tour, passant du rire aux pleurs et réciproquement. Il a des colères sans motifs. Parfois il est pris, et cela hors de tout propos, de véritables accès de larmes qui n'en finissent plus, et l'on a alors toutes les peines du monde à le consoler. Tantôt il ne mange pas, et tantôt il mange avec une sorte de gourmandise qui ne lui est pas habituelle, etc., etc. » Bref, c'est un enfant « *troublé* », modifié comme ensemble moral, et dont le *caractère* surtout s'est absolument transformé. Si bien que, comme conclusion à ce tableau, les parents ajoutent eux-mêmes cette appréciation significative : « *Ce n'est plus le même enfant,* tant il a changé d'humeur et d'habitudes depuis quelque temps. »

Remarquez bien, Messieurs, ces dernières particularités. Car, d'une part, elles sont essentiellement intéressantes en tant que symptômes des encéphalopathies spécifiques, et, d'autre part, elles offrent un rapprochement curieux avec ce qu'on observe dans une autre maladie qu'à l'avance vous avez nommée, à savoir, la *méningite tuberculeuse*. Ce sont bien là ces modifications singulières d'habitus moral, si je puis ainsi parler, qu'on a signalées de vieille date dans la « fièvre cérébrale » et dont Trousseau, entre autres, a tracé avec son éloquence habituelle un tableau si saisissant.

Une observation que j'ai longtemps suivie en ville, et qui malheureusement a reçu sa consécration anatomique, va nous fournir un exemple aussi complet que possible de cette forme de syphilis cérébrale à début caractérisé par des troubles psychiques et moraux.

Il s'agit d'une petite fille qui, après avoir été affectée et guérie de divers accidents de syphilis héréditaire dans la première enfance, fut prise, vers neuf ans, d'une encéphalopathie spécifique à laquelle elle succomba dans l'espace de quinze mois. Les premiers symptômes qui accusèrent chez elle l'invasion morbide consistèrent exclusivement en des troubles intellectuels associés à des modifications du caractère, et longtemps ils se continuèrent sous cette forme en se combinant, il est vrai, un peu plus tard avec des accès d'épilepsie. J'ai pu en avoir une description des plus exactes et des plus minutieuses grâce à une sorte de mémorandum, véritable observation médicale prise jour par jour, qui me fut envoyé par la grand'mère de l'enfant. J'ai trouvé là, copiés sur nature par un témoin tendrement attentif, maints détails précis et topiques. Aussi ne saurais-je mieux faire que de vous citer quelques fragments de ce curieux journal :

« ..... Ce fut, en l'espace de deux ou trois mois, une véritable transformation. L'enfant, qui était studieuse, appliquée, intelligente, très avancée pour son âge, devint inoccupée, paresseuse, inattentive, oublieuse. Elle ne fit plus aucun progrès. Loin de là, elle semblait de jour en jour oublier ce qu'elle avait appris..... Elle commettait oublis sur oublis ; elle ne se rappelait pas ce qu'on lui avait dit la veille ou le jour même. Ses compositions de catéchisme, pour lesquelles elle avait toujours eu la première place, étaient mal faites et souvent inachevées. Ses dictées étaient pleines de fautes d'orthographe et de fautes étranges, extraordinaires, des pluriels pour des singuliers, des masculins pour des féminins, etc. Plusieurs fois on dut la punir pour ce qu'on croyait être de la paresse, de la négligence, de la dissipation. Mais, à la longue, force fut bien de s'apercevoir de la triste vérité que je voulais me dissimuler à moi-même, à savoir, que ma pauvre petite-fille avait l'esprit troublé. Elle l'avait, hélas ! à ce point qu'elle ne se souvenait plus du tout de la géographie sur laquelle elle était très forte autrefois, et qu'elle plaçait Madrid en France et Londres en Autriche. De même pour son piano. Elle ne jouait plus en mesure ; elle confondait un morceau avec un autre. Et ainsi de cent autres bévues que je ne saurais vous dire. Bref, elle avait tout à fait perdu l'intelligence, etc., etc. » — Et, en effet, lorsque je vis l'enfant pour la première fois sept ou huit mois plus tard, je la trouvai dans un état de dépression intellectuelle très avancée, voire d'hébétude presque absolue.

Quant aux troubles d'ordre moral et affectif, ils s'étaient joints de bonne heure aux désordres de l'intellect, comme en témoigne le même récit : « ..... Le caractère de l'enfant avait complètement changé. Elle qui était de nature douce, affectueuse et câline, qui jadis me prodiguait ses tendresses et venait m'embrasser à chaque instant, elle ne faisait plus attention à moi, ni à ses amies, ni à personne. Par degrés, elle devint indifférente, sèche, acariâtre, revêche, boudeuse, irritable au dernier point. Ainsi, pour vous en donner une idée, elle ne voulait plus que ses petites compagnes touchassent à ses joujoux, qu'elle leur prêtait jadis volontiers et qu'elle leur donnait même quelquefois. Si son petit frère prenait un de ses jouets, elle s'emportait, le regardait avec des yeux méchants et, sans mon intervention, l'aurait battu. Plusieurs fois elle brisa un de ses jouets parce qu'on y avait touché..... De gaie et vive qu'elle était, elle devint sombre, concentrée, morose, triste. Elle se tenait dans les coins sans rien dire, et griffait en se débattant quand on venait lui parler..... Elle passait sans motifs d'une gaieté sans cause à une extrême tristesse. Parfois il lui arrivait de pleurer des heures entières sans qu'on pût la consoler... On fit tout au monde pour la corriger de ce qu'on croyait être des défauts de caractère; mais ni douceur, ni menaces, ni punitions n'aboutirent au moindre résultat. On ne parvenait à la faire obéir qu'en la prenant par la nourriture; ce qui me surprenait, car elle n'avait jamais été gourmande, et maintenant elle est gourmande jusqu'à la gloutonnerie... Enfin elle a presque constamment un regard fixe et étrange, qui me terrifie, etc. »

Voilà bien, Messieurs, ces singuliers troubles de l'esprit et du caractère que je vous signalais comme constituant la forme spéciale de début qui nous occupe actuellement.

Ainsi commence la scène. Voyons ce qu'elle devient au delà.

La règle est que les troubles dont je viens de vous entretenir ne tardent pas à se compliquer d'autres symptômes, parmi lesquels les plus communs sont les trois suivants :

1° Maux de tête;

2° Troubles congestifs (bourdonnements, vertiges, amblyopie, etc.);

3° Accès épileptiques.

L'invasion de ces divers symptômes ne se fait guère attendre en général au delà de quelques semaines. Elle peut être plus tardive cependant et ne se produire qu'après deux, trois et quatre mois.

En tout cas, après un temps variable, les accidents initiaux dont je viens de parler et qui, je le répète, n'intéressent que l'intellect et le moral, aboutissent à un ensemble cérébral beaucoup plus complexe et éminemment grave. Telle est la progression normale, telle est la marche de la maladie. A l'avance même je puis dire que particulièrement grave entre toutes se montre la forme d'encéphalopathie qui d'emblée s'en prend de la sorte aux facultés psychiques et morales. C'est là une *mauvaise* forme par excellence, qui dégénère rapidement, qui résiste plus que toute autre au traitement spécifique, et qui, à moins d'être reconnue d'emblée et combattue d'emblée par une médication des plus énergiques, comporte un pronostic presque invariablement fatal.

Ici toutefois se place une exception digne de remarque, exception qui, chose curieuse, a ses analogues dans les deux formes précédentes. Je m'explique.

Je vous ai montré que la céphalalgie et l'épilepsie, au lieu de constituer simplement des phénomènes initiaux d'encéphalopathies destinées à devenir plus complexes, se confirment quelquefois *en l'espèce*, c'est-à-dire persistent à l'état habituel et chronique, sans adjonction d'accidents cérébraux d'un ordre différent. Nous avons vu de la sorte des malades rester sujets pendant de longues années soit à des céphalées permanentes ou intermittentes, soit à des crises d'épilepsie, et cela sans complications, sans incidents d'autre genre, sans dégénérescence en un mot. Eh bien, c'est un fait analogue que je dois vous signaler actuellement.

Il n'est pas impossible que la forme mentale, qui presque toujours, qui normalement, dirai-je, est un simple prélude à d'autres manifestations plus complexes et plus graves, se continue à l'état de *forme mentale permanente,* sans que rien autre ne s'y ajoute, au moins pour un temps plus ou moins long.

J'ai observé un cas de ce genre dans ma clientèle, sur un enfant né de parents syphilitiques et frère de plusieurs enfants également syphilitiques, tous morts en bas âge d'accidents de syphilis héréditaire. Lui aussi avait bien failli succomber dès ses premiers mois à des manifestations de même ordre ; mais on était parvenu à le sauver, et, somme toute, on le donnait comme guéri quand je fus appelé à le voir vers l'âge de douze ans.

C'était à cette époque le type de ce qu'on appelle l'enfant *arriéré.* Comme développement physique, on l'eût cru âgé de sept ou huit ans tout au plus, tant il était petit, exigu de toutes proportions, maigrelet, étriqué, rabougri. Comme développement intellectuel, il était de même au-dessous du niveau de son âge. On le représentait comme un mauvais écolier, travaillant peu, ne profitant guère des leçons qu'on lui prodiguait, enfantin dans ses raisonnements, dans ses goûts et dans ses jeux. Mais, au total, ce n'était pas un incapable, un imbécile, un idiot, tandis qu'il devint tel, très positivement, en l'espace d'une année environ, comme vous allez le voir.

Quand je fus mandé près de lui, on me raconta que, depuis quelques mois, son intelligence s'était considérablement affaiblie. On avait été forcé de le retirer de pension parce qu'il ne « voulait plus rien faire », parce qu'il ne travaillait plus, ne comprenait plus rien de ce qu'on lui enseignait, et que ses camarades eux-mêmes le tournaient en dérision. Je le trouvai, en effet, dans un état de complète *hébétude,* incapable de raisonnement et d'attention, parlant peu et parlant mal, ne faisant que des bêtises, passant son temps à des amusements ineptes, reconnaissant à peine sa mère, inaffectueux, indocile, sujet à de violentes colères, voire méchant, etc., mais, du reste, indemne de tout trouble cérébral d'autre nature, et, comme santé générale, bien portant. En dépit de tout ce que je pus faire, en dépit des conseils de plusieurs de mes collègues que j'avais appelés à mon aide, la déchéance intellectuelle alla toujours en s'accentuant davantage; bref, en six ou huit mois environ, l'enfant devint, au sens propre du mot, un *imbécile*, un *idiot*, en même temps aussi qu'un *gâteux*. Et tel il resta, cela va sans dire. Mais ce qui est particulièrement digne d'attention et ce qui nous intéresse pour l'instant, c'est que les troubles intellectuels se produisirent et se confirmèrent dans ce cas d'une façon *isolée, exclusive*, indépendamment de tout autre phénomène cérébral. Pendant deux à trois ans, je continuai à voir cet enfant de temps à autre, et j'affirme que rien autre ne s'ajouta aux symptômes d'ordre mental que je viens de décrire (1).

Voilà donc un exemple d'encéphalopathie hérédo-syphilitique débutant par la forme mentale et persistant dans cette forme *d'une façon exclusive*, au moins pendant plusieurs années.

De même, sous le titre de « *démence par syphilis congénitale* », H. Jackson a raconté un fait relatif à un jeune homme issu de parents syphilitiques, qui perdit toute intelligence vers l'âge de quinze ans, et cela sans autres désordres cérébraux.

C'était au préalable un enfant assez bien doué, studieux, docile, affectueux et de bonne nature. Par degrés il devint inattentif, indifférent, alourdi, torpide, inepte. Il perdit la mémoire, oublia l'écriture. Au moral, il subit une modification parallèle et se transforma en un sujet hargneux, méchant, emporté, violent. Il était singulièrement mobile d'impressions; ainsi, tantôt il avait pour ses sœurs des tendresses passionnées, et tantôt il se refusait à les embrasser. Il dérobait tout ce qu'il trouvait à sa portée. Quelquefois il se déshabillait complètement et persistait à vouloir rester tout nu, etc. Bref, c'était un véritable *aliéné*. Du reste, il ne présentait ni paralysies, ni troubles de motilité, ni accidents épileptiques. — Il resta dans cet état sans modifications ultérieures, et fut emporté quelques années plus tard par une maladie intercurrente.

(1) Depuis cinq ou six ans je n'ai plus été mandé dans cette famille, mais j'ai rencontré l'enfant plusieurs fois dans les rues de mon quartier, où on le promène dans une petite voiture. Sa physionomie suffit à attester une extinction absolue de l'intelligence. Il paraît en outre que, depuis deux ou trois ans (comme je l'ai appris de source indirecte), il a perdu l'usage de ses jambes et qu'il peut à peine se tenir debout.

Ici donc encore, comme dans le cas précédent, forme mentale persistante, forme mentale constituant toute l'affection, sans troubles cérébraux de modalité différente.

Mais, je le répète, les cas de ce genre, qui dérogent à la règle commune, ne sont que des exceptions rares, autant du moins qu'il nous soit permis d'en juger quant à présent.

XXXVIII

A coup sûr, les trois ordres de symptômes que nous venons d'étudier (épilepsie, céphalée, troubles intellectuels et moraux) composent les manifestations initiales les plus habituelles des encéphalopathies hérédo-syphilitiques.

Mais ce ne sont pas là les seuls troubles morbides que l'on puisse observer au début de la maladie. Il en est d'autres qui, soit isolés, soit associés aux précédents, prennent parfois place dans cette période. Ceux-ci me restent à spécifier.

I. — Mentionnons d'abord divers *troubles congestifs*, déjà signalés incidemment, pour la plupart au moins, dans l'exposé qui précède, à savoir :

Vertiges, étourdissements, sortes de défaillances cérébrales passagères; — troubles visuels (éblouissements, bluettes lumineuses, obnubilations transitoires); — troubles de l'ouïe (bourdonnements, tintements, ou, comme disent les petits malades, « musique, sonneries dans les oreilles »); — quelquefois aussi, ébranlements subits d'équilibre, avec sensation de chute imminente, etc.

Bien que susceptibles de passer souvent inaperçus chez les jeunes sujets en raison même de leur âge, les symptômes de cet ordre se trouvent cependant signalés dans bon nombre d'observations.

II. — En second lieu viennent des *troubles de motilité*, parmi lesquels figurent au premier rang, comme ordre de fréquence, les *paralysies motrices de l'œil*, affectant surtout la troisième paire (nerf moteur oculaire commun).

Chacun sait quel cachet de spécificité comportent ces paralysies oculaires et combien il est ordinaire de les voir figurer au nombre des symptômes par lesquels s'atteste la syphilis cérébrale chez l'adulte. Eh bien, elles s'observent également, et avec un degré à peu près identique de fréquence, dans la syphilis cérébrale du jeune âge; et cela tantôt à une époque plus ou moins voisine du début même de la maladie, tantôt dans une étape plus avancée.

Détail digne d'intérêt : souvent, très souvent, celles de ces paralysies qui affectent la troisième paire se présentent *dissociées*, partielles, c'est-à-dire n'intéressant que certaines branches de terminaison du nerf, voire une seule quelquefois. Il est assez commun, par exemple, qu'elles se réduisent soit à un *ptosis* isolé, soit à une simple *mydriase*.

Inutile de dire que, comme chez l'adulte, ces paralysies motrices de l'œil sont le plus habituellement *unilatérales*.

D'autres fois, mais d'une façon infiniment plus rare, on a observé diverses paralysies de siège différent, à savoir : celle de la septième paire (hémiplégie faciale), ou celle de la cinquième (trijumeau), comme dans un cas précité où il existait une anesthésie de la moitié gauche de la face, etc.

Enfin, l'*hémiplégie*, soit généralisée, soit partielle, a été rencontrée en quelques cas. Mais elle est rare, très rare même, en tant que symptôme de la première période. Presque toujours elle constitue une manifestation plus ou moins tardive, et souvent encore un épiphénomène voisin de la terminaison fatale.

A ce dernier propos notons au passage une différence digne de remarque entre la syphilis cérébrale des jeunes sujets et celle de l'adulte. Chez l'adulte, c'est chose assez commune de voir une hémiplégie, précédée ou non de quelques prodromes, marquer le début d'une encéphalopathie spécifique, tandis que ce même fait est relativement exceptionnel dans le jeune âge.

XXXIX

Je viens de vous décrire les formes initiales de la maladie. Voyons maintenant ce que devient la scène dans une étape plus avancée, alors que l'évolution morbide n'est pas enrayée par le traitement.

Ce qui se produit au delà se résume en ceci, d'une façon générale :

D'une part, persistance des symptômes antérieurs, sous une forme habituellement plus accentuée; et, d'autre part, intervention de symptômes nouveaux de plus en plus graves, symptômes de l'ordre de ceux qui traduisent usuellement les grandes affections cérébrales.

En d'autres termes, jusqu'alors restreint à quelques manifestations isolées, le cadre pathologique s'élargit. L'affection prend une allure *plus générale ;* elle diffuse, elle multiplie ses expressions morbides, et aboutit à un ensemble complexe, lequel comporte des symptômes nombreux et divers.

Elle avait débuté, je suppose, par de simples maux de tête. A ces maux de tête s'ajoutent des troubles congestifs variés. Puis voici venir des crises épileptiques. Puis c'est l'intelligence qui se prend, s'obscurcit et s'émousse. Puis apparaissent des troubles sensoriels. Puis succèdent des troubles moteurs, des convulsions, des paralysies de divers sièges, des accès comateux, etc. De sorte qu'après un certain temps, au lieu d'avoir à relever seulement un ou deux symptômes, le médecin se trouve en présence de toute une série, de tout un groupe de manifestations cérébrales diversement combinées.

De cela vous faut-il un exemple? Rappelez-vous une des observations que je vous citais précédemment, où l'ensemble morbide se composa de la succession des phénomènes suivants :

Tout d'abord, comme entrée en scène, modifications de caractère et d'humeur, troubles intellectuels, et accès épileptiques; — plus tard, décadence continue de l'intellect, amnésie et crises épileptiques de plus en plus fréquentes; — puis, embarras de la parole, affaiblissement de la vue, dilatation pupillaire, troubles de l'ouïe, troubles de la sensibilité générale, accès violents de céphalée, accès de vomissements; — plus tard encore, troubles de motilité (contractures, secousses, soubresauts dans les membres, faiblesse musculaire, incertitude des mouvements, etc.); — strabisme; — parésie des sphincters; — parésie des membres inférieurs, devenus incapables de soutenir le corps; — parésie des membres supérieurs; — troubles de la déglutition; — finalement, cécité absolue, idiotie complète, somnolence continue, contractures, convulsions partielles; — accès hémiplégique, et coma terminal.

Et de même pour nombre d'autres cas semblables que j'aurais à citer.

Toujours, en un mot, l'évolution morbide procède de la sorte: au début, rien autre que quelques phénomènes isolés; souvent même un seul symptôme, un symptôme unique, tel que céphalée, épilepsie, dérangement de l'intellect; — puis, dans une étape plus avancée, intervention de symptômes nouveaux, multiples, variés, qui aboutissent à composer l'ensemble complexe des encéphalopathies les plus graves.

XL

Cela dit d'une façon générale, venons aux détails, et essayons de préciser quels symptômes composent usuellement les *phases ultérieures* de la maladie.

Ici encore, nombreuses variétés, comme pour la période de début. Tels symptômes qui se présenteront dans un cas feront défaut dans un autre, et réciproquement. L'épilepsie, par exemple, l'une des manifestations les plus communes de la syphilis cérébrale du jeune âge, pourra ne pas figurer dans la scène morbide. Les troubles congestifs, surabondants et très accentués sur tel sujet, pourront n'être que discrets et légers sur tel autre. Les paralysies oculaires existeront ici et manqueront là. L'hémiplégie elle-même, symptôme prédominant chez la plupart des malades, ne se produira pas chez celui-ci, ou ne se produira chez celui-là qu'à une étape tout à fait terminale. Et de même pour un grand nombre d'autres manifestations.

Du reste, rien d'étonnant à cela, Messieurs; car il est des raisons multiples et plausibles à cette grande variabilité des symptômes, à savoir : *siège* variable des lésions ; — *étendue* variable de ces lésions ; — *nombre* variable des foyers morbides, etc., etc.

A ne parler que du siège, par exemple, ai-je besoin de dire aujourd'hui, alors que l'étude des localisations cérébrales est en pleine faveur, que c'est là par excellence une condition éminemment propre à modifier la nature des déterminations cliniques ? Il est patent que la lésion de tel département cérébral éveillera tel symptôme particulier qui fera défaut dans tout autre cas où ce département restera indemne. La qualité du symptôme qui entre en scène est simple affaire de *topographie* de lésions, exactement comme sur un piano le son produit est en relation avec la note touchée. — Donc, susceptible de localisations variées, la syphilis cérébrale héréditaire est susceptible par cela même d'expressions cliniques variées, en harmonie avec le siège de ses lésions.

Toutefois, en dépit d'une certaine diversité de phénomènes, la maladie ne présente pas moins, dans ses phases adultes, une réelle *uniformité* quant à son allure générale et à ses symptômes principaux. Elle a, si je puis ainsi dire, des symptômes de fond, symptômes simplement variables comme degré ou comme époque d'apparition, mais symptômes constants, qu'on retrouve dans tous les cas. Citons comme tels :

I. — En première ligne, *troubles intellectuels*. Toujours l'intelligence est affectée dans les étapes avancées de la maladie.

D'abord, le plus souvent, comme nous l'avons vu, elle est affectée soit d'emblée, soit à courte échéance après les premiers symptômes de début. Puis, au delà, elle ne fait plus que décroître progressivement, pour aboutir à une déchéance absolue. Par degrés on assiste à toute une série de symptômes d'idéation affaiblie, languissante et confuse, d'apathie cérébrale, d'indifférence morale et affective, d'engourdissement psychique, d'inconscience, puis d'imbécillité, d'hébétude, et finalement, si la mort n'interrompt pas la scène, d'extinction complète des facultés intellectuelles.

II. — Les *troubles de motilité* ne sont pas moins constants, sous des formes variables, dans ces mêmes périodes de l'affection.

On constatera : ou bien telle ou telle de ces paralysies oculaires dont il a été déjà fait mention précédemment (strabisme, mydriase, ptosis, etc.) ; ou bien des parésies, des paralysies partielles, portant sur une moitié de la face, sur un membre, sur un segment d'un membre, sur la langue, le pharynx, les sphincters, la vessie ; ou bien un singulier état de parésie générale, affectant tous les membres, notamment les membres pelviens qui presque toujours sont les premiers envahis et se dérobent sous le poids du corps ; ou bien surtout l'*hémiplégie*.

L'hémiplégie, soit partielle, soit généralisée, l'hémiplégie soit absolue, soit incomplète plus souvent, voilà le type usuel, voilà, dirai-je, l'aboutissant presque normal de la maladie dans une période avancée. Sans doute il est des cas où elle se fait longuement attendre, où même elle n'apparaît qu'à une phase ultime et voisine de la catastrophe terminale ; mais ce n'est là que l'exception. La règle, ou du moins le fait le plus habituel est que l'hémiplégie non seulement prenne place dans la scène morbide, mais y figure dans une étape à peu près moyenne.

III. — Troubles intellectuels et troubles moteurs, tel est l'ensemble des symptômes qui constituent, je répète le mot à dessein, le fond commun de la maladie dans la plupart des cas.

Ajoutez à cela, comme complément assez habituel :

1° Des accidents d'ordre épileptique qui, apparus tôt ou tard, se prolongent d'habitude jusque dans une période avancée, qui même constituent parfois le phénomène ultime de l'affection (les malades succombant alors au cours ou à la suite d'une attaque convulsive) ;

2° Divers troubles sensoriels, également des plus communs,

à savoir : obtusion de la sensibilité générale ; troubles de l'ouïe (bourdonnements, surdité) ; amblyopie, cécité terminale, etc. ;

3° Quelques incidents passagers, d'observation assez fréquente, tels qu'accès congestifs, aphasie, spasmes musculaires, convulsions partielles, contractures, coma ultime ;

Ajoutez, dis-je, ces divers phénomènes à l'ensemble précité, et vous aurez le tableau à peu près complet des symptômes qui constituent les périodes adultes et avancées de la maladie.

Reste le dénouement. Or, lorsque l'affection en est arrivée au point où nous venons de la conduire, lorsqu'elle a déterminé des symptômes d'une aussi haute gravité, se reliant de toute évidence à des désorganisations cérébrales accomplies, elle n'a forcément qu'un mode possible de terminaison : c'est la mort, la mort à échéance variable, mais assez rapide le plus souvent.

XLI

Quelle *durée* moyenne affecte l'évolution morbide à laquelle nous venons d'assister ?

Cela, je ne saurais encore le préciser, faute d'un nombre d'observations suffisant pour instituer une statistique de quelque valeur. Toutefois, dès à présent, deux points ressortent des faits que nous possédons, à savoir :

1° Que la durée des accidents morbides est éminemment sujette à variétés, et cela d'après des conditions multiples ressortissant au siège et à l'étendue des lésions, à la qualité de ces lésions, à l'âge et à la résistance des malades, etc., sans parler même des influences thérapeutiques ;

2° Que la maladie est susceptible de deux types précisément opposés, un type *rapide* et un type *lent*.

D'une part, en effet, il est un certain nombre de cas où les symptômes se succèdent et s'accumulent à brève échéance, où l'on voit, exactement comme dans les méningites, les accidents initiaux être rapidement suivis d'un ensemble de phénomènes graves (convulsions partielles, accès d'épilepsie, troubles intellectuels, délire, agitation, inégalité des pupilles, vomissements, soubresauts et contractures musculaires, affaissement, assoupissement, parésies ou paralysies partielles, etc.). On croirait à l'invasion d'une méningite. Ce sont là de véritables formes *rapides*, précipitées, relativement aiguës, pour lesquelles la dénomination de *formes méningitiques* n'aurait, ce me semble, rien d'excessif ou d'illégitime.

Et, d'autre part, il est des cas où l'évolution affecte une teneur très différente, où les choses, passez-moi le mot, traînent en longueur. Un ou quelques symptômes signalent l'invasion morbide ; puis rien autre ne se produit pour un temps plus ou moins long. Plusieurs mois au delà, seulement, survient un autre symptôme qui donne à l'affection une note plus grave, et celui-ci est encore séparé d'autres phénomènes subséquents par une notable intermission. On dirait la marche lente, contenue, torpide, d'une tumeur cérébrale à progrès insensibles. Exemple, un cas que j'ai sous la main, où l'évolution morbide n'a pas duré moins de dix-huit mois, répartis de la façon suivante : trois ou quatre mois exclusivement marqués par des troubles intellectuels, affectifs et moraux ; — invasion, à ce moment, de crises épileptiques, d'abord largement espacées ; — puis, trois mois plus tard, entrée en scène de nombreux accidents cérébraux qui se déroulent avec une succession lente, pour n'aboutir qu'en l'espace d'un an à une terminaison fatale.

Par opposition aux formes rapides, qui rappellent l'allure aiguë ou subaiguë des méningites, ces formes lentes et torpides se rapprochent au contraire de l'évolution habituellement chronique des *tumeurs* cérébrales.

Enfin l'évolution peut être beaucoup plus lente et affecter une marche tout à fait *chronique*. Elle dure alors plusieurs années, au cours desquelles le petit malade traîne une misérable existence qui est celle des *infirmes par le cerveau*.

Tel est, comme exemple, un cas cité par le Dr Bury, cas relatif à une syphilis cérébrale d'origine héréditaire qui ne dura pas moins de huit ans et demi, en présentant la série des symptômes suivants : « A l'âge de trois ans, début de convulsions épileptiques avec parésie droite ; — vers quatre ans et demi, l'enfant devient incapable de marcher ; — à neuf ans, elle perd progressivement l'usage de la parole et devient absolument aphasique ; — peu après, elle tombe dans un état complet d'idiotie ; — finalement elle succombe à onze ans et demi, à la suite d'une série de crises épileptiques. — L'autopsie est pratiquée et fait constater, sans parler de diverses altérations viscérales, les curieuses lésions que voici : épaississement des os du crâne ; exostose temporale, réduisant considérablement la fosse cérébrale moyenne gauche ; méningite diffuse pseudo-membraneuse ; atrophie du lobe temporo-sphénoïdal gauche ; sclérose artérielle », etc. (1).

De même, le Dr Mendel a relaté une observation des plus intéressantes, où l'évolution d'accidents cérébraux d'origine hérédo-syphilitique débuta vers l'âge de trois ans, pour ne se terminer par la mort qu'à l'âge de dix-huit ans ; c'est-à-dire que, dans ce cas, la maladie ne dura pas moins de *quinze* années. Voici le sommaire de ce fait curieux et typique en l'espèce :

« A..., née d'une mère syphilitique. — Accidents d'hérédo-syphilis vers l'âge de deux mois (syphilides, ulcérations anales, alopécie, etc.). — A trois ans début subit d'un *strabisme* avec *mydriase*. — De sept à neuf ans, ophthalmies et adénopathies cervicales. — A neuf ans, *troubles intellectuels*. On est forcé de suspendre l'éducation de l'enfant. Ces troubles persistent et, de plus, le caractère se modifie. — Accès choréique, peu durable. — A quinze ans, plusieurs accès de *manie*, avec *délire* et *hallucinations*. — Puis véritable état d'*imbécillité apathique*. Marche devenue incertaine et chancelante ; tremblement de la langue ; tremblement des mains et des bras. *Stupidité* absolue. Quand on interroge la malade, ou bien elle ne répond pas, ou bien elle profère quelques sons inintelligibles. Elle passe ses journées assise ou debout sans rien faire. Elle laisse échapper sous elle, n'importe où, ses urines et ses matières, etc. — Finalement, dépérissement progressif; affaiblissement des membres inférieurs. — Convulsions terminales, affectant le côté droit du corps d'une façon prédominante. — Mort à dix-huit ans.

L'autopsie démontra les lésions suivantes : épaississement

(1) Mémoire cité (Brain, *A Journal of neurology*, avril 1883, p. 51).

général et uniforme de la voûte crânienne; — à la base du crâne, exostose conique, de huit lignes de longueur ; — adhérences méningées ; — épaississement de l'arachnoïde, — et surtout dilatation considérable des ventricules, surtout du ventricule latéral gauche, dont les cornes postérieure et inférieure présentaient deux cavités où se serait facilement logée une noix ; — enfin, comme conséquence de cette dilatation, aplatissement des ganglions cérébraux, et véritable atrophie de l'extrémité postérieure de l'hémisphère gauche (1).

XLII

J'arrive maintenant au point capital de la question, à savoir, le *diagnostic différentiel.*

Au total, tout l'intérêt pratique du sujet que nous discutons se résume en ceci : suspecter et reconnaître la *spécificité de nature* des accidents morbides, pour leur opposer en temps utile le seul traitement capable d'en conjurer les redoutables conséquences ; c'est-à-dire, en autres termes, diagnostiquer, *dépister* la syphilis sous le masque des accidents cérébraux qui lui servent d'expressions symptomatologiques.

Or, il faut bien l'avouer, cette syphilis héréditaire du cerveau est très ordinairement méconnue. A preuve tant et tant de faits que j'aurais à citer.

Et pourquoi est-elle méconnue de la sorte en pratique? C'est que, scientifiquement, nosologiquement, elle n'est pas connue, elle n'est pas dénommée. Où figure-t-elle dans nos classiques? Quel est le livre actuel de pathologie médicale où elle se trouve décrite, où elle occupe un chapitre particulier? Si vous fouillez les archives de la science, vous découvrez bien çà et là quelques observations relatives au sujet; mais ces observations si précieuses, si dignes d'intérêt, ne sont pas sorties des recueils spéciaux où elles restent oubliées. Si bien que la syphilis céré-

(1) *Ueber hereditare syph. in ihrer Einwirkung auf Entwickelung von Geistes Krankheiten* (*Arch. für Psychiatric*, 1868-69).

brale héréditaire n'a pas encore reçu droit de cité dans la science officielle et qu'elle est, on peut le dire, presque généralement ignorée.

Mais il y a plus. Ceux-là mêmes, parmi nos confrères, qui connaissent la syphilis cérébrale héréditaire par les quelques faits publiés jusqu'à ce jour, la tiennent en forte suspicion et n'y croient guère, ou, disons mieux, n'y croient pas. Que d'oppositions n'ai-je pas rencontrées toutes les fois qu'il m'est arrivé de plaider sa cause et de revendiquer à son actif tels ou tels accidents survenus chez de jeunes sujets issus de parents syphilitiques! Que de fois ne m'a-t-on pas accusé, en pareilles circonstances, « de voir la syphilis partout » ou bien encore « de vouloir annexer toute la pathologie à la syphilis » ! « Sans doute, me disait-on, votre syphilis cérébrale héréditaire n'a rien d'impossible ou d'illogique en soi ; mais est-elle démontrée? D'abord elle n'a rien de spécial. Puis nombre d'autres causes peuvent servir d'origine aux accidents qu'il vous plaît de rapporter à la syphilis, etc., etc. ». Somme toute, on se défie de cette encéphalopathie hérédo-syphilitique comme d'une « nouveauté », comme d'une conception purement hypothétique.

Eh bien, cette « nouveauté », cette « hypothèse », je vous ai montré qu'elle constitue actuellement un fait scientifique d'une authenticité indéniable. Donnez à ce fait le temps de se vulgariser, de vieillir, et vous verrez les cas d'encéphalopathie hérédo-syphilitique devenir de plus en plus nombreux, car ils ne sont pas rares, bien malheureusement ; et vous verrez ces cas être reconnus, diagnostiqués d'une façon courante, car le diagnostic n'en offre vraiment pas de difficultés particulières.

Si nous interrogeons les observations en vue de rechercher quelles erreurs ont été surtout commises en l'espèce et quelles erreurs conséquemment nous avons surtout à redouter pour notre propre compte, nous recueillons de cette enquête l'enseignement que voici :

D'une façon presque exclusive, la syphilis cérébrale héréditaire a été prise tantôt pour une *méningite tuberculeuse ;*

tantôt pour une *tumeur de l'encéphale;* tantôt enfin pour une *épilepsie essentielle.*

Le cadre du diagnostic différentiel à instituer ici se trouve donc par cela seul nettement circonscrit, aussi bien que catégoriquement déterminées sont les espèces morbides appelées à y prendre place.

Parlons d'abord de la méningite tuberculeuse.

I. — Que la syphilis cérébrale héréditaire en ait imposé pour une méningite tuberculeuse, cela se conçoit de reste. De nombreuses raisons rendent possible et facile une méprise de ce genre (1). C'est d'abord que les deux maladies en question

(1) Si je n'avais craint de surcharger cet exposé de développements excessifs, j'aurais cité ici plusieurs cas de ma pratique où des accidents cérébraux d'hérédo-syphilis tardive ont donné le change à divers médecins et à moi tout le premier.

Je ne résiste pas cependant au désir de relater comme exemple un de ces cas. Je l'emprunterai à mon ami le Dr Barthélemy. Voici le sommaire très succinct de ce fait, qui est un beau spécimen d'une *méningite hérédo-syphilitique prise pour une méningite tuberculeuse et guérie par l'iodure de potassium.*

Enfant de constitution moyenne. — A l'âge de trois ans et demi, invasion brusque des accidents suivants : inappétence, constipation, vomissements, photophobie singulière, agitation, insomnie, puis accès éclamptiques nombreux. — Céphalalgie intense. — Troubles intellectuels. — Puis perte absolue de connaissance. — Contractures. — Opisthotonos. — Yeux convulsés et rétractés supérieurement « au point qu'on n'apercevait plus du tout la cornée ». — Convulsions nouvelles. — Cris hydrencéphaliques. — Décubitus spécial, c'est-à-dire petite malade pelotonnée sur elle-même, recroquevillée « en chien de fusil ». — Coma absolu, etc., etc. — « Quatre semaines après l'invasion de la maladie, l'enfant était dans un état tellement désespéré que les deux médecins traitants annoncèrent officiellement à la famille le diagnostic de *méningite tuberculeuse* et lui firent prévoir l'*imminence prochaine d'un dénouement fatal.* Toutefois, ne voulant pas se résigner, les parents mandèrent un troisième médecin, qui porta le même diagnostic que ses confrères et, « *par acquit de conscience* », prescrivit l'iodure de potassium. — L'administration de ce remède fut le signal d'un amendement immédiat dans la situation. Tous les symptômes furent modifiés en quelques jours. Bref, à dater du jour où l'iodure fut prescrit, une amélioration surprenante, qu'on peut à juste titre qualifier d'inespérée, s'attesta par le retour de la connaissance, la disparition des contractures, l'atténuation des autres troubles morbides, etc. — Trois semaines plus tard, la convalescence était établie. — *Guérison complète* au delà. »

Voilà donc, en résumé, une affection cérébrale des plus graves qui fut prise par trois médecins pour une méningite tuberculeuse et qui fut guérie, contre toute attente, par l'administration du traitement antisyphilitique.

Or, en l'espèce, la spécificité de cette affection cérébrale ne ressort pas seulement de l'heureux résultat de la médication spécifique. Elle a son témoignage dans les événements qui succédèrent et dans l'enquête qui fut ultérieurement instituée sur les ascendants, comme on va le voir.

L'enfant, qui était absolument rétablie, fut prise, vers l'âge de dix ans, d'une

affectent des sujets de même âge. C'est ensuite et surtout qu'elles ont quantité de traits communs, à savoir, par exemple : comme prodromes, modifications du caractère et de l'humeur ; inaptitude au travail ; asthénie intellectuelle ; céphalalgie, etc. ; — comme symptômes d'une période plus avancée, affaissement physique, agitation, insomnie, convulsions partielles et générales, paralysies localisées, notamment paralysies oculaires et, plus spécialement encore, paralysies dissociées de la troisième paire (ptosis, strabisme, mydriase), monoplégies, hémiplégie, etc.

Donc, une analogie réelle, disons mieux, une véritable identité de manifestations peut ici donner le change.

Mais il y a plus. En certaines conditions, le diagnostic différentiel de la syphilis cérébrale et de la méningite tuberculeuse est non pas difficile, mais *impossible* même, *impossible*, entendez bien le mot, Messieurs. D'abord il est impossible, manifestement, dans la période de début. De plus il est non moins impossible quelquefois dans une phase plus avancée, alors que

ophthalmie rebelle affectant l'œil droit. Appelés à traiter cette ophthalmie, MM. les Drs Barthélemy et Parinaud y reconnurent un type de l'affection dite kératite d'Hutchinson ou kératite hérédo-syphilitique. En conséquence, ils dirigèrent leurs recherches diagnostiques en ce sens, et bientôt leurs soupçons furent changés en certitude par les diverses considérations suivantes :

1° Arrêt du développement général. — Petitesse de la taille ; gracilité des formes, etc. « On donnerait à peine six ans à l'enfant, qui en a dix ».

2° Retard du développement fonctionnel. L'enfant n'a commencé à ébaucher ses premières paroles qu'à deux ans ; elle n'a, de plus, commencé à marcher qu'à vingt-sept ou vingt-huit mois.

3° Antécédents de surdité. L'enfant est restée à peu près sourde d'une oreille pendant deux ans. Aujourd'hui elle conserve un certain degré de cophose de cette oreille.

4° Malformations dentaires de divers types, à savoir : encoche semi-lunaire des incisives médianes supérieures ; — érosions ; — amorphisme de plusieurs dents, qui ont perdu les caractères de leur espèce propre ; — microdontisme ; — irrégularités d'implantation, avec écarts excessifs entre certaines dents ; — vulnérabilité générale du système dentaire, se traduisant par de nombreuses caries précoces, etc.

5° Développement récent, sur une joue, d'une dermatose tuberculeuse, qui paraît bien être de nature spécifique.

Enfin, la mère de l'enfant, pressée de questions et réduite à l'aveu par l'évidence, finit par confesser ce qu'elle avait dissimulé ou tout au moins tenu secret jusqu'alors, à savoir, qu'elle avait contracté, avant son mariage, une affection syphilitique qui s'était attestée par de nombreux symptômes et qui n'avait été traitée que pendant quelques mois.

Rien ne manque donc, on le voit, à cette observation comme garanties d'absolue authenticité.

le médecin ne dispose encore que d'un petit nombre de symptômes équivoques, susceptibles d'être rattachés tout aussi bien à l'une qu'à l'autre maladie. De cela j'ai eu la preuve ces derniers temps, à propos d'un cas où cependant j'étais assisté de deux éminents collègues, tous deux médecins d'enfants et cliniciens consommés.

Pendant dix jours il nous fut *impossible*, dans ce cas, en dépit de l'examen le plus minutieux des symptômes, d'aboutir à un diagnostic précis et de déterminer ce à quoi nous avions affaire. Jugez-en au surplus.

Il s'agissait d'une fillette de quatre ans, née d'un père syphilitique et d'une mère qui, sans être tuberculeuse de fait, présentait le facies et l'allure de la tuberculose. Bien portante jusqu'alors, cette enfant, nous disait-on, était tombée malade depuis quelques semaines, et malade d'une façon vague, mal définie, singulière. Elle s'était alanguie, affaissée, et surtout absolument modifiée comme caractère et comme humeur. Habituellement vive, gaie, rieuse, elle était devenue maussade, ennuyée, apathique, triste, irritable. Elle ne jouait plus, même avec ses poupées que d'ordinaire elle habillait et déshabillait du matin au soir. Ne voulant rester ni levée ni couchée, elle passait toutes ses journées, à demi-somnolente, dans les bras de son ancienne nourrice. Elle avait perdu l'appétit et beaucoup maigri. Ces derniers temps, elle s'était plainte de la tête et avait paru en souffrir vivement. Enfin, depuis quelques jours, elle s'était prise à loucher d'une façon constante, et l'une de ses paupières s'était légèrement abaissée. C'est à propos de ces derniers symptômes que, justement effrayée, la famille avait provoqué la consultation à laquelle mes deux collègues et moi nous nous trouvions conviés.

Un tel ensemble dénotait clairement une affection cérébrale. Mais de quoi s'agissait-il? Était-ce une méningite tuberculeuse qui débutait de la sorte? Était-ce une syphilis cérébrale qui entrait en scène? Après mûr examen, il nous fut impossible de décider la question. Les dix jours suivants, les choses restèrent en l'état sans modifications sensibles, et pendant tout ce temps la même incertitude ne cessa de planer sur le diagnostic, jusqu'à ce qu'enfin l'invasion de nouveaux symptômes vint donner la solution du problème. C'était bien malheureusement une tuberculose méningée qui se trouvait en cause, comme le démontra l'évolution ultérieure de la maladie.

Mais, en dehors des conditions particulières que nous venons de signaler, le diagnostic différentiel de la syphilis cérébrale et de la méningite tuberculeuse peut généralement être institué. Il repose sur les considérations suivantes :

I. — Dans la syphilis cérébrale, *absence constante de fièvre*, sauf en certains cas assurément rares, qu'on peut même dire exceptionnels. — Tout au contraire, dans la méningite, état fébrile, débutant avec la période d'excitation initiale et subissant plus tard des oscillations singulières bien connues, presque caractéristiques.

II. — Divers symptômes, qui sont d'observation habituelle dans la méningite tuberculeuse, ne se rencontrent pas dans la syphilis cérébrale. Citons comme tels : 1° les alternatives subites de rougeur et de pâleur du visage; 2° la rétraction des parois abdominales, imprimant au ventre une forme spéciale connue sous le nom de *ventre en bateau;* 3° les variabilités du pouls, d'abord accéléré, puis ralenti, puis accéléré de nouveau; le caractère irrégulier, intermittent, inégal, des pulsations artérielles, etc.

C'est seulement aussi dans la méningite tuberculeuse que l'on observe le symptôme curieux connu sous le nom de « fièvre dissociée », qui consiste exclusivement dans l'élévation de la température, avec un pouls normal ou même ralenti.

III. — D'autres symptômes, qui peuvent figurer dans les deux maladies, sont infiniment plus communs et beaucoup plus accentués dans la méningite tuberculeuse que dans les encéphalopathies de la syphilis, à savoir : cris hydrencéphaliques (que je déclare, pour ma part, n'avoir jamais entendus sur mes malades); — constipation intense du début; — vomissements « en fusée »; — délire; — photophobie; — contractures; — grincements de dents, mâchonnement; — opisthotonos, etc.

De sorte qu'on peut dire ceci, d'une façon générale : le type, la physionomie *méningitique* appartient bien plutôt à la tuberculose méningée qu'à la syphilis cérébrale. Certes, il est des cas où cette dernière revêt l'allure, l'aspect d'une méningite, surtout dans ses périodes initiales ; mais ce n'est là pour elle qu'une forme accidentelle et peu fréquente.

IV. — L'habitus des malades est très différent de part et d'autre. Inutile de vous dépeindre ici le portrait bien connu des enfants affectés de méningite tuberculeuse, qui sont pelotonnés dans leur lit, parfois même recroquevillés sur eux-mêmes « en chien de fusil », la tête tournée contre la muraille ou cachée sous leurs couvertures. Quand on cherche à les sortir de l'espèce de torpeur somnolente qui semble les accabler, ils ouvrent des yeux étonnés, vous regardent un instant d'un air ennuyé, « presque hostile et haineux », repoussent la main de l'observateur, essayent de se soustraire à l'examen, puis se rendorment tout aussitôt. — Cet aspect, ce décubitus, cette physionomie générale du malade, sont tous symptômes qu'on ne rencontre pas dans la syphilis cérébrale.

V. — Ajoutons enfin que la méningite tuberculeuse s'accompagne souvent d'un changement notable dans l'état de la santé générale. Dès son début apparent, elle transforme parfois les petits malades, en les amaigrissant, en les étiolant d'une façon presque soudaine. Cela encore ne s'observe dans la syphilis cérébrale ni à ce degré ni sous cette forme singulièrement rapide.

Grâce à ces divers symptômes, et grâce aussi aux renseignements tirés tant de l'état de santé préalable que des antécédents de famille, on aboutit généralement à déterminer le diagnostic d'une façon précise.

II. — Plus souvent encore la syphilis cérébrale héréditaire a été confondue avec des *tumeurs de l'encéphale*, notamment avec la plus commune de ces tumeurs, le *tubercule*. L'erreur est en l'espèce naturelle et facile, d'autant que la syphilis détermine parfois des tumeurs de l'encéphale et en affecte par conséquent la symptomatologie.

A ne parler que du tubercule cérébral, il faut convenir qu'il offre un ensemble clinique singulièrement analogue à celui des encéphalopathies spécifiques. Il en a les symptômes principaux (céphalalgie, troubles congestifs, accès épileptiformes, paralysies partielles, etc.); il en a également l'allure apyrétique, la marche insidieuse et lente, etc. Aussi bien n'en peut-il être distingué que d'une façon indirecte, par des considérations tirées de l'état général du malade, de ses antécédents personnels, de ses prédispositions héréditaires. L'examen du malade apprendra si l'on a affaire ou non à un sujet tuberculeux, soit tuberculeux de fait, de par quelque localisation phymique déjà accomplie, soit tuberculeux de tendance, en raison d'un lymphatisme avéré, d'une constitution affaiblie, etc. L'analyse des antécédents révélera ou pourra révéler dans le passé des manifestations de syphilis ou de tuberculose. Mais c'est tout, et nul autre élément ne viendra éclairer le diagnostic d'une façon plus précise.

III. — La forme de syphilis cérébrale à début épileptique n'est pas moins faite pour donner le change. Maintes fois elle a été confondue avec l'*épilepsie*, l'épilepsie essentielle, névrosique. D'abord, lorsqu'elle se restreint pour un temps plus ou moins long à des manifestations d'ordre comitial, elle en impose facilement, je dirai presque fatalement, pour une épilepsie pure et simple, ainsi que j'ai eu l'occasion de vous en citer quelques exemples précédemment. De plus, alors même qu'elle s'écarte de ce type exclusif, elle n'en reste pas moins sujette à méprise, parce que les symptômes comitiaux en constituent pour une certaine période l'expression principale, prédominante, qui prime tout, qui relègue dans l'ombre tous les autres troubles concomitants. Et, dans ce cas encore, que d'erreurs n'aurais-je pas à citer!

Comment se tenir en garde contre de telles erreurs, éminemment graves et regrettables par les conséquences qu'elles comportent? De deux façons, que voici :

1° En s'inspirant, en se pénétrant de cette idée, malheureusement trop peu répandue encore parmi nous, que la syphilis sert d'origine en maintes occasions à des symptômes d'ordre épileptique, et en recherchant la syphilis avec attention, avec persévérance, dans tous les cas où se présente à résoudre le diagnostic de tels symptômes. Je tiens pour certain que nombre d'épilepsies de provenance ignorée sont imputables à la syphilis et seraient dûment rapportées à la syphilis, si l'on prenait plus de soin d'interroger à fond les antécédents des malades et de leurs familles. A preuve les observations précitées d'Althaus et de Jackson, comme tant d'autres que je pourrais produire.

2° En instituant, à propos de chaque cas particulier, un diagnostic différentiel minutieux et sévère, où prendront place surtout les diverses considérations suivantes, que j'ai déjà longuement développées devant vous à propos de la syphilis cérébrale de l'adulte (1) et qu'il me suffira en conséquence de vous rappeler sommairement.

I. — L'épilepsie qui dérive d'une syphilis cérébrale a les caractères d'une *épilepsie symptomatique*. C'est dire en conséquence qu'elle s'adjoint de bonne heure, voire quelquefois dès la première heure, un cortège d'autres symptômes cérébraux, issus avec elle d'une origine commune. C'est dire que, dans une époque plus ou moins voisine de son début, elle coïncide avec d'autres manifestations de même ordre, telles que céphalée, accidents congestifs, troubles sensoriels, troubles de l'intelligence, parésies ou paralysies, etc., tous symptômes que ne comporte pas l'épilepsie vraie, l'épilepsie névrose, du moins à une période tout à fait initiale.

Ainsi, pour citer un exemple, les premières crises convulsives de la syphilis cérébrale héréditaire sont souvent contemporaines d'un trouble plus ou moins accentué des facultés intellectuelles, affectives et morales, comme je vous en ai relaté un cas curieux dans ce qui précède.

De même, il n'est pas rare qu'une hémiplégie partielle ou générale, éphémère ou durable, succède aux accès convulsifs de la syphilis cérébrale, et cela dans une étape jeune encore de l'affection; tandis que rien de semblable ne s'observe dans l'épilepsie vulgaire.

(1) V. *La Syphilis du cerveau*, p. 188 et suiv.

Donc, l'adjonction précoce aux symptômes épileptiques de symptômes cérébraux d'un autre genre constitue en l'espèce une présomption formelle contre l'épilepsie commune, en faveur d'une épilepsie d'ordre symptomatique.

II. — Un second signe d'une réelle valeur peut être fourni par la *multiplicité des crises comitiales*. Il est des cas où la syphilis cérébrale, même à une époque voisine de son début, s'accuse par des accès épileptiques singulièrement nombreux. Je voyais en ville ces derniers jours, avec mon collègue et ami le professeur Ball, un petit enfant de dix-huit mois qui, très certainement affecté d'une encéphalopathie hérédo-syphilitique, était pris quotidiennement d'accès convulsifs au nombre de cinq, dix, quinze, vingt et trente. Un jour même il en avait eu *trente-cinq*, très exactement comptés par sa mère. Or, l'épilepsie vulgaire, surtout alors qu'elle vient de naître, ne présente jamais une multiplicité de crises aussi extraordinaire ni même comparable aux moyennes moins élevées qu'atteint assez souvent la syphilis cérébrale.

III. — En dehors de ses crises, un épileptique vulgaire — et surtout un épileptique de fraîche date — est un sujet bien portant, indemne d'accidents cérébraux. Tout au contraire, un sujet qui, de par une syphilis cérébrale, vient à être affecté d'accès épileptiques, est un malade non pas seulement au cours de ses accès, mais *dans leurs intervalles*. C'est en tout temps un malade touché cérébralement, sur lequel vous découvrirez presque toujours divers symptômes non équivoques d'un état morbide de l'encéphale.

Et, en effet, l'épilepsie symptomatique d'une syphilis cérébrale peut bien, pour un certain temps, simuler l'épilepsie commune par l'absence de troubles morbides dans les stades intermédiaires à ses crises. Mais elle ne tarde guère — sauf exceptions rares précédemment signalées — à en différer par ce fait que divers troubles importants prennent place dans les intervalles de ses crises et constituent un état morbide permanent, sans parler même des cas assez nombreux où des troubles de ce genre accompagnent, sinon devancent, son invasion première

IV. — Enfin, l'épilepsie *partielle* ou *latéralisée* est une modalité des accès convulsifs qui s'observe assez communément dans la syphilis cérébrale. Chez le petit malade dont je vous parlais à l'instant, la plupart des accès étaient constitués par des spasmes limités à la moitié gauche du corps exclusivement. C'est là une forme convulsive beaucoup plus rare dans l'épilepsie essentielle ou vulgaire.

Sinon toujours, au moins en bon nombre de cas, ces diverses considérations suffiront à différencier de l'épilepsie commune l'épilepsie symptomatique d'une syphilis cérébrale. Certes, elles ne feront pas *tout* le diagnostic qu'il s'agit d'instituer en l'espèce, mais elles en feront une partie et la partie primordiale, fondamentale. Elles ne détermineront en rien assurément si l'épilepsie en question relève ou non d'une origine syphilitique, mais elles démontreront qu'elle n'est pas, qu'elle ne saurait être une épilepsie simple, essentielle. Elles attesteront en conséquence le caractère *symptomatique* de cette épilepsie. Et le gros œuvre du diagnostic, si je puis ainsi parler, sera posé de la sorte, *ipso facto*. Car, une fois cela connu, une fois admis que cette épilepsie n'est qu'un symptôme, il ne reste plus — chose relativement facile — qu'à rechercher la raison, le pourquoi de ce symptôme. Et la syphilis alors se présentera tout naturellement dans les commémoratifs comme origine possible d'un tel accident.

XLIII

L'étude diagnostique qui précède vient de mettre en évidence ce fait majeur, capital en ce qui nous concerne, à savoir : que la syphilis cérébrale héréditaire *n'a pas de symptômes propres*. Elle n'a quoi que ce soit de spécial, je ne saurais assez le dire et le répéter. Tous les phénomènes par lesquels elle se traduit sont ceux qui servent d'expressions à nombre d'autres encéphalopathies vulgaires ou plutôt à toutes les encéphalopathies possibles, de n'importe quelle nature.

Et comment en serait-il autrement? Le cerveau, en effet, ainsi que je vous le disais à propos de la syphilis cérébrale de l'adulte, n'est qu'un instrument, une machine, qui, lésée dans un de ses rouages par une cause quelconque, traduit ce trouble par un seul et même ordre de phénomènes, à savoir par un désordre ou un arrêt des fonctions qui lui sont dévolues. Il en est du cerveau comme d'une montre, suivant la spirituelle comparaison d'un auteur anglais, le docteur Th. Buzzard : « Les roues d'une montre peuvent aussi bien être arrêtées par un cheveu que par un grain de sable, et le désordre qui surgit reste toujours le même, quelle que soit la cause qui l'ait produit, que ce soit le grain de sable ou le cheveu qui ait lésé la montre (1) ». Eh bien, il en est de même pour le cerveau. Que ce soit une gomme syphilitique, un cancer, un tubercule qui comprime un vaisseau ou désorganise un centre cérébral, les troubles qui en résultent sont toujours les mêmes, n'importe la qualité de la lésion. Ce ne sont jamais que des désordres fonctionnels qui traduisent une lésion du cerveau; et, le cerveau n'ayant pas de fonctions variables à troubler suivant telle ou telle maladie qui l'affecte, il suit de là qu'au total il manifeste toujours ses souffrances de la même façon, quelle que soit la cause morbide qui l'offense.

Cela, n'est-il pas vrai? ne fait pas l'ombre d'un doute. Eh bien, cette vérité banale, que chacun admet en principe, est méconnue à chaque instant dans la pratique. J'en pourrais citer maints exemples pour ma seule part. Est-il question, dans un cas particulier, de rapporter à la syphilis les divers troubles cérébraux qui viennent de nous occuper, vous ne manquerez jamais de rencontrer un interlocuteur pour vous dire : « Mais de quel droit mettre ici en cause la syphilis? Qu'est-ce que ces troubles *ont de spécial?* En quoi démontrent-ils que nous ayons affaire à la syphilis? Etc., etc. » Comme si la syphilis cérébrale, contrairement à ce qu'enseignent à la fois la théorie et la pratique, ne pouvait, ne devait être diagnostiquée que d'après des symptômes qui lui fussent propres !

(1) *Clinical aspects of syphilitic nervous affections.* Londres, 1874.

Répétons donc une fois encore, puisqu'il le faut, puisque cette vérité est d'une vulgarisation si difficile, que la syphilis cérébrale — de provenance héréditaire ou acquise, peu importe — n'a pas et ne saurait avoir de symptômes propres; — que nous devons nous résigner à la diagnostiquer d'après des symptômes communs, absolument vulgaires; — et que s'obstiner à réclamer d'elle quoi que ce soit de spécial, c'est en attendre ce qu'elle ne peut donner, ce qu'elle ne produit et ne produira jamais.

XLIV

Or, si la syphilis héréditaire du cerveau n'a rien de spécial au point de vue clinique, comment donc pourra-t-elle être reconnue ou soupçonnée?

Une seule considération — une seule, entendez-le bien, Messieurs — servira ici d'élément diagnostique. C'est la notion des *antécédents spécifiques héréditaires*.

On n'arrive jamais à diagnostiquer la syphilis cérébrale héréditaire — comme celle de provenance acquise, du reste — que d'après les antécédents spécifiques. On n'arrive jamais à instituer ce diagnostic qu'en raisonnant de la façon suivante : Voici un malade certainement affecté d'une lésion cérébrale;— or, ce malade est en puissance de syphilis; — donc il est possible que sa lésion cérébrale soit de nature syphilitique.

Sans doute un diagnostic de cet ordre, reposant sur une relation *simplement possible* entre un effet et une cause, n'offre pas les garanties d'un diagnostic basé sur un symptôme précis, sur un signe formel. Mais que voulez-vous? Nous n'avons pas mieux, et force est bien de nous satisfaire de ce que la clinique met à notre disposition. Exiger plus, vouloir « autre chose », comme le réclament certains de nos confrères, pour nous décider à diagnostiquer une syphilis cérébrale et à lui appliquer le traitement qu'elle réclame, serait nous condamner — ou plutôt condamner nos malades — à ne la diagnostiquer jamais et à ne la traiter jamais, pratique négative dont vous savez le résultat.

Donc, en l'espèce, tout est dans la détermination des antécédents morbides. Le malade est-il ou non en puissance de syphilis? voilà la question à résoudre, la question qu'il faut absolument résoudre, et dont la solution constitue la base même du diagnostic.

Cette question, à son tour, comment la juger? Cela, vous le savez de reste. C'est l'*enquête* ici qui fera la lumière; et, pour qu'elle soit suffisante, pour qu'elle soit démonstrative, cette enquête devra être aussi complète que possible, c'est-à-dire porter non pas seulement sur le malade, mais sur ses ascendants et sur les autres enfants de la même famille. Inutile au surplus d'insister à nouveau sur ce point; ce serait m'exposer à des redites, que j'entends vous épargner.

Un dernier mot. — L'enquête instituée en pareille circonstance comporte trois résultats possibles :

1° Ou bien elle révèle la syphilis d'une façon certaine, authentique, dans les antécédents morbides; — 2° ou bien elle aboutit à ceci : syphilis possible, de par certains commémoratifs suspects, mais au total non démontrée; — 3° ou bien enfin elle reste négative, en ne trouvant rien à relever qui ait trait à la syphilis.

Dans ces trois alternatives, quelle devra être la conduite du médecin?

Pour la première, l'indication est manifeste et formelle. Sans hésitation comme sans retard on prescrira le traitement spécifique.

De même, pour la seconde, nul embarras. Si la syphilis est *possible*, sans être certaine, c'est encore de toute évidence le traitement spécifique qui doit être mis en œuvre. Ne pas faire bénéficier le malade de cette chance de salut serait une faute grave, une infraction aux principes élémentaires de notre art.

Reste le troisième cas. Ici, l'enquête est restée négative. Que faire?

Distinguons.

Si l'enquête a été complète, approfondie, si elle a démontré que la syphilis doit, en toute assurance, être mise hors de cause, prescrire quand même et sans motif le traitement antisyphilitique serait un non-sens. Cela va de soi ; passons.

Mais, si l'enquête est restée négative par disette de matériaux, si elle n'a pu être poussée à fond, le problème devient tout autre. Or, c'est un fait absolument commun que les choses se présentent de la sorte, et cela pour nombre de raisons, telles que les suivantes : parce qu'on n'a pu obtenir de renseignements précis sur le passé morbide de l'enfant ; — parce que les parents sont absents ou morts ; — parce qu'on a affaire à un enfant abandonné, etc., etc. A l'hôpital, par exemple, telle est la situation sept ou huit fois sur dix. Eh bien, à quoi se résoudre en pareille occurrence?

Nombre de médecins hésitent ou même répugnent à recourir au traitement spécifique, alors que rien n'a démontré la syphilis dans les antécédents héréditaires. « C'est là, disent-ils, faire de la médecine d'aventure, c'est prescrire des remèdes à tout hasard, etc. ».

Je ne partage pas ce sentiment, pour ma part. Est-ce parce que je suis plus accoutumé que d'autres à ce traitement empirique, à ce « traitement d'épreuve », qui est, pour ainsi dire, à l'ordre du jour dans nos services spéciaux, où tant et tant de cas obscurs ne sont jugés que par lui ? Est-ce parce que j'ai pris confiance en ce mode de traitement de par les succès qu'il m'a souvent fournis? En tout cas, j'avoue que, loin d'y répugner, je l'accepte volontiers en principe et m'en déclare partisan.

Au total, me semble-t-il, les cas où l'enquête reste négative par défaut de documents peuvent bien, au point de vue pratique, être assimilés à ceux où la syphilis est « possible » sans être démontrée. Et, conséquemment, la même règle de conduite leur devient applicable.

Donc, si l'exclusion de la syphilis, en tant que cause possible des accidents cérébraux à combattre, ne ressort pas positivement des données fournies par l'enquête, je crois qu'on est autorisé à mettre en œuvre le traitement spécifique ; je crois même qu'il y a obligation de le prescrire à titre empirique, et cela pour les diverses raisons que voici :

1° Parce que, d'abord, la gravité des circonstances, l'état

presque désespéré des malades, et l'impuissance manifeste des médications usuelles imposent le devoir, je ne dirai pas de « tout oser », mais de ne rien omettre qui puisse offrir une chance favorable.

2° Parce que le traitement spécifique n'a rien d'exclusif, c'est-à-dire permet le recours simultané à toute autre médication qui serait jugée opportune. Les frictions mercurielles, par exemple, peuvent être associées à n'importe quel autre agent thérapeutique.

3° Parce que le traitement antisyphilitique, alors même qu'il tomberait à faux, ne court pas risque de constituer un danger, s'il est dirigé avec méthode et prudence.

4° Parce qu'enfin, et surtout, il y a toujours lieu de tenir compte en pratique des *syphilis ignorées*. La syphilis, vous le savez de reste par ce que vous voyez ici presque journellement, est souvent méconnue, ignorée, alors qu'elle dérive d'une contamination acquise, alors qu'elle se déroule classiquement par une série de manifestations ostensibles et patentes. Combien, *a fortiori*, n'est-elle pas exposée davantage à passer inaperçue, alors qu'elle résulte d'une contamination héréditaire, alors qu'elle s'accuse par des symptômes moins formels, de caractère plus indécis, alors surtout qu'elle ne se révèle pas dès la première enfance, etc. ! N'oubliez pas d'ailleurs qu'une encéphalopathie spécifique peut constituer le *premier* accident d'une syphilis héréditaire.

XLV

AFFECTIONS DE LA MOELLE.

Autant les documents relatifs au sujet dont nous poursuivons l'étude sont nombreux et précis en ce qui concerne les affections du cerveau, autant ils deviennent rares et vagues relativement à celles de la moelle, qui doivent nous occuper actuellement.

Aussi bien le chapitre que nous allons aborder sera-t-il moins, je dois vous en prévenir à l'avance, un exposé didactique des déterminations médullaires qui peuvent résulter de l'hérédo-syphilis tardive qu'une simple ébauche, un ensemble d'aperçus provisoires sur le sujet. En d'autres termes, nous ne ferons ici qu'ouvrir un cadre que l'avenir remplira.

Ce qu'il y a de plus certain dans cette question éminemment difficile et complexe, c'est que l'hérédité syphilitique tardive se traduit quelquefois sur la moelle par des symptômes d'ordre *paralytique*.

Ce qu'il nous est encore permis de préciser, c'est que tantôt ces symptômes se produisent sous l'influence de *lésions rachidiennes* que révèle l'examen extérieur, et que tantôt elles sont le résultat de *lésions profondes* (médullaires ou péri-médullaires) qui échappent à l'exploration.

Comme exemple du premier genre, je vous citerai le fait d'un jeune enfant hérédo-syphilitique, qui fut pris, vers l'âge de sept ans, d'une *parésie des membres inférieurs*, avec difficulté, puis impossibilité de la marche. Je trouvai la raison de ce symptôme dans une intumescence massive de plusieurs vertèbres de la région dorsale, constituant une sorte de gibbosité. Quant à la nature spécifique de cette lésion osseuse, elle ressortait en toute évidence et des antécédents de famille et des antécédents personnels à l'enfant et de la coïncidence de plusieurs autres accidents d'ordre manifestement syphilitique (périostose tibiale, gommes sous-cutanées, etc.) Le traitement ioduré produisit une diminution rapide de la tumeur rachidienne, avec amendement parallèle des phénomènes paraplégiques. Par malheur, le petit malade dut quitter Paris prématurément, et la fin de son observation m'a échappé.

Le professeur Laschkewitz (de Charkow) a relaté un fait analogue, concernant une jeune fille de treize ans, hérédo-syphilitique, chez laquelle une hyperostose de la deuxième vertèbre cervicale détermina des symptômes de compression de la moelle, à savoir : *paralysie des quatre membres*, diminution de la sensibilité, diminution de la contractilité électrique, etc.

Soumise au traitement spécifique, la malade guérit en l'espace de deux mois (1).

Une intéressante observation de Bartels est relative à une femme hérédo-syphilitique qui, après avoir présenté de très nombreux accidents d'ordre incontestablement spécifique, fut affectée d'une *paraplégie des quatre membres.* — Guérie par le traitement spécifique, elle fut reprise des mêmes accidents quelque temps après, mais cette fois avec paralysie des sphincters et avec eschares siégeant à la fois au sacrum et aux omoplates. Le même traitement eut encore raison de cette récidive. — D'autres manifestations ayant emporté la malade l'année suivante, on trouva à l'autopsie la raison de ces phénomènes paraplégiques sous forme d'un résidu de tumeur gommeuse placée au devant des deux vertèbres supérieures, de façon à comprimer la moelle. La moitié gauche de la moelle allongée présentait encore des traces de l'aplatissement transversal qu'elle avait subi (2).

(1) *Archiv für Dermatologie und Syphilis*, 1878.

(2) Voici le résumé très abrégé de ce cas curieux dont on trouvera la relation complète dans le livre de Bartels (*Les maladies des reins*, trad. par le Dr Edelmann, p. 323).

Femme de vingt-deux ans, hérédo-syphilitique, affectée depuis plusieurs années de syphilides serpigineuses sur le cou et la face. — De 1862 à 1872, récidives multiples de ces syphilides, sous la même forme. — En outre, accidents syphilitiques nombreux : fistule lacrymale, lésions osseuses du nez, éboulement du nez, dactylites, gommes, etc. — En 70, invasion de phénomènes paraplégiques. « Il se produisit peu à peu une paralysie qui affecta d'abord les extrémités inférieures, puis les extrémités supérieures; de sorte que la malade fut forcée de rester couchée sans faire aucun mouvement, et que pendant longtemps on dut lui donner ses aliments qu'elle n'aurait pas été capable de prendre ». — Traitement spécifique. — Guérison complète en mars 71.

Quelque temps après, récidive des symptômes paralytiques, qui envahissent d'abord le bras gauche, puis la jambe gauche, puis le bras droit, et enfin la jambe droite. — Sensibilité restant intacte dans les membres paralysés. — Paralysie des sphincters de la vessie et de l'anus. — Eschares au sacrum et aux omoplates. — Albuminurie légère. — Traitement par frictions mercurielles et iodure de potassium. — Amélioration lente. — Guérison complète en juin 72.

Quelques mois plus tard, récidive d'accidents spécifiques (syphilides, gommes, etc.). — En outre, détérioration de l'état général ; affaiblissement, amaigrissement. — Hémoptysies, toux, diarrhée. — Réapparition de l'albumine dans l'urine. — OEdème des malléoles, puis anasarque. — Émaciation, marasme et mort.

Indépendamment de nombreuses lésions que je passe sous silence, l'autopsie, en ce qui concerne la moelle, révéla ceci : Au devant de l'articulation de l'atlas avec la base du crâne, entre l'atlas et l'axis, existence d'une tumeur qui, à la coupe, fut reconnue pour un foyer caséeux ramolli (*gomme*). — La moitié gauche de la moelle allongée était aplatie et élargie. — « Évidemment, ajoute l'auteur,

J'aurais encore à vous citer quelques observations analogues, deux notamment qui sont dues à Zambaco (1) et H. Jackson (2). Mais je préfère rappeler vos souvenirs sur un fait dont vous avez été témoins ici-même, il y a quelques mois.

Vous n'avez pas oublié sans doute ces deux enfants hérédo-syphilitiques qui, l'année dernière et les premiers mois de cette année, nous étaient régulièrement amenés par leur mère à chacune de nos consultations du mercredi. Issus d'un père syphilitique (que vous avez vu également) et d'une mère saine ou sur laquelle du moins nous n'avons jamais observé quoi que ce soit de suspect, tous deux ont présenté dans le jeune âge divers accidents d'hérédo-syphilis. Le plus jeune, le seul qui nous intéresse pour l'instant, a été couvert de syphilides dans ses premières semaines. Plus tard, il est devenu sujet à des écoulements d'oreilles et à des écoulements chroniques du nez. Il n'a commencé à parler que très tard. Il est fréquemment affecté de crises convulsives dont nous n'avons jamais pu apprécier la nature *de visu*, mais qui, d'après le récit qu'en fait la mère, sont très probablement d'ordre épileptique. Son front est déformé par deux bosselures latérales, etc., etc. Eh bien, cet enfant, vers l'âge de trois ans et demi, a commencé, sans souffrances et sans aucun symptôme appréciable, à devenir « faible sur ses jambes ». Bientôt il n'a plus marché que péniblement, difficilement ; puis il n'a plus marché du tout, et, quand on nous l'a amené ou plutôt apporté il y a quelques mois, ses membres étaient incapables de le soutenir, bien que capables encore de quelques mouvements limités. Bref, vous l'avez vu affecté d'une *paraplégie*, paraplégie n'affectant du reste que la motilité et respectant soit la sensibilité, soit les fonctions des sphincters. Suivant toute vraisemblance, vous disais-je à cette époque, cette paraplégie a son origine dans une affection spécifique de la moelle ou de ses enveloppes. L'événement m'a

les phénomènes paralytiques avaient été produits par une gomme placée au devant des vertèbres supérieures et comprimant la moelle; ils disparurent après qu'une partie de la gomme eut été résorbée et qu'elle eut ainsi diminué de volume ».

(1) *Des affections nerveuses syphilitiques,* Paris, 1862, p. 207.

(2) *Clinical Lectures and reports of the London hospital,* 1864, t. I.

donné raison depuis lors ; car, à brève échéance, la médication antisyphilitique a fait justice de cette paraplégie.

Bien que peu nombreux encore, les faits qui précèdent n'ont pas moins une signification incontestable. Ils établissent d'une façon authentique que *certaines paraplégies de l'enfance ou même de l'âge adulte peuvent reconnaître pour origine une influence hérédo-syphilitique.*

Inutile de faire ressortir l'importance et les applications pratiques d'une notion de ce genre.

XLVI

TABES HÉRÉDO-SYPHILITIQUE.

Une seconde question s'impose à notre examen.

De même que la paraplégie, le *tabes* peut-il être une conséquence de l'infection hérédo-syphilitique?

Pourquoi non? répondrai-je *à priori.* S'il est certain — et cela n'est plus discutable aujourd'hui — que la syphilis acquise est la cause non pas exclusive, mais majeure, la cause par excellence du tabes, je me demande ce qu'il y aurait d'extraordinaire ou d'impossible à ce que la syphilis héréditaire lui servît également d'origine.

Et, en effet, plus nous avançons dans notre étude, plus nous recueillons de témoignages en faveur de ce fait désormais incontestable, à savoir que la syphilis héréditaire est susceptible de réaliser, à des échéances d'ailleurs très variables, la plupart des manifestations morbides qui ressortissent à la syphilis acquise.

Mais les questions cliniques ne se jugent pas par des *à priori.* Elles se jugent par des observations. Or, voyons ce que la clinique nous apprend à cet égard :

Pour le dire sans plus tarder, je ne sache pas qu'il existe aujourd'hui dans la science une seule observation — j'entends une observation complète et irréfutable — relative à un cas de tabes d'origine hérédo-syphilitique. En d'autres termes, nous ne possédons pas encore un seul cas bien authentique de tabes développé sur un sujet indubitablement hérédo-syphilitique, de tabes sûrement et rigoureusement imputable à l'hérédo-syphilis.

Toutefois il semble peu douteux dès à présent que la syphilis héréditaire puisse servir d'origine au tabes tout comme la syphilis acquise. Telle est du moins, pour moi, la conviction à laquelle m'ont conduit — bien qu'incomplets, comme vous allez le voir — les trois faits suivants qui se sont présentés à mon observation ces dernières années.

L'un d'eux est relatif à un malade de nos salles, bien connu de vous, dont je vous ai parlé longuement dans une conférence récente (1) et que rappellera immédiatement à vos souvenirs la particularité curieuse d'une fracture spontanée survenue tout à fait au début de la période præataxique et peut-être même constituant en l'espèce la première manifestation du tabes. Vous savez si nous avons soigneusement recherché sur ce malade la cause de son tabes. Nous n'avons rien trouvé tout d'abord, pas même la syphilis, qui cependant se rencontre si habituellement dans les antécédents des tabétiques. Puis un examen plus minutieux nous a conduits à découvrir plusieurs signes de l'ordre de ceux qui témoignent le plus communément d'une infection spécifique héréditaire, à savoir : 1° une taie cornéenne; — 2° des antécédents d'ophthalmies chroniques, qui auraient affecté le malade pendant toute son enfance; — 3° des malformations dentaires, sous forme de sillons transverses très accentués, d'érosions, de lésions atrophiques affectant le sommet de plusieurs dents. — A coup sûr ces divers signes, les seuls d'ailleurs qu'il nous ait été possible de relever sur notre malade, ne nous permettent pas d'affirmer chez lui une infection hérédo-syphilitique, mais ils nous autorisent pour le moins à la soupçonner.

Un second cas, plus complet, que j'ai recueilli en ville, concerne une femme de trente ans, déjà profondément ataxique à l'é-

(1) V. *Tabes d'origine hérédo-syphilitique probable; fracture spontanée*, leçon recueillie par le Dr Bruchet (*France médicale*, 1885).

poque où je la vis pour la première fois. Chez cette femme, le tabes avait débuté — chose rare et digne de remarque en l'espèce — vers l'âge de vingt ans. Or, cette malade était indemne de toute contamination syphilitique personnelle; mais elle fournissait une série de renseignements qui laissaient peu douteuse sur elle l'existence d'une infection spécifique héréditaire. Son père, nous disait-elle, était mort « des suites d'une syphilis qu'il avait contractée dans sa vie de garçon ». Sa mère avait fait de très nombreuses fausses couches, que divers médecins avaient rapportées à la maladie de son mari. Elle-même avait été affectée, vers l'âge de trois à quatre ans, d'un « mal d'yeux grave et chronique », qui avait duré quinze à dix-huit mois, et qui avait laissé un néphélion sur l'une de ses cornées.

Le troisième fait dont je dispose est relatif à un jeune garçon chez lequel, comme chez la malade précédente, le tabes débuta d'une façon singulièrement prématurée. A dix-huit ans, il était déjà ataxique, sans parler de prodromes sur lesquels il s'expliquait mal, mais qui semblaient reporter le début du tabes proprement dit au seuil même de l'adolescence. Or, ce jeune homme était indemne de toute contagion syphilitique, et même n'avait jamais eu de rapports sexuels. En recherchant sur lui la cause, le pourquoi de ce tabes, je découvris trois signes peu douteux d'infection héréditaire, à savoir :

1° De nombreuses cicatrices lombo-fessières, du genre de celles que M. Parrot a si bien étudiées et décrites. Mon regretté collègue, à qui je montrai le malade, me déclara que, pour lui, ces cicatrices étaient « absolument typiques et démonstratives ».

2° Plusieurs érosions dentaires, sous forme de sillons ou d'atrophies cuspidiennes. — En outre, une canine était absolument amorphe, au point de ressembler moins à une dent qu'à un caillou jaunâtre.

3° Une atrophie scléreuse des deux testicules, qui offraient tout au plus le volume de petites olives, avec une dureté ligneuse. En l'absence de tout antécédent, de tout commémoratif capable d'expliquer une telle dégénérescence, il était au moins rationnel d'en chercher l'origine dans ces orchites infantiles de la syphilis héréditaire qu'a signalées un médecin distingué, le

Dr Hutinel, et qui sont bien plus fréquentes qu'on ne le croit généralement.

Voilà donc trois cas dans lesquels des malades affectés de tabes présentaient divers signes peu douteux d'hérédo-syphilis.

Malheureusement, dans aucun de ces cas il ne m'a été possible de constituer, comme on dit en droit, la preuve du délit, c'est-à-dire de remonter aux ascendants et de constater sur eux, soit *de visu*, soit par un interrogatoire direct, l'existence de la syphilis. De sorte qu'il manque à ces trois cas ce qui les aurait rendus indiscutables, à savoir, la démonstration de la syphilis chez les parents de mes malades (1)

Donc, bien loin de moi la prétention d'accorder aux faits précédents une signification et une valeur qu'ils ne comportent pas. Je ne vous dirai pas que, de par eux, le problème a reçu sa solution, et que dès à présent l'existence d'un tabes hérédo-syphilitique se trouve démontrée. Mais je vous dirai ce qui est conforme à la réalité des faits, à savoir :

Que, dans plusieurs cas, on a relevé sur des sujets tabétiques des signes ou des commémoratifs qui laissaient peu de doutes sur l'existence d'une infection spécifique héréditaire; — et qu'il n'a manqué à ces divers cas, pour être complets et démonstra-

(1) A ces trois cas j'en puis ajouter actuellement un quatrième, que je viens d'observer tout récemment dans mon service de l'hôpital Saint-Louis.

Il s'agit dans ce cas d'un homme de trente-six ans, profondément ataxique, chez lequel *aucune cause* ne rend compte de cette ataxie, si ce n'est peut-être celle dont nous parlons actuellement. Cet homme notamment (chose rare pour un tabétique) n'a point contracté la syphilis. Mais une infection hérédo-syphilitique est rendue plus que probable chez lui par divers accidents ou commémoratifs du genre de ceux qui se trouvent signalés dans les observations précédentes. En outre, il affirme (et il est absolument catégorique sur ce point) que son père « a été affecté de la syphilis et traité pour la syphilis en 1840 (c'est-à-dire un an avant la naissance de notre malade), à l'hôpital du Midi ». Il tient cela, assure-t-il, de source certaine, et plusieurs fois on lui a dit dans sa famille qu'il « était né d'un mauvais sang, etc. »

Malheureusement, le père de notre malade étant mort, il nous a été impossible encore, dans ce cas comme dans les précédents, d'établir par un examen direct la preuve de ces assertions.

Ce fait reste donc entaché du même point de doute que les trois autres précités.

Il sera publié prochainement avec détails et, s'il est possible, avec documents plus certains sur les commémoratifs, par mon chef de clinique et ami le Dr Bruchet.

tifs, que le critérium de l'enquête instituée sur les ascendants;

Qu'en conséquence il existe de légitimes présomptions pour supposer que le tabes peut avoir son origine dans l'infection hérédo-syphilitique aussi bien que dans l'infection syphilitique acquise.

Certes, je le répète, la question n'est pas jugée, et elle ne le sera pas de sitôt peut-être; mais dès à présent elle se pose, elle s'impose même, dirai-je. Jusqu'à ce jour, on ne s'était guère préoccupé, que je sache, de la syphilis héréditaire dans la recherche des antécédents du tabes. Eh bien, c'est là un élément nouveau dont il faudra tenir compte actuellement. Il faudra, pour toute enquête complète sur l'étiologie du tabes, interroger les antécédents héréditaires des malades au point de vue de la syphilis, tout comme aujourd'hui chacun de nous interroge au même point de vue leurs antécédents personnels. Et ceci sera de toute rigueur, car :

D'une part, il est absolument rationnel et légitime théoriquement que le tabes puisse dériver d'une syphilis héréditaire, puisqu'il dérive si fréquemment, si habituellement, de la syphilis acquise; — et, d'autre part, cette donnée rationnelle a déjà reçu une ébauche de démonstration des faits que je viens de signaler (1).

(1) J'ai laissé subsister dans sa teneur cette leçon, telle qu'elle a été professée il y a bientôt deux ans. Si j'avais à la refaire aujourd'hui, certes je serais plus affirmatif sur la connexion pathogénique qui relie le tabes à l'hérédo-syphilis. Et ce qui m'en donnerait le droit, c'est un certain nombre d'observations qui ont été publiées depuis lors, et dont quelques-unes me semblent nettement démonstratives en faveur de la thèse que je viens de soutenir.

Comme telles, je citerai les deux suivantes, empruntées à un intéressant travail du Dr B. Remak (*Berlin klin. Wochensch.*, 1885, nº 7).

Obs. I (*Sommaire*). — Marie D..., âgée de douze ans. — Née d'un père qui a contracté la syphilis en 1866 et d'une mère également syphilitique, encore affectée actuellement d'une périostose frontale. — Cette femme a eu onze grossesses, dont quatre se sont terminées par des fausses couches, et dont trois autres ont donné naissance à des enfants qui sont morts au cours de leur première année. — Trois enfants survivants, dont Marie D... est l'aînée.

Bonne constitution. — Comme antécédents morbides, rougeole, scarlatine, varicelle et diphthérie. — En outre, à neuf ans, chute sur l'occiput, sans accidents consécutifs.

Peu de temps après, invasion des symptômes de l'affection tabétique actuelle, sous forme de troubles urinaires (incontinence d'urine, nocturne et diurne; miction difficile et lente). — Puis, incontinence des matières fécales, symptôme qui a disparu depuis neuf mois. — Plus tard, pertes de connaissance; — céphalée occipitale; — ptosis; — diplopie; — abaissement progressif de l'acuité visuelle.

XLVII

SCLÉROSE EN PLAQUES.

Il y a longtemps que, pour ma part, je considère théoriquement la *sclérose en plaques* comme une affection où la syphilis est destinée à prendre quelque jour une part étiologique. Mais, à la vérité, cette conception est restée pour moi jusqu'à ce jour toute platonique, passez-moi l'expression, car je n'ai pas encore eu l'occasion de mettre la main sur un seul fait de nature à la légitimer soit cliniquement, soit anatomiquement.

Il faut reconnaître que nombre de présomptions concourent — au moins *théoriquement*, je répète le mot — à nous représenter la syphilis comme un facteur possible de sclérose en plaques. D'une part, en effet, la syphilis offre une tendance indéniable, alors qu'elle affecte le système nerveux, à disséminer, à éparpiller ses localisations sur des points divers de l'axe encéphalo-rachidien (1). D'autre part, il n'est que trop dans son essence

Actuellement, vue très affaiblie. — A l'ophthalmoscope, on constate un certain degré d'*atrophie des nerfs optiques*, avec rétrécissement des vaisseaux de la papille.

D'autre part, *douleurs en ceinture;* — *douleurs fulgurantes* dans les bras et les jambes, parfois accompagnées de petites secousses dans les extrémités; — *diminution de la sensibilité* au toucher et à la douleur, surtout dans les membres inférieurs; — symptômes de *paresthésie* (sensations de froid, d'engourdissement dans les bras et les jambes); — abolition complète des *réflexes rotuliens;* — de temps à autre, *crises gastriques* avec vomissements; — troubles urinaires persistants; etc.

Obs. II (*Sommaire*). — R. Ernest, âgé de seize ans. — Né d'un père syphilitique, qui présente actuellement divers signes non douteux de tabes.

Débile depuis son enfance. — Peu de temps après sa naissance, il a présenté divers accidents qui paraissent peu douteux en tant que manifestations d'hérédité spécifique (coryza, boutons sur la tête, boutons sur tout le corps).

Depuis trois ans, accidents intermittents d'*incontinence urinaire* nocturne. — Parfois, depuis deux ans, accès de *douleurs déchirantes dans les incisives*, qui sont parfaitement saines. — *Signe de Romberg* très accentué. Le malade titube dès qu'il ferme les yeux ou dès qu'on lui commande de tourner rapidement sur les talons. — *Hyperesthésie*, au niveau de la septième vertèbre cervicale. — *Anesthésie* au toucher et à la douleur, principalement à la face interne des cuisses. — Abolition complète des *réflexes rotuliens*.

(1) C'est là un fait que j'ai signalé de vieille date à l'attention et sur lequel j'ai insisté à maintes reprises. — V. *La syphilis du cerveau* (*Leçons cliniques* recueillies par E. Brissaud, Paris, 1879).

d'aboutir, partout où elle se produit, à des dégénérescences d'ordre scléreux. En troisième lieu, s'il convient d'admettre avec le Dr Pierre Marie (1), que la sclérose en plaques n'est le plus souvent qu'un épiphénomène de maladies générales infectieuses et qu'elle dérive de lésions du système artériel, nous trouverions là encore deux raisons en faveur de la même hypothèse ; car la syphilis est certainement un type de maladie générale infectieuse, et l'on sait actuellement avec quelle fréquence elle réalise des affections artérielles.

Mais un simple fait clinique serait à coup sûr beaucoup plus démonstratif que toutes ces inductions *à priori*. Or, jusqu'à présent ce fait clinique avait fait défaut, et cela aussi bien dans la syphilis acquise que dans l'hérédo-syphilis, lorsqu'est apparu, ces derniers temps, un intéressant mémoire d'un médecin étranger, le Dr Moncorvo, où se trouvent relatées plusieurs observations de sclérose en plaques développée sur de jeunes enfants affectés de syphilis héréditaire (2).

Des recherches qu'il a instituées et longtemps poursuivies sur ce sujet notre distingué confrère se croit autorisé à conclure : « 1° que la sclérose en plaques est bien plus fréquente dans le jeune âge qu'on ne l'avait cru jusqu'alors ; — 2° qu'elle offre à peu près le même tableau symptomatologique dans l'enfance que dans l'âge adulte ; — 3° que, parmi les conditions étiologiques de la maladie, il y a lieu d'admettre pour quelques cas l'influence probable de la syphilis héréditaire, etc... »

A l'appui de cette dernière conclusion, la seule qui ait trait à notre sujet actuel, l'auteur relate trois longues observations, bien complètes, bien étudiées, d'où il résulte d'une façon incontestable que la sclérose en plaques s'est développée dans le jeune âge (de sept mois à six ans) sur des enfants manifestement hérédo-syphilitiques. Et, quant à la connexion pathogénique à établir entre la syphilis héréditaire et la sclérose cérébro-spinale, il la trouve démontrée, d'une façon au moins

(1) De la sclérose en plaques chez les enfants, *Revue de médecine*, 1883, p. 539.

(2) *Contribution à l'étude de la sclérose multiloculaire chez les enfants*, par le Dr Moncorvo, professeur de clinique des maladies des enfants à Rio-de-Janeiro, Paris, 1884.

probable, par les considérations suivantes : d'une part, coïncidence de ces deux états morbides, syphilis et sclérose, dûment constatée en plusieurs cas; d'autre part, heureuse et indéniable influence qu'exerce parfois le traitement spécifique sur les symptômes de la sclérose. En deux cas qu'il a pu suivre pendant plusieurs mois, il a vu, dit-il, quelques-uns des symptômes de la maladie notablement amendés par la médication antisyphilitique.

Voici l'un de ces cas :

Obs. (*Sommaire*). — Petite fille âgée de sept ans, Brésilienne. — Née avant terme, dans un état de faiblesse extrême et avec les traces les plus évidentes de *syphilis héréditaire* (taches cuivrées; peau ridée, aspect sénile, cataracte zonulaire, etc.). — Convulsions dans l'enfance. — Développement physique et intellectuel très lent. L'enfant n'a commencé à balbutier ses premiers mots qu'à l'âge de deux ans, et à marcher que bien plus tard encore, vers six ans.

Actuellement, elle est maigre, anémique, chétive. — On retrouve sur elle divers signes d'hérédo-syphilis, à savoir : Sur les fesses et les cuisses, cicatrices nacrées, entourées d'une aréole pigmentée ; — crâne natiforme ; — déformation thoracique ; — tuméfaction des épiphyses osseuses ; — malformations dentaires (érosions multiples, atrophie des molaires; érosions « en gâteau de miel » sur les incisives supérieures, etc). — Hypertrophies ganglionnaires.

Début de l'affection nerveuse vers l'âge de six ans, par modification du caractère, irritabilité, accès de colère sans cause; — puis strabisme; — nystagmus; — faiblesse des membres, avec défaut de coordination des mouvements; — tremblement, dès que les membres entrent en action, etc.

Etat actuel : Troubles moteurs très accentués. *Faiblesse des membres inférieurs*. Marche chancelante, hésitante, incoordonnée. — *Faiblesse des membres supérieurs*. L'enfant ne peut tenir un objet d'une seule main, si peu lourd qu'il soit, sans s'aider de l'autre. — *Tremblement* apparaissant à l'occasion de tous les mouvements, mais disparaissant aussitôt que les membres reviennent au repos.

Strabisme double convergent. — *Nystagmus*. Les globes oculaires exécutent presque sans interruption des mouvements de rotation autour de leur axe ou d'oscillation horizontale. — Acuité visuelle affaiblie.

Expression d'*imbécillité*. Regard égaré; rires sans motifs. — Facultés intellectuelles non développées. Mémoire très débile. — Caractère bizarre; accès d'exaltation, de colère et de violences, pendant lesquels l'enfant déchire ses vêtements, mord, se jette sur les personnes qui l'entourent. — *Parole saccadée*, embarrassée, monotone. — Tremblement de la langue, dès que la malade essaie de parler.

Du reste, sensibilité intacte, réflexes normaux, et intégrité des autres fonctions, à cela près de quelques troubles digestifs.

Traitement prescrit : iodure de potassium, à dose quotidienne de 3 grammes, frictions mercurielles, liqueur de Van Swieten, iodure de fer. Ce traitement est continué pendant six mois.

L'influence de cette médication se traduit d'une façon presque immédiate par un amendement notable de quelques symptômes, notamment des crises de colère, du tremblement et des troubles de la marche. — Plus tard l'amélioration devient générale et très accentuée : « marche plus facile, moins chancelante ; l'enfant peut se conduire seule ; — nystagmus très atténué, ne se produisant plus qu'à de rares intervalles et d'une façon presque imperceptible ; — tremblement de la langue très diminué ; — strabisme un peu moins accentué ; — et surtout modification profonde du caractère, au point que l'enfant est devenue d'un caractère assez doux ; — mais intelligence restant obtuse ; — enfin, nutrition améliorée ; appétit ; pâleur moindre ; forces accrues, etc. »

« En un mot, conclut l'auteur, la plupart des phénomènes caractéristiques de la sclérose en plaques se trouvaient, on ne peut le nier, bien modifiés chez notre petite malade au bout de six mois d'un traitement iodo-hydrargyrique. »

Je n'ai pas à vous dire, Messieurs, qu'il serait prématuré, dans l'état actuel de nos connaissances, de vouloir porter un jugement sur les faits qui précèdent. Conservons une note plus juste en présentant seulement comme *possible* ou *probable* l'influence pathogénique exercée par l'hérédo-syphilis sur la production de la sclérose en plaques ; et, de même que pour le tabes, sachons attendre d'observations nouvelles la solution définitive de la question.

XLVIII

AFFECTIONS DES NERFS.

Comme annexe aux troubles morbides que peut éveiller l'hérédo-syphilis tardive vers le système nerveux, il me reste à signaler quelques affections intéressant les *nerfs* individuellement.

Celles-ci sont rares. Une courte mention leur suffira.

J'ai vu deux fois, sur des enfants hérédo-syphilitiques, se produire des *paralysies isolées des paires motrices oculaires*, indépendamment de tout autre trouble cérébral, de tout symptôme permettant de supposer une affection de l'encéphale. Traitées par la médication spécifique, ces paralysies se sont amendées rapidement et dissipées sans retour. Il est donc plus que vraisemblable qu'elles avaient leur origine, leur raison d'être, dans une lésion intéressant exclusivement les nerfs.

Cette lésion dérivait-elle d'une altération primitive et essentielle du tronc nerveux ; ou bien n'était-elle qu'une conséquence, un résultat d'une compression exercée sur le nerf par une tumeur de voisinage ? Cela, je ne saurais le dire ; mais, en tout cas, les seuls troubles qui se manifestèrent furent ceux de simples paralysies oculaires.

Un cas plus complexe a été observé et décrit par le Dr Nettleship. Sur une jeune fille de quatorze ans, née d'un père syphilitique et ayant déjà présenté divers accidents de syphilis héréditaire, il se produisit tout un ensemble de symptômes paralytiques se rattachant à des lésions de plusieurs paires crâniennes, à savoir : le *nerf moteur oculaire commun*, le *nerf moteur oculaire externe* et le *trijumeau* du côté droit. D'une part, les mouvements de l'élévateur de la paupière, du droit supérieur, du droit inférieur, du droit interne et du droit externe, étaient soit diminués, soit absolument abolis. Et, d'autre part, on constatait une notable diminution de la sensibilité sur la moitié correspondante de la face, au niveau du front, de la paupière, de la joue et du nez. Les muqueuses oculaires étaient également le siège d'une anesthésie semblable, voire plus marquée que sur les téguments du visage.

Voici le résumé de ce cas curieux :

Obs. (*Sommaire*). — « Enfant âgée de quatorze ans, pâle, très peu développée. — Père déclarant avoir eu la syphilis sept à huit ans avant la naissance de cette enfant. — Mère morte en couches. Pas de renseignements sur cette femme.

La jeune malade offre des antécédents et des signes non douteux de syphilis héréditaire, à savoir : Vers l'âge de six ans, kératite interstitielle double, ayant laissé une taie opaque sur l'œil droit ; — surdité légère, de début non précisé ; — bosses frontales proéminentes ; — malformations dentaires ; — nez effondré ; — large perforation sur la cloison osseuse des fosses nasales ; — carie d'un os au fond des cavités nasales, etc.

Début, il y a quatre ans, d'une anesthésie faciale qui persiste encore aujourd'hui.

Etat actuel : Anesthésie occupant le segment supérieur de la moitié droite du visage, c'est-à-dire le front, la joue, les paupières, le versant droit du nez, la conjonctive et la cornée. Cette anesthésie toutefois n'est pas absolue. Au niveau de toutes ces parties, la malade sent encore le contact, mais d'une façon obscure, bien moins distincte que du côté opposé. — L'anesthésie est surtout marquée sur le globe oculaire. — En outre, du même côté, paralysie complète du droit externe et du droit supérieur ; parésie du droit inférieur, du droit interne et de l'élévateur de la paupière ; le petit oblique est probablement aussi paralysé ; etc., etc... (1). »

Signalons encore une observation curieuse du Dr Ormerod, relative à une lésion du *nerf médian* développée sur une jeune femme hérédo-syphilitique. Cette lésion consistait en une intumescence fusiforme du tronc nerveux, qui présentait sur une longue étendue de son parcours un volume égal ou supérieur à celui d'un « gros tuyau de plume ». Elle avait pour conséquence des troubles fonctionnels divers dans le membre correspondant, à savoir, phénomènes d'anesthésie cutanée au niveau de la main, et état parétique ou paralytique de plusieurs muscles, qui avaient perdu leur contractilité faradique et subi de plus un certain degré d'atrophie (2).

Enfin une autre manifestation de syphilis héréditaire tardive consiste en la production de *paralysies symptomatiques de compressions*, et de compressions exercées sur les troncs nerveux par des tumeurs de voisinage, telles que gommes, exostoses, périostoses, etc. Je ne saurais en citer un meilleur exemple que le suivant, emprunté à mon savant confrère et ami le Dr Galezowski (3).

Un enfant de douze ans commence par être pris de violents maux de tête, concentrés vers la tempe et le globe oculaire du côté gauche. Puis il se met à voir double, et son œil gauche devient saillant.

On l'amène, le 9 avril, à la consultation de M. le Dr Gale-

(1) V. *Transactions of the pathological Society of London*, t. XXXII, 1881.

(2) V. *Transactions of the pathological Society of London*, t. XXXII, 1881.

(3) V. *Recueil d'ophthalmologie*, publié par Galezowski et Guignet, 3e série, 1879, p. 454.

zowski, qui constate l'état suivant : D'une part, *exophthalmie* très prononcée de l'œil gauche ; — d'autre part, signes multiples de *paralysies oculaires* intéressant le même œil, à savoir : ptosis ; strabisme externe avec diplopie ; paralysie absolue de tous les muscles de l'œil, au point que le globe oculaire est à peine mobile. — Pas de douleurs à la pression exercée sur l'œil. — Du reste, pas de tumeur appréciable ; mais l'œil ne se laisse pas refouler dans l'orbite, ce qui démontre surabondamment l'existence d'une tumeur occupant le fond de l'orbite, tumeur qui empêche la restitution du globe oculaire dans sa situation normale.

Quelle pouvait être cette tumeur ? Lui supposant une origine syphilitique possible, M. Galezowski ouvre une enquête sur les antécédents. Il interroge le père, qui avoue la syphilis ; il le trouve même affecté actuellement de deux ulcérations dont la nature syphilitique ne saurait rester douteuse. D'après ces données, il institue pour l'enfant un traitement spécifique. Résultat immédiat des plus satisfaisants. Dès le 26 mai, la diplopie disparaît ; puis l'exophthalmie diminue rapidement ; tous les autres symptômes s'atténuent et s'effacent. Bref, le 2 juin, la guérison est absolue.

XLIX

AFFECTIONS PULMONAIRES

Que l'influence hérédo-syphilitique soit susceptible de créer des lésions pulmonaires, c'est là un fait qui, en ce qui concerne les enfants du premier âge, n'est plus à démontrer aujourd'hui. Mais, que cette même influence puisse se proroger dans un âge ultérieur, pour donner lieu, au cours de la seconde enfance, de la jeunesse et de l'âge mûr, à des pneumopathies d'ordre spécifique, voilà un autre fait dont la notoriété, à coup sûr, est bien moins établie, ou même, disons mieux, dont on ne s'est guère préoccupé jusqu'à ce jour.

Eh bien, ce second fait cependant n'est pas moins authentique que le premier, et nous pouvons donner comme certaine la proposition suivante :

La syphilis héréditaire est capable de réaliser, dans un âge plus ou moins avancé de la vie, des pneumopathies spécifiques, identiques à celles de la syphilis acquise.

A vrai dire, nous ne disposons encore que d'un bien petit nombre d'observations auxquelles serait applicable l'étiquette de *phthisie hérédo-syphilitique*. Je n'ai pu en réunir que cinq, et cela sur un total de 212 cas relatifs à divers accidents de syphilis héréditaire tardive. C'est bien peu, et, d'après le simple énoncé de ce chiffre, on serait autorisé à croire que les manifestations pulmonaires de l'hérédo-syphilis ne constituent que des exceptions rares dans un âge plus ou moins avancé. Mais j'imagine qu'en réalité ces manifestations sont moins rares qu'elles ne le paraissent, et cela pour les deux raisons que voici : d'abord, parce qu'elles sont souvent assez limitées, assez circonscrites en tant que lésions pour passer inaperçues, — en second lieu, parce qu'elles risquent fort d'être méconnues comme nature et que maintes fois sans doute elles ont dû être rapportées indûment à la tuberculose.

Quoi qu'il en soit, voyons l'état actuel de nos connaissances sur la question.

D'abord, à l'autopsie de sujets hérédo-syphilitiques d'âge plus ou moins avancé, on a rencontré plusieurs fois des lésions pulmonaires d'ordre incontestablement spécifique, à savoir :

Soit de véritables gommes, sous forme de nodules jaunâtres et caséeux ; — soit des états d'épaississement fibroïde et scléreux disséminés au sein du parenchyme pulmonaire (*fibroïd lungs* des auteurs anglais) ; — soit des cicatrices superficielles ou profondes ; — soit enfin des cavernes, des excavations creusées au centre de l'organe et circonscrites par une zone d'induration scléreuse, etc. ; — et tout cela sans la moindre trace de tuberculose.

Exemples :

Un de nos petits malades, âgé de sept ans, hérédo-syphilitique, fut emporté par une affection aiguë intercurrente. A l'autopsie nous rencontrâmes trois petites gommes pulmonaires, qui n'avaient pas donné lieu au moindre trouble morbide.

De même, un jeune enfant, fils d'un père syphilitique, était traité par M. Lannelongue pour des affections osseuses de nature incontestablement spécifique, lorsqu'il fut pris d'une diphthérie rapidement mortelle. L'examen cadavérique révéla une gomme pulmonaire dont l'existence n'avait pas été soupçonnée.

A l'autopsie d'une femme de quarante et un ans, manifestement hérédo-syphilitique et morte d'une phthisie syphilitique, M. Lancereaux constata plusieurs *cavernes* dans les trois lobes du poumon droit. « Ces cavernes, dont les plus vastes auraient contenu un œuf de pigeon, étaient séparées les unes des autres par des cloisons souvent incomplètes ou des brides fibreuses plus ou moins étendues. Elles avaient des parois parfaitement lisses et polies. Elles étaient situées au milieu d'un tissu grisâtre, ferme, résistant à la pression et ne se laissant ni déprimer ni déchirer. Nulle part on ne trouvait la moindre trace de tuberculose ; et d'ailleurs ces cavernes, sculptées dans le tissu pulmonaire induré, indiquaient suffisamment qu'il ne s'agissait pas là de lésions tuberculeuses, etc. (1). »

En second lieu, des faits cliniques non moins probants établissent bien catégoriquement l'authenticité de pneumopathies spécifiques développées sur des sujets de divers âges et dérivant d'une infection héréditaire. Tel est, comme exemple, le cas suivant, que j'emprunterai à MM. Dubousquet-Laborderie et Gaucher, et qu'avec moi vous allez trouver des plus curieux, des plus remarquables et des plus probants.

Une petite fille de huit ans et demi était traitée depuis un certain temps pour une « phthisie pulmonaire », lorsque le Dr Dubousquet est appelé à lui donner ses soins. Il trouve l'enfant dans l'état le plus propre à confirmer ce diagnostic, à savoir :

D'une part, habitus et facies de la consomption; émacia-

(1) *Traité de la syphilis*, 11e édit., p. 331.

tion; faiblesse; inappétence; toux continuelle; température à 39°; pouls à 140; fièvre vespérale, etc.

D'autre part, matité au sommet droit, en avant et en arrière, avec souffle caverneux et gargouillement dans la fosse sus-épineuse; gros râles sous-crépitants disséminés dans toute la poitrine, etc..

D'après ces divers signes, notre confrère accepte tout d'abord — et qui n'aurait fait comme lui? — le diagnostic de tuberculose, et institue un traitement en conséquence.

Mais voici que, quelques semaines plus tard, apparaît une tumeur vers la région moyenne du sternum. Cette tumeur se développe rapidement et atteint le volume d'une petite orange. On l'ouvre, et il en sort, non pas du pus véritable, mais un liquide puriforme, gélatineux et filant.

Qu'est-ce donc que cette tumeur à contenu si singulier? Ne serait-ce pas une gomme? Et, si c'était une gomme, la prétendue tuberculose pulmonaire ne pourrait-elle pas, elle aussi, n'être qu'une phthisie syphilitique? Telle est la double question qui se pose actuellement. Alors, le soupçon éveillé, on examine l'enfant au point de vue de l'hérédité syphilitique, et on lui trouve toutes les dents ou piquetées, ou encochées à leur bord libre, ou parcourues par des sillons transverses. Rien autre du reste, soit comme antécédents, soit comme stigmates de syphilis. Pas de traces de syphilis sur la mère; — quant au père, il reste invisible pour l'instant.

Néanmoins, sur les données que je viens de dire, le Dr Dubousquet incline très judicieusement au diagnostic d'hérédo-syphilis, comme cause probable et de la tumeur sternale et de l'affection pulmonaire. Confirmé dans son appréciation par l'avis conforme du Dr Gaucher, il prescrit le traitement spécifique, à savoir : d'abord, sirop de Gibert, pendant quelques jours, puis frictions mercurielles et iodure de potassium.

Les résultats de ce traitement ne se font pas longtemps attendre. Bientôt l'ulcération gommeuse — nous pouvons la qualifier ainsi maintenant — se répare et se cicatrise. La fièvre vespérale disparaît. Les forces se rétablissent. Les signes d'auscultation se modifient. Au bout d'un mois, on ne trouve plus au sommet droit qu'un peu de respiration soufflante. Bref, au bout de deux mois, *guérison*, guérison complète, et guérison qui s'est maintenue depuis lors.

Inutile d'ajouter le moindre commentaire à une telle observation. Quelle est, en effet, quelle peut être une maladie qui, présentant à la fois et l'état général et les symptômes locaux et l'évolution d'une phthisie pulmonaire, guérit néanmoins en deux mois sous l'influence du mercure et de l'iodure? Il n'est pas deux maladies qui répondent à ce programme; il n'en est qu'une, la *phthisie syphilitique.*

Mais, dira-t-on peut-être, s'il s'agissait bien évidemment dans ce cas d'une phthisie syphilitique, s'agissait-il d'une phthisie syphilitique *par hérédité?* Ici se place, comme réponse à cette objection, un épilogue curieux de l'observation précédente, épilogue que voici en deux mots.

Le traitement spécifique qui devait sauver la petite malade en question était établi depuis quelques jours, lorsque le père de l'enfant se décida enfin à entrer en scène. Il venait consulter pour son compte le Dr Dubousquet, et le consulter pour quoi? Pour un périonyxis ulcéreux, pour un onyxis, et pour une périostose tibiale, toutes lésions manifestement syphilitiques *de visu* et avant tout interrogatoire. Du reste, il ne se faisait nullement prier pour avouer qu'il avait eu la syphilis. En 1871, c'est-à-dire trois ans avant la naissance de l'enfant, il avait contracté un chancre à la verge, chancre « qui avait été suivi d'un bubon, de plaques muqueuses et de douleurs ostéocopes ». — Soumis également à la médication spécifique, il guérit en quinze jours des divers accidents précités (1).

De même, M. le Dr Latty a publié récemment un cas très intéressant de pneumopathie syphilitique développée sur une petite fille de huit ans manifestement hérédo-syphilitique et sœur de plusieurs enfants également infectés de syphilis héréditaire. Sans entrer dans la relation de ce fait, je vous le signalerai comme particulièrement curieux à deux points de

(1) V. *Revue de médecine*, 1884, t. IV, p. 663.

vue : 1° en ce que, à un moment donné, l'élimination des produits gommeux qui infiltraient le parenchyme du poumon s'accompagna de tous les symptômes d'une *gangrène pulmonaire* (fétidité caractéristique, crachats de couleur lie de vin, etc.) ; — 2° en ce que, plus tard, l'évacuation des gommes fut suivie d'un retrait énorme, d'une véritable *atrophie* d'une moitié du thorax. Cette atrophie était telle que « la demi-circonférence gauche de la poitrine, au niveau du mamelon, mesurait seulement 23 centimètres, tandis que la demi-circonférence droite en mesurait 30, et qu'un compas d'épaisseur, au même niveau, donnait à gauche 10 centimètres d'écartement, contre 17 à droite. En outre, une dépression considérable, presque comparable à l'épaisseur de la main, s'était creusée sous la clavicule gauche, et dessinait là l'aplatissement subi par les parois thoraciques (1). — C'est là ce dont vous rendra parfaitement compte cette belle photographie qu'a fait exécuter notre confrère et qu'il a bien voulu mettre à ma disposition.

Enfin, Messieurs, j'ai le devoir de signaler encore à votre attention un autre fait qui, sans une regrettable lacune, serait bien plus intéressant encore et bien plus remarquable que les précédents, et cela parce qu'il ne tendrait rien moins qu'à démontrer la possibilité d'une phthisie syphilitique se développant *dans l'âge mûr* (vers quarante ans) sous l'influence d'une hérédité spécifique.

Dans ce fait, dû à M. Lancereaux (2), il s'agit d'une femme de quarante et un ans qui vint mourir à l'hôpital avec tous les signes généraux et locaux d'une phthisie pulmonaire au troisième degré. A l'autopsie, on ne trouva aucune lésion de tuberculose ; mais, en revanche, on découvrit dans l'un des poumons et dans le foie des altérations d'ordre incontestablement syphilitique (3).

(1) *Pneumopathie syphilitique congénitale, ayant déterminé une asymétrie atrophique du thorax*, Paris, 1886. — La photographie de ce cas curieux est actuellement déposée au musée de l'hôpital Saint-Louis (collection particulière de l'auteur).

(2) *Ouvr. cité*, p. 330.

(3) Avec M. Lancereaux, je ferai remarquer que, dans ce cas, *un seul* des poumons était affecté de lésions profondes (larges excavations, précédemment décrites p. 538), et que, de plus, ces lésions, loin d'être circonscrites au sommet,

Or, la syphilis dont cette femme était sûrement affectée, quelle en était l'origine ? Quantité de raisons se présentaient pour la rattacher à la modalité *héréditaire*. Ainsi : 1° Cette femme niait tout antécédent vénérien, et même elle était vierge ; — de plus, elle racontait « que son père avait été atteint d'une mauvaise maladie », qui, d'après ce qu'elle avait pu entendre dire, était une affection syphilitique ; — 2° de douze frères ou sœurs qu'elle avait eus, neuf étaient morts en bas âge ; — 3° elle avait souffert, de huit à onze ans, d'ophthalmies chroniques qui l'avaient rendue presque aveugle ; — 4° elle était sourde, et sourde sans lésions appréciables ; — 5° elle avait un nez mal formé, aplati à sa base, et des dents petites, bicuspidées ; — 6° enfin, elle présentait au plus haut degré cet infantilisme et ces caractères d'imperfection ou d'arrêt de développement physique qu'il n'est pas rare de rencontrer chez les hérédo-syphilitiques, à savoir : petitesse de taille ; — seins analogues à ceux d'une jeune fille impubère ; — pénil glabre ; — absence de toute menstruation ; — étroitesse singulière du vagin ; — utérus comparable à celui d'une enfant de huit à dix ans ; — ovaires rudimentaires ne contenant même pas de vésicules de de Graaf, etc.

Cette observation, vous disais-je, offre une lacune. Il y manque en effet ce qui constitue le critérium par excellence de l'hérédité syphilitique, à savoir, la démonstration formelle de la syphilis chez les ascendants. Mais elle contient en revanche tant d'autres éléments de probabilité et de quasi certitude qu'elle s'impose à l'attention, et que j'ai cru indispensable de la consigner ici.

De ce qui précède il dérive un enseignement majeur pour la pratique : c'est qu'étant donnée, sur un enfant ou un adolescent, voire sur un adulte, une affection pulmonaire qui se présente avec les symptômes généraux et locaux de la phthisie pulmonaire, il y a toujours lieu de songer à la syphilis comme origine possible

étaient réparties dans les divers lobes. Ce sont là, comme on le sait, deux considérations importantes dans le diagnostic différentiel de la phthisie syphilitique et de la phthisie tuberculeuse.

de cette affection ; — c'est que, dans ces conditions, la plus élémentaire prudence impose au médecin le devoir d'instituer une enquête sur les antécédents et d'y rechercher, non pas seulement la syphilis banale, la syphilis acquise, mais ce à quoi on ne songe guère ou l'on n'a guère songé jusqu'à ce jour, à savoir : la *syphilis héréditaire*.

Voyez, en effet, ce qui a eu lieu dans la plupart des observations de phthisie syphilitique qui sont relatées dans la science. Comment a-t-on été conduit à soupçonner et à découvrir la syphilis comme cause de phthisies jusqu'alors réputées tuberculeuses ? Presque invariablement par le fait d'un hasard, par un incident fortuit, par l'invasion inattendue et tout éventuelle d'un symptôme patent de syphilis, tel qu'exostose, gomme, etc. Sans ce *hasard* — je répète le mot et j'insiste à dessein — l'affection pulmonaire eût continué comme devant à passer pour tuberculeuse, et vous savez le résultat d'une erreur de ce genre.

Eh bien, il ne convient pas que le diagnostic d'une affection aussi capitale que la phthisie syphilitique soit laissé à la merci d'un hasard, d'un incident. C'est un *devoir* médical pour nous d'aller au devant de ce hasard ou, en d'autres termes, de dépister la syphilis avant l'entrée en scène et sans le concours éventuel d'une manifestation incidente. Et comment satisfaire à ce devoir ? Tout simplement en nous imposant l'obligation, dans tous les cas où nous avons à instituer le diagnostic d'une affection pulmonaire, d'ouvrir une enquête, et une enquête complète, suffisante, sur les antécédents du malade en vue d'une syphilis d'ordre quelconque, voire d'une syphilis héréditaire à longue portée.

A coup sûr, cette enquête n'aura pas de résultats utiles dans l'énorme majorité des cas, étant donnée l'énorme supériorité de fréquence de la phthisie tuberculeuse par rapport à la phthisie syphilitique. Mais tenez pour certain qu'à un jour donné, le jour où peut-être vous vous y attendrez le moins, elle aboutira à redresser une erreur diagnostique, à convertir en une phthisie spécifique une phthisie jusqu'alors imputée à la tuberculose, c'est-à-dire, au total, à sauver la vie de votre malade.

L

AFFECTIONS HÉPATIQUES.

La syphilis héréditaire, qui réalise si fréquemment des lésions hépatiques dans le tout jeune âge, affecte également le foie à échéance plus tardive. On l'a vue déterminer des lésions — et des lésions graves — de cet organe dans l'enfance, dans la seconde enfance, dans l'adolescence, et jusque dans l'âge adulte.

L'authenticité de tels faits n'est plus contestable actuellement. Elle ressort de nombreuses observations, aussi sérieusement étudiées que possible et absolument démonstratives.

Pour édifier d'emblée votre conviction à ce sujet, laissez-moi, avant d'aller plus loin, vous résumer en quelques lignes le cas suivant, dû à Hutchinson.

Un enfant naît de parents syphilitiques. Dans le jeune âge, il est affecté d'une kérato-iritis double. Vers l'âge de onze ans, il est littéralement criblé de lésions syphilitiques sur divers organes, à savoir : lésions osseuses multiples (hyperostoses des humérus et des cubitus, nodosités sur les fémurs, les tibias, les péronés) ; — arthropathie du coude droit ; — hypertrophie du foie ; — lésions rénales, avec albuminurie, ascite, hématuries, etc. — Traité par l'iodure de potassium, il guérit de tout cela. — Puis, à vingt et un ans, il est repris d'accidents rénaux et pulmonaires, auxquels il succombe. — Et l'autopsie, à ne parler que de ce qui nous intéresse pour l'instant, révèle les reliquats de l'ancienne affection hépatique sous forme d'un foie fissuré, lobulé, rétracté par d'abondantes productions fibreuses, etc. (1).

Tout est réuni dans ce cas pour commander la conviction. D'une part, hérédité syphilitique nettement établie ; — d'autre part, invasion d'une lésion hépatique en coïncidence avec d'au-

(1) Observation déjà citée (*Illustrations of clinical Surgery*, Londres, 1878, pl. IX).

tres lésions de spécificité non douteuse; — puis, confirmation par l'autopsie de cette lésion hépatique sous la forme la plus habituelle aux productions morbides que réalise la syphilis dans le foie. Pourrait-on mettre en doute un seul instant, devant de tels témoignages, la relation de ces accidents hépatiques avec l'influence héréditaire de la syphilis ?

Et de même pour tant et tant d'autres cas semblables que j'aurais à vous citer.

Les déterminations hépatiques que réalise à échéance plus ou moins tardive la syphilis héréditaire présentent ce qu'on peut appeler un degré *moyen* de fréquence. C'est dire qu'elles ne sont ni rares ni communes. J'en ai réuni vingt-cinq cas bien authentiques, empruntés soit à ma pratique personnelle, soit à divers auteurs, tels que Hutchinson, Coupland, Dowse, Byrom Bramwell, Ripoll, H. Barth, Berne, Créquy, Barthélemy, etc. (1).

Sous le rapport de l'âge auquel se sont produites ces lésions hépatiques de l'hérédo-syphilis tardive, je les trouve distribuées de la façon suivante :

De 2 à 10 ans	7 cas.	
De 11 à 20 —	13 —	
A 23 ans	1 —	
A 34 —	1 —	(2)

Quant aux formes morbides qu'elles sont susceptibles d'affecter, elles reproduisent trait pour trait, comme il était légitime de le supposer *a priori*, ce qu'on observe dans la syphilis acquise. Et, en effet, les lésions qui ont été constatées dans les cas dont je dispose peuvent être rangées sous les trois chefs suivants :

1° *Lésions d'hépatite interstitielle diffuse.* — Celles-ci, qui

(1) On retrouvera reproduites la plupart de ces observations dans l'excellent mémoire que le Dr Barthélemy, mon ancien chef de clinique, a consacré à l'étude de cette difficile et intéressante question (*Syphilis héréditaire tardive du foie*, (Archives générales de médecine, mai et juin 1884).

(2) Trois cas restent indéterminés quant à l'âge précis où se sont produits les premiers accidents hépatiques.

constituent ce qu'on appelle la cirrhose syphilitique, sont de beaucoup les plus communes. Je ne ferai que vous rappeler en deux mots ce en quoi elles consistent, à savoir : originairement, prolifération surabondante d'éléments cellulaires qui infiltrent la glande hépatique, avec complication habituelle de péri-hépatite; — puis organisation et condensation de cette gangue cellulaire en un tissu cellulo-fibreux (sclérose hépatique); — ultérieurement, rétraction progressive de ces productions fibreuses, et, comme conséquence, déformations variables du foie, sous forme de dépressions corticales, de bosselures, de mamelons, de scissures, de lobulations profondes, avec atrophie partielle ou générale de la glande, etc. (foie dit *capitonné* ou *ficelé*, suivant les apparences variables de sa surface extérieure).

2° *Lésions de forme gommeuse.* — Constituées ici comme ailleurs par la production de tumeurs isolées se déposant au sein du parenchyme glandulaire, tumeurs offrant tous les caractères des gommes syphilitiques.

3° *Lésions de forme amyloïde* (*foie cireux, foie lardacé*) ne différant en rien, dans l'ordre de cas qui nous occupe, du type usuel des lésions décrites sous cette dénomination générique.

Ajoutons que d'ailleurs ces diverses formes ne sont en rien exclusives les unes des autres. Tout au contraire elles peuvent s'associer, se combiner. C'est ainsi que des productions gommeuses coexistent assez fréquemment avec l'hépatite interstitielle diffuse. On a même vu des gommes s'associer aux dégénérescences amyloïdes, de façon à constituer une forme mixte dite *amylo-gommeuse* (1).

Le simple énoncé de ces formes morbides vous dit assez quel pronostic se rattache à de telles lésions. Toutes — sans parler même des dégénérescences amyloïdes, à peu près rebelles jusqu'ici à tout traitement — comportent une gravité considérable, en ce que, méconnues et non traitées, elles peuvent envahir le foie sur une grande étendue, voire l'envahir en totalité, et créer des troubles fonctionnels des plus sérieux, dont la mort est

(1) Barthélemy, *Mém. cité*, p. 57.

l'aboutissant le plus commun. Jugez-en au surplus par les chiffres que voici :

Sur les 25 cas dont je dispose (défalcation faite de 3 cas dont la terminaison est restée inconnue), 14 ont abouti à la mort, et 8 seulement à la guérison.

Or, comme l'expérience apprend, d'autre part, que ces mêmes lésions, reconnues de bonne heure en tant que manifestations spécifiques et soumises à temps au traitement spécifique, ont pu *guérir* et même ont guéri parfois d'une façon inespérée, presque miraculeuse, il suit de là ce que vous avez pressenti déjà, à savoir, que l'intérêt majeur, capital, du sujet qui nous occupe actuellement réside dans le diagnostic de ces lésions, dans leur diagnostic en tant que manifestations relevant d'une origine spécifique.

Eh bien, attachons-nous donc à ce diagnostic avec tout l'intérêt qu'il comporte, et voyons comment se traduisent, et surtout comment se traduisent à leur début, les lésions hépatiques qui dérivent d'une infection héréditaire.

Un premier fait à reconnaître, c'est que, bien malheureusement, ces lésions n'ont pas de signe spécial, pathognomonique ; — que, de plus, elles ne s'accusent fort souvent que par un ensemble de symptômes vagues, obscurs, mal déterminés, peu susceptibles d'appeler l'attention vers le foie ; — et qu'enfin elles affectent presque toujours un mode de début particulièrement lent, progressif, larvé, et presque *latent*.

Venons aux détails, en envisageant d'une façon particulière chacune des formes précitées.

I. — La *forme gommeuse* des hépatites syphilitiques est celle qui légitime le mieux les réflexions qui précèdent. Dans la plupart des cas, en effet, les gommes du foie sont ce qu'on appelle des « surprises d'autopsie ». On les constate sur le cadavre, sans les avoir soupçonnées pendant la vie. Et, si elles échappent de la sorte pendant la vie à l'attention du médecin non moins qu'à celle du malade, c'est que presque toujours elles restent *silencieuses*, si je puis ainsi parler, c'est-à-dire ne se traduisent par aucun trouble qui soit de nature à en trahir l'existence.

Il n'est aucune exagération à dire que des gommes isolées, de petit ou même de moyen volume, ne constituent le plus habituellement pour le foie que des corps étrangers inoffensifs et indifférents. Elles ne déterminent ni douleurs, ni ictère, ni ascite, ni troubles locaux cliniquement appréciables. La preuve en est, je le répète, dans ces nombreuses autopsies où l'on a constaté des gommes hépatiques soit en plein développement actuel, soit sous forme de cicatrices, alors que pas un symptôme corrélatif n'avait été relevé pendant la vie.

Les syphilomes gommeux du foie ne se trahissent cliniquement que dans certaines conditions particulières d'ordre rare ou même exceptionnel, telles que les suivantes : alors que, situés au voisinage d'un conduit biliaire important, ils le compriment et déterminent ainsi des accidents de stase et de résorption, dont l'ictère devient un symptôme ; — ou bien alors que, par le fait de leur volume ou de leur multiplicité, ils envahissent une notable étendue de la glande, ce qui ne s'observe que dans un nombre de cas très limité ; — ou bien enfin, ce qui est plus rare encore, alors qu'ils aboutissent à déterminer dans le foie des troubles circulatoires importants. Un cas exagéré de ce genre nous est fourni par une belle observation de mon collègue et ami le Dr H. Barth, observation dans laquelle une grosse gomme, occupant le bord postérieur du foie, avait englobé les deux veines sus-hépatiques et déterminé l'oblitération absolue de ces deux vaisseaux. D'où stase sanguine dans tout l'organe, dégénérescence rapide des cellules hépatiques, effusion séreuse dans le péritoine, ascite considérable, se reproduisant d'une façon immédiate à la suite de chaque ponction, et, tout naturellement, terminaison fatale (1).

II. — De même, les *lésions amyloïdes* du foie n'ont pas de symptômes propres ; ou, pour mieux dire, les symptômes qui pourraient appeler l'attention sur elles disparaissent dans un ensemble de troubles cachectiques auxquels elles servent d'origine

(1) V. *France médicale*, 1882, p. 605.

pour les uns, ou dont elles sont le résultat, la conséquence, pour les autres. L'état d'hypertrophie uniforme, lisse et résistante de l'organe constitue le seul signe local qui permette de soupçonner l'existence de ces lésions, sans parler d'ailleurs des autres dégénérescences viscérales qui coïncident le plus souvent avec elles.

III. — Mais venons aux *lésions cirrhotiques*, qui nous intéressent plus spécialement en l'espèce.

Celles-ci, assurément, sont loin d'avoir une symptomatologie aussi effacée que les gommes ou aussi banale que les dégénérescences amyloïdes. Elles se rapprochent néanmoins des unes et des autres à ce point de vue, au moins pour une certaine étape de leur évolution, étape qui, malheureusement, est celle où il y aurait le plus d'intérêt à ce qu'elles ne restassent pas méconnues.

Je précise.

D'abord elles ont presque invariablement un mode de début insidieux et effacé. On peut même dire que, pendant la première période de leur évolution, elles n'ont pas de symptômes *hépatiques* à proprement parler. Si bien qu'elles se dissimulent, pour un temps plus ou moins long, sous un ensemble de troubles d'une banalité absolue, tels que les suivants : alanguissement général; perte de l'entrain habituel, de la gaieté, de la vivacité; perte des forces ; lassitude ; amaigrissement; teint plombé, un peu jaunâtre, mais sans ictère ; en un mot, état de malaise continu, avec nutrition défaillante, mais sans localisation possible à déterminer.

Puis, un peu plus tard, entrent en scène divers troubles digestifs : perte d'appétit; digestions pénibles; symptômes de dyspepsie; flatulence; météorisme; nausées et vomituritions; constipation, avec accès de diarrhée; malaise abdominal, avec tension vers l'hypogastre. — Mais toujours *pas d'ictère;* notez bien, Messieurs, ce signe négatif.

Jusqu'ici, vous le voyez, rien autre qu'un ensemble de symptômes d'ordre essentiellement banal, de symptômes au total non susceptibles de permettre le diagnostic d'une lésion du foie et moins encore, bien entendu, celui d'une hépatite d'ordre spécifique.

Aussi, comme cela ressort des observations, *l'attention ne se porte-t-elle pas vers le foie* à cette période de la maladie.

Il n'est guère d'exception à ce fait habituel que pour deux ordres de cas, très rares d'ailleurs, à savoir :

1° Ceux où des douleurs plus ou moins vives résultant d'une *périhépatite* sont accusées par les malades vers la région de l'hypochondre droit et permettent de soupçonner, voire d'affirmer parfois une lésion hépatique ;

2° Ceux où, contrairement à la règle et sous des influences non encore déterminées, apparaît un *ictère* vrai, à cette période de la maladie.

Mais laissons de côté ces cas exceptionnels et disons que, comme règle presque générale, le premier symptôme qui met sur la piste d'une affection du foie, c'est un certain degré de *développement de l'abdomen*, développement dû, comme le prouve la percussion, à un épanchement péritonéal. Tout naturellement, alors, la constatation de cette ascite dirige les recherches vers l'état du foie, et c'est alors que l'on perçoit ou que l'on peut percevoir vers ce viscère telle ou telle des particularités organiques dont je parlerai bientôt. Mais pour l'instant insistons sur l'ascite qui, je le répète, constitue chronologiquement le signe primordial de l'affection.

L'ascite est un des symptômes constants des cirrhoses hérédo-syphilitiques. Inutile de dire qu'elle ne présente rien de spécial, rien qui en dénote la spécificité d'origine. — Insidieuse et latente à ses débuts, en raison de l'absence usuelle de douleurs, elle s'accroît, au delà, d'une façon continue et lente, pour aboutir par degrés insensibles à distendre considérablement l'abdomen. A ce moment, bien entendu, elle se complique de tous les épiphénomènes des épanchements péritonéaux plus ou moins intenses, tels que dilatation des veines abdominales, refoulement du diaphragme, œdème consécutif des membres inférieurs, etc.

Cette ascite est stable, permanente.

Elle est rebelle à toute médication, sauf à une seule qu'il est superflu de spécifier; encore n'obéit-elle à cette dernière qu'en deçà d'une certaine période et avant la constitution d'une sclérose définitive du foie.

Elle est de même rebelle aux ponctions, qui ne font que l'évacuer sans en tarir la source. C'est ainsi qu'en plusieurs cas on l'a vue se reproduire coup sur coup, avec l'opiniâtreté usuelle des ascites de cause organique, à la suite de 2, 3, 8 et 13 ponctions.

Une fois l'éveil donné par l'ascite, le diagnostic se complétera par l'examen du foie.

Trois ordres de signes sont à rechercher ici, à savoir : 1° le *volume* du foie; 2° les *altérations de forme* qu'il a pu subir; 3° les *modifications de consistance*. Je suis bien loin de dire assurément que ces trois ordres de signes se rencontreront dans tous les cas; d'autant que souvent ils ne sont pas perceptibles cliniquement, alors même qu'existent les lésions qui pourraient y donner lieu. Mais je dis que, dans tous les cas, ils devront être recherchés, et recherchés individuellement, avec soin, avec minutie, avec insistance; car la constatation de tel ou tel d'entre eux est de nature à éclairer immédiatement le diagnostic.

Celui qui se présentera le plus souvent à l'observation, c'est l'hypertrophie apparente du foie, je veux dire son excès de volume. En général, on trouvera ce viscère augmenté de proportions et débordant le rebord costal dans une étendue variable. Il n'est pas rare qu'il dépasse les côtes de plusieurs centimètres, et on l'a vu descendre jusqu'au niveau de l'ombilic ou même jusqu'à la crête iliaque. — Inversement, on l'a trouvé (et cela surtout dans une période avancée de la maladie) diminué de volume, petit, et comme rétracté.

Quelquefois à l'excès de volume de la glande hépatique s'adjoint une altération plus ou moins notable dans la configuration de l'organe, dont le bord inférieur décrit une courbe irrégulière, ou dont la surface est inégale, bosselée, mamelonnée, lobulée.

Plus rarement encore, et je puis dire même tout à fait exceptionnellement, l'exploration révèle des inégalités de consistance dans la surface accessible de l'organe, c'est-à-dire des indurations circonscrites, des noyaux isolés d'une rénitence insolite, rappelant la dureté des noyaux cancéreux.

Ces diverses particularités de volume, de forme et surtout de consistance ne sont que très difficilement appréciables dans les conditions usuelles. Mais elles peuvent devenir très nettes et immédiatement perceptibles à la suite d'une ponction de l'abdomen. Si bien que je me suis plus d'une fois demandé s'il n'y aurait pas avantage à les rechercher par ce procédé, étant donnée l'innocuité bien connue des ponctions ascitiques. Comme exemple, je citerai un cas dans lequel, après une ponction qui donna lieu à l'issue de plusieurs litres de liquide, on sentit le plus facilement du monde le bord inférieur du foie inégal, arrondi, dur par places et comme semé de noyaux, tous signes d'importance majeure qui nous avaient absolument échappé, qui restaient, je l'affirme, absolument *non perceptibles*, même à une exploration minutieuse et prolongée, tant que l'abdomen était distendu par une ascite moyenne.

Signalons enfin, pour compléter cette rapide esquisse de la maladie, les deux points suivants :

1° Coexistence très fréquente avec les lésions hépatiques, d'une hypertrophie plus ou moins considérable de la *rate;*

2° Coïncidence assez commune de *complications rénales*, se révélant par la présence d'une quantité variable d'albumine dans l'urine.

Je n'ai pas à dire qu'abandonnée à elle-même et non soumise à la seule médication qui puisse lui être utile, l'affection achève lentement de se confirmer, et cela tant par l'exagération des divers symptômes qui précèdent que par l'addition de toute une série de troubles généraux qui sont ceux des grandes cirrhoses hépatiques et que je me dispenserai de vous décrire. D'un mot la scène se résume en ceci : cachexie progressive, servant de prélude à la mort.

Mais, ce qu'il est plus essentiel de spécifier, c'est que, reconnue comme nature et traitée par la médication spécifique, l'affection est *susceptible de guérison*. Sur ce point, aucun doute possible. D'une part, de nombreuses observations cliniques témoignent en ce sens (1), et, d'autre part, le fait est non moins attesté par des cas anatomo-pathologiques où l'on a trouvé, sur des malades morts d'autres affections, des vestiges non douteux d'anciennes lésions hépatiques *guéries*. Un beau spécimen du genre nous est offert par le cas précité d'Hutchinson. Il est relatif à un malade hérédo-syphilitique qui fut pris, dans son enfance, d'accidents hépatiques (hypertrophie du foie avec ascite), qui en guérit par le traitement ioduré, et qui plus tard succomba à des manifestations rénales et pulmonaires. L'autopsie montra, comme vous le savez, les traces de l'ancienne affection hépatique sous forme d'un foie lobulé, fissuré, dur par places, rétracté çà et là par des productions fibreuses, etc. — De même M. Lannelongue a rencontré dernièrement, sur un enfant hérédo-syphilitique qui fut brusquement emporté par la diphthérie, un foie absolument fissuré, déformé, couvert à sa surface de sillons et de cicatrices, farci en profondeur de nombreux foyers fibreux, toutes lésions témoignant d'une ancienne hépatite interstitielle qui, d'après les commémoratifs, remontait à quelques années et avait été *guérie* par le traitement spécifique.

Diagnostiquées et combattues de bonne heure ou même dans une période moyenne de leur évolution, les lésions hépatiques de la syphilis héréditaire tardive sont susceptibles de résolution, et même en général, sinon toujours, guérissent assez facilement. Comme exemple du genre, je ne saurais mieux faire que vous citer le cas suivant, dont je dois la communication à l'un de nos plus distingués confrères, le Dr Créquy. En voici le sommaire.

Un enfant de trois à quatre ans, né d'un père syphilitique et d'une mère saine, est pris de symptômes vagues et indécis :

(1) V. Hutchinson, *The medical Times*, 8 avril 1865 ; — Byrom Bramwel, *The medical Times*, 1877, t. II, p. 670 ; — Ripoll, *Accidents tardifs de syphilis héréditaire* (*Revue médicale de Toulouse*, 1880) ; — Hugo Engel, *American Journal of obstetric*, etc., 1883 ; Analyse dans les *Annales de dermat. et de syphil.*, t. IV, p. 304 ; — etc., etc.

perte d'appétit, troubles digestifs, affaiblissement, pâleur avec teint plombé, amaigrissement, etc. On ne sait d'abord à quoi rapporter cet état. Puis apparaît une légère suffusion ictérique du visage. L'attention est alors dirigée vers le foie, qu'on trouve notablement hypertrophié. Par exclusion et surtout en souvenir des antécédents paternels, M. Créquy prescrit le traitement spécifique, sous forme de liqueur de Van Swieten. Tout aussitôt, amélioration notable sur toute la ligne ; disparition de l'ictère, retrait du foie, restauration de la santé ; bref, guérison rapide.

Vingt mois plus tard, invasion nouvelle de symptômes exactement identiques. Derechef ictère léger et développement notable du foie. Derechef institution du même traitement ; et, cette fois encore, disparition des accidents avec une rapidité aussi surprenante que significative (1).

Mais ce qu'il faut savoir aussi, et ce qui est plus inattendu à coup sûr, c'est que le traitement spécifique a pu réaliser des guérisons semblables dans des cas plus avancés et plus graves, alors, par exemple, que le foie avait déjà acquis un volume *considérable* et que des troubles généraux plus ou moins sérieux tenaient déjà la scène. Byrom Bramwell a guéri par ce traitement un enfant de douze ans, hérédo-syphilitique, dont le foie fortement hypertrophié descendait *jusqu'à l'ombilic* (2).

Hugo Engel a relaté le cas d'une petite fille de dix ans qui, à la suite de symptômes de même ordre remontant à plus d'un an, était tombée dans un véritable état de *cachexie* et présentait une ascite déjà considérable. « L'enfant, dit-il, était amaigrie, émaciée, affaiblie, sénile d'aspect, etc. On dut pratiquer une ponction qui évacua quatre litres et demi de liquide. Puis on mit en œuvre les frictions mercurielles et l'iodure de potassium à doses graduellement croissantes... Après deux mois de ce traitement, l'enfant était en bonne santé (3). »

(1) Observation inédite.

(2) V. *The medical Times*, 1877, t. II, p. 670.

(3) *Mém. cité*. — V. encore un cas semblable observé par E. Leudet sur une femme de quarante ans, qui, affectée d'une lésion du foie indubitablement

Il y a plus encore. Le traitement spécifique a parfois réalisé en pareil cas des guérisons bien autrement surprenantes et presque extraordinaires. C'est ainsi que le Dr Hutchinson a vu revenir à la santé, sous l'influence de l'iodure de potassium, une femme de trente-quatre ans, très probablement hérédo-syphilitique, qui présentait une lésion spécifique du foie, avec ascite remontant à *trois ans*, avec anasarque, avec symptômes généraux graves, et qui avait déjà subi une *trentaine de ponctions*.

Est-ce assez dire, Messieurs, quelle part importante revient à la syphilis héréditaire dans l'étiologie des accidents hépatiques? Est-ce assez dire s'il y a intérêt pratique, dans tous les cas où des accidents de ce genre viennent à se produire sur un enfant, un adolescent, voire un adulte, à rechercher la syphilis dans les antécédents du malade comme origine possible de la lésion, et à la rechercher non pas seulement dans les antécédents personnels dudit malade, mais jusque sur ses ascendants?

LI

AFFECTIONS RÉNALES.

Les affections rénales constituent des manifestations fréquentes dans la syphilis héréditaire des enfants du premier âge. C'est là un fait incontestable, que démontreraient au besoin des centaines d'observations.

Ces mêmes affections se rencontrent-elles dans un âge plus avancé, en tant que manifestations indéniables de l'hérédité syphilitique? Cela ne paraît pas moins avéré, et ce second fait a déjà pour témoignage un certain nombre de cas relatés par Hutchinson, Dowse, Laschkewitz, Coupland, Schwimmer,

spécifique, guérit contre toute attente par le traitement mercuriel. Malheureusement, dans ce cas, la qualité hérédo-syphilitique de la lésion, bien que très probable, n'est pas rigoureusement démontrée (*Recherches cliniques sur l'étiologie, la curabilité et le traitement de la syphilis hépatique*, Archives gén. de médecine, 1866, t. I, p. 157).

Bartels, etc. Deux observations de même genre me sont également fournies par mes notes personnelles.

C'est ainsi, par exemple, que, sur un sujet précité, né de père et mère syphilitiques, Hutchinson a vu se dérouler la série des accidents que voici, d'une façon très sommaire : dans l'enfance, kérato-iritis double; — plus tard, c'est-à-dire entre onze et vingt et un ans, affections osseuses extraordinairement multiples (1), et, concurremment, hypertrophie du foie, ascite, hématuries, albuminurie; — guérison provisoire de ces diverses manifestations par l'iodure de potassium; — puis, récidive de symptômes rénaux; complications pulmonaires ; cachexie progressive et mort. — A l'autopsie, on trouva, entre autres lésions, les reins très atrophiés, amincis, granuleux, etc.

De même, à l'autopsie d'une fillette de douze ans, née d'un père syphilitique et ayant présenté nombre d'accidents incontestablement spécifiques, Dowse a rencontré, d'une part, des lésions gommeuses de l'encéphale avec endartérite des artères de la base, et, d'autre part, une dégénérescence amyloïde du foie et des reins (2).

Mais si l'existence de ces néphrites, en tant que manifestations possibles de l'hérédo-syphilis tardive, est désormais indiscutable, force nous est d'avouer que nos connaissances sont encore bien restreintes à leur sujet. Que sont au juste ces néphrites? Quelles formes anatomiques affectent-elles de préférence en l'espèce? Quelle évolution suivent-elles ? Jusqu'à quel point et dans quelle proportion sont-elles accessibles au traitement spécifique, etc., etc. ? Rien de tout cela n'est possible à préciser aujourd'hui. Nous ne possédons encore que quelques observations éparses relativement aux affections de ce genre, et il serait absolument prématuré de chercher quant à présent à établir un travail d'ensemble sur le sujet.

Bornons-nous donc au peu que nous savons, et, faisant toutes réserves pour les amendements qu'une expérience ulté-

(1) V. page 264, où se trouve relatée l'histoire de ce malade relativement aux affections osseuses en question.

(2) *Ouvr. cité*, p. 67.

rieure imposera aux quelques propositions qui vont suivre, disons simplement ceci :

1° Diverses formes de néphrites ont été observées jusqu'ici comme manifestations tardives de l'hérédo-syphilis.

2° Un caractère commun réunit toutes ces formes. C'est la qualité *chronique* des altérations rénales. Toutes consistent en des processus aphlegmasiques, en des dégénérescences torpides et lentes, où l'élément inflammatoire ne prend jamais place.

3° Deux formes paraissent (je dis paraissent, pour ne pas m'engager davantage) plus communes que d'autres, à savoir :

La *néphrite parenchymateuse ;*

Et la *dégénérescence amyloïde* du rein.

4° La forme interstitielle, à petit rein contracté, semble d'observation plus rare.

5° La forme gommeuse, tout au moins celle à foyers gommeux isolés et nettement circonscrits, peut être considérée comme exceptionnelle.

Ce qu'il nous est encore permis d'ajouter, au nom de l'observation clinique, c'est que ces diverses néphrites sont loin de se présenter toujours, comme on le croyait autrefois, à l'état de simples épiphénomènes ou d'aboutissants ultimes de ce qu'on appelait « la cachexie vénérienne ». On ne les a pas rencontrées seulement sur des sujets cachectiques, déjà épuisés par d'autres manifestations d'hérédo-syphilis. On les a signalées aussi, dans un certain nombre de cas, sur des sujets bien portants et au titre de déterminations primitives, protopathiques. Somme toute, si elles s'observent parfois (dans l'une de leurs formes spécialement, la forme amyloïde) à l'état de lésions qu'on peut considérer comme secondaires, ces néphrites n'en sont pas moins des affections identiques à toutes celles que nous avons étudiées précédemment, c'est-à-dire des affections susceptibles d'inaugurer et de constituer à elles seules une scène pathologique de l'hérédo-syphilis tardive.

Je ne vous dirai rien des symptômes de ces néphrites, pour la bonne raison qu'elles ne comportent cliniquement rien de spécial. Ou plutôt, je ne vous en dirai que quelques mots pour vous signaler seulement les deux points que voici :

1° D'une part, leur mode de début, toujours obscur, sourd, particulièrement insidieux et presque latent ; — d'où cette règle pour le médecin, de ne jamais négliger l'examen des urines en face d'une scène clinique à expression vague et indécise ;

2° D'autre part, leur symptomatologie souvent complexe, et rendue telle par leur association fréquente, voire très habituelle, avec d'autres affections viscérales. Ceci mérite une mention particulière.

Et, en effet, il ressort de l'analyse des observations dont nous disposons actuellement que, dans l'énorme majorité des cas, les néphrites de l'hérédo-syphilis tardive coïncident avec des lésions de même origine affectant le foie ou la rate, ou même ces deux viscères à la fois. Exemples :

Dans le cas de Dowse, une altération amyloïde des reins coexistait avec une altération semblable du foie.

Dans celui d'Hutchinson, il y avait à la fois sclérose rénale et sclérose hépatique.

Une observation de Coupland est relative à une néphrite parenchymateuse qui coïncidait, d'une part, avec des lésions gommeuses du foie et, d'autre part, avec un état d'hypertrophie indurée de la rate.

De même, sur le petit malade de Laschkewitz, on constata les trois ordres de lésions suivantes : foie lobulé, « type de foie syphilitique, » contenant plusieurs tumeurs gommeuses en partie ramollies ; — rate amyloïde ; — reins amyloïdes.

Et ainsi de suite. De sorte qu'à de très rares exceptions près, on peut donner comme un fait habituel et presque normal l'association de ces néphrites avec diverses altérations hépato-spléniques.

La haute gravité que comportent ces néphrites ressort en toute évidence du seul énoncé des formes morbides qui précèdent. La mort a été en l'espèce la terminaison de beaucoup la plus commune. Il faut reconnaître toutefois que, dans presque tous les cas dont nous disposons jusqu'à présent, ou bien la nature de la maladie n'a été suspectée que tardivement, ou bien le traitement n'a pas été institué d'une façon assez énergique pour être sérieusement efficace. Que serait-il arrivé dans des conditions précisément inverses? Je n'oserais certes le préjuger; mais toujours est-il que la guérison de ces néphrites n'est pas invariablement au-dessus des ressources de l'art. On connaît déjà quelques cas où l'influence du traitement spécifique s'est exercée d'une façon favorable. Le malade d'Hutchinson, par exemple, avait guéri d'une première atteinte d'albuminurie, et ne succomba que plus tard à une récidive d'accidents semblables compliquée de lésions pulmonaires. — De même, sur le malade de Bartels, l'albumine disparut de l'urine pendant plus d'une année. — De même encore une très intéressante observation de ce dernier auteur est relative à une jeune fille qui, affectée de divers accidents syphilitiques avec albuminurie abondante, ascite, anasarque, hypertrophie considérable de la rate, etc., guérit de toutes ces manifestations par le traitement ioduré. Bartels donne même ce cas curieux comme un spécimen d'une dégénérescence amyloïde des reins et de la rate dérivant d'une influence syphilitique héréditaire et guérie par le traitement spécifique (1).

Quoi qu'il en soit, un enseignement pratique ressort de ce qui précède. C'est que l'influence hérédo-syphilitique doit désormais entrer en ligne de compte dans l'étiologie des néphrites qui se produisent dans l'enfance et l'adolescence. C'est là un facteur dont, à coup sûr, on ne s'était que médiocrement préoccupé jusqu'ici en tant qu'origine possible d'accidents rénaux, surtout passé un certain âge. A franchement parler, combien de praticiens de nos jours songeraient, à propos d'une albuminurie développée sur un adolescent, à instituer une enquête sur les antécédents spécifiques du malade? Eh bien, ces antécédents ont ou peuvent avoir en l'espèce une importance considérable, au triple point de vue de l'étiologie, du pronostic et du traitement, ainsi que cela résulte des faits que nous venons de citer. Donc,

(1) *Ouvr. cité*, p. 505.

souvenons-nous qu'il est une place pour l'hérédo-syphilis tardive dans l'étiologie de ces manifestations rénales ; car c'est là, si je puis ainsi parler, la morale des faits en question.

LII

LÉSIONS SPLÉNIQUES.

Enfin, Messieurs, il me reste à vous signaler les *lésions spléniques* comme manifestations possibles de l'hérédo-syphilis tardive.

Communes dans le premier âge (1), les lésions hérédo-syphilitiques de la rate ne conservent, au delà des premières années de la vie, qu'un degré de fréquence très inférieur. J'en relève cependant une quinzaine de cas dans ma statistique, relatifs à des sujets de sept à vingt-trois ans.

Notons d'abord une particularité à coup sûr des plus curieuses. Il ne semble pas que ces lésions soient de nature à se produire isolément. Du moins est-ce là un fait qui résulte des observations qui ont été publiées jusqu'à ce jour. Dans toutes ces observations en effet, sans en excepter aucune, les affections spléniques de l'hérédo-syphilis tardive ont toujours coexisté soit avec des affections du foie ou des reins, soit avec ces deux ordres d'affections réunies. Les exemples nombreux de ces intéressantes coïncidences que j'ai cités déjà dans les deux chapitres qui précèdent me dispensent d'en relater ici de nouveaux.

Que sont, anatomiquement et histologiquement, ces lésions spléniques ? Il en est, à coup sûr, de plusieurs ordres.

Un type bien défini consiste dans la *dégénérescence amyloïde*, qui se trouve signalée dans bon nombre d'observations, comme sur les malades de Dowse, Laschkewitz, Bartels, etc.

Mais d'autres types restent absolument indéterminés quant à leur nature intime. En quoi consistent, par exemple, ces

(1) V. Samuel Gee, *The British med. Journ.*, 13 avril 1867, p. 435.

lésions qui ont été maintes fois décrites sous les noms vagues de « rate hypertrophiée », de « splénomégalie », ou bien de « rate indurée », de « rate fibreuse », etc? L'histologie ne s'est pas encore prononcée sur la nature de ces altérations anatomiques, probablement complexes et variées.

Incidemment, relevons un point qui n'est pas sans comporter un intérêt de pratique. Plus d'une fois, ces « hypertrophies » de la rate, qui peuvent être considérables, voire « colossales », comme on l'a dit, ont donné le change sur leur nature et fait croire à l'existence ou à l'imminence d'une leucocythémie (1).

Il n'est pas douteux en tout cas que diverses lésions de la rate ne dérivent d'une origine spécifique. Leur spécificité résulte en toute évidence des deux considérations suivantes, à savoir : d'abord, leur fréquence significative sur des sujets affectés de syphilis héréditaire; — et, en second lieu, l'influence exercée sur elles par la médication spécifique. Ce sont là, en effet, des lésions éminemment susceptibles de régression, voire de résolution complète, sous l'action du traitement antisyphilitique. Nombreux déjà sont les cas où, soit dans la syphilis du premier âge, soit sur des sujets d'un âge plus avancé, on a vu des intumescences spléniques plus ou moins considérables ou même énormes, ou même « colossales », pour répéter le mot, s'amoindrir et disparaître à la suite d'un traitement spécifique suffisamment actif et prolongé. Citons, en ce qui concerne l'hérédo-syphilis tardive, les quelques exemples suivants :

I. — *Cas de Byrom Bramwell.* — Enfant de douze ans, hérédo-syphilitique. — Hypertrophie du foie, qui descend jusqu'à l'ombilic. — Hypertrophie de la rate. — Traitement spécifique. — Guérison (2).

II. — *Cas personnel.* — Enfant de dix ans, hérédo-syphilitique. — Accidents nombreux d'hérédo-syphilis (syphilides, kératite, otorrhée, lésions osseuses, etc.). — Vers dix ans, ictère; développement notable du foie. — Rate très volumineuse. — Début d'ascite. — Traitement mixte (frictions mercurielles et iodure de potassium). — Guérison très rapide. — Retour intégral du foie et de la rate à leurs dimensions normales.

(1) V. comme exemple une intéressante observation de mon collègue et ami le Dr Gouraud (*Bull. de la Société anatomique de Paris*, 1863).

(2) V. *The medical Times*, 1877, t. II, p. 670.

III. — *Cas de Bartels.* — Jeune fille très probablement hérédo-syphilitique. — Accidents spécifiques nombreux et divers : lésions osseuses ; coryza chronique ; nécroses nasales ; perforation de la cloison ; affaissement du nez ; surdité rapide, devenant bientôt absolue ; etc. — Anasarque, ascite, albuminurie. — Développement *considérable* de la rate. — Traitement par l'iodure de potassium. — Guérison (1).

LIII

Voici, Messieurs, mon programme épuisé. J'ai terminé la revue et l'étude des principales manifestations par lesquelles se traduit à échéance plus ou moins tardive l'influence héréditaire de la syphilis.

Ai-je tout dit? N'ai-je omis aucun trait du tableau? Loin de moi cette pensée. Et, en effet, si mon ambition était de ne laisser en arrière aucun des points qui peuvent rentrer dans notre sujet, j'aurais encore à ouvrir ici plusieurs chapitres relatifs à l'influence possible, voire probable déjà, de la maladie sur certaines lésions du système artériel (notamment de l'aorte), du système musculaire, des intestins, du corps thyroïde, etc, etc. Mais, d'une part, je n'aurais à vous fournir sur ces dernières lésions que des faits encore trop peu nombreux pour être concluants, et, d'autre part, à quoi bon poursuivre l'énumération des affections hérédo-syphilitiques sur un terrain moins solide que celui où nous les avons étudiées jusqu'à présent? L'intérêt véritable de notre sujet réside bien moins dans la question de savoir si telle ou telle manifestation particulière rentre ou non dans le cadre de l'hérédo-syphilis tardive que dans la démonstration d'un ordre plus général à laquelle je me suis attaché jusqu'à présent, démonstration visant à établir que *l'influence hérédo-syphilitique est capable de réaliser des lésions spécifiques à échéance plus ou moins tardive, c'est-à-dire dans la seconde enfance, l'adolescence, la jeunesse, parfois même l'âge adulte.*

Cette démonstration, je la crois faite actuellement, de par les

(1) *Ouvr. cité*, p. 505.

nombreux exemples que j'ai produits devant vous. Inutile donc, me semble-t-il, de la prolonger encore par l'addition de quelques particularités sans grande importance.

En conséquence, je m'arrêterai ici, sacrifiant sans regret quelques menus détails, et confiant à l'avenir, confiant à l'observation ultérieure le double soin de compléter ce sujet et de déterminer d'une façon rigoureusement précise l'action de l'hérédo-syphilis tardive sur les divers systèmes organiques.

TROISIÈME PARTIE

SYPHILIS ACQUISE DE L'ENFANCE

PARALLÈLE ENTRE LA SYPHILIS ACQUISE DE L'ENFANCE ET LA SYPHILIS HÉRÉDITAIRE TARDIVE (1).

Je viens, messieurs, d'étudier avec vous d'une part les divers signes cliniques qui peuvent servir au diagnostic rétrospectif de la syphilis héréditaire tardive, et d'autre part les manifestations par lesquelles elle se traduit, au moins dans ses formes les plus communes. A la rigueur, je pourrais m'arrêter ici et considérer ma tâche comme terminée. Mais j'aurais scrupule, je l'avoue, à limiter mon sujet de la sorte. Il me semblerait laisser derrière moi et sans réponse une objection, une grosse objection, pesant de tout son poids sur l'ensemble des résultats sus-énoncés et susceptible d'éveiller un doute en vos esprits sur leur authenticité.

Cette objection, vous la connaissez et j'y ai fait allusion plus d'une fois dans ce qui précède. Elle consiste à rejeter sur le compte de la syphilis *acquise* tout ce qui est le fait de la syphilis héréditaire tardive.

Que de fois, en effet, n'ai-je pas entendu des confrères ou des amis me reprocher de « faire une trop large part à l'hérédité spécifique, aux dépens de ces contaminations accidentelles ou

(1) La troisième partie de ce livre a été rédigée sur mes notes par mon chef de clinique et ami le Dr Bruchet.

autres qui peuvent s'exercer sur l'enfant et qui ont toutes chances, voire toutes raisons, pour rester ignorées » ! On m'a presque accusé de méconnaître la syphilis acquise de l'enfance, tout au moins de n'en pas tenir un compte suffisant. Eh bien, pour répondre à ces reproches, à cette accusation, je ne vois pas de procédé meilleur à imiter que celui du philosophe antique qui, pour démontrer le mouvement, se mit tout simplement à marcher. Ainsi ferai-je. Et, pour démontrer à mon tour que je ne suis pas coupable d'avoir méconnu, négligé ou laissé dans l'ombre la syphilis acquise de l'enfance, je vais vous la décrire. Je vais vous la décrire tout au moins dans ses traits principaux, ceux qu'il convient de mettre en parallèle avec les manifestations correspondantes de l'hérédo-syphilis.

Je recule d'autant moins devant cette annexe à notre sujet que nous allons y trouver maintes considérations de divers ordres qu'avec moi, je l'espère, vous jugerez dignes d'un haut intérêt.

I

Lorsqu'il nous arrive — et le cas n'est pas rare — de constater un accident de syphilis tertiaire sur un enfant ou un adolescent, c'est-à-dire sur un sujet au-dessous de l'âge usuel des contaminations vénériennes, deux hypothèses se présentent à nous comme explications possibles de cet accident ; et ces deux hypothèses sont les suivantes :

Ou bien la syphilis de ce jeune sujet dérive d'une *infection héréditaire* ;

Ou bien elle est le résultat d'une *contagion personnelle* dont a été victime le sujet en question.

Syphilis héréditaire, dans le premier cas : — syphilis acquise, dans le second.

Or, de ces deux hypothèses, il en est une à laquelle on se rattache immédiatement, qu'on met en cause tout aussitôt et avec toute raison; c'est la première. Puisque cet enfant ou cet adolescent, dit-on, a la syphilis, c'est, suivant toute probabilité, qu'il la tient de ses ascendants, c'est-à-dire ou de son père, ou de sa mère, ou de l'un et de l'autre à la fois.

Quant à la seconde hypothèse, on n'y songe guère, au moins de prime abord, ou l'on ne s'y arrête pas. A vrai dire, on en fait bon marché, non pas assurément qu'on méconnaisse la possibilité pour un enfant d'une contamination directe, mais parce qu'une éventualité de ce genre semble à priori bien peu admissible. Et pourquoi peu admissible? Parce qu'en principe on considère ou du moins la majorité de nos confrères considère la syphilis acquise de l'enfance comme « une rareté », voire comme « une exception tout à fait extraordinaire », dont il n'est guère à tenir compte.

Ce dernier point, je m'en porte garant par expérience personnelle. Maintes fois il m'est arrivé, soit à l'hôpital, soit dans la clientèle de ville, d'avoir à instituer des diagnostics de cet ordre, c'est-à-dire d'avoir à rechercher l'origine d'accidents syphilitiques tertiaires développés sur des enfants ou des jeunes gens; et quand, à défaut d'antécédents spécifiques dans la famille, j'aboutissais à mettre en cause l'hypothèse d'une syphilis acquise comme raison possible des accidents en question, j'ai vu le plus souvent mon opinion n'être accueillie qu'avec une défaveur non douteuse. « Sans doute, me disait-on, votre hypothèse est rigoureusement acceptable, car on a vu des enfants contracter accidentellement la syphilis, tout comme des adultes. Mais *cela est si rare!* Il n'est pas à tabler sur une invraisemblance de ce genre, etc... ».

Eh bien, Messieurs, c'est précisément contre cette opinion, contre ce *préjugé* — je me permets le mot dès à présent, quitte à le justifier par ce qui va suivre — que je me propose de m'élever aujourd'hui, en légitimant par des exemples, par de nombreux exemples, la condamnation que je lui inflige.

On dit que la syphilis acquise de l'enfance est une éventualité rare, voire exceptionnelle. On se refuse presque à l'admettre en tant que raison possible ou vraisemblable de ces manifestations tertiaires qu'il n'est pas rare (et cela de l'aveu général) de rencontrer sur des enfants ou des adolescents et qui ne sont pas explicables par une transmission héréditaire. J'ai la prétention, tout au contraire, d'établir que cette syphilis acquise de l'enfance constitue non seulement un fait bien authentique (ce à quoi personne ne contredit du reste), mais un fait *beaucoup moins rare* qu'on ne le suppose en général, un fait qui ne mérite en rien la qualification d'exceptionnel. Et de cette démonstration que je vais entreprendre, je déduirai ensuite un corollaire, à savoir : que cette syphilis acquise de l'enfance doit largement entrer en ligne de compte comme raison possible et plausible d'un certain nombre des cas auxquels je viens de faire allusion et qui, sans elle, resteraient à l'état d'insolubles mystères.

La question se pose comme il suit :

Oui ou non, voit-on des enfants ou des adolescents contracter la syphilis *par contamination personnelle* et présenter, du fait de cette contagion, les manifestations usuelles de la syphilis acquise, c'est-à-dire : 1° un chancre au lieu où s'est exercée la contagion ; — 2° un bubon symptomatique de ce chancre ; — 3° puis, à quelque temps de là, des accidents secondaires, et des accidents secondaires de l'ordre de ceux qui suivent habituellement le chancre à courte échéance ?

Eh bien, oui, des cas de ce genre se rencontrent ; — et se rencontrent non pas très fréquemment à coup sûr (car, pour établir un fait vrai, je me garderai de forcer la note et d'exagérer les choses), mais d'une façon qu'il serait non moins illégitime de qualifier d'exceptionnelle ou de rare.

Et, en effet, parcourez les recueils périodiques de médecine générale (je ne parle même pas des recueils spéciaux), et vous serez étonnés du nombre de cas que vous trouverez signalés relativement à des contaminations syphilitiques dont ont été victimes des nourrissons, des enfants de tout âge, des adolescents, en un mot des sujets en deçà de l'âge usuel des contagions vénériennes.

Les cas de cet ordre, on les croit rares parce qu'ils sont épars, disséminés. Mais réunissez-les, collectionnez-les, comme j'ai dû le faire pour la préparation de cette conférence, et vous aboutirez rapidement à un total considérable, dont, je le répète, vous serez surpris.

Au reste, sans en appeler à l'expérience d'autrui, jugez du fait par ce que vous avez vu ici-même, dans nos salles. Saint-Louis n'est pas un hôpital d'enfants; on n'y amène d'enfants que par exception, par hasard. Ce qui n'empêche que, depuis deux ans, nous n'ayons reçu dans le service de la Clinique *dix enfants* de divers âges affectés de syphilis dans ces conditions particulières, c'est-à-dire tous affectés de syphilis *acquise*.

Pour ma seule part, je trouve dans mes observations personnelles quarante-deux cas de cet ordre, relatifs à des contaminations syphilitiques ayant frappé des enfants de l'un ou de l'autre sexe; et je suis bien certain d'en avoir observé tout autant sur lesquels je n'ai pas conservé de notes manuscrites.

Donc, vous le voyez, la syphilis acquise de l'enfance comporte un certain degré de fréquence, degré supérieur à celui qu'on lui supposerait à priori, supérieur surtout à celui qu'on lui accorde généralement.

C'est dire, en conséquence, qu'elle peut être l'origine, dans un âge plus avancé, d'accidents identiques à ceux que réalise l'infection hérédo-syphilitique et que nous venons de passer en revue ; c'est dire aussi qu'il y a intérêt pour nous, comme complément à notre sujet principal, à étudier cette syphilis acquise du jeune âge et à la mettre en parallèle avec l'hérédo-syphilis tardive.

Cette tâche nouvelle, nous allons l'aborder actuellement.

II

Une première question se présente à discuter. C'est la question étiologique, qui se formule ainsi :

Quelles sont, pour l'enfant, les *sources* de cette syphilis acquise? En d'autres termes, où, comment et dans quelles conditions l'enfant contracte-t-il le germe d'une contagion syphilitique ?

Voilà, certes, un point qui comporte un intérêt majeur, et qui va exiger de nous une discussion approfondie.

Tout d'abord, établissons deux faits qui, pour être négatifs, ne sont pas moins essentiels à spécifier.

La syphilis acquise de l'enfant ne dérive pas, ne dérive jamais : 1° de ce qu'on appelle la *contagion au passage* (nous verrons dans un instant ce qu'il faut entendre sous ce terme) ; — 2° d'une syphilis maternelle antérieure à l'accouchement. — Je m'explique.

Elle ne dérive jamais, ai-je dit, d'une contagion au passage. Vous savez ce qu'on a qualifié de ce nom. C'est un mode de contagion dont le propre serait de s'exercer d'une mère syphilitique à un enfant jusqu'alors sain, et cela *au moment même de l'accouchement*, au moment du *passage* de cet enfant dans la filière vagino-vulvaire.

Précisons. Voici, je suppose, une femme enceinte qui, le jour même de son accouchement, est affectée d'accidents syphilitiques vulvaires, chancre ou plaques muqueuses par exemple; cette femme peut-elle, de par les lésions qu'elle porte actuellement, contaminer son enfant au moment où celui-ci va traverser — en y séjournant de toute nécessité un certain temps — le canal vagino-vulvaire ?

Pourquoi non? a-t-on dit théoriquement. Comment cette femme ne pourrait-elle pas transmettre la contagion au fœtus qui va être en contact avec des lésions éminemment contagieuses, alors que de l'aveu commun, unanime, elle contaminerait, par le fait de ces mêmes lésions, un membre viril qui s'exposerait — pour bien moins longtemps — à leur redoutable contact?

Soit! répondrai-je. Mais où sont les observations qui légitiment l'authenticité d'un tel mode de contagion pour le nouveau-né? Ces observations, cherchez-les, Messieurs, et vous les chercherez en vain. Sans doute vous en rencontrerez bien quelques-unes qui ont la prétention de déposer en ce sens ; mais prenez la peine de les analyser, de voir ce qu'elles valent, et vous resterez convaincus avec moi, comme avec tout le monde ou bien peu s'en faut, qu'elles ne démontrent en rien le fait en question. Inutile même de les produire ici et de perdre notre temps à en instituer la critique, tant elles sont dépourvues de toute signification.

Si bien qu'aujourd'hui la preuve est faite contre cette doctrine de la « contagion au passage » rien que par l'absence d'observations confirmatives. Jamais on n'a vu un enfant être contagionné « au passage » par des accidents contagieux existant sur sa mère au moment de l'accouchement. Jamais on n'a vu ce qu'on aurait dû voir si une contagion de ce genre était susceptible de se réaliser, c'est-à-dire ceci : un enfant naître sain, puis, trois ou quatre semaines plus tard, présenter un chancre syphilitique dont l'origine pût être rapportée à des accidents dont était affectée sa mère à l'époque où il est né. De telle sorte que la science est fixée sur ce point. Personne, je crois pouvoir le dire, ne croit plus actuellement à ce mode de contagion, et personne n'y croit plus pour la simple et excellente raison qu'il n'existe pas de preuves pour y croire.

Je n'insisterai pas sur les raisons diverses qu'on a données à ce fait négatif. On a dit par exemple : « Il n'est rien d'étonnant à ce que l'enfant ne soit pas contagionné au passage par les lésions de la mère, car il n'a pas d'écorchures sur le corps qui puissent servir de portes d'entrée au virus ; — car, de plus, il est protégé contre la contagion par l'enduit sébacé dont sa peau est revêtue ; — car il n'est pas moins protégé par la détersion qu'exercent sur les lésions de la mère et sur lui-même l'évacuation des eaux de l'amnios ; etc., etc. » Croyez-le, Messieurs, une raison meilleure et bien meilleure que toutes celles-là préserve l'enfant contre le risque d'une contamination au passage ; c'est la syphilis qu'il apporte presque fatalement avec lui, alors qu'il naît d'une mère syphilitique. Voit-on souvent naître indemne de syphilis un enfant issu d'une mère syphilitique et affectée de manifestations syphilitiques au moment même de son accouchement ? Non, de l'aveu unanime. Et que si, par exception rare, cet enfant reste indemne dans ses premiers mois, l'avenir se chargera presque toujours de démontrer que cette immunité n'était qu'apparente et provisoire. Cet enfant, en effet, qu'on pourrait croire indemne quant à présent, n'est le plus souvent qu'une victime future pour les accidents de l'hérédo-syphilis tardive.

Second point : *La syphilis acquise de l'enfant ne dérive jamais d'une syphilis maternelle antérieure à la grossesse* (1).

De peur d'équivoque, précisons bien cette proposition.

Voici une femme qui, *avant* de devenir enceinte, est entachée de syphilis. Elle devient grosse et accouche. Son enfant naît sain, d'apparence tout au moins. Or, cet enfant peut-il, ultérieurement, gagner la syphilis de sa mère, par le fait d'une lésion contagieuse développée sur elle, telle, par exemple, qu'une plaque muqueuse du mamelon ou des lèvres?

Eh bien, non encore, cet enfant, né dans ces conditions, n'a rien à craindre de sa mère. Cela résulte de l'expérience, car on n'a jamais vu se réaliser en clinique la scène suivante : Une mère syphilitique avant sa grossesse engendrant un enfant sain, puis lui transmettant plus tard un *chancre* par le fait d'un accident secondaire développé sur elle.

Ah ! qu'une mère devenue syphilitique *après* l'accouchement puisse contagionner son enfant et lui transmettre un chancre de par une plaque muqueuse récemment éclose sur elle, ceci est une tout autre affaire. Dans ce cas, oui, la mère peut contagionner son enfant, et cela n'arrive que trop souvent. A preuve les innombrables observations où l'on a vu des nourrices qui avaient été contaminées par des nourrissons syphilitiques infecter ensuite leur propre enfant. Mais telle n'est pas la situation en cause pour l'instant. Pour l'instant, il s'agit de femmes entachées de syphilis *avant* leur grossesse. Or, dans cette condition spéciale, je le répète, le danger d'une contamination de l'enfant par la mère n'existe pas ou du moins ne s'est pas encore réalisé en clinique. Je déclare, pour ma part, n'avoir jamais vu une mère syphilitique antérieurement à sa grossesse engendrer un enfant

(1) Faut-il ici établir une réserve, en considération de certains faits contradictoires qui ont été publiés ces derniers temps? Oui, assurément, si les faits en question sont bien authentiques. Mais sont-ils authentiques? L'avenir seul peut nous éclairer à ce sujet.

En tout cas, si la proposition sus-énoncée comporte quelques exceptions, elle ne reste pas moins l'expression vraie de ce qu'on observe comme règle presque générale, de ce qu'on observe dans la presque totalité des cas.

En syphiliographie comme en toute science, le rôle de l'observateur est de rechercher et de spécifier les lois *générales*, quitte à enregistrer les exceptions, exceptions le plus souvent d'ailleurs motivées et régies par d'autres lois encore inconnues.

sain, puis l'infecter au delà ; c'est-à-dire, en d'autres termes, je n'ai jamais vu la syphilis *acquise* dériver chez un enfant d'un accident contagieux développé sur sa mère, alors que chez cette femme l'infection syphilitique datait d'une époque antérieure à la conception (1).

Vous me direz peut-être encore : « Mais pourquoi cette immunité de l'enfant vis-à-vis de sa mère dans ces conditions ? » — Toujours pour la même raison, vous répondrai-je, c'est-à-dire pour cette raison qui tout à l'heure préservait ce même enfant d'une contamination au passage, à savoir la *syphilis*, la syphilis dont il porte déjà le germe. S'il n'est pas capable de recevoir la syphilis de sa mère après sa naissance, c'est parce que déjà il l'a reçue d'elle *in utero,* c'est parce que déjà, d'une façon patente ou latente, il est en puissance de syphilis. Tel est, du moins pour moi, le secret de son apparente immunité.

En tout cas, Messieurs, n'importe le pourquoi. Faites de l'explication, de l'interprétation que je viens de vous donner le cas que vous voudrez ; mais retenez le fait, le fait brutal qui s'impose, à savoir : que jamais un enfant conçu d'une mère syphilitique ne reçoit d'elle la syphilis après sa naissance.

Cela dit et ces deux faits négatifs placés en vedette de l'exposé qui va suivre, revenons à la question que nous avons posée tout à l'heure et qui doit maintenant entrer en discussion.

Quelles sont, pour l'enfant, les *origines possibles d'une syphilis acquise ?*

Ces origines possibles d'une contamination infantile sont nombreuses et diverses, comme vous allez le voir dans un instant.

Les unes sont *spéciales* à l'enfant, et relèvent des conditions toutes particulières dans lesquelles va se trouver placé le jeune être détaché de sa mère.

(1) La même immunité (si tant est que ce soit là une immunité) existe-t-elle pour l'enfant, alors que la mère, au lieu d'être syphilitique *avant* la conception, le devient *après*, c'est-à-dire *au cours de la grossesse?* Ceci est moins certain. Je me prononcerais pour l'affirmative si je consultais seulement les résultats de mon expérience personnelle. Mais je n'ignore pas que certains faits contradictoires ont été produits ces derniers temps. Que valent au juste les faits en question ? Je ne saurais le dire. En tout cas la solution du problème doit encore être réservée.

Les autres sont *banales*, communes, c'est-à-dire de l'ordre de celles qui peuvent affecter l'enfant comme l'adulte.

Parlons des premières tout d'abord.

Celles-ci sont de beaucoup les plus importantes comme fréquence. Elles comprennent :

1° La contagion dérivant de l'*allaitement* ;

2° Les contagions dérivant des circonstances multiples et complexes qui composent ce qu'on peut appeler l'*élevage*.

I. — Nul doute que l'allaitement ne constitue pour l'enfant une source fréquente de contaminations syphilitiques. Nombre de nourrissons, issus de parents sains et nés sains, reçoivent la syphilis de leurs nourrices. C'est là un fait actuellement indéniable et malheureusement trop peu connu, eu égard à son importance pratique ; — trop peu connu, d'abord, des gens du monde qu'on voit journellement confier leurs enfants sinon tout à fait à ce qu'on pourrait appeler « la première venue », tout au moins à des nourrices qu'ils ne connaissent pas, sur lesquelles ils n'ont que des renseignements à peine dignes de ce nom, et qu'ils ne songent même pas le plus souvent à faire examiner par leur médecin ; — trop peu connu, dirai-je même en second lieu, de quelques-uns de nos confrères qui n'instituent pas toujours une enquête suffisante sur la santé *spéciale* et les antécédents *spéciaux* des nourrices au sujet desquelles ils sont consultés.

Voulez-vous faire votre conviction à cet égard, Messieurs ? Prenez la peine de parcourir les journaux de médecine, et vous y trouverez *par centaines* des exemples de contagion syphilitique transmise à des enfants par des nourrices mercenaires.

Comment se passent les choses en pareil cas ? Quelles sont les circonstances qui, en l'espèce, réalisent la contagion d'une nourrice à un enfant ? Ceci, l'observation et l'analyse des faits cliniques vont nous l'apprendre.

Deux ordres de cas, d'inégale fréquence à la vérité, s'observent en pratique.

1° Tantôt c'est une nourrice qui, préalablement syphilitique

— et syphilitique de par une contamination vénérienne le plus souvent — se présente dans une famille et y prend un enfant qu'elle allaite « sur lieu », suivant l'expression consacrée, ou qu'elle emporte dans son pays. Survient chez cette femme, au cours de l'allaitement, un accident contagieux de syphilis, soit par exemple une plaque muqueuse du mamelon ou de la bouche. De par cette plaque muqueuse, la nourrice contagionne son nourrisson, sur lequel éclate un chancre soit à la bouche, soit en tout autre siège.

Voilà un cas, ou plutôt voilà un ordre de cas qu'on observe en maintes occasions.

2° Tantôt et plus souvent (au moins d'après les faits dont je dispose), la contagion que transmet la nourrice a une origine différente. Dans le cas précédent, la nourrice n'était que coupable ; dans le cas actuel, elle est à la fois victime et coupable, c'est-à-dire reçoit et transmet tour à tour la syphilis *professionnellement*, j'entends dans son métier de nourrice. Vous allez me comprendre.

Une nourrice, je suppose, prend comme nourrisson un enfant sain d'apparence, mais syphilitique en réalité; — quelques semaines plus tard, à l'occasion d'accidents syphilitiques développés sur cet enfant, elle contracte la syphilis ; — puis, de par cette syphilis, elle devient origine de contaminations subséquentes, en contagionnant, par exemple, ou bien son propre enfant qu'elle a continué de nourrir, ou bien d'autres enfants auxquels, par aventure, elle a donné le sein.

Exemple du genre, emprunté à ma pratique. Une nourrice saine vient de Bourgogne chercher un nourrisson à Paris. Elle reçoit un enfant « qui n'avait rien », lorsqu'on le lui confie, mais qui est bientôt criblé de syphilides et ne tarde pas à mourir. Tout aussitôt, elle revient à Paris chercher un autre enfant. A peine avait-elle ce second nourrisson depuis quelques jours qu'elle commence à être affectée d'un « bouton du sein », lequel bouton n'est rien autre qu'un chancre syphilitique. Elle continue à nourrir néanmoins, et à nourrir d'une part le nourrisson parisien, d'autre part son propre enfant. Inutile de dire qu'elle les contagionne l'un et l'autre.

Autre modalité de contamination de même ordre.

Une nourrice saine reçoit un enfant sain. Par obligeance elle donne le sein deux ou trois fois à un nourrisson étranger, celui-ci syphilitique, et reçoit de lui la syphilis. A son tour, elle transmet la syphilis à son nourrisson et à son enfant, sans parler de son mari que, plus tard, elle contagionne également.

Et de même pour d'autres variantes, reproduisant sous des formes diverses ce même mode de contamination.

Disons-le, puisque l'occasion s'en présente, et disons-le bien haut, car ceci intéresse l'hygiène et la sécurité publiques : *Rien n'est plus dangereux pour les enfants — et par ricochet pour tout le monde — que la promiscuité du sein, au point de vue de la contagion syphilitique.* Rien n'est plus dangereux que le *sein banal,* servant à allaiter plusieurs enfants. Il suffira, en effet, qu'un seul de ces enfants soit syphilitique pour que la contagion transmise par lui à ce sein banal se déverse sur tous les autres nourrissons qui viendront y puiser.

Or, cette promiscuité du sein existe à un haut degré dans le public des nourrices mercenaires. C'est un usage entre nourrices que de se prêter, de « se passer » leurs nourrissons. Exemple : une nourrice de campagne a-t-elle besoin d'aller aux champs ou à la ville, elle laisse son nourrisson à la garde d'une voisine, d'une amie, d'une camarade, nourrice comme elle, qui allaitera « le petit » en son absence. Et cela, bien entendu, à charge de revanche, pour le jour où ladite voisine aura à son tour quelque motif pour s'absenter. Bien plus, il n'est pas rare qu'une troisième et une quatrième nourrice interviennent dans cet échange de bons services et de complaisances réciproques.

Voilà donc, de la sorte, des enfants allaités par deux, trois ou quatre seins différents. Or, supposez un de ces enfants syphilitiques, et jugez ce qui adviendra à tout ce *syndicat* de nourrices et de nourrissons.

Signalons encore l'ordre de cas suivant, qui ne laisse pas d'être commun en pratique. Une nourrice, pour une raison quelconque, a ce qu'on appelle vulgairement les seins engorgés; ou bien encore elle vient à perdre son nourrisson et veut conserver son lait en vue d'une autre « nourriture ». Que fait-elle? Elle donne son sein au premier enfant venu, à celui-ci, à celui-là, n'importe. Elle prend ce qu'elle trouve. Or, si le malheur veut qu'elle tombe sur un enfant syphilitique, elle contracte la syphilis, qu'elle transmet ensuite à l'enfant ou aux enfants qu'elle allaitera plus tard.

Exemple, que j'emprunterai à mon collègue et ami le Dr Dron. Une nourrice est infectée par un enfant syphilitique. Pour se « dégorger » les seins, elle donne à téter à trois nourrissons étrangers. Ces trois nourrissons reçoivent d'elle la syphilis.

Et que d'autres cas analogues n'aurais-je pas à citer, témoignant tous de ce fait que la promiscuité du sein constitue pour les enfants, comme aussi pour les nourrices, une source féconde de contagions syphilitiques!

Mais n'insistons pas davantage sur une démonstration acquise, et concluons en disant que l'allaitement — l'allaitement mercenaire spécialement — est pour l'enfance une occasion assez commune de contaminations syphilitiques.

II. — De même et plus souvent encore, l'enfant est exposé à rencontrer le germe de la syphilis dans les circonstances multiples et variées qui constituent ce qu'on peut appeler l'*élevage*.

Ici, pas de classification possible, tant sont diverses les origines de la contagion. Donc, procédons par simple énumération plutôt que suivant un plan méthodique.

1. — D'abord, l'enfant peut contracter la syphilis de ses propres parents, devenus syphilitiques après sa naissance.

Ainsi, un fait des plus communs est le suivant: une femme vient à être affectée de syphilis quelque temps après la naissance d'un enfant; dans ces conditions, il est non seulement possible, mais fréquent, qu'elle transmette la syphilis à son enfant.

Et pourquoi? en raison des rapports assidus, presque permanents, de cette femme avec cet enfant.

Et comment? de façons diverses, dont la plus commune est *le baiser*. Un enfant est toujours pendu au cou de sa mère. Il l'embrasse ou est embrassé par elle cent fois par jour. Que la mère vienne à présenter une plaque muqueuse des lèvres, la plaque muqueuse ne manquera guère d'infecter l'enfant.

De cela nous avons eu ici même plusieurs exemples ces dernières années. Aujourd'hui encore vous en avez un spécimen des plus authentiques sur la femme et le petit enfant qui occupent les lits 17 et 17 *bis* de la salle Henri IV et dont je vous rappellerai sommairement l'histoire.

Cette femme a reçu la syphilis, il y a dix mois environ, d'un nourrisson syphilitique auquel elle donnait le sein en même temps qu'à son enfant. Elle nous est arrivée ici avec un chancre typique du mamelon. A cette époque son enfant était sain, absolument sain, comme cela a résulté des examens multiples auxquels nous l'avons soumis.

Depuis lors, qu'est-il arrivé? Cette femme, naturellement, a eu des accidents secondaires; et, de ces accidents secondaires, plusieurs se sont portés à la bouche, sous forme de syphilides érosives des amygdales, de la langue et des lèvres. Cependant, à l'origine, tout a bien marché, et l'enfant est resté indemne pendant plusieurs mois. Pourquoi? parce que nous avions fait la leçon à cette femme; parce que nous l'avions dûment avertie du danger qu'encourait son enfant du fait des accidents dont elle était affectée. Vous vous souvenez que presque quotidiennement, à chacune de nos visites, nous recommandions expressément à cette femme de ne pas embrasser son enfant, de se servir pour lui de linges à lui, de serviettes à lui, etc. Vous vous rappelez aussi qu'à un moment donné j'ai cru prudent de faire cesser l'allaitement, en prévision d'accidents secondaires pouvant se développer sur le sein, etc., etc. Bref, tant que cette femme a été sous nos yeux, surveillée par nous, assidûment catéchisée sur les risques d'une contagion, rien ne s'est produit. Mais enfin, guérie de ses manifestations actuelles, elle nous a quittés. Puis, quelques mois plus tard, elle nous est revenue, et cette fois avec son enfant contagionné, c'est-à-dire affecté d'un *chancre du menton*, chancre typique qui a servi d'exorde aux lésions secondaires que je vous montrais ce matin sur cet enfant.

Or, quelle a été l'origine de ce chancre? Des syphilides labiales qui se sont reproduites sur la mère quelques semaines après sa sortie de l'hôpital et qui persistaient encore quand elle est revenue nous trouver. Et comment ces syphilides ont-elles contagionné l'enfant? Par le baiser maternel. Cette femme, comme elle nous l'a raconté d'ailleurs, est restée quelque temps fidèle aux injonctions que nous lui avions formulées; puis, quand elle s'est crue délivrée, guérie, elle n'a plus résisté au désir d'embrasser son enfant, et quelle mère résisterait à cette tentation? Elle a donc embrassé son enfant; elle l'a encore embrassé alors qu'elle commençait à être affectée de nouvelles lésions labiales, lésions qu'à l'origine elle avait prises pour de simples « gerçures inoffensives », et par lesquelles, très certainement, elle a contagionné son enfant sur le menton.

En d'autres cas — mais ceci est infiniment plus rare — la syphilis acquise de l'enfant dérive du *père*, la mère étant restée saine.

Ceci est plus rare, vous dis-je, et pour cause. C'est que, tout naturellement, le père n'a avec son enfant que des rapports bien moins assidus, bien moins permanents que ceux de la mère. Un homme occupé, un bourgeois dans les affaires, un ouvrier qui gagne au dehors le pain de sa famille, ne voit son enfant que quelques heures, parfois même quelques instants dans la journée; il ne l'a pas toujours sur les bras, comme c'est le cas pour la mère. De sorte qu'il y a infiniment moins de risques pour que, dans la vie domestique, la syphilis s'irradie du père à l'enfant.

Cependant on a cité quelques cas du genre. En voici un que j'ai observé ces dernières années.

Un jeune mari contracte la syphilis dans une aventure extra-conjugale. Il trouve prétexte pour s'abstenir de tout rapport avec sa femme qui reste saine (je traite cette dame habituellement, et n'ai jamais rien observé de suspect sur elle). Mais il commet à plusieurs reprises l'imprudence d'embrasser son enfant, âgé de trois ans, alors qu'il est affecté de syphilides labiales. Cet enfant, peu de temps après, présente un chancre induré de la lèvre supérieure, suivi à terme classique d'accidents secondaires.

II. — D'autres fois ce n'est pas de ses parents que l'enfant reçoit la syphilis, mais bien de personnes attachées à son service, de bonnes, de « nourrices sèches », de gouvernantes, de serviteurs, de familiers de la maison, etc., etc.

L'infection par les *bonnes*, tout d'abord, est loin d'être chose rare. On en connaît de nombreux exemples (1). J'en pourrais citer plusieurs pour ma part, notamment les deux suivants, où la contagion a été prise sur le fait, comme vous allez le voir.

Un enfant de dix-huit mois m'est amené par ses parents, au sujet d'une « ulcération linguale » qu'un de mes confrères de de la ville a déjà déclarée syphilitique et que je reconnais aussitôt pour un type de *chancre lingual*. Disons par avance, pour justifier ce diagnostic, que ce chancre a été l'exorde d'une syphilis des plus nettement et des plus catégoriquement accentuées.

Ce chancre constaté, j'en recherche curieusement l'origine. Rien sur la mère que j'examine complètement. Et, d'ailleurs, la meilleure preuve que cette femme était saine à cette époque, c'est que plus tard elle contracta la syphilis de son enfant. — D'autre part, rien non plus sur le père, ni comme symptômes actuels ni comme antécédents.

J'examine alors la bonne de l'enfant, entrée au service de cette famille depuis trois à quatre mois, et je la trouve en pleine syphilis secondaire, avec une éruption érythémato-papuleuse du tronc et des membres, des croûtes du cuir chevelu, des adénopathies inguinales, cervicales et mastoïdiennes, des papules vulvaires, et (notez ce dernier point) force plaques muqueuses dans la bouche.

(1) V. Ant. Roussel, *De la syphilis tertiaire dans la seconde enfance et chez les adolescents* (Thèse de Paris, 1881, n° 65). — Monographie très intéressante, où l'auteur, entre autres mérites, a laborieusement réuni une foule de documents relatifs à la syphilis acquise des jeunes sujets.

Finalement, j'apprends ceci des parents et de la bonne : l'enfant a une double habitude dont on n'a pu le corriger ; d'abord, il ne cesse de téter ses pouces ; puis il cherche toujours à introduire ses doigts dans la bouche de toutes les personnes qui l'approchent. Cela, je viens d'en avoir la preuve pour mon compte, car, pendant que je l'examinais, il m'a porté plusieurs fois ses petites mains à la bouche. « Cent fois par jour, me dit la bonne, il me fait cela, à moi ; il me met ses doigts dans la bouche, puis il les tette, et ainsi de suite. » Pouvait-elle mieux me raconter comment l'enfant avait porté sur sa langue le virus des lésions buccales dont elle était affectée?

Autre cas de même ordre. — Une petite fille de vingt-deux mois m'est adressée par un de mes confrères, comme affectée d'une maladie syphilitique. Je constate en effet sur elle une syphilide érythémateuse des mieux caractérisées, et je trouve comme origine de cette syphilis un *chancre du cou*, flanqué de sa pléiade caractéristique.

Or de qui l'enfant tenait-elle cette contagion, de date forcément toute récente? De son père ou de sa mère? Pas le moins du monde. Tous deux, examinés avec soin, étaient parfaitement indemnes de syphilis. Elle la tenait sûrement de sa bonne, qui présentait depuis quelques mois des syphilides buccales et qui, bien qu'avertie par un médecin du caractère contagieux de ces accidents, avait commis l'imprudence d'embrasser l'enfant sur le cou (1).

Rien d'étonnant à ce que de telles contagions se produisent avec un certain degré de fréquence, et il est même à prévoir que cette fréquence ne fera que s'accroître avec le relâchement moral qui caractérise notre époque. Aujourd'hui, en effet, quantité d'enfants sont élevés bien plutôt par leurs bonnes que par leurs mères ; quantité d'enfants, spécialement dans les classes élevées de la société, vivent avec leurs bonnes du matin au soir et du soir au matin. La faute en est, dit-on, aux exigences des af-

(1) Ce cas curieux a été relaté in extenso par l'un de mes anciens élèves, le Dr Hulot (*Quelques observations de chancres extra-génitaux*, Obs. XIII, *Annales de dermat. et de syphil.* publiées par le Dr Doyon, t. X, 1879-80).

faires, aux nécessités du travail, etc.; j'en rendrais plutôt responsables les agitations, la turbulence, la dissipation de la vie mondaine, et surtout l'abaissement du sentiment maternel dans certaines familles. Mais laissons ce point qui regarde le moraliste plutôt que le médecin, et disons seulement, en ce qui nous concerne, que cet abandon des enfants à des soins salariés n'est pas sans leur faire encourir des dangers spéciaux, dont témoignent les observations que nous venons de citer. La santé de l'enfant, en de telles conditions, devient soumise à la santé de sa bonne. Supposez cette bonne syphilitique; il y aura toutes chances pour qu'un jour ou l'autre elle infecte l'enfant dans les mille rapports quotidiens de la vie domestique.

III. — Autre origine de contagions : *L'enfant peut être pour l'enfant une source de contamination syphilitique.*

Comment cela? pour toute la série des raisons suivantes : Parce que, d'une part, la syphilis se porte très fréquemment sur la bouche chez l'enfant, et crée là des foyers de contagion (les nourrices en savent quelque chose); — parce que, d'autre part, les enfants s'embrassent souvent entre eux, portent constamment à leur bouche tous les objets à leur disposition, leurs ouets notamment, se prêtent réciproquement ces jouets, mangent ensemble, boivent ensemble, échangent leurs timbales, leurs cuillères, etc. De là des risques multiples de contagion.

Exemples :

Dans un travail très étudié, où il a rassemblé plusieurs cas du genre, le Dr Roussel relate une observation personnelle où l'on voit un enfant syphilitique, âgé de deux ans, transmettre la syphilis à deux autres enfants, ses oncles, âgés de quatre et six ans, ainsi qu'à sa grand'mère, laquelle, à son tour, communiqua la contagion à son mari (1).

De même, Sturgis a cité le cas d'un enfant de vingt-deux mois qui, affecté d'un chancre de la paupière, communiqua la contagion, sous forme d'un *chancre de la joue*, à sa sœur aînée, âgée de six ans (2).

(1) *Thèse citée*, p. 78.
(2) *The American Journal of the med. sciences*, 1873, p. 102.

Drysdale a vu une jeune fille de dix-neuf ans être infectée de syphilis par un nourrisson syphilitique qui la mordit à la lèvre. — A son tour, cette jeune fille infecta sa sœur, âgée de treize ans, avec laquelle elle couchait (1).

« Il nous souvient, dit le Dr Pontet, d'avoir vu il y a quelques années, à l'hospice des Enfants assistés, dans le service de M. le Dr Guéniot, un petit garçon de six ans, scrofuleux, qui contracta la syphilis en embrassant une de ses petites voisines de lit, laquelle était syphilitique (2). »

Dowse a publié la très intéressante observation d'une petite fille de neuf ans qui, s'étant prise d'amitié pour un petit enfant étranger, contracta de lui la syphilis dans les conditions suivantes. Elle jouait avec lui « à la petite maman », le tenant constamment dans ses bras comme une nourrice tient un enfant. Or, son avant-bras fut souillé par le pus de plaques muqueuses que l'enfant portait à l'anus, et devint le siège d'un chancre qui servit d'origine à une effroyable syphilis maligne, suivie de mort (3).

Je donne actuellement mes soins à une petite fille qui, à l'âge d'un an, a contracté la syphilis d'un autre enfant un peu plus âgé, lequel tenait la maladie de sa nourrice. Comment se fit la contagion entre ces deux enfants, qui jouaient toujours ensemble, qui mangeaient ensemble, qui s'embrassaient souvent, etc.? c'est ce que je ne saurais dire, bien entendu. Toujours est-il que la petite fille présenta un chancre induré de la lèvre supérieure peu de temps après que son petit camarade avait été affecté de plaques muqueuses labiales.

Et ainsi de suite pour d'autres cas en grand nombre, dont il serait vraiment superflu de continuer l'énumération.

IV. — Enfin, des risques nombreux de contagion dérivent pour l'enfant des mille soins de l'élevage, des circonstances variées de la vie domestique, de l'usage d'objets communs,

(1) *The Lancet*, 1869, t. II, p. 639.
(2) *De la syphilis infantile acquise,* Paris, 1878.
(3) *Fatal case of syphilis contracted from the congenital form of the disease, The Lancet*, 1877, t. I, p. 842.

de la promiscuité et de l'encombrement qui résultent de la misère, etc., etc. Tout cela, aidé par l'incurie, l'ignorance, l'absence d'hygiène et de propreté, aboutit à créer pour l'enfant une source de dangers auxquels il ne succombe que trop souvent.

C'est ainsi que j'ai vu un tout jeune enfant issu de parents sains être contagionné, dans sa famille même, par un *biberon*. Une ouvrière en journée, qui travaillait dans cette famille et qui parfois suppléait la nourrice dans les soins à donner à l'enfant, avait amorcé ledit biberon avec sa bouche, à une époque où elle avait les lèvres couvertes de plaques muqueuses.

J'ai vu de même une petite fille de six semaines être affectée d'un chancre induré de la vulve, qui lui fut communiqué, suivant toute vraisemblance, par une *éponge*. Cette éponge avait servi, dans une salle d'hôpital, à la toilette de plusieurs enfants nouveau-nés, dont quelques-uns étaient syphilitiques et présentaient des syphilides érosives ou ulcéreuses sur les parties génitales.

M. Lagneau a cité le fait semblable d'une fillette de six ans qui fut infectée par une *cuillère* servant à un nourrisson syphilitique (1).

Un cas identique a été observé par M. le Dr Viennois sur un enfant de sept ans qui, « s'étant servi de la cuillère de sa mère, au moment où celle-ci était affectée de plaques ulcérées de la gorge, contracta un chancre infectant de l'amygdale droite, suivi d'accidents constitutionnels » (2).

Buchanan Buxter a relaté l'observation d'un enfant de trois ans qui fut affecté d'un chancre syphilitique de la langue « pour avoir sucé la *brosse à dents* de son père, qui avait à cette époque la bouche tout ulcérée par la syphilis » (3).

La contagion s'est plusieurs fois exercée par le coucher en commun, par le *lit commun*. Je me rappelle que Trousseau nous parlait souvent d'une contagion de ce genre transmise d'une mère

(1) *Revue d'hygiène et de police sanitaire*, 1879, p. 131.

(2) *Recherches sur la contagion de la syphilis secondaire*, Thèse de Paris, 1860, p. 66.

(3) *A case of syphilitic inoculation by a toothbrush*, *The Lancet*, 1879, t. I, p. 768.

à son enfant. — Un fait semblable a donné lieu, il y a une douzaine d'années, à une enquête médico-légale. Il s'agissait dans ce cas d'une petite fille de quatre ans qui prit la syphilis en couchant dans le même lit que son père affecté de syphilis. On crut d'abord à un attentat criminel; mais l'expertise, habilement dirigée par M. Gailleton, vint décharger le père de l'horrible accusation qui pesait sur lui (1). — N'avons-nous pas eu ici même (pardonnez-moi cette digression) un malade qui contracta un chancre syphilitique de la région trochantérienne pour avoir offert l'hospitalité de son lit à un de ses camarades affecté d'un chancre syphilitique de la verge? Ce lit étant fort étroit, le nouvel hôte n'y tenait couché que sur le côté, si bien que, dans cette situation, sa verge se trouva plusieurs fois en contact avec la cuisse de son ami, qui fut contagionné de la sorte.

Au surplus, il est actuellement de notoriété commune que, pour certaines affections auto-inoculables (telle que le chancre simple, le favus, l'impetigo contagiosa, etc.), les draps de lit sont des agents de dissémination et de propagation d'un point du corps à un autre. Exemple : un de nos malades, d'abord affecté de chancres simples de la verge et d'un bubon chancreux, a présenté ultérieurement deux chancres typiques du jarret. Nul doute, enquête faite, que ces chancres si singulièrement situés n'aient eu pour origine une inoculation transportée là par des draps malpropres et souillés de pus virulent.

Donc, de par l'analogie comme de par l'observation directe, le coucher en commun, le lit commun, constitue pour l'enfant une source certaine de contaminations syphilitiques (2).

Je poursuis. — M. Tédenat, professeur agrégé à la Faculté de Montpellier, a cité le cas d'un enfant de deux à trois ans qui s'inocula un chancre induré à la lèvre supérieure par l'intermédiaire d'un *instrument de musique*. Cet instrument

(1) Violet, *Étude pratique sur la syphilis infantile*, p. 28 (Thèse de Paris, 1874, n° 107).

(2) M. le Dr Jullien a dit de même, dans son *Traité des maladies vénériennes* : « Ce n'est pas chose rare que de voir des enfants s'infecter auprès de leurs parents, lorsque la misère rassemble dans le même lit plusieurs membres d'une même famille. »

servait à son père, qui était syphilitique et affecté à cette époque de plaques muqueuses labiales (1).

Des exemples de contaminations multiples d'enfant à enfant se sont produits plus d'une fois dans les crèches, dans les maisons de sevrage mal tenues, etc. Vidal (de Cassis) a vu cinq enfants affectés simultanément de syphilis dans une maison de cet ordre, dans un véritable bouge, « où il n'y avait qu'un verre en étain pour six petites pensionnaires ».

Signalons enfin comme cause possible de contagion cette coutume non moins dangereuse que dégoûtante (et cependant familière aux nourrices) qui consiste à laver les enfants avec de la salive, voire (ce qui est plus rare, à vrai dire) avec de l'eau « tiédie dans la bouche ». Bertin, à ce dernier propos, a relaté une longue observation qui se résume en ceci :

Une petite fille de quatre mois, née de parents sains, est affectée d'un chancre vulvaire, bientôt suivi d'accidents constitutionnels. — Curieux de remonter à l'origine de l'infection dont cette enfant a été victime, Bertin institue en ce sens une enquête minutieuse et prolongée, d'où il résulte que le père et la mère de l'enfant sont indemnes de syphilis ; — que l'enfant a été confiée pour un certain temps à l'une de ses tantes ; — que cette tante est infectée de syphilis ; — qu'en dépit de sa syphilis, ladite tante embrassait souvent l'enfant, et, de plus, avait l'habitude « de lui laver les parties génitales avec de l'eau qu'elle mettait auparavant dans sa bouche pour la tiédir » (2) !

III. — Un autre ordre de contagions peut résulter pour l'enfant d'*attentats criminels*.

Certes, les contagions de ce genre sont plus rares et bien plus rares que la plupart des précédentes. Elles le sont moins cependant qu'on ne le supposerait à priori. Nous en avons observé ici-même plusieurs cas, dont un ces derniers jours, et celui-ci sous la forme la plus révoltante que puissent affecter ces odieux attentats. Il s'agissait dans ce cas, vous vous le rappelez, d'un petit garçon de onze ans, qui nous fut amené pour de grosses papules hypertrophiques de la marge de l'anus, avec quel-

(1) V. Roussel, *Thèse citée*, p. 90.

(2) *Traité de la maladie vénérienne chez les enfants nouveau-nés*, etc., 11e obs., p. 77. Paris, 1810.

ques autres accidents d'ordre secondaire. La nature même de ces manifestations témoignait, en toute évidence, que nous n'avions pas affaire à une syphilis héréditaire, car une syphilis héréditaire ne produit pas de plaques muqueuses à onze ans, c'est-à-dire à une échéance où l'infection est en période tertiaire. Notre conviction immédiate fut donc que ces accidents résultaient d'une infection acquise ; mais nous ne pûmes tout d'abord obtenir aucun renseignement sur le mode d'infection dont cet enfant avait été victime. Deux jours après seulement, nous fûmes éclairés à ce sujet. L'enfant avait subi, quelques mois auparavant, les approches d'un homme, et cet homme avait été reconnu syphilitique.

A Lourcine, les cas de cet ordre sont d'observation assez commune. J'en ai recueilli une quinzaine d'exemples pendant mon passage à cet hôpital.

Et, puisque l'occasion s'en présente, laissez-moi vous dire incidemment que mon expérience personnelle de ces tristes choses a pleinement confirmé pour moi un fait incroyable déjà signalé par Parent-Duchâtelet (1), à savoir, que ce ne sont pas seulement des passions honteuses, telles que l'appétence sexuelle pour l'enfant, qui conduisent certaines brutes à abuser de l'enfant, au risque de lui communiquer une maladie grave. Il est un autre mobile plus odieux encore et plus criminel qui sollicite à cet attentat des natures aussi imbéciles que dépravées. Ce mobile stupide, non moins qu'infâme, c'est le préjugé populaire d'après lequel « un sûr moyen de se débarrasser de la vérole est de la transmettre à un sujet vierge » ! — De là le crime, en nombre de cas.

Quels sont, dans les contagions de ce genre, les enfants les plus exposés ? — Tout naturellement les petites filles, vers lesquelles l'instinct sexuel dirige les coupables. Mais ce qu'il faut savoir aussi (car le médecin doit tout connaître dans les turpitudes humaines, en raison des enquêtes médico-légales auxquelles elles ne donnent lieu que trop souvent), c'est que

(1) De la prostitution dans la ville de Paris, IIIe édit., p. 49.

les petits garçons ne sont pas à l'abri de ces sortes d'attentats. Maintes fois on a constaté sur eux des contaminations de cet ordre. A preuve le dernier cas que je vous citais à l'instant.

Il y a plus encore. De telles contagions se sont parfois exercées dans les conditions les plus inattendues, les plus surprenantes. Ainsi on a vu des femmes abuser de jeunes garçons, voire de petits enfants. Pour n'en citer qu'un exemple (car j'abrège le plus possible ce pénible sujet, en ne vous disant que ce qu'il est utile, indispensable à un médecin d'en connaître), le 15 avril 1861, la cour d'assises des Côtes-du-Nord condamnait à six ans de réclusion une fille de vingt et un ans qui, atteinte de syphilis, avait attiré dans son lit un enfant de cinq ans et l'avait infecté. Elle aussi avait cédé, paraît-il, au préjugé dont nous parlions tout à l'heure, et avait compté se guérir de sa maladie « en la transmettant à un sujet vierge, n'ayant pas encore eu commerce avec les femmes » (1).

Les liens du sang n'ont pas toujours prévenu de tels attentats. Ainsi nous avons eu dans nos salles, il y a quelques années, un tout jeune enfant qui tenait la syphilis de son frère, garçon de dix-neuf ans. — J'ai été consulté dans une affaire judiciaire où un père avait communiqué la syphilis à sa fille, âgée de quatorze ans ; etc., etc.

Enfin, on a vu — ceci est le comble en l'espèce — des enfants recevoir la syphilis d'autres enfants dans des approches ou plutôt des essais, des simulacres d'approches vénériennes. Lawrence a relaté, par exemple, le cas d'une petite fille de dix ans qui gagna la syphilis dans une ébauche de rapport avec son petit cousin âgé de quatorze ans (2).

IV. — Autre point. — L'enfance n'est pas à l'abri des contagions dites *médicales* et dérivant en effet de pratiques médicales. Loin de là. Elle paye même un large tribut à quelques-unes d'entre elles, comme vous allez le voir.

(1) Cas emprunté à la thèse précitée de M. le Dr Roussel, p. 98.
(2) *The Lancet*, 1860, t. II, p. 239.

Citons en première ligne, comme prototype des contagions de cet ordre, celle qui résulte de la *vaccination*.

Rien que de très naturel à ce que les enfants soient les victimes ordinaires des contaminations syphilitiques qui s'opèrent par le vaccin, puisque la vaccination est par excellence une opération qui se pratique dans le premier âge.

Les contaminations de cet ordre sont rares à la vérité. Ainsi je n'en ai encore observé que deux cas dans ma pratique privée. Il est à croire aussi qu'elles deviendront de plus en plus rares, maintenant que l'authenticité de la syphilis vaccinale n'est plus contestée et que l'attention des comités de vaccine est appelée sur ce point. Mais ce qui, malheureusement, compense leur rareté, c'est qu'il est presque de leur essence de faire à la fois un certain nombre de victimes. Quand un malheur de ce genre vient à se produire, c'est rarement un seul enfant qui est atteint. Presque toujours ou tout au moins dans la plupart des cas, ce sont plusieurs enfants qui sont contagionnés du même coup, étant donnée l'habitude ou, disons mieux, la nécessité fréquente de faire servir un seul vaccinifère à l'inoculation d'une série, d'une « fournée » de sujets à vacciner. Si ce vaccinifère est infecté de syphilis, toute la fournée y passe, ou peu s'en faut, et la contagion se trouve transmise de la sorte à une série plus ou moins nombreuse d'enfants ou d'adultes. Jugez-en par les quelques chiffres suivants.

Dans le cas malheureux qui s'est produit à l'Académie de médecine en 1865, il y eut *neuf* enfants (sans parler des adultes) qui reçurent la syphilis d'un vaccin entaché de syphilis.

Le désastre a été bien plus lamentable en d'autres cas. Ainsi l'on a vu :

Quatorze enfants infectés de la sorte à la Rufina ;
Trente-quatre à Lupara ;
Trente-cinq à Crémone ;
Trente-huit à Rivalta ;
Quarante dans un cas relaté par Cérioli.

Et ce qui est vrai pour la vaccination ne l'est pas moins pour la *revaccination*. Le *Bulletin de la Société médicale de la Suisse romande* nous apprend qu'en 1878, sur vingt-six jeunes filles de douze ans soumises à la revaccination, *douze* furent infectées de syphilis.

Et de même pour tant et tant d'autres cas analogues que j'aurais à citer.

Une autre opération, qui se pratique sur l'enfance dans la religion juive, a été plusieurs fois l'origine de contaminations semblables. Il existe même dans la science à ce propos un cas célèbre qui mérite d'être rappelé sommairement.

A une certaine époque, nombre d'enfants israélites se trouvèrent affectés de syphilis à la suite de la *circoncision*. On s'émut, on ouvrit une enquête, et de cette enquête il résulta (je vous fais grâce des détails) que ces enfants avaient été infectés par la *bouche* de l'opérateur. Par la bouche? allez-vous me dire. Oui, car dans le vieux rite hébraïque, l'opérateur ou mohel devait, après avoir pratiqué la section du prépuce, appliquer par trois fois les lèvres sur la plaie de la verge et pratiquer la succion de l'organe. Or, à l'époque en question, le mohel se trouvant affecté de syphilis et tout spécialement de syphilides buccales, il avait naturellement transmis la syphilis à ses opérés, exactement comme un nourrisson syphilitique la transmet à sa nourrice, et même d'autant mieux, d'autant plus sûrement que les plaies toutes récentes de la verge constituaient autant de surfaces d'absorption, autant de portes d'entrée ouvertes au virus. — C'est depuis cette triste aventure, soit dit incidemment, que, grâce aux efforts de M. Ricord, le manuel opératoire de la circoncision juive a été modifié par la suppression de la dégoûtante et dangereuse pratique de la succion consécutive à la résection du prépuce.

Le *cathétérisme de la trompe d'Eustache* a été de même l'origine d'un certain nombre de contagions chez l'enfant. J'ai longtemps donné mes soins à une jeune fille, née de parents sains, qui a été contaminée de la sorte à l'âge de huit ans. La maladie fut d'abord méconnue sur elle comme nature, puis négligée plus tard, si bien qu'elle a abouti aux plus graves accidents : phagédénisme guttural, nécroses nasales, ozène effroyable, effondrement du nez, etc.

D'autres fois, des enfants ont été victimes de l'imprudence, de l'ignorance ou de l'ineptie de certaines sages-femmes ou plutôt de certaines matrones qui — dans les campagnes spécialement ou les petites villes de province — usurpent souvent le titre et les fonctions de sages-femmes. Exemple du genre cité par Bleynie :

Une de ces matrones avait l'habitude, au moment de la chute du cordon ombilical, de toucher la petite plaie ombilicale « avec deux doigts imbibés de sa salive », et de la frictionner avec cette salive. Tout alla bien, et cette pratique, pour ridicule qu'elle fût, resta inoffensive tant que cette femme fut indemne de syphilis. Mais le malheur voulut qu'elle contractât la syphilis, et alors vous préjugez bien ce qu'il advint. Un grand nombre de contagions furent transmises de la sorte.

Ajoutons enfin qu'en maintes occasions les enfants ont subi le *ricochet* de syphilis transmises à leurs mères par des pratiques médicales ou prétendues telles. Tels sont les deux cas suivants, que je dois vous citer comme spécimens.

« Dans une ville de province, à Condé, raconte le Dr Bourgogne à qui j'emprunterai ce premier fait, une femme prêtait son ministère soit pour former par la succion le mamelon des nouvelles accouchées, soit pour dégorger leurs seins d'une surabondance de lait... Cette femme vint à contracter la syphilis et fut affectée, entre autres accidents, d'ulcérations buccales... Mandée à cette époque près d'une dame récemment accouchée, qui était affectée d'une fissure au sein et dont les mamelles étaient distendues par une grande quantité de lait, elle exerça la succion sur elle plusieurs jours de suite. La fissure au sein ne tarda pas alors à se transformer en un ulcère rebelle, qui emporta le mamelon ; puis, quelques semaines plus tard, se manifestèrent des symptômes non douteux d'une syphilis plus avancée.

« Une autre dame qui, également affectée d'une fissure au

sein, avait fait appeler la même femme pour se débarrasser de son lait, fut affectée d'ulcères aux mamelons, et, plus tard, d'éruptions pustuleuses de la peau, d'ulcérations de la gorge, etc...

« Mes doutes sur l'origine de ces deux infections s'étant changés en certitude par le rapprochement de ces deux faits, et sachant que cette femme était très répandue dans la ville et aux environs de Condé pour donner des soins aux nourrices, je crus devoir donner à la découverte que je venais de faire toute la publicité possible, afin de donner l'éveil aux personnes qui s'en serviraient et à celles qui auraient pu la faire appeler. Il était temps de prendre cette mesure; car j'avais à peine fait connaître tout ceci que *huit* nourrices se présentèrent presque au même instant chez moi. Toutes avaient souffert que cette femme appliquât ses lèvres impures sur leurs seins, et toutes avaient été plus ou moins contagionnées.

« Appelé dans quelques maisons, je fus à même de voir que la contagion ne s'était pas arrêtée à la quantité de personnes que je viens d'indiquer. Je puis porter au nombre de *douze* ou *quatorze* les femmes qui ont été infectées par la succion des seins ; six ou huit autres échappèrent à la contagion. »

Et ce n'est pas tout; car, « 1° presque toutes les femmes qui gagnèrent ainsi la syphilis la communiquèrent à leurs *enfants* ; — 2° quelques-uns de ces enfants transmirent le mal, avant qu'il fût découvert, à des *nourrices* auxquelles on les avait confiés ; — 3° plusieurs de ces nourrices gâtèrent également leurs propres *enfants*, à qui elles donnaient le sein concurremment avec le nourrisson infecté ; — 4° bien plus, enfin, les enfants sains qui se servirent des vases que les nouveau-nés infectés touchèrent de leurs lèvres, contractèrent également cette dégoûtante maladie (1). »

Second fait. — Le Dr Bardinet (de Limoges) a lu devant l'Académie, en 1874, la très curieuse observation d'une sage-femme de Brive qui, bien qu'affectée au doigt médius droit

(1) Extrait d'un mémoire trop peu connu du Dr F. Bourgogne, ayant pour titre : *Considérations générales sur la contagion de la maladie vénérienne des enfants trouvés à leurs nourrices, suivies de la relation d'une affection syphilitique communiquée à plusieurs femmes par la succion du sein.* Lille, 1825.

d'une ulcération syphilitique, n'en continua pas moins à exercer sa profession, touchant des femmes, accouchant des femmes, soignant des enfants, etc. Elle aboutit de la sorte à créer une véritable *épidémie* de syphilis dans la petite ville de Brive. Car, bien entendu, les femmes infectées de la sorte ne manquèrent pas, au moins pour un bon nombre, de transmettre la syphilis à leurs enfants d'abord, puis plus tard à leurs maris, etc., etc. Si bien que, de ricochets en ricochets, on arriva à compter plus de cent victimes. L'affaire alla en justice, et le Procureur de la République ne releva pas moins de *dix* cas (à parler seulement de ceux qui purent être mis en cause) où des enfants avaient reçu de la sorte la contagion (1).

V. — En dernier lieu, il va sans dire que l'enfant est exposé à presque tous les risques de *contagions accidentelles* qui peuvent affecter l'adulte, contagions multiples non moins que variées, imprévues et impossibles à prévoir, impossibles également à catégoriser, par ce fait même qu'elles sont, comme je viens de le dire, accidentelles. Sans m'attarder à vous en faire ici une énumération superflue, il me suffira de vous signaler comme exemple la principale et la plus active.

Celle-ci, c'est le *baiser*. Chacun sait combien les enfants, les petits enfants surtout, sont embrasseurs et embrassés. « L'enfant, a dit Michelet, est fait pour le baiser. Il l'appelle, il le provoque ». Or jugez à quels risques expose le baiser, étant donnée la prodigieuse fréquence des syphilides buccales. Déjà je vous ai parlé d'enfants contaminés de la sorte par leur mère ou par leur père, par leurs nourrices, par leurs bonnes, etc. Eh bien, il va sans dire que le danger reste le même dans toutes les conditions possibles et vis-à-vis de n'importe qui. Aussi a-t-on vu maintes fois des enfants être contagionnés de cette façon par des collatéraux, des amis, des visiteurs, des voisins, des étrangers, etc., etc.

Solomon a relaté le fait d'un enfant de huit mois, né de parents sains, qui fut affecté d'un *chancre de la paupière inférieure* pour avoir été embrassé par sa tante, laquelle présentait

(1) V. *Bulletins de l'Académie de médecine*, 1874.

à ce moment des érosions secondaires des lèvres et des amygdales (1).

Rollet a raconté un cas tout semblable, observé sur un enfant de quinze mois qui avait été embrassé par une prostituée. Cet enfant transmit à son tour la contagion à ses deux frères, à ses deux sœurs et à sa grand'mère.

J'ai vu, pour ma part, une petite fille de neuf ans recevoir la syphilis par un baiser d'un de ses cousins affecté de plaques muqueuses labiales. Cette enfant présenta un chancre typique de la *joue*, suivi d'accidents secondaires.

Telles sont, Messieurs, les principales sources où s'alimente la syphilis acquise de l'enfance.

Resterait à déterminer maintenant la fréquence relative de ces divers modes de contagion. Mais cela excéderait de beaucoup les données actuelles de nos connaissances. Je ne sache pas que jusqu'à ce jour un essai de statistique sérieuse ait été institué en ce sens. Je puis bien vous dire les résultats que me fournissent à ce point de vue les observations de ma pratique privée, et ces résultats, les voici :

Contagions infantiles dérivant :

Des parents de l'enfant	19 cas
De nourrices	8 —
De bonnes, gardes, domestiques	4 —
D'enfants	2 —
De contagion vaccinale	2 —
De contagion médicale	1 —
D'attentats criminels	4 —
D'origines restées inconnues	2 —
Total	42 cas.

Mais ces chiffres sont manifestement trop peu élevés pour faire foi. Ne les prenez donc que pour ce qu'ils valent, à savoir pour des résultats provisoires, sujets à révision, susceptibles en un mot d'être modifiés du tout au tout par une observation plus étendue.

(1) *The British med. Journal*, 1863, t. I, p. 236.

En tout cas (et ceci a pour nous une tout autre importance) de l'étude qui précède et des chiffres que nous avons cités résulte une double notion, à savoir :

1° Qu'il existe pour l'enfance des risques multiples et variés de contamination syphilitique ;

2° Qu'en définitive la syphilis acquise de l'enfance présente déjà un bilan d'observations assez considérable.

Cette syphilis, on l'a dite « rarissime », suivant l'expression d'un de nos confrères ; on la considère presque comme une curiosité exceptionnelle. C'est là une erreur ; c'est là un préjugé contre lequel protestent les faits que nous venons de produire.

Sans doute il y aurait exagération en sens inverse à présenter cette syphilis acquise de l'enfance comme commune ou même assez commune. Bien loin de nous une telle erreur. En réalité cette syphilis est rare, infiniment plus rare, par exemple, que la syphilis héréditaire ; mais à coup sûr, et c'est là seulement ce que nous avons cherché à établir, elle est *moins rare* qu'on qu'on ne le dit et qu'on ne le croit généralement.

De là cette conclusion, au point de vue pratique :

Il y a toujours lieu, dans les cas où un diagnostic d'origine se présente à instituer à propos d'accidents tertiaires développés sur un enfant, un adolescent ou même un adulte, de tenir un compte sérieux de la possibilité d'une infection *personnelle* subie dans un âge antérieur. C'est-à-dire, en autres termes : il y a toujours lieu de faire intervenir la syphilis acquise parallèlement à la syphilis héréditaire comme origine possible de ces accidents.

III

Ce serait, Messieurs, perdre de vue notre sujet principal que de m'arrêter ici à vous décrire *in extenso* la syphilis acquise de l'enfance. Je ne dois pas oublier et je n'oublierai pas que cette syphilis acquise de l'enfance ne nous intéresse pour l'instant que d'une façon accessoire et indirecte. Je ne ferai donc que l'envisager en ce qui nous concerne, c'est-à-dire sur les points où elle peut être mise en parallèle avec la syphilis héréditaire tardive.

Ceci indiqué comme programme de ce qui va suivre, j'entre aussitôt en plein cœur du sujet.

D'une façon générale on peut dire que la syphilis acquise de l'enfance n'est rien autre que la syphilis acquise de l'adulte transportée dans le jeune âge.

Et, en effet, d'une part elle emprunte à la syphilis de l'adulte tous ses symptômes, toutes ses expressions cliniques, réserves faites pour les particularités ou les modifications secondaires que peuvent y introduire les conditions d'âge, de développement, de fonctionnement ou d'absence de fonctionnement physiologique de divers organes, etc.

D'autre part elle lui emprunte également son évolution générale, à savoir : son mode d'invasion initiale, sa division ultérieure en une série de périodes, sa chronicité de marche, sa durée indéfinie, etc.

Précisons.

En premier lieu, comme la syphilis acquise de l'adulte, la syphilis acquise de l'enfance reconnaît toujours et invariablement pour accident d'origine, pour exorde, une lésion d'apparence locale, le *chancre;* lésion ayant pour triple caractère : 1° de se développer au point même où s'est exercée la contagion ; — 2° de n'y apparaître qu'après une incubation véritable, c'est-à-dire trois à quatre semaines environ après l'époque où s'est produite cette contagion ; — 3° d'être fatalement escortée d'une adénopathie spéciale affectant les ganglions qui correspondent au siège du chancre, adénopathie dite *bubon symptomatique* du chancre, et particulièrement remarquable par ses attributs d'engorgement ganglionnaire aphlegmasique, indolent, multiple (pléiade de Ricord), etc.

En second lieu, de même que la syphilis acquise de l'adulte, cette syphilis acquise de l'enfance n'est constituée pour un temps (quelques semaines en moyenne) que par ces deux manifestations : chancre et bubon ; puis elle entre au delà dans une série chronologique d'accidents généralisés qui composent ce qu'on appelle la *période secondaire*.

Or, le propre de cette étape morbide, c'est, comme chacun le sait, de se traduire par une série d'accidents multiples, disséminés, affectant surtout la peau et les muqueuses, n'intéressant les tissus que d'une façon superficielle et bénigne, spontanément résolutifs pour la plupart ou facilement effaçables par le traitement spécifique, disparaissant sans laisser de traces, etc., etc.

Enfin, de même que la syphilis acquise de l'adulte, la syphilis acquise de l'enfant, au delà de cette période secondaire, c'est-à-dire après un laps de temps variable en moyenne d'une à deux ou trois années, aborde ce qu'on appelle la *période tertiaire*, étape morbide plus dilatée, si je puis ainsi dire, voire indéfinie ou illimitée comme durée possible, et se caractérisant par une série plus discrète d'explosions morbides qui se produisent à échéances variables, généralement distantes.

De plus, les accidents qui entrent en scène à cette époque de la maladie ont pour attributs d'intéresser profondément les tissus, de s'attaquer souvent aux viscères, d'aboutir spontanément à des destructions, des mutilations, des scléroses ou des atrophies d'organes, au total, d'être toujours sérieux, souvent graves et parfois mortels.

De sorte qu'en définitive, vous le voyez, la syphilis acquise de l'enfant est à peu près calquée, comme symptômes et comme évolution, sur la syphilis acquise de l'adulte. Rien ne serait plus facile, par exemple, que de trouver dans l'enfance tel ou tel cas reproduisant trait pour trait, si vous me passez l'expression, la photographie d'une syphilis de l'âge adulte. Citons un spécimen.

Une petite fille de cinq ans est victime d'un attentat de la part d'un homme alors affecté d'accidents syphilitiques. Elle contracte un chancre syphilitique de la vulve, pour lequel je la traite à Lourcine. Surviennent, au cours des mois suivants, divers accidents secondaires, à savoir : roséole, plaques muqueuses génitales, labiales et gutturales, croûtes du cuir chevelu, alopécie, adénopathies cervicales, etc. Le traitement spécifique efface rapidement toutes ces lésions, et l'enfant sort de l'hôpital en bon état. — Au delà, comme d'usage, elle n'est plus soumise à aucun traitement, quoi que j'aie pu dire. Huit ans se passent sans manifestations nouvelles. Puis, à l'âge de treize ans, la malade nous est ramenée à l'hôpital Saint-Louis pour des accidents qui viennent de surgir, et nous constatons sur elle, d'une part une lésion gommeuse du voile palatin, et d'autre part une vaste syphilide gommeuse de la face.

Eh bien, Messieurs, voilà une histoire de syphilis acquise de l'enfance à laquelle nous trouverions bien ici, dans l'espace d'un mois, dix pendants chez l'adulte. Car telle est trait pour trait, je le répète, l'histoire de quantité de syphilis acquises de l'adulte, qui débutent par un chancre, se poursuivent pendant quelques mois par diverses manifestations secondaires, restent muettes au delà pour quelques années sous l'influence d'un traitement spécifique, puis aboutissent soudainement à telles ou telles lésions gommeuses.

Je ne vous dis pas, certes, que toujours et invariablement la syphilis acquise de l'enfant se modèle ainsi sur le patron de la syphilis acquise de l'adulte. Cela serait une hérésie clinique, car il est des cas où elle en diffère aussi complètement que possible, ceux, par exemple, où elle tue, où elle sidère l'enfant à brève échéance, et qui n'ont pas leurs correspondants chez l'adulte. Mais je vous dis ce qui est la stricte vérité, à savoir, que, dans l'énorme majorité des cas et alors surtout qu'elle affecte des organismes déjà formés, alors surtout, pour mieux préciser encore, qu'elle s'attaque à des enfants de trois, cinq, dix ans et au delà, elle reproduit presque intégralement, comme symptômes et comme évolution, la syphilis des âges plus avancés, à cela près de quelques dissemblances secondaires relevant de la différence d'âge, d'habitudes, d'aptitudes morbides, de prédominances fonctionnelles de tel ou tel système, etc., à cela près aussi d'une différence toute spéciale que je dois actuellement mentionner.

Chez l'adulte, l'accident initial de la syphilis, comme chacun le sait, fait élection de siège, avec une supériorité de fréquence considérable, sur les organes génitaux. Et cela tout naturellement, parce que chez l'adulte la contagion syphilitique se transmet le plus souvent par le commerce vénérien.

Eh bien, tout au contraire, la syphilis de l'enfance n'a que rarement pour exorde un chancre génital. Ainsi, dans 15 cas de syphilis infantile où j'ai surpris l'accident initial de la maladie, l'accident de contagion, c'est-à-dire le chancre, je ne l'ai observé que 2 fois sur les organes génitaux, tandis que 13 fois je l'ai trouvé ailleurs, à savoir :

A la bouche	5 fois
A la face	4 —
Sur d'autres points (cou, abdomen, périnée)	4 —

Et cela se conçoit de reste, car l'enfant ne reçoit la syphilis par les voies génitales que dans les cas heureusement rares d'attentats criminels. De là, tout naturellement, la rareté sur lui du chancre génital. Tandis que, dans la grande majorité des cas, la contagion étant pour lui le résultat de circonstances qui ne comportent rien de vénérien, l'accident qui traduit cette contagion affecte tout autre siège que la sphère génitale.

IV.

Quel pronostic, quel *degré de gravité* comporte la syphilis acquise de l'enfance ?

C'est là un second point qu'il est très utile de spécifier catégoriquement, surtout comme parallèle avec ce que produit cette autre syphilis qui affecte si fréquemment l'enfance, à savoir, la syphilis héréditaire.

En ce qui concerne cette dernière, inutile de reproduire ici des résultats et des chiffres qui vous sont connus par ce qui précède. Vous savez quel lamentable, quel épouvantable pronostic elle comporte. Elle tue quantité d'enfants au seuil de la vie, dans leurs premiers jours, leurs premières semaines, leurs premiers mois, sans parler de ceux en plus grand nombre encore qu'elle tue *in utero*. Si bien qu'au total, sur 100 enfants issus de parents syphilitiques, il en est, suivant diverses statistiques, de 70 à 83 qui succombent à divers termes par le fait de leur infection héréditaire (1).

Eh bien, en est-il de même pour la syphilis acquise de l'enfance?

Non, très certainement. Ici ce n'est plus la mort qui constitue la règle, tout au moins le fait habituel. La règle, c'est au contraire la survie. Ainsi, sur les 42 cas qui composent ma statistique de ville, je n'ai perdu qu'un seul enfant, mort d'athrepsie avec pneumonie cachectique.

Le contraste est donc frappant, comme pronostic, entre la syphilis héréditaire et la syphilis acquise de l'enfance. Et il l'est à ce degré qu'il a été remarqué de vieille et de très vieille date. Écoutez, par exemple, ces quelques mots d'Ambroise Paré :

« On voit peu souvent les enfants nés avec ce mal recevoir guérison ; mais ceux qui l'acquièrent par leurs nourrices ou autrement, *étant déjà grandelets*, sont quelquefois guéris. »

Réserve faite pour ce « quelquefois », que les progrès de la thérapeutique ont changé en « habituellement », le pronostic d'Ambroise Paré est admirablement juste d'observation. Avec trois siècles d'expérience en plus, un médecin de nos jours ne dirait pas mieux.

Insistons sur ce point, d'importance majeure, en l'étudiant sous ses divers aspects.

Ce qu'on peut donner, sinon comme la règle, au moins comme le fait habituel, c'est que la syphilis acquise de l'enfance est en général bien tolérée. Il n'est pas, je crois, d'exagération à dire que, sur 10 enfants infectés de syphilis à divers âges après la naissance, il en est 9 qui se tirent d'affaire, passez-moi le mot, d'une façon heureuse, au moins en ce qui concerne la première et la seconde étape de la maladie.

(1) V. *Syphilis et mariage; — Influence de la syphilis sur la mortalité infantile* (*Bulletins de l'Académie de médecine*, 1885).

Et alors ce qu'on observe usuellement, comme bilan symptomatologique des syphilis de cet ordre, est ceci :

D'abord, un chancre; — chancre presque invariablement bénin, souvent peu durable, voire éphémère, passant même inaperçu ou du moins restant méconnu en tant que chancre dans la plupart des cas, et cela en raison même de sa bénignité comme lésion locale.

Puis, au delà, divers accidents secondaires, tels que les suivants : en première ligne, par ordre de fréquence, plaques muqueuses de divers sièges (bouche, vulve, région péri-anale, scrotum, ombilic, etc.); — syphilides, de type érythémato-papuleux le plus habituellement; — engorgements ganglionnaires; — alopécie; — plus rarement, iritis, etc.

Et avec cela (notez bien ce point, dont nous allons bientôt tirer parti pour le diagnostic), et avec cela, dis-je, état général peu troublé dans la plupart des cas, voire indemne parfois et même satisfaisant. — Chose étonnante, en effet, avec la syphilis contractée de la sorte, bon nombre d'enfants continuent à se porter comme s'ils n'avaient rien. On dirait que leur santé reste indifférente à l'infection qu'ils ont subie. J'ai vu déjà nombre d'enfants qui, en dépit d'une syphilis acquise, conservaient une *santé parfaite*, exempte du moindre trouble général. Cette année même, je vous en ai montré deux qui, dans ces conditions, étaient restés gros, gras, frais, superbes en un mot.

Si bien que souvent, fort souvent, la syphilis passe inaperçue sur ces enfants précisément parce qu'ils ne sont pas « malades », au sens vulgaire du mot. Ce qu'ils ont ou le peu qu'ils ont, leurs parents ou a fortiori leurs nourrices n'y prêtent pas attention, ne s'en préoccupent pas « parce qu'ils ne sont pas malades ». Leurs syphilides sont alors prises pour des « gourmes » ou des « croûtes de lait » ou des éruptions provenant de la dentition. De même leurs plaques muqueuses buccales sont considérées comme « des feux de dents »; et ainsi de suite. En sorte que fort souvent c'est le hasard, c'est un incident étranger et absolument fortuit qui fait reconnaître sur eux la vérole, comme cela m'est arrivé récemment sur un enfant à propos duquel j'étais consulté « pour une bronchite ». Je trouvai bien sur lui la bronchite en question, mais je trouvai en plus, à la grande stupéfaction des parents, une syphilis acquise, restée jusqu'alors méconnue. Et de même pour tant d'autres exemples que vous trouverez relatés dans la science.

Qu'il n'en soit pas toujours ainsi, je l'accorde. Quelquefois la santé subit le retentissement de la diathèse, et l'on voit alors les enfants pâlir, s'anémier, s'affaiblir, perdre leur gaîté, leur entrain, leur appétit habituel, etc. Mais, dans ces cas mêmes, quelle différence encore entre ces enfants simplement débilités, maladifs, languissants, et ces horribles « petits vieux », ces avortons rabougris, chétifs, malingres, étiolés, « simiens », cachectiques, presque cadavériques, dirai-je, que réalise si fréquemment la syphilis héréditaire! Nul parallèle, nul rapprochement à établir au point de vue de la réaction exercée sur l'organisme entre la syphilis acquise de l'enfance, généralement bien tolérée, et l'hérédo-syphilis, si habituellement grave, si atrocement meurtrière en nombre de cas.

Toutefois, pour être habituelle, cette bénignité de la syphilis acquise de l'enfance est loin d'être constante. Et de cela voici la preuve.

Il est des enfants chez lesquels la syphilis devient immédiatement grave, et grave à un haut degré, grave jusqu'à mettre la vie en question, voire jusqu'à se terminer par la mort d'une façon rapide.

Et comment devient-elle grave en pareil cas? est-ce en raison d'accidents spécifiques importants, d'ulcérations extensives ou phagédéniques, de lésions gommeuses développées dans les viscères? Quelquefois oui, mais non le plus souvent. Le plus souvent c'est d'une autre façon qu'elle devient menaçante dans ces conditions, à savoir, par l'intermédiaire de *troubles généraux* qui s'en prennent à la nutrition, qui dépriment les forces, qui semblent épuiser les sources de la vie. On voit alors les enfants en question perdre l'appétit tout d'abord, ne plus tolérer aucune nourriture, même le lait, vomir tout ce qu'on parvient à leur faire ingérer, être pris de diarrhée et d'une diarrhée rebelle, incoercible; puis, tout naturellement, se décolorer, s'affaiblir, s'amaigrir, s'étioler d'une façon incroyablement rapide, s'émacier, et aboutir à un état de langueur adynamique, de consomption progressive. — Finalement ces petits êtres s'éteignent dans l'athrepsie ou sont emportés par quelqu'une de ces affections ultimes (pneumonie, par exemple) qui servent de dénouement banal aux états cachectiques.

Si bien que ces enfants, tout en mourant par le fait de la syphilis, semblent moins mourir de syphilis que succomber à une athrepsie suraiguë, à une cachexie soudaine ou rapide d'origine inexpliquée, mais d'origine (en apparence tout au moins) non spécifique. Ils s'éteignent moins en raison d'un état organique saisissable et déterminé que par une sorte de défaillance ou de sidération vitale, si je puis ainsi dire. Et, en effet, les autopsies ne rendent pas toujours un compte suffisant de leur mort, ou ne révèlent que des lésions de cachexie commune.

Rappelez-vous à ce propos un de nos petits malades que nous avons perdu dans ces conditions au début de cette année. C'était un bel enfant, voire un très bel enfant, assure-t-on, alors qu'il prit la syphilis de sa mère qui venait de la gagner de son père. D'emblée ou du moins dès l'invasion de la période secondaire, il présenta tout un ensemble de symptômes alarmants : inappétence, vomissements, diarrhée, pâleur, amaigrissement, perte de poids journalière, etc. L'orage cependant put être conjuré. Grâce à un traitement énergique (frictions mercurielles et iodure), l'enfant résista à ce premier assaut. Non seulement il guérit de ses accidents spécifiques, mais il se reconstitua comme état général, si bien qu'on pouvait le croire hors d'affaire lorsqu'il nous quitta en octobre dernier. Mais, quelques mois plus tard, il nous était ramené dans des conditions toutes différentes, à savoir : d'une part, récidive d'accidents spécifiques sous forme d'ulcérations buccales et de gommes des lèvres; — d'autre part et surtout, état général extrêmement détérioré; pâleur cachectique; amaigrissement excessif; affaiblissement et même adynamie; troubles digestifs multiples (inappétence, vomissements, intolérance de toute nourriture, diarrhée, ballonnement du ventre, etc.). Cette fois la médication resta impuissante. Le petit malade aboutit rapidement au marasme, et fut emporté en quelques jours par une pneumonie ultime, laquelle du reste ne fit que précipiter le dénouement fatal.

Il est même des cas où la syphilis s'est montrée plus rapidement meurtrière, jusqu'à emporter des enfants en l'espace de quelques mois.

Et ici, vraiment, je n'aurais que l'embarras du choix si, traitant ce sujet *in extenso*, je devais justifier par des exemples l'influence pernicieuse de la syphilis acquise sur les enfants. Qu'il me suffise de vous rappeler sommairement ce qui s'est produit dans presque toutes les épidémies de syphilis vaccinale, où l'on a vu succomber un certain nombre des enfants contaminés, et cela même quelquefois avec une rapidité tout à fait singulière.

A Rivalta, par exemple, sur trente-cinq enfants infectés par le vaccin, on ne compta pas moins de dix morts. — De même, dans l'épidémie de Brive, racontée par le Dr Bardinet et relative à cette sage-femme qui transmit la syphilis à nombre de femmes en couches par une plaie syphilitique du doigt, dix enfants reçurent la syphilis, et, sur ce nombre, quatre succombèrent.

Je veux bien certes que, dans ces deux cas comme dans tous les autres du même genre, des causes diverses (telles que débilité native, insuffisance d'alimentation, défaut d'hygiène, misère, etc.), aient pu, aient dû même se surajouter à la syphilis et contribuer à la terminaison fatale. Mais toujours est-il que la syphilis très certainement a eu sa part et sa bonne part dans ces désastres, et qu'elle reste responsable pour une quotité quelconque des décès qui s'y sont produits.

Ce que l'expérience nous permet encore d'ajouter, c'est que la gravité de cette syphilis acquise de l'enfance est loin d'être égale pour tous les âges.

Les enfants contaminés dans le tout jeune âge sont infiniment plus accessibles à l'influence dénutritive, dépressive et cachexiante de la maladie que ceux d'un âge plus avancé.

C'est dans les *premiers mois de la vie* que la syphilis est particulièrement grave et fréquemment pernicieuse. Elle est grave encore dans tout le cours de la première année. Plus tard, au contraire, j'entends au delà de la seconde, de la troisième et surtout de la quatrième ou de la cinquième année, elle comporte un pronostic infiniment moins sérieux, presque favorable même, dirai-je, tout au moins en ce qui concerne le présent, et réserves toujours faites pour les accidents d'une période plus éloignée.

En un mot, ce sont les nouveau-nés, les enfants non encore élevés, sur lesquels la syphilis se déchaîne d'une façon menaçante, et cela *illico*, dès les premiers temps de la contamination ; tandis que les enfants plus avancés en âge, les enfants « déjà formés », comme on dit vulgairement, échappent presque toujours à cet ordre de dangers immédiats, et, pour le présent tout au moins, supportent facilement, voire allègrement la vérole, aussi bien, si ce n'est mieux, que des sujets adultes.

V

En tout cas, qu'elle soit bénigne ou grave à ses débuts, la syphilis acquise de l'enfance ne comporte pas moins pour l'avenir ce danger commun à toutes les syphilis, quelles qu'elles soient et quelle qu'en soit la provenance, à savoir, le TERTIARISME, c'est-à-dire cet ensemble d'accidents qui servent d'expressions à la diathèse dans une étape plus ou moins distante, quelquefois étonnamment distante de son origine.

En d'autres termes, la syphilis acquise de l'enfance a sa période tertiaire, comme toute syphilis.

Cela, l'induction théorique permettait bien de le préjuger ; et cela, l'expérience ne le confirme que trop complètement.

Et, en effet, vous trouverez déjà consignées dans la science nombre d'observations où des syphilis contractées soit dans le tout jeune âge, soit à des étapes diverses de l'enfance, se sont traduites plus tard, c'est-à-dire à cinq, dix, douze, quinze, dix-huit, vingt et vingt-cinq ans de date, par diverses manifestations spécifiques de l'ordre de celles auxquelles on applique couramment la dénomination de *tertiaires*, à savoir, pour ne citer que les plus communes :

Des syphilides gommeuses ; — des gommes sous-cutanées ; — des lésions osseuses, sous forme de périostites, de périostoses, d'exostoses, d'hyperostoses, de gommes osseuses, etc. ; — des lésions ostéo-articulaires ; — des lésions gommeuses du voile palatin, le plus souvent suivies de perforations, faute d'avoir été reconnues et traitées à temps ; — des lésions gommeuses du pharynx ; — des lésions des fosses nasales, avec nécroses, ozène, perforation du palais osseux, perforation de la cloison, effondrement du nez ; — des ophthalmies de sièges variés ; — des gommes viscérales ; — des pneumopathies gommeuses ; — des lésions laryngées ; — des paralysies oculaires ; — des manifestations d'encéphalopathie spécifique, de « syphilis cérébrale », comme on dit vulgairement ; — quelquefois aussi des lésions effroyables de phagédénisme tertiaire, etc., etc., et j'en oublie.

A titre de spécimens, quelques exemples cliniques doivent trouver place ici.

I. — Une petite malade, que nous montrait obligeamment, ces derniers jours, mon collègue et ami le Dr Hallopeau, a été infectée dans le tout jeune âge par sa nourrice. A douze ans, elle a été affectée d'une lésion gommeuse qui lui a perforé le voile palatin, puis, un peu plus tard, d'une syphilide phagédénique du visage qui a largement ouvert le nez sur l'une de ses faces. Cette enfant, aujourd'hui, est affreusement défigurée.

II. — Une observation de M. le professeur Verneuil est relative à un enfant qui reçut, à deux ans, la syphilis de sa mère, récemment infectée par un nourrisson syphilitique. A douze ans, cet enfant présenta diverses lésions osseuses dont le guérit le traitement spécifique. Puis, à dix-sept ans, il fut repris de lésions gommeuses cutanées et sous-cutanées qui envahirent toute une jambe, et dont le délivra encore le même traitement.

III. — Une jeune fille que nous avions l'année dernière dans nos salles a été infectée, à l'âge de quelques mois, par sa mère qui venait de recevoir la syphilis d'un nourrisson hérédo-syphilitique. Après avoir présenté quelques accidents spécifiques dans le jeune âge, elle a été successivement affectée : 1° à quatre ans, de syphilides gommeuses d'une jambe ; — 2° à treize ans, de syphilides semblables de même siège ; — 3° à seize ans, d'une gomme palatine, avec perforation du palais.

IV. — Une petite fille (dont je vous ai déjà parlé précédemment) est victime d'un attentat criminel à l'âge de cinq ans, et contracte un chancre syphilitique de la vulve, bientôt suivi de divers accidents secondaires (roséole, plaques muqueuses, adénopathies, alopécie, etc.). Je la traite et la guéris. — Huit ans se passent sans accidents. Puis, à treize ans, l'enfant nous est ramenée pour une double lésion, à savoir, gomme du voile palatin et vaste syphilide gommeuse du visage.

V. — L'année dernière, je fus consulté par une jeune femme de vingt-cinq ans, au sujet d'une énorme lésion ulcéreuse de la jambe, que je n'eus pas de peine à reconnaître pour une syphilide gommeuse compliquée de phagédénisme serpigineux. Cette dame reniait cependant tout antécédent suspect, et son mari déclarait de même n'avoir jamais été affecté de syphilis. Je restais donc perplexe non pas sur la nature même de cette lésion, mais sur l'origine de cette syphilis, lorsque la sœur aînée de la malade vint secrètement me faire part de ce qu'ignorait la malade elle-même, à savoir : 1° que leur mère avait été infectée de syphilis pour avoir donné le sein par complaisance à un enfant étranger, lequel était syphilitique ; — 2° qu'à cette époque, ma malade actuelle, alors allaitée par sa mère, avait reçu d'elle la contagion et avait été longtemps traitée pour des accidents de syphilis par mon illustre et regretté maître le Dr Chassaignac, etc.

Et de même pour tant et tant d'autres cas semblables qui fourmillent dans la science (1).

(1) On en trouvera un certain nombre dans le travail si souvent cité du Dr Roussel (*De la syphilis tertiaire dans la seconde enfance et chez les adolescents*, Thèses de Paris, 1881, n° 65).

Eh bien, Messieurs, tous ces cas de lésions tertiaires développées à échéance plus ou moins longue après la contamination originelle, quelquefois même à échéance démesurément longue (vingt-cinq ans, par exemple, dans la dernière des observations précitées), comportent pour la pratique une importance considérable. Et cela pour trois raisons : 1° parce que ce sont là des lésions graves, qui, pour la plupart au moins, exposent les malades à des dangers sérieux ; — 2° parce que ces lésions ont toutes chances pour être méconnues en tant que manifestations d'ordre spécifique ; — 3° parce que, méconnues, elles aboutissent à des désastres, tandis que, rapportées à leur véritable origine, elles sont susceptibles de guérison, voire susceptibles de ces guérisons étonnantes que réalise souvent le traitement spécifique appliqué à des lésions spécifiques.

Est-il besoin de légitimer cette triple proposition ? Laissez-moi le faire en quelques mots, car nous sommes ici plus que jamais sur le terrain de la pratique, et de la pratique courante.

Ce sont là, ai-je dit d'abord, des lésions graves pour la plupart. Et en effet ce sont toutes des lésions *tertiaires*, profondes, parenchymateuses, compromettant l'intégrité des organes qu'elles affectent, pouvant déterminer des mutilations partielles ou générales (celle du voile, par exemple, qui est si commune), pouvant déshonorer le visage par des cicatrices profondes, par la déformation ou l'effondrement du nez, pouvant aboutir à des infirmités de tout genre et même menacer la vie, alors qu'elles s'attaquent à des viscères importants.

Il n'est pas moins évident, en second lieu, que ce sont là toutes lésions qui ont de nombreuses chances pour être méconnues comme nature. Et cela pour la raison très simple que, d'essence, la syphilis acquise de l'enfance est une surprise, un fait insolite, anormal, un accident extraordinaire. Est-ce qu'en effet l'innocence infantile ne semble pas une sauvegarde contre une contamination syphilitique ? De même, est-ce qu'on s'attend jamais à ce qu'un enfant reçoive la syphilis de sa nourrice ou de sa bonne ? Est-ce qu'on s'attend jamais, alors qu'on le présente à l'inoculation vaccinale, à ce qu'il reçoive la syphilis au lieu du vaccin ou avec le vaccin ? A fortiori peut-on laisser méconnues en nombre de circonstances ces contagions tout à fait accidentelles, voire étranges d'origine, qui dérivent du baiser d'un visiteur, du contact d'objets usuels, etc., comme aussi ces contagions plus insidieuses encore qui s'exercent d'enfant à enfant?

D'autant que les familles sur lesquelles s'abat ainsi la vérole sont quelquefois très ignorantes des choses qui touchent à la vérole. A ce propos je me rappelle le cas d'une jeune femme, devenue veuve presque aussitôt après son mariage, dont l'enfant contracta la syphilis d'une nourrice. Lorsque je lui annonçai, comme je devais le faire, ce qui venait de se produire, elle me demanda sans surprise et le plus ingénument du monde : « Qu'est-ce donc que cela, la syphilis? » Inutile de vous dire si cette femme eût méconnu la syphilis sur son enfant, alors qu'elle en ignorait jusqu'à l'existence, et si elle l'eût laissée paisiblement évoluer, sans conscience des dangers auxquels cet enfant était exposé pour le présent et l'avenir.

Ces syphilis du jeune âge ont encore bien d'autres raisons pour rester ignorées. D'abord elles sont fréquemment bénignes à leur origine, ainsi que nous l'avons établi précédemment, et c'est là un motif pour qu'on s'en inquiète peu, pour qu'on y prête peu d'attention ou même qu'on n'y prenne pas garde. D'autre part, les accidents cutanés ou muqueux qui leur servent d'expressions les plus habituelles ont toutes chances, ont au moins de nombreuses chances pour être confondus par les familles avec des symptômes d'ordre banal. Les syphilides, on les prend pour telle ou telle de ces éruptions qui sont si communes chez les enfants, notamment au visage et au pourtour des parties génito-anales. Les plaques buccales, on en fait des accidents de dentition, des « feux de dents ». Et ainsi de suite. Cela est si vrai qu'il arrive parfois au médecin, consulté plus tard à propos de manifestations tertiaires, de retrouver dans les commémoratifs toute une histoire de syphilis acquise dont les divers termes sont tour à tour restés méconnus. Exemple du genre :

Un enfant de sept ans m'est présenté par ses parents pour une lésion gommeuse du voile palatin, lésion syphilitique en toute évidence. Je crois d'abord avoir affaire à une manifestation d'hérédo-syphilis, et j'interroge les parents en ce sens. Dénégations absolues et paraissant sincères. Je me rabats sur l'hypothèse d'une syphilis acquise. Dénégations non moins formelles. Je poursuis néanmoins mon enquête en ce sens, et j'arrive à découvrir un à un, dans les renseignements qui me sont fournis, les témoignages les plus explicites d'une syphilis acquise par l'enfant dans le tout jeune âge, mais d'une syphilis dont les nombreux symptômes sont tous restés méconnus, à savoir : « bouton » de la lèvre inférieure, avec glande sous-maxillaire ; — quelques semaines plus tard, éruption profuse de « taches rosées » ayant duré plus d'un mois ; — puis érosions labiales, érosions des organes génitaux, érosions péri-anales ; — adénopathies cervicales, alopécie, iritis, etc. ; — puis enfin, comme contre-partie, renseignements ne laissant aucun doute sur une syphilis antérieure de la nourrice qui avait allaité l'enfant.

Aussi bien de ce qui précède est-il une conséquence à déduire immédiatement pour le sujet principal dont nous poursuivons l'étude : c'est que, dépourvues d'antécédents dans la plupart des cas, les manifestations tertiaires des syphilis acquises dans l'enfance sont fortement exposées à rester, elles aussi, *méconnues comme nature*, c'est-à-dire à être prises pour des accidents d'une tout autre origine. D'autant qu'en l'espèce une double raison prédispose à l'erreur. Je m'explique.

D'abord ces manifestations sont bien loin de conserver toujours ce qu'on appelle le cachet vénérien, c'est-à-dire de se dénoncer à l'attention par une physionomie particulière et suspecte. Ainsi que l'a fort bien dit M. Ricord, la vérole vieillie « prend une mine honnête », en ce qu'elle ne s'accuse plus, en nombre de cas, que par des symptômes d'ordre vulgaire, ressemblant à ceux des affections les moins spécifiques. Est-ce, par exemple, qu'une gomme tertiaire se différencie par des signes patents d'une gomme scrofuleuse? Est-ce qu'une ophthalmie spécifique se distingue aisément d'une ophthalmie banale? A fortiori, est-ce qu'une lésion syphilitique du cerveau a le moindre symptôme que ne puisse affecter une encéphalopathie vulgaire? etc., etc. (1).

En second lieu, les manifestations tertiaires des syphilis acquises dans l'enfance ne se produisent guère, forcément, qu'à une époque de la vie qui est précisément l'âge où s'épanouit avec exubérance une autre maladie prodigieusement commune, et une maladie qui affecte plus d'une analogie clinique avec la syphilis, à savoir, la *scrofule*. Aussi sont-elles prédestinées par cela même à être fréquemment confondues avec des lésions de scrofule. Aussi sont-elles souvent, très souvent, taxées de lésions scrofuleuses, tout comme les manifestations correspondantes de la syphilis héréditaire. C'est même là, Messieurs, un point essentiel de notre sujet, sur lequel je dois appeler votre attention.

Nombreux assurément seraient les cas à citer où des erreurs diagnostiques de ce genre ont été commises. Les trois suivants suffiront à établir vos convictions.

Rappelez-vous d'abord ce petit garçon d'une douzaine d'années qui est entré dans nos salles, il y a quelques mois, pour des accidents de syphilis cérébrale (céphalée, ptosis, strabisme, altération de l'intelligence, vomissements, etc.), et qui a si heureusement guéri sous l'influence du traitement spécifique. Son histoire était des plus simples. Dans le tout jeune âge il avait gagné la syphilis de sa mère, qui la tenait d'un nourrisson. Traité pendant quelques mois, à cette époque, il sembla guéri un certain temps. — Puis, quelques années plus tard, il fut pris d'ophthalmies chroniques qui furent jugées *scrofuleuses* et soumises pendant longtemps, sans le moindre succès du reste, à la médication antiscrofuleuse. — Deux ans après, il fut affecté de lésions osseuses dont la spécificité reste encore incontestable aujourd'hui, de par les hyperostoses qu'elles ont laissées à leur suite; néanmoins ces lésions furent opiniâtrément traitées et n'ont même jamais été traitées que par l'huile de foie de morue. C'est assez dire si on les avait, elles aussi, considérées comme

(1) V. *Leçons sur la syphilis tertiaire*, rédigées par Ch. Porak, où j'ai longuement développé ce point particulier, qui constitue à coup sûr un des traits les plus intéressants de la syphilis tertiaire ou « vieillie », comme disait M. Ricord.

scrofuleuses. — Enfin, vers l'âge de douze ans, sont apparus des troubles cérébraux à propos desquels le diagnostic de *méningite tuberculeuse* avait été déjà émis en ville, avant l'entrée de l'enfant dans nos salles. Inutile de vous dire ce qui serait advenu si nous n'avions eu la facile tâche de rectifier ce diagnostic.

De même pour une jeune fille dont je vous ai parlé déjà et qui fut infectée de syphilis à l'âge de sept ans par le cathétérisme de la trompe d'Eustache. Lorsque, vers l'âge de treize à quatorze ans, elle commença à se plaindre de la gorge et à « sentir mauvais du nez », on la jugea affectée de lésions *scrofuleuses.* Si bien que, pendant deux ans, elle prit de l'huile de foie de morue et ne prit que cela. Et ce fut un hasard, comme vous allez le voir, si elle ne continua pas plus longtemps cette inutile médication. Un jour, en vacances et loin de Paris, je rencontrai cette jeune fille avec sa mère, à qui j'avais autrefois donné quelques soins. La mère profita de l'occasion pour me demander si sa fille ne pourrait pas, en raison des chaleurs de la saison, renoncer pour quelque temps à l'huile de foie de morue, qui la dégoûtait et lui chargeait l'estomac. Avant de me prononcer, je demandai pour le moins à jeter un coup d'œil sur la gorge de la malade, et quelle ne fut pas ma stupéfaction de constater ce à quoi je m'attendais le moins (car je ne savais rien jusqu'alors des antécédents de cette jeune fille), c'est-à-dire une énorme lésion gommeuse de l'arrière-bouche, lésion phagédénique, dont la spécificité était patente. Séance tenante, je substituai l'iodure de potassium à l'huile de foie de morue ; et ce merveilleux remède fit en trois semaines ce que n'avait pas fait l'huile de foie de morue en deux ans, c'est-à-dire enraya le phagédénisme et cicatrisa les ulcérations gutturales.

Telle fut encore également (car tous ces cas se ressemblent, au point qu'on les dirait presque copiés les uns sur les autres) l'histoire d'une jeune fille que nous avions dans nos salles ces dernières années et sur laquelle une erreur de même ordre aboutit à d'effroyables phagédénismes. Sa longue observation, je pourrais dire son long martyre, se résume en ceci : vers l'âge de quatre ans, début d'ophthalmies chroniques ; — un peu plus tard, ulcération du voile palatin, suivie de perforation ; — à cinq ans, ulcération extensive de l'avant-bras droit; — à neuf ans, et de neuf ans à dix-huit, série presque ininterrompue d'explosions morbides de deux ordres, à savoir : d'une part, lésions cutanées, affectant toutes le caractère phagédénique et labourant dans une énorme étendue les avant-bras, les jambes, le visage, le cuir chevelu, etc. ; — d'autre part, lésions osseuses et ostéo-articulaires vers les avant-bras, les bras, les jambes, le crâne, la face, etc., lésions suivies de nécroses sur la plupart des points; et même, au niveau des avant-bras, véritable phagédénisme osseux, ayant détruit, anéanti une bonne partie des radius et des cubitus.

Or, entendez, bien ceci, Messieurs, *jusqu'à l'âge de dix-huit ans, toutes les lésions que je viens d'énumérer furent tour à tour considérées comme des manifestations de scrofule et, naturellement, traitées comme telles.* La malade, on peut le dire, fit de véritables débauches d'huile de foie de morue, dont elle absorba pendant des mois un grand verre par jour ; elle prit aussi « par litres » du sirop d'iodure de fer, du sirop antiscorbutique, du vin de quinquina, du vin de gentiane, diverses préparations amères, etc., etc. Tout cela en pure perte. Si bien que, lors de son entrée à l'hôpital, la plupart des lésions précitées se trouvaient encore en pleine voie de progrès et étaient véritablement effrayantes d'aspect, comme quelques-uns d'entre vous peuvent s'en souvenir (1). Éclairé par les longs et significatifs insuccès des médications antérieures, j'instituai un traitement tout différent de celui qui avait été mis en œuvre jusqu'alors, et un traitement, cette fois, exclusivement antisyphilitique. De cela vous avez vu le résultat. Rebelles depuis neuf ans à la médication antistrumeuse, les lésions se mirent à se modifier immédiatement, puis guérirent à brève échéance.

La démonstration était faite : il était évident que toutes ces lésions relevaient d'une cause spécifique. Nous eûmes néanmoins la curiosité d'établir une enquête sur les antécédents de la malade, et non sans peine, non sans de multiples interroga-

(1) Voir au musée de l'hôpital Saint-Louis, dans ma Collection particulière, plusieurs moulages ou photographies qui reproduisent l'état des lésions à cette époque.

toires longtemps infructueux, nous finîmes par acquérir la certitude que, d'une part, cette jeune fille était née de parents sains, voire non entachés de scrofule, et que, d'autre part, elle avait été infectée de syphilis par une nourrice, dans le tout jeune âge.

Cela dit, ai-je besoin d'insister maintenant sur le troisième terme de la proposition que je développe, à savoir, sur les conséquences néfastes des erreurs commises en pareille occurrence? En vérité, les exemples que je viens de citer ont dû établir votre conviction à ce sujet. D'un diagnostic faux dérive forcément une thérapeutique mauvaise. Et qu'arrive-t-il alors? c'est que, soumises à un traitement inerte, les lésions persistent, s'étendent, s'aggravent, se multiplient, peuvent prendre, comme dans les deux derniers cas qui précèdent, le caractère phagédénique, pour aboutir finalement à des mutilations, des destructions irréparables, etc.; tandis que, tout au contraire, traitées par la seule médication qui leur convienne, ces mêmes lésions auraient été presque infailliblement enrayées dans leur essor et rapidement guéries.

Je le répète et ne saurais trop le répéter, les erreurs de ce genre ont souvent des résultats lamentables, d'autant plus lamentables qu'ils auraient pu être facilement conjurés.

D'une part, en effet, le traitement spécifique et tout spécialement l'iodure de potassium sont admirablement tolérés par les enfants et les adolescents. L'iodure, même à hautes doses, est facilement accepté par l'estomac à cet âge de la vie.

Et, d'autre part, c'est merveille que l'action exercée par cette médication sur les accidents spécifiques de l'enfance ou de l'adolescence, sans doute en raison de la puissance de réaction et de l'énergique vitalité qui constituent l'apanage de ces périodes de l'existence.

Dans l'enfance ou l'adolescence, alors qu'on tombe juste et à bonnes doses sur une lésion syphilitique, on tient un succès presque assuré, et un succès qui confine parfois au prodige. C'est comme « par enchantement » que rétrocèdent et s'effacent les lésions. A preuve les divers cas précités.

De là ce triple précepte pour la pratique :

Etant donnée, sur un enfant ou un adolescent (je pourrais même dire aussi sur un adulte), une lésion rationnellement imputable à la syphilis, voire une lésion simplement suspecte de syphilis, ne jamais négliger d'ouvrir une enquête complète sur les antécédents du sujet, et faire place dans cette enquête à la possibilité d'une infection personnelle contractée dans le jeune âge ; — mettre en œuvre, ne serait-ce même qu'à titre empirique, la médication spécifique et tout spécialement l'iodure ; — et, enfin, administrer sans crainte ce dernier remède *larga manu*, parce que toujours il sera bien toléré.

C'est en obéissant, Messieurs, à cette triple indication que vous pourrez éviter les routinières et déplorables erreurs que je viens de signaler.

VI

Un dernier point me reste à étudier pour compléter notre sujet, et ce point est relatif au diagnostic différentiel à établir entre la syphilis héréditaire et la syphilis acquise de l'enfance.

Précisons bien ce que nous avons en vue.

Voici, je suppose, une lésion syphilitique, manifestement et indubitablement syphilitique, qui nous est présentée par un enfant ou un adolescent *à antécédents inconnus*. Avons-nous des signes, des procédés cliniques, pour préciser les origines de cette lésion et déterminer si elle est le résultat d'une syphilis héréditaire ou bien d'une syphilis acquise? En autres termes, pouvons-nous, après examen, arriver à dire : « Cette lésion est sûrement le produit d'une syphilis que l'enfant a apportée avec lui *à sa naissance* », ou bien au contraire : « Cette lésion dérive sûrement d'une syphilis que l'enfant a contractée *après sa naissance* »?

A la question posée de la sorte je n'hésite pas, quant à moi, à répondre de la façon suivante :

Oui, ou non, *suivant les cas*. Suivant les cas, nous pourrons ou nous ne pourrons pas préciser avec certitude l'origine de la syphilis en question.

Et j'ajouterai tout aussitôt : Nous le pourrons quelquefois, mais le plus souvent cela ne nous sera pas possible.

Il est tels cas, en effet, où, de par la qualité même des accidents, de par certains signes qui sont des témoignages, des stigmates d'hérédité spécifique, il nous sera permis d'affirmer la nature héréditaire de l'infection.

Et il en est d'autres (ceux-ci beaucoup plus nombreux malheureusement) où, de par l'absence de tout élément de diagnostic différentiel, nous serons tenus à rester dans le doute, où il nous sera même impossible quelquefois de rien préjuger pour ou contre l'une ou l'autre de ces deux alternatives.

Pourquoi et comment cela? Pour tout un ensemble de raisons que je dois vous exposer actuellement.

VII

Certes, si l'on met en parallèle d'une façon générale la syphilis héréditaire et la syphilis acquise, on constate de l'une à l'autre des différences si multiples et si tranchées que la première impression est de se demander si ces deux formes d'infection peuvent jamais être confondues. Voyez plutôt.

Cinq caractères primordiaux, majeurs, différencient la syphilis héréditaire de la syphilis acquise dans l'enfance, à savoir :

1° *Époque d'invasion.* — La syphilis héréditaire entre en action peu de temps après la naissance, au moins dans la grande majorité des cas. Chacun sait que ses premières manifestations commencent usuellement à se produire vers l'âge de trois, quatre, cinq ou six semaines. Quelquefois encore, mais cela est plus rare, on la trouve en pleine évolution au moment même de la naissance.

Tout au contraire, la syphilis acquise ne fait forcément son début qu'à échéance plus tardive. Pour mieux dire, son début est soumis au hasard de la contagion dont elle dérive. Il se peut bien que cette contagion se produise à une époque plus ou moins voisine de la naissance ; et encore, même dans ce cas, l'apparition du premier accident est-elle différée de quelques semaines par ce qu'on appelle l'*incubation* du chancre. Mais il se peut aussi que cette contagion ne s'exerce qu'à un terme plus éloigné, bien plus éloigné de la naissance, c'est-à-dire au delà des premiers mois, voire au delà des premières années. Il se peut, par exemple, qu'elle affecte des enfants de deux, quatre, cinq, six, dix ans, comme aussi des sujets adolescents. A ce propos, il ne sera peut-être pas sans intérêt de citer quelques chiffres. Voici ceux que me fournit ma statistique personnelle :

Sur 42 cas de syphilis contractée dans l'enfance, je trouve que la contamination s'est exercée :

Au cours de la	première année	19	fois
—	seconde —	10	—
—	troisième —	3	—
—	quatrième —	4	—
—	cinquième —	1	—
—	sixième —	1	—
—	huitième —	1	—
—	neuvième —	1	—
—	quatorzième —	2	—

Donc, à ce premier point de vue, différence chronologique des plus manifestes relativement à l'époque d'invasion des accidents, entre la syphilis héréditaire et la syphilis acquise.

2° *Modalité de symptômes initiaux.* — La syphilis héréditaire fait son entrée en scène par des accidents de la nature de ceux qu'en langage technique on appelle « généraux » ou « constitutionnels », tels que syphilides cutanées, syphilides muqueuses, coryza, onyxis, gommes, lésions osseuses, lésions viscérales, etc.

Inversement, la syphilis acquise de l'enfance débute, comme la syphilis acquise de l'adulte, par un accident local ou tout au moins d'apparence locale, lequel reste pour un temps, pour six à sept semaines environ, l'expression unique par laquelle se traduit la maladie. Et c'est seulement après cette échéance de plusieurs semaines que se produit l'invasion des accidents dits constitutionnels ou généraux.

En d'autres termes, la syphilis acquise de l'enfance a pour exorde, comme la syphilis acquise de l'adulte, un accident spécial, le *chancre;* — le chancre avec ses attributs caractéristiques, son induration caractéristique, sa physionomie particulière; — le chancre, avec son compagnon fidèle, son satellite fatal, à savoir, le *bubon*.

Et ajoutons même incidemment (puisque l'occasion nous en est offerte) que le chancre de l'enfant ne diffère en rien, cliniquement, du chancre de l'adulte. Bien loin d'en différer, il lui emprunte tous ses caractères. Il en a la physionomie objective; il en a l'induration; il en a l'évolution bénigne et rapide; il en a le retentissement à distance sur les ganglions, etc. Bref, le chancre de l'enfant est — passez-moi l'expression — photographié sur le chancre de l'adulte.

Eh bien, cet accident si spécial fait défaut dans la syphilis héréditaire. *La syphilis héréditaire n'a pas de chancre pour exorde,* et cela tout simplement parce qu'elle ne dérive pas d'une contagion locale. — Conséquemment, elle n'a pas non plus d'adénopathie localisée, de bubon initial, comme en a toute syphilis qui procède d'une contagion. — Elle n'a pas, en un mot, ce qu'on appelle la *période primaire* de la vérole. D'emblée, elle s'atteste par des manifestations générales. Elle saute, pour ainsi dire, par-dessus la période primaire, pour aboutir du premier coup à l'ordre des accidents qui ne sont jamais que *consécutifs* pour la syphilis acquise.

En un mot, pas de syphilis acquise sans le chancre pour exorde, et cela dans l'enfance comme dans l'âge adulte; — inversement, jamais de chancre dans la syphilis héréditaire.

3° *Physionomie générale, habitus.* — Non pas toujours, mais dans un grand nombre de cas, la syphilis héréditaire et la syphilis acquise de l'enfance se différencient l'une de l'autre par ce qu'on peut appeler la physionomie d'ensemble, l'habitus général. Le contraste est même parfois si frappant de l'une à l'autre qu'en certains cas un simple coup d'œil suffira à tout médecin pour affirmer l'hérédo-syphilis à l'exclusion de la syphilis acquise. Vous allez en juger.

Je ne vous retracerai pas ici dans tous ses détails le portrait du « petit syphilitique héréditaire », portrait bien connu et tracé de main de maître par plusieurs de nos devanciers, par Trousseau notamment. Quelques mots suffiront à vous en rappeler les caractères principaux, ceux dont j'ai besoin pour la démonstration que je poursuis.

D'abord, l'enfant hérédo-syphilitique naît souvent avant terme. Si même il naît à terme, il ne présente d'habitude qu'un développement incomplet, de beaucoup au-dessous de la normale. C'est même souvent un *avorton* bien plutôt qu'un enfant, et un avorton qui végète misérablement quelques semaines, au plus quelques mois, dans un état de cachexie réelle, disons mieux, d'agonie lente.

En second lieu, si cet enfant survit, quel est-il, non pas toujours assurément (car certains enfants — et je vous en ai montré plusieurs cette année même — diffèrent absolument de ce type), mais quel est-il en nombre de cas, dans la plupart des cas? C'est un petit être rabougri, atrophié, chétif, débile, malingre, offrant l'aspect d'une décrépitude particulière, d'une sénilité lamentable. C'est un *simien*, a-t-on dit; c'est un *vieillard en miniature*, à facies ridé, à peau terreuse, bistrée, enfumée, « trop grande pour ce qu'elle contient », flasque, plissée, etc., etc.

Eh bien, est-ce sous un aspect de ce genre que se présente l'enfant qui, né sain, vient d'aventure à contracter la syphilis? Pas le moins du monde. Celui-ci, c'est un enfant *quelconque*, si je puis ainsi parler, c'est un enfant comme tous les autres, avec la syphilis en plus.

J'accorde qu'en certains cas, rudement éprouvé par la syphilis, cet enfant puisse aboutir à un état d'athrepsie et de cachexie qui le rapproche à divers égards du petit hérédo-syphilitique que je viens de décrire. Mais, d'abord, il n'aboutira jamais à cet état, comme habitus et comme physionomie générale, qu'après un certain temps. Puis, en second lieu, les cas de cet ordre sont rares, exceptionnels même; car, ainsi que je vous le disais précédemment, la syphilis acquise dans l'enfance est généralement bien tolérée et initialement bénigne, alors surtout qu'elle est contractée au delà des premiers mois de la vie.

De sorte que, d'aspect, l'hérédo-syphilis se différencie souvent de la syphilis acquise par une physionomie d'ensemble aussi caractéristique que possible; de sorte qu'elle s'impose, dirai-je, à première vue.

4° *Lésions ou symptômes relevant en propre de l'hérédo-syphilis.* — N'oublions pas, d'autre part, que l'hérédo-syphilis s'accuse, se dénonce quelquefois par telles ou telles lésions qui lui sont habituelles, tels ou tels symptômes qui lui sont familiers, lésions et symptômes que ne réalise pas ou que réalise seulement d'une façon exceptionnelle la syphilis acquise.

En tant que lésions de ce genre, citons par exemple ces curieuses déformations crâniennes que nous avons étudiées précédemment, à savoir : bosselures frontales, bosselures pariétales, asymétrie crânienne, crâne natiforme, crâne hydrocéphale, etc.

Citons de même certaines déformations nasales du genre de celles que nous avons décrites sous le nom de déformations *infantiles* ou *natives* (1), telles qu'écrasement du nez, épatement du nez à sa base, etc.

En second lieu, il est divers symptômes qui, plus ou moins communs dans la syphilis héréditaire, font défaut dans la syphilis acquise. Je vous signalerai comme tels, par exemple, les trois suivants :

1° Le *coryza ;*

2° Le *pemphigus des extrémités;*

3° La *pseudo-paralysie des membres* par dislocation diaphyso-épiphysaire.

A ces trois ordres d'accidents je pourrais, je devrais peut-être en ajouter un quatrième, celui-ci constitué par un type d'*éruption cutanée* qu'il est commun d'observer chez les jeunes enfants hérédo-syphilitiques et qu'on ne rencontre pas, au moins sous

(1) Voy. p. 42.

une forme identique, chez des sujets plus âgés. Ce type consiste en des syphilides en placard, papuleuses ou papulo-croûteuses, papulo-excoriatives, qui se produisent sur la face et qui affectent là certains sièges de prédilection, tels que le menton, les lèvres, et la lèvre supérieure le plus souvent. — A l'état sec, ces syphilides offrent une teinte toute particulière, indescriptible, mais facilement reconnaissable quand on l'a vue quelquefois, teinte d'un rose gris, d'un rose sale ou d'un rouge sombre, comme fané. — Elles s'encroûtent incomplètement, et surtout se fissurent en rhagades, au niveau des plis cutanés (commissures labiales, commissures oculaires, sillon mentonnier, etc.). — Il est curieux de les voir se localiser systématiquement dans la plupart des cas sur certains départements du visage, tels que ceux (passez-moi ce procédé de description) qu'occupe chez l'adulte la moustache ou la barbiche. — D'autres fois, plus confluentes, elles se répandent sur une bonne partie du visage, voire sur tout le visage, qui apparaît alors comme couvert d'un masque croûteux, noirâtre, fendillé et excorié çà et là, au total, hideux, repoussant, abominable.

Les manifestations de cet ordre sont bien connues de tous les médecins d'enfants et de tous les syphiliographes. Elles comportent un aspect tellement spécial que les praticiens de quelque expérience ne s'y trompent pas et reconnaissent là du premier coup d'œil non seulement une lésion syphilitique, mais une lésion d'*hérédo-syphilis*. Toutefois, à tout prendre, elles ne se différencient de types analogues de la syphilis acquise que par de simples nuances objectives, bien plutôt que par des caractères précis et définis. Ces nuances, un œil expérimenté les saisit, les apprécie, en fait des éléments d'un diagnostic sûr et formel. Mais elles échappent vraiment à une description didactique. Ce que l'œil comprend, la parole est souvent impuissante à le déterminer, et c'est le cas ici plus qu'ailleurs. Je me borne donc, sans y insister davantage, à vous signaler cet ordre d'accidents.

5° *Contraste entre l'âge du malade et la qualité des accidents.* — Il est des cas, enfin, où le caractère de certains accidents implique, par opposition avec l'âge du malade, une syphilis acquise et exclut la possibilité d'une hérédo-syphilis. Je m'explique par un exemple.

Supposez qu'un enfant d'une dizaine ou, à fortiori, d'une quinzaine d'années présente un accident syphilitique de forme manifestement secondaire, tel qu'une roséole ou une plaque muqueuse. A quoi rapporterons-nous cet accident? à une infection héréditaire? Certes non. A une infection acquise? Certes oui. Et pourquoi?

Parce que, d'après les lois d'évolution actuellement bien connues de la syphilis, il est *impossible* qu'une manifestation de ce genre (roséole ou plaque muqueuse) fasse invasion sur un sujet dont la contamination remonte à dix ou quinze ans. Une roséole, une plaque muqueuse après dix ou quinze ans de syphilis, cela n'existe pas, cela ne saurait exister, car cela constituerait une infraction monstrueuse à la discipline chronologique de la maladie. Un accident de cet ordre constitue par excellence une expression de syphilis *jeune*, toute jeune encore. Donc ce serait une hérésie clinique que de lui supposer comme origine une contamination remontant à plus de dix ou quinze ans.

Conséquemment, l'origine de cet accident ne peut dériver que d'une contamination *récente;* ce qui, en l'espèce, implique la nécessité d'une infection acquise, à l'exclusion d'une infection héréditaire.

Les cinq considérations qui précèdent établissent certes entre la syphilis héréditaire et la syphilis acquise de l'enfance des différences formelles et absolues.

Si donc il nous était toujours loisible d'y avoir recours, rien ne nous serait plus facile que d'établir en toutes circonstances le diagnostic différentiel d'une hérédo-syphilis et d'une syphilis acquise. Ce diagnostic ne serait qu'un jeu, passez-moi le mot. Mais les choses vont-elles se présenter toujours ainsi en clinique? Loin de là. Nombreux, en effet, très nombreux sont les cas où nous ne disposons, pour établir notre jugement, ni des antécédents qui sont restés ignorés ou méconnus, ni de la modalité des symptômes initiaux de la maladie, ni de telle ou telle particularité clinique relative à l'habitus, à la forme caractéristique d'un symptôme donné, etc., etc. Prenons un exemple, et pour cela, nous n'aurons que l'embarras du choix dans les nombreuses observations qui se sont présentées à nous ces dernières années.

Voici un enfant de douze ans qui nous est amené pour une double lésion, à savoir, une hyperostose tibiale et une ulcération gommeuse du voile palatin. La qualité syphilitique de ces deux accidents ne saurait rester un instant douteuse ; elle a été d'ailleurs démontrée à posteriori par le traitement. La syphilis est donc manifeste chez cet enfant. Mais d'où lui vient cette syphilis ? L'infection est-elle chez lui *héréditaire* ou *acquise ?* Telle est la question, et la seule question en litige.

Eh bien, cette question, allons-nous pouvoir la résoudre de par les considérations si précises et si formelles que je viens de développer devant vous ? Non, car aucune d'elles ne trouve son application en l'espèce. Voyez plutôt.

D'abord nous ne savons rien du passé de cet enfant, et nous ne pouvons rien en savoir. C'est un orphelin de père et de mère, qui nous a été amené ici par des personnes étrangères. Conséquemment rien que d'inconnu en ce qui concerne la date d'invasion de la syphilis sur ce petit malade ; rien que d'inconnu relativement au caractère des premiers accidents. Passons.

D'autre part, aucune indication diagnostique à tirer, sur cet enfant, de la physionomie et de l'habitus.

En troisième lieu, les accidents actuels qu'il présente n'offrent rien de caractéristique comme origine, comme provenance, j'entends rien qui atteste plutôt une infection héréditaire qu'une infection acquise. Une hyperostose, une gomme palatine constituent aussi bien des manifestations de syphilis acquise que des manifestations d'hérédo-syphilis.

Enfin, la qualité des accidents par rapport à l'âge reste également indifférente en l'espèce ; car, à douze ans, une lésion osseuse et une gomme palatine peuvent également dériver et d'une hérédo-syphilis et d'une syphilis acquise dans l'enfance.

Et ainsi de suite, sur tous les points.

Or, ne prenez pas pour exceptionnel, Messieurs, le cas de ce petit malade. Ce cas, au contraire, est de l'ordre de ceux qu'on rencontre assez fréquemment en pratique, surtout à l'hôpital. Ne voyez là qu'un exemple, qu'un prototype des difficultés courantes avec lesquelles vous aurez à vous débattre. C'est dire, conséquemment, qu'en maintes occasions l'origine d'accidents spécifiques d'ordre tertiaire qui s'imposeront à votre examen ne pourra être déterminée de par les éléments diagnostiques dont nous parlions à l'instant. C'est dire que bien souvent vous n'aboutirez pas, de par eux, à déterminer si vous avez affaire à des manifestations d'hérédo-syphilis ou bien à des manifestations de syphilis acquise.

VIII

Eh bien, dans les cas de cet ordre, alors que les éléments les plus naturels et les plus formels du diagnostic se déroberont à nous, resterons-nous dans l'impuissance absolue de préciser l'origine de la syphilis chez notre malade, ou bien disposerons-nous encore de quelques signes qui soient de nature à élucider le problème?

Oui ou non, suivant les cas. Je m'explique.

Par hypothèse, tout le passé du malade en question nous est inconnu. Nous n'en savons rien et ne pouvons rien en savoir. Quand a débuté sur lui cette syphilis, comment elle s'est traduite à son origine et depuis lors, quelles lésions et quels troubles morbides lui ont servi d'expressions, etc., etc., tout cela, nous l'ignorons, c'est entendu. Mais, si le passé nous échappe, le présent du moins nous reste; nous l'avons sous les yeux, nous en disposons. Or, ce présent, qui compose l'*état actuel* du malade, nous avons toute liberté de l'analyser en détail, pour y surprendre, s'il est possible, quelque indice, quelque particularité susceptible d'éclairer le diagnostic en suspens.

Cherchons donc dans cette voie.

I. — D'abord avons-nous quelque lumière à attendre de la

considération des symptômes ou des lésions qui constituent l'état actuel?

Non, pour la grande majorité des cas, et cela pour la raison très simple qu'un accident tertiaire d'hérédo-syphilis est le plus souvent identique à un accident tertiaire de syphilis acquise. Quelle différence établir, par exemple, entre une syphilide tuberculeuse de provenance héréditaire et une autre syphilide tuberculeuse dérivant d'une syphilis par contagion? Et de même pour quantité d'autres accidents (gommes du tissu cellulaire, gommes du palais, gommes viscérales, encéphalopathies, lésions médullaires, etc., etc.), qui sont identiques de part et d'autre, quelle qu'en soit l'origine.

C'est seulement en certains cas particuliers que l'espèce, la *qualité*, si je puis ainsi dire, des accidents morbides pourra servir à dénoncer l'origine *héréditaire* dont ils procèdent, ou tout au moins à établir en faveur de cette origine quelques présomptions véritablement sérieuses.

Vous énumérer les cas de ce genre serait reprendre à nouveau l'histoire clinique des manifestations de la syphilis héréditaire tardive, telle que je vous l'ai décrite. Je n'ai donc sur ce point qu'à vous renvoyer aux divers chapitres qui précèdent en me bornant à citer ici quelques exemples particuliers.

Certes, la *kératite insterstitielle* se présente en l'espèce comme le prototype des affections qui dérivent le plus usuellement de l'infection hérédo-syphilitique. Et, en effet, c'est là par excellence une manifestation d'hérédo-syphilis. Ainsi, pour ma part, je ne l'ai pas rencontrée moins de 88 fois sur les 212 observations qui composent ma statistique, et ce chiffre a son éloquence à coup sûr. C'est là, de plus, une de ces manifestations dont le rapport pathogénique avec l'hérédo-syphilis a été le plus péremptoirement établi, et cela non pas seulement par Hutchinson, mais par la presque unanimité des médecins qui ont étudié après lui cette même question.

Sans crainte de contestation ou d'exagération on peut dire aujourd'hui que la kératite interstitielle est une des expressions morbides les plus familières à l'hérédité spécifique.

Mais, en fin de compte, est-elle pathognomonique, cette kératite interstitielle? Dérive-t-elle exclusivement de l'influence hérédo-syphilitique? Nullement. Vous vous rappelez que je me suis gardé, en l'étudiant devant vous précédemment, de vous la présenter comme telle. Bien au contraire, je me suis attaché à vous démontrer qu'elle constitue simplement une lésion *trophique* et qu'elle est susceptible, à ce titre, de résulter de causes morbides de divers genres, spécifiques ou banales. En tout cas et à ne parler que du seul point qui nous intéresse pour l'instant, il est hors de doute qu'on a quelquefois observé cette kératite comme conséquence d'une infection syphilitique acquise.

Donc, vous le voyez, nous ne saurions la considérer comme un témoignage absolu et péremptoire d'hérédo-syphilis.

Toutefois, et ces réserves expressément posées, je m'empresse de reconnaître que, pour la très grande majorité des cas, la kératite interstitielle constitue une manifestation d'hérédo-syphilis. Je ne crois pas m'aventurer beaucoup ni excéder les limites de la vérité clinique en disant que, sur 20 cas de kératite interstitielle, il en est bien une quinzaine — une quinzaine pour le moins, remarquez la proportion, Messieurs, — qui se rencontrent sur des sujets issus de parents syphilitiques. C'est assez spécifier l'importance séméiologique qu'elle comporte ; c'est assez dire en quel sens le diagnostic d'origine d'une syphilis sera dirigé par la constatation d'une lésion de ce genre.

De même, certaines affections de l'ouïe qui se produisent dans l'enfance ou l'adolescence reconnaissent comme cause très habituelle l'influence de l'hérédité spécifique. Telle est notamment cette forme particulière de surdité que nous avons décrite sous le nom de *surdité profonde* et qui a pour caractéristique de s'établir sans le cortège usuel des otites ordinaires, notamment sans lésions appréciables, de s'annoncer brusquement et de se confirmer avec une rapidité insolite, surprenante, extraordinaire, d'atteindre à très brève échéance une intensité considérable, et presque toujours de persister à l'état définitif en se montrant rebelle à toute intervention de l'art (1).

Eh bien, cette surdité — dont la connexion pathogénique avec l'hérédo-syphilis est indéniable et patente — constitue-t-elle pour cela un symptôme pathognomonique d'hérédo-syphilis? Non encore. On l'avait considérée comme telle jusqu'à ces derniers temps, sur le dire d'Hutchinson. Mais vous savez que des faits d'observation plus récente sont venus nous révéler l'existence possible d'une surdité en tous points identique à celle-ci dans deux ordres de cas différents, à savoir : dans le tabes (lequel, à la vérité, n'est, neuf fois sur dix environ, qu'un dérivé de la syphilis), et dans la syphilis acquise.

Ne parlons pas du tabes qui a bien d'autres signes pour s'attester et se différencier cliniquement. Mais, reste la syphilis acquise. Or, on a vu, au cours de la syphilis acquise et, très sûrement aussi, du fait de cette syphilis, se produire des troubles auditifs réalisant de la façon la plus exacte le tableau de la surdité profonde des hérédo-syphilitiques. De sorte que l'hérédo-syphilis n'a pas le monopole de cette forme si curieuse de surdité.

Ajoutons cependant que cette surdité, qui ne laisse pas de se rencontrer avec une réelle et indéniable fréquence dans la syphilis héréditaire, ne constitue au contraire qu'une manifestation très rare, voire tout à fait exceptionnelle, dans la syphilis acquise. De là vous voyez aussitôt la conclusion à déduire pour le diagnostic qui nous occupe.

De même encore les lésions osseuses de la syphilis héréditaire comportent souvent un cachet tout spécial que n'affectent pas celles de la syphilis acquise.

Ainsi, lorsqu'on rencontre sur un enfant ou un adolescent des affections osseuses multiples, localisées vers le bulbe de l'os, constituant des hyperostoses massives et déformantes, incurvant ou plutôt semblant incurver certains os, tels que le tibia (tibia dit en lame de sabre, par exemple), et présentant

(1) V. page 237 et suiv.

encore telle ou telle des particularités que je me suis attaché à vous décrire précédemment, il est peu de doutes à conserver, je crois, sur la nature hérédo-syphilitique de ces lésions. C'est l'hérédo-syphilis qui presque sûrement doit être mise en cause comme origine desdites lésions, à l'exclusion de la syphilis acquise.

Et ainsi de suite pour quelques autres affections que je pourrais encore citer, mais en aboutissant toujours pour chacune d'elles, comme pour les précédentes, à cette même conclusion, à savoir : que certaines particularités qui leur sont afférentes réalisent bien des *présomptions* (des présomptions, notez le mot) en faveur de leur provenance héréditaire, mais ne constituent pas en ce sens des signes formels, irrécusables, pathognomoniques en un mot.

II. — Second point. — Allons-nous être plus heureux en cherchant à exploiter un autre ordre de signes, tels que ceux, par exemple, qui peuvent être fournis, indépendamment des symptômes actuels, par l'examen de la personne du sujet, de son habitus, de son facies, de l'état de son squelette, de l'état de ses dents, des cicatrices cutanées, des stigmates divers que peut imprimer sur divers organes l'influence hérédo-syphilitique ?

Vous savez, messieurs, par ce qui précède, quels sont les signes de ce genre et quelle valeur il convient de leur accorder, car déjà nous les avons longuement étudiés dans un des chapitres précédents, en tant qu'éléments du diagnostic rétrospectif de la syphilis héréditaire. Je n'ai donc pas à revenir sur ce sujet, ou plutôt je n'y reviendrai que pour rechercher dans quelle mesure les signes en question peuvent concourir à la solution du problème qui nous occupe actuellement.

Ici, je ne trouve guère à citer, au titre d'éléments diagnostiques véritablement différentiels, que les deux signes suivants :

1° Malformation dentaire connue sous le nom d'*échancrure semi-lunaire des incisives médianes supérieures* ou, plus couramment, sous celui de *dent d'Hutchinson ;*

2° *Malformations* ou *difformités osseuses* de certains sièges.

Relativement à la valeur séméiologique qu'il convient d'accorder à ce qu'on appelle la dent d'Hutchinson (je ne parle ici que de la véritable dent d'Hutchinson, et non des diverses variétés de malformations ou d'érosions dentaires que l'on confond parfois sous ce terme), je n'ai qu'à vous rappeler la conclusion à laquelle nous avons abouti dans la première partie de cet exposé et à vous répéter ceci :

« Dirons-nous avec Hutchinson que c'est là un signe *pathognomonique*, et que, par elle seule, cette malformation des incisives médianes supérieures suffit à attester une influence syphilitique héréditaire ? Non. Je ne saurais aller jusque-là. Et cependant, j'en suis encore à trouver un seul cas où ce signe m'ait trompé ; j'en suis encore à trouver un seul cas de malformation dentaire en échancrure semi-lunaire du bord libre des grandes incisives supérieures qui se soit produit en des conditions autres que celle d'une hérédité syphilitique. De sorte que si je m'en tenais aux résultats de mon observation personnelle, je serais bien tenté d'affirmer la spécificité de cette dent d'Hutchinson. Mais je crois que, dans une question aussi neuve, la prudence est de rigueur et qu'il serait prématuré de formuler des conclusions absolues. Je me bornerai donc à vous dire ce qui est exactement l'expression de l'état actuel de la science, à savoir :

Que l'échancrure semi-lunaire d'Hutchinson est une *présomption formelle, peut-être même un signe certain d'hérédité syphilitique ;*

Qu'on n'a pas encore opposé à la valeur séméiologique de cette malformation dentaire une seule observation contradictoire absolument authentique ;

Mais que, cependant, avant de conférer à ce précieux signe l'épithète de *pathognomonique*, avant de le considérer comme fournissant à lui seul une démonstration absolue, irréfragable, d'hérédité syphilitique, il convient encore d'attendre pour lui la consécration d'une expérience plus prolongée. »

De même, certaines malformations ou difformités osseuses me paraissent constituer des témoignages presque authentiques d'hérédo-syphilis.

Ainsi, lorsqu'on rencontre sur un enfant ou un adolescent telle ou telle de ces altérations du squelette que je n'ai plus à vous décrire actuellement, comme le crâne natiforme, les bosselures frontales ou pariétales, les malformations natives du nez, etc., on est autorisé, je pense, à mettre en cause la syphilis héréditaire comme origine presque certaine de ces lésions osseuses; et, bien plus sûrement encore, on est autorisé à exclure la syphilis acquise en tant que cause possible de ces mêmes lésions.

Mais à cela près, c'est-à-dire en dehors de l'échancrure semi-lunaire d'Hutchinson et de certaines malformations du squelette, tous les autres signes que nous avons étudiés précédemment et qui, comme nous l'avons vu, peuvent être très utilement exploités pour la recherche et la découverte de la syphilis héréditaire, n'offrent plus que de simples présomptions ou même ne constituent plus que des éléments incertains et équivoques alors qu'on les applique au diagnostic différentiel de l'hérédo-syphilis et de la syphilis acquise.

Et, en effet, diverses particularités que, primitivement, c'est-à-dire à l'origine des études contemporaines sur la syphilis héréditaire, on avait considérées comme des indices révélateurs d'hérédo-syphilis, comme des signes « non douteux » d'hérédité spécifique, peuvent être également réalisées par la syphilis acquise. C'est là, en ce qui me concerne, ce que m'ont appris les recherches que j'ai instituées sur le sujet actuel au cours de ces dernières années. Je me suis attaché à établir un parallèle rigoureux entre la syphilis héréditaire et la syphilis acquise au point de vue des accidents qui peuvent résulter de l'une et de l'autre, comme aussi des stigmates, des reliquats posthumes (passez-moi le mot) que ces accidents peuvent laisser à leur suite; et de cette étude sont ressortis quelques résultats qui doivent trouver place dans la dernière partie de cet exposé.

I. — Un mot, d'abord, sur les *cicatrices cutanées* dont il a été si fréquemment question ces derniers temps, au titre de signes « révélateurs » d'hérédo-syphilis.

Certes, en tant que signes de syphilis — de syphilis, en général, — les cicatrices cutanées (auxquelles on pourrait adjoindre les cicatrices de certaines muqueuses) constituent des indices diagnostiques d'une très haute et très significative valeur. Nul doute à cet égard, nulle objection possible. Mais notez que ces cicatrices, dont nous avons déterminé les caractères dans l'une de nos premières conférences (1), n'attestent généralement qu'une chose, la syphilis et rien de plus. Pour l'énorme majorité des cas, elles n'attestent pas plus la syphilis héréditaire que la syphilis acquise.

J'accorde que parfois la spécialité *du siège* pourra conférer à ces cicatrices une signification réelle, dont le diagnostic tirera un utile profit. Il est indéniable, par exemple, que des cicatrices affectant les régions lombaire, fessière ou crurale postérieure, se relient le plus souvent à des syphilides ulcéreuses du tout jeune âge, et cela pour une raison que je vous ai dite en temps et lieu. Conséquemment, des cicatrices de ce siège doivent se rattacher et se rattachent, en effet, le plus souvent à l'hérédo-syphilis comme cause. Cela, je l'ai dit et redit précédemment.

Il en est de même pour quelques cicatrices d'autres sièges, telles notamment que les cicatrices commissuraires de la bouche, les cicatrices labiales et périlabiales, etc.

Mais, à tout prendre, ces cicatrices ne signifient qu'une chose rétrospectivement, c'est qu'il s'est produit en leur siège une lésion ulcérative. Or, des lésions ulcératives peuvent dériver de causes multiples, aussi bien banales que spécifiques, et rien n'empêche que, par aventure, elles ne viennent se localiser sur les points qui sont des sièges d'élection pour la syphilis héréditaire. Donc, des cicatrices de n'importe quel siège n'ont rigoureusement rien de pathognomonique. Pour ma part, étant données des cicatrices lombo-fessières, crurales, labiales, péri-

(1) V. page 58 et suivantes.

labiales, etc., je me refuserais absolument à formuler, d'après ce seul signe, le diagnostic de syphilis héréditaire; et je serai d'accord sur ce point avec tout le monde, je pense, ou bien peu s'en faut.

De sorte qu'en définitive les cicatrices cutanées, quelles qu'elles soient et quelque siège qu'elles affectent, ne constituent jamais en faveur de l'hérédo-syphilis que de simples présomptions, des présomptions *relatives*, dirai-je, et non des signes de réelle certitude.

II. — Venons en second lieu aux érosions dentaires ou, d'une façon plus générale, aux malformations du système dentaire (la dent d'Hutchinson exceptée).

A l'origine, quelques-uns de nos collègues avaient présenté ces malformations dentaires comme pouvant constituer un indice d'hérédité syphilitique. Il a fallu en rabattre depuis lors, comme vous le savez.

D'abord, il a fallu reconnaître que la syphilis n'est pas la seule cause qui réalise ces malformations dentaires, lesquelles constituent de simples troubles trophiques et sont susceptibles à ce titre de dériver de n'importe quelle cause qui entrave momentanément la nutrition générale et, de par elle, la nutrition du système dentaire.

Puis, voici qu'en second lieu — et ceci nous intéresse plus directement — il est devenu manifeste, d'après mes recherches personnelles, que la syphilis acquise *dans le tout jeune âge* peut servir, elle aussi, d'origine à des malformations dentaires de ce genre. De cela je vous dois la preuve, et cette preuve vous allez la trouver dans les quelques observations suivantes :

Nous avions l'an dernier dans nos salles une jeune fille de seize ans, affectée d'une lésion gommeuse du voile du palais. Cette lésion était la conséquence d'une syphilis que la malade avait contractée dans le tout jeune âge, et contractée de sa mère qui venait d'être infectée par un nourrisson syphilitique. Eh bien, cette jeune fille présentait toute une série d'érosions dentaires très fortement accentuées, à savoir : érosions en sillon sur les quatre incisives supérieures ; — érosions cupuliformes sur deux des incisives inférieures ; — atrophie très accentuée des quatre canines, au niveau de leur sommet.

Voyez en second lieu cette enfant de quatorze ans, entrée ici tout récemment pour une vaste syphilide gommeuse de la jambe. Son histoire est identiquement la même que celle de la malade précédente. Elle aussi, à l'âge de quelques semaines, a gagné la syphilis de sa mère qui allaitait, en même temps qu'elle, un nourrisson syphilitique. De trois à huit mois, elle a été couverte, nous dit sa mère, d'une « nuée de boutons et d'ulcérations », dont elle porte encore les traces, « à ce point qu'elle a failli en mourir. » Toutefois, soumise à un traitement énergique et prolongé par un de nos collègues, elle a fini par guérir, et même elle est restée indemne de tout accident nouveau jusqu'à l'invasion toute récente de la lésion actuelle qui l'a amenée dans nos salles. Or, examinez les dents de cette enfant, vous y trouverez toute une série d'érosions identiques à celles que je vous ai montrées tant de fois sur nos malades hérédo-syphilitiques, à savoir :

Sur les quatre incisives supérieures, érosions en sillons transverses, avec atrophie très accentuée du bord libre sur les deux petites incisives latérales ; — érosions de même forme sur trois des incisives inférieures ; — érosion en nappe sur la quatrième ; — atrophie de l'extrémité supérieure des deux canines inférieures, etc.

Voici encore une autre enfant de quatorze ans qui mérite, certes, toute notre attention. D'après l'état de son système dentaire, comme aussi d'après quelques autres particularités que je passe sous silence, nous avions été conduits tout d'abord à suspecter sur elle une syphilis héréditaire. Or, renseignements pris, elle était bien affectée de syphilis, en effet, mais d'une syphilis qu'elle avait contractée de sa nourrice. Eh bien, vous trouverez sur elle nombre de ces anomalies du système dentaire qu'il est usuel de rencontrer sur les hérédo-syphilitiques, telles que les suivantes : malformation des maxillaires ; — irrégularités d'implantation de quelques dents ; — sillons dentaires multiples, sur les incisives supérieures et inférieures ; — érosions cupuliformes ; — érosion en nappe sur une dent ; —

atrophie du sommet de plusieurs dents ; — amorphisme dentaire pour les deux incisives supérieures latérales, etc. (1).

(1) Voici le sommaire de cette intéressante observation.

X..., âgée de quatorze ans, est admise à l'hôpital Saint Louis pour une affection eczémateuse. — Je passerai sous silence les détails relatifs à cette maladie, tout à fait étrangère au sujet qui nous intéresse pour l'instant.

En examinant l'enfant, notre attention est attirée sur l'état du système dentaire, qui présente toute une série de lésions identiques à celles qui sont d'observation commune dans la syphilis héréditaire. Nous poursuivons notre examen en ce sens, et découvrons divers signes qui nous paraissent confirmer le soupçon d'une infection héréditaire, à savoir : nombreuses cicatrices déprimées, occupant diverses régions du corps, notamment les lombes, les fesses et le dos ; — tuméfaction légère d'un tibia ; — cophose datant de l'enfance ; — arrêt marqué du développement physique ; petitesse de taille, gracilité de formes, etc.

Nous mandons à l'hôpital les parents de l'enfant, pour les examiner au point de vue de la syphilis, et de cette enquête résulte ceci :

Le père et la mère de l'enfant sont indemnes de syphilis. — La mère a eu dix grossesses, dont deux se sont terminées par des fausses couches et huit par la naissance d'enfants bien constitués, dont sept sont vivants et bien portants. Celui qui est mort a été enlevé, à l'âge de quatre ans, par une angine couenneuse.

Notre petite malade est née bien portante et a été envoyée tout aussitôt en nourrice. — Trois mois après, elle fut ramenée à Paris « dans un état pitoyable, toute couverte de boutons et d'ulcérations ». Un médecin (M. le Dr Bourgeois) qui la vit à cette époque la déclara affectée de syphilis et dit qu'elle avait dû gagner cette maladie de sa nourrice. — On apprit, en effet, que cette nourrice avait « un mauvais mal » ; que son enfant avait été infecté du même mal et en était mort ; que, de plus, un autre nourrisson auquel elle avait donné le sein vers le même temps « avait présenté des accidents de même genre et en était mort également ».

Soumise à un traitement spécifique pendant cinq mois, l'enfant finit par se rétablir. — Depuis lors, elle n'a plus rien éprouvé qui ait trait à la syphilis. — Elle a même toujours joui d'une bonne santé, à cela près de quelques indispositions sans importance.

Quant aux anomalies du système dentaire qui nous avaient frappés tout d'abord, elles consistent en ceci :

I. — D'abord, malformation des maxillaires.

La mâchoire supérieure est projetée en avant, à la façon d'une carène, dans sa partie médiane. De sorte que les incisives supérieures se trouvent situées sur un plan très antérieur à celui des incisives inférieures, qu'elles débordent d'un centimètre environ.

La mâchoire inférieure, au contraire, est élargie transversalement. De sorte que ses molaires débordent latéralement le plan des molaires supérieures.

II. — En second lieu, irrégularité d'implantation des canines supérieures, qui sont tout à fait hors de rang. Ces deux dents sortent du maxillaire à un centimètre environ au-dessus des dents voisines, si bien que leur extrémité inférieure répond presque au niveau du collet des incisives et des petites molaires. — En outre, elles sont déviées de direction et comme tordues sur leur axe. — Du reste elles sont bien constituées et exemptes d'érosions.

III. — Anomalies multiples et diverses du système dentaire, à savoir :

1° Grandes incisives présentant au niveau de leur extrémité libre un sillon transverse bien accentué et plusieurs érosions cupuliformes. Cette extrémité est amincie, atrophiée, brunâtre.

2° Incisives supérieures latérales absolument amorphes comme configuration et comme aspect. Elles sont triangulaires, pointues, aplaties, et de plus d'un gris brunâtre, comme enfumées. On dirait des dents calcinées.

De ces divers faits et de quelques autres semblables devons-nous conclure que la syphilis acquise en bas âge est apte à réaliser *toutes* les malformations dentaires qui dérivent si fréquemment de l'hérédo-syphilis et à les réaliser sous les mêmes types, notamment au même siège, c'est-à-dire au même niveau de la couronne? Nullement. Et cela pour deux raisons : parce que, d'abord, une conclusion aussi générale et aussi radicale dépasserait de beaucoup les résultats à déduire des quelques faits dont nous disposons pour l'instant ; — et, en second lieu, parce qu'elle constituerait certainement, à divers égards, une hérésie clinique ou, pour mieux dire, anatomique. Ainsi, il est évident que certaines érosions dentaires ne peuvent être produites que par l'hérédo-syphilis (réserve faite pour l'éventualité possible d'une anomalie d'évolution du système dentaire). Exemple : les premières grosses molaires commencent à se coiffer de leur chapeau de dentine vers le sixième mois de la vie fœtale (1), si bien que déjà, au moment même de la naissance, elles offrent un sommet dentifié d'une hauteur de 2 millimètres. Donc, toute altération qui affecte le plateau supérieur, c'est-à-dire la surface triturante de ces dents, implique l'existence d'une cause morbide ayant exercé son action *au cours même de la vie intra-utérine*. Donc, ce n'est pas la syphilis acquise qui pourra jamais réaliser une lésion de ce genre, puisqu'elle est postérieure à la naissance. Si bien qu'une

3° Grosses molaires supérieures piquetées çà et là d'érosions cupuliformes, et commençant à se carier.

4° Incisives inférieures. — La médiane gauche offre, dans les deux tiers supérieurs de sa couronne, un type de l'érosion dite *en nappe*. — La médiane droite présente son sommet atrophié et mordillé, suivant l'expression technique. — L'incisive latérale droite se termine par un bord sinueux et atrophié. — Celle de gauche est à peu près normale.

5° Canines normales.

6° Les deux grosses molaires inférieures sont en partie détruites par la carie.

7° Prémolaires supérieures et inférieures absolument normales.

Malformation de la voûte palatine. Cette voûte est remarquablement étroite et décrit une ogive profonde qui semble refouler supérieurement les fosses nasales.

(1) V. le *Tableau d'évolution des dents permanentes*, par le Dr Magitot, p. 99. Inutile de faire remarquer que, dans toute la discussion qui précède, il n'a été question que d'anomalies ou de malformations dentaires intéressant la *seconde* dentition.

lésion de ce genre, à la supposer d'origine syphilitique, n'est jamais imputable qu'à une syphilis d'ordre héréditaire.

Mais, sous le bénéfice de ces réserves, il reste acquis (et c'est là seulement ce que j'ai en vue d'établir pour l'instant) que la syphilis contractée *en bas âge* est susceptible de déterminer certaines anomalies, certaines malformations du système dentaire plus ou moins analogues, voire identiques parfois à celles que réalise l'hérédo-syphilis. De là une conclusion plus que facile à déduire, relativement au diagnostic différentiel dont nous poursuivons l'étude.

III. — Il n'est pas jusqu'à la physionomie générale de la syphilis héréditaire que ne puisse affecter la syphilis acquise.

Vous savez, par exemple, qu'un des caractères les plus curieux de l'influence hérédo-syphilitique consiste dans ces singuliers retards ou arrêts du développement physique que je vous ai longuement décrits dans l'une de mes conférences précédentes. Les sujets hérédo-syphilitiques, vous ai-je maintes fois répété, sont parfois remarquables par ce fait que tous les actes d'évolution organique et de croissance semblent chez eux ne s'accomplir que lentement et difficilement, en restant même souvent incomplets. Ainsi, ils ne font leurs dents, ils ne commencent à marcher et à parler qu'à échéance plus ou moins tardive. Ils grandissent lentement et ne se développent que d'une façon insuffisante, plus ou moins inférieure à la moyenne normale. La virilité, chez eux, est lente à s'accentuer; leurs testicules restent longtemps petits; la barbe se fait longtemps attendre; les règles n'apparaissent qu'à dix-sept, dix-huit ou vingt ans, etc., etc. De sorte que, par l'exiguïté de leur taille, par le retard général intervenu dans leur développement, quelquefois aussi par le rabougrissement de tout leur être, les sujets en question « trompent sur leur âge », comme on dit vulgairement. On les prend pour des enfants à l'âge où ce sont déjà des adolescents, voire des jeunes gens, etc., etc. (1).

Eh bien, ces divers caractères, que nous avons condensés

(1) Voy. p. 25 et suiv.

dans le mot d'*infantilisme*, la syphilis acquise dans l'enfance est également capable de les réaliser. Nous les avons retrouvés très nettement et très formellement accentués chez quatre de nos jeunes malades qui avaient contracté la syphilis en bas âge.

Citons l'un d'eux comme exemple.

Vous n'avez pas oublié sans doute cet enfant de treize ans que nous avons traité dans nos salles, ces derniers mois, pour des accidents cérébraux des plus graves. Ces accidents n'étaient bien sûrement (et les résultats de la médication l'ont amplement prouvé) que les symptômes d'une encéphalopathie spécifique, dérivant elle-même d'une syphilis que l'enfant avait gagnée de sa nourrice à l'âge d'un ou deux mois.

Or, cet enfant n'a commencé, d'après le témoignage de sa mère, à faire ses premières dents qu'à l'âge de deux ans. — Il n'a commencé à ébaucher ses premiers pas que vers trois ans. — Il n'a grandi que très lentement. — De plus il ne s'est pas développé. — Il a treize ans, et vous lui en donneriez huit, tout au plus. Il est resté, suivant l'expression de sa mère, « mignon de formes, » ce qui veut dire petiot, grêle de corps, grêle de membres, malingre d'aspect, étriqué, rabougri, etc. — Ses testicules, à treize ans, sont gros comme des noyaux de cerise, c'est-à-dire étonnamment petits.

Bref, voilà un sujet qui présente au plus haut degré les caractères de l'infantilisme, à la façon d'un hérédo-syphilitique.

Si je visais à être complet, j'aurais encore, Messieurs, à vous signaler quelques autres particularités qui s'observent également comme conséquences de la syphilis héréditaire et de la syphilis acquise dans le jeune âge.

Mais inutile, je crois, d'insister davantage sur ce parallèle. Je vous en ai dit assez, en effet, pour que vous soyez édifiés actuellement sur le point que j'ai en vue. De ce qui précède il résulte en toute évidence que la syphilis acquise dans le jeune âge est susceptible de se traduire, dans une période plus avancée, par divers caractères qui lui sont communs avec la syphilis héréditaire et dont plusieurs avaient été indûment considérés jusqu'à ce jour comme exclusifs à cette dernière.

Ajouterai-je qu'il n'est rien d'étonnant à cela? Le résultat que je viens d'énoncer et auquel nous a conduits l'observation clinique, il pouvait être prévu, il devait même être préjugé théoriquement. Car, héréditaire ou acquise, la syphilis est toujours la syphilis, et il est tout naturel qu'elle aboutisse à des expressions de même ordre alors même qu'elle dérive d'origines différentes. Les seules différences essentielles, radicales, qui puissent intervenir entre la syphilis héréditaire et la syphilis acquise sont celles qui ont trait au développement originel et à l'évolution ultérieure des organes ; et, en effet, il n'en est pas d'autres que nous ayons eu à relever dans le parallèle qui précède.

Résumons-nous donc et disons :

I. — Les divers signes cliniques qui peuvent être consultés pour le diagnostic rétrospectif de la syphilis héréditaire et de la syphilis acquise dans l'enfance sont empruntés soit aux caractères des lésions actuelles, soit à l'examen de la personne du malade.

II. — De ces signes, aucun n'est assez probant et certain pour mériter la dénomination de pathognomonique.

III. — Quelques-uns — et citons surtout comme tels la dent d'Hutchinson et certaines lésions osseuses — constituent en faveur de l'origine héréditaire de l'infection des *présomptions* sérieuses, des présomptions formelles et presque voisines de la certitude, mais au total ne constituent rigoureusement que des présomptions, sans s'élever au rang de témoignages d'une authenticité absolue.

IV. — La plupart, enfin, sont presque dépourvus de toute valeur en tant qu'éléments de diagnostic différentiel, et cela parce que la syphilis acquise les réalise sinon aussi fréquemment, du moins aussi sûrement que la syphilis héréditaire.

IX

De là une conséquence qui me servira de conclusion.

Cette conséquence, c'est que, dans les cas de cet ordre, le véritable critérium du diagnostic réside ailleurs (sauf exceptions rares) que dans les considérations cliniques dont nous venons de parler. Il réside en ceci :

1° Antécédents du malade ;

2° Enquête sur la famille de ce malade.

Pour les antécédents personnels au malade, il est d'évidence manifeste que, lorsqu'ils peuvent être connus et sûrement déterminés, ils fournissent *ipso facto* la solution du problème. Pour mieux dire, eux connus, le problème n'existe pas.

Mais je n'ai plus à vous rappeler qu'en pratique ces antécédents restent souvent, fort souvent ignorés, ou bien qu'ils se présentent en maintes circonstances à l'état de commémoratifs vagues, incertains, obscurs, au total insuffisants. Ils peuvent même faire absolument défaut, comme dans les cas où, pour ne citer qu'un exemple, on a affaire à la première, toute première manifestation d'une syphilis héréditaire.

De sorte qu'en définitive c'est l'enquête sur la famille qui, dans les circonstances de ce genre, reste la dernière et suprême ressource du diagnostic. Et je m'empresse d'ajouter que si elle est réalisable, presque toujours elle tranchera la difficulté pendante par les révélations catégoriques et démonstratives qu'elle produira.

Cette enquête, en l'espèce, devra porter sur les trois points suivants :

1° Recherche de la syphilis sur les parents du malade ;

2° Recherche de la syphilis sur les autres enfants de la même famille ;

3° Recherche de cette curieuse « polymortalité des jeunes », comme nous l'avons appelée, qui constitue une manifestation, une révélation si fréquente de l'état syphilitique des ascendants.

Donc, si vous n'avez pu déterminer le diagnostic en suspens d'après les seuls signes cliniques, et si vous jugez qu'il y ait un intérêt réel, soit pratique, soit scientifique ou autre, à ce que ce diagnostic soit rigoureusement fixé, n'hésitez pas à recourir à l'enquête.

Cette enquête, vous savez par ce qui précède comment y procéder. Mandez à votre barre les parents du malade. Au besoin, allez les trouver, comme fit Bertin qui nous a donné l'exemple de ce qui est à faire en pareille circonstance. Bref, d'une façon ou d'une autre, appliquez-vous à résoudre les trois questions suivantes :

1° La syphilis existe-t-elle ou non dans la famille de votre malade ; est-elle avouée par les parents, ou, à défaut d'aveux, se dénonce-t-elle chez eux par quelque symptôme, par quelque stigmate ?

2° La syphilis existe-t-elle chez les autres enfants de cette même famille ?

3° S'est-elle traduite dans cette famille par des avortements répétés, par des naissances avant terme, par des naissances d'enfants morts ou mourants, par la naissance d'enfants entachés de syphilis, par la mort en bas âge d'une série d'enfants, etc., etc. ?

Car, voilà autant de documents qui sont de nature à élucider la question que vous avez à cœur de résoudre et qui détermineront le diagnostic jusqu'alors incertain.

De deux choses l'une, en effet :

Ou bien il résultera de cette enquête que sûrement, positivement, la syphilis existe dans la famille de votre malade et qu'elle y existait dans une époque antérieure à sa naissance; — d'où cette déduction, relativement à votre malade, que les accidents syphilitiques dont il est affecté sont de provenance *héréditaire*.

Ou bien votre enquête ne vous fournira que des résultats négatifs. Pas traces de syphilis dans la famille de votre malade. — D'où cette déduction inverse, que, suivant toute probabilité (1), la syphilis est chez lui d'origine *acquise*.

En tout cas, dans une alternative comme dans l'autre, les données de l'enquête vous renseigneront d'une façon presque toujours positive sur l'origine héréditaire ou acquise de la syphilis que vous avez sous les yeux.

(1) Je dis « suivant toute probabilité » et non pas d'une façon certaine, absolue. Car il faut tenir compte d'une éventualité possible, celle où la syphilis aurait existé chez les parents sans que l'enquête rétrospective en révélât l'existence.

Et, d'autre part, vous n'avez pas oublié, je l'espère, que cette même enquête rend au diagnostic un service bien supérieur encore et cent fois plus précieux pratiquement, alors que, dénonçant la syphilis chez les ascendants, elle dénonce du même coup, chez leurs enfants, le caractère syphilitique de lésions équivoques, douteuses comme nature, qui auraient pu facilement, sans elle, être imputées à une origine tout autre que la syphilis, à la scrofule notamment. Que de fois, par exemple, n'avons-nous pas vu dans ce qui précède des accidents de syphilis héréditaire tardive n'être reconnus et acceptés comme manifestations syphilitiques que d'après les résultats de l'enquête révélant la syphilis chez les ascendants du malade ou chez les autres enfants de la même famille !

De sorte qu'à double titre l'enquête s'élève, dans le sujet qui a donné lieu à ces conférences, au rang d'une véritable *méthode diagnostique*. C'est elle, d'une part, qui sert de base même au diagnostic de toute syphilis tardive ; et c'est elle, d'autre part, qui éclaire le diagnostic différentiel de l'hérédo-syphilis et de la syphilis acquise.

Aussi bien ne saurais-je assez recommander à votre attention ce procédé ou, je reprends le mot à dessein, cette *méthode* de diagnostic. D'autant que cette méthode, je ne sais pourquoi, n'est pas généralement estimée à sa réelle valeur, ni utilisée en pratique comme elle devrait l'être. Je déclare, pour ma part, lui devoir en l'espèce nombre de diagnostics corrects et précis que j'aurais été incapable d'instituer sans elle. Je déclare, au risque de me répéter encore, qu'elle constitue la base même de tout diagnostic afférent à la syphilis héréditaire tardive.

Soyez persuadés, Messieurs, que, si cette méthode avait été toujours mise en usage, c'est-à-dire si l'on s'était toujours préoccupé, à propos de telles ou telles des lésions que nous venons d'étudier ensemble, de remonter dans les antécédents de famille, en un mot d'ouvrir une enquête sur la syphilis des ascendants, nombre d'erreurs cliniques des plus regrettables auraient pu être conjurées, et cela tout simplement parce que la découverte de la syphilis dans la génération ascendante eût dénoncé le caractère syphilitique des accidents développés sur la génération descendante.

Soyez persuadés enfin que, si cette méthode était entrée dans la pratique de nos devanciers comme elle commence à entrer dans la nôtre, nous aurions aujourd'hui ce que nous n'avons pas encore, à savoir, une histoire et une histoire complète de la syphilis héréditaire tardive.

Cette lacune de nos connaissances, Messieurs, je viens de m'efforcer à la combler. Mais j'ai conscience de n'avoir réalisé qu'une ébauche du grand sujet qui précède, et je me dissimule moins que personne que, dans cette question neuve, complexe et difficile de l'hérédo-syphilis tardive, nombre de points, quoi que j'aie pu faire, restent encore indécis, litigieux, ou même ignorés.

TABLE DES MATIÈRES

PREMIÈRE PARTIE

ÉLÉMENTS DIAGNOSTIQUES DE LA SYPHILIS HÉRÉDITAIRE TARDIVE.

DEUXIÈME PARTIE

MANIFESTATIONS DE LA SYPHILIS HÉRÉDITAIRE TARDIVE.

TROISIÈME PARTIE

SYPHILIS ACQUISE DE L'ENFANCE.

PARALLÈLE ENTRE LA SYPHILIS ACQUISE DE L'ENFANCE ET LA SYPHILIS HÉRÉDITAIRE TARDIVE.

Corbeil. — Typ. et stér. Crété.

www.ingramcontent.com/pod-product-compliance
Ingram Content Group UK Ltd.
Pitfield, Milton Keynes, MK11 3LW, UK
UKHW021900260726
13966UKWH00006B/71